妈妈们最喜欢的

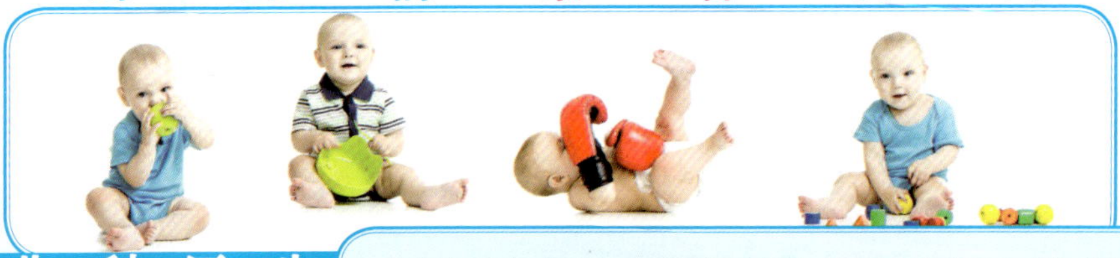

儿科医生

许尤佳

"中国健康年度总评榜"最受欢迎在线名医
微信、网站上最火儿科专家之一
获"羊城好医生"称号

- 中医儿科学教授、博士生导师
- 主任医师、广东省中医院儿科主任
- 广州中医药大学第二临床医学院儿科教研室主任
- 全国老中医药专家学术经验继承人
- 国家食品药品监督管理局新药评定专家
- 中国中医药高等教育学会儿科教学研究会常务理事
- 中华中医药学会儿科分会常务理事
- 广东省中医药学会儿科专业委员会主任委员

一直从事中医儿科及中西医结合儿科临床医疗、教学、科研工作，尤其在小儿哮喘、儿科杂病、儿童保健等领域有深入研究和体会。特别是其"儿为虚寒体"的理论，在中医儿科界独树一帜，对岭南儿科学，甚至全国儿科学的发展起到了带动作用。近年来对"升气壮阳法"进行了深入的研究，运用此法对小儿哮喘、鼻炎、湿疹、汗证、遗尿等疾病进行诊治，收到满意疗效，体现出中医学"异病同治"的特点与优势。

先后发表学术论文 30 多篇，主编《中医儿科疾病证治》、《专科专病中医临床诊治丛书——儿科专病临床诊治》、《中西医结合儿科学》七年制教材及《儿童保健与食疗》等书，参编《现代疑难病的中医治疗》、《中西医结合临床诊疗规范》等书。主持国家"十五攻关"子课题 3 项，国家级重点专科专项课题 1 项，国家级名老中医研究工作室 1 项等，参与其他科研课题 20 多项。获中华中医药科技二等奖 2 次，"康莱特杯"著作优秀奖 1 项，广东省教育厅科技进步二等奖 1 项及广州中医药大学科技一等奖、二等奖各 1 项。

丛书主编　吕玉波
副 主 编　陈达灿　翟理祥　邹　旭
张忠德　杨志敏　胡延滨

健康有道丛书

许尤佳：儿童保健与食疗

许尤佳　著

羊城晚报出版社
·广州·

图书在版编目（CIP）数据

许尤佳：儿童保健与食疗 / 许尤佳著 . — 广州：羊城晚报出版社，2015.6（2021. 3重印）

ISBN 978-7-5543-0159-3

Ⅰ . ①许… Ⅱ . ①许… Ⅲ . ①儿童—保健②小儿疾病—食物疗法 Ⅳ . ① R174 ② R247.1

中国版本图书馆 CIP 数据核字（2014）第 273795 号

图片提供 刘枫 谭江

许尤佳：儿童保健与食疗

Xu Youjia：Ertong Baojian Yu Shiliao

策划编辑 高 玲

责任编辑 高 玲 罗贻乐 王 瑾

装帧设计 谭 江

责任技编 张广生

责任校对 胡艺超 潘子扬

出版发行 羊城晚报出版社（广州市天河区黄埔大道中 309 号羊城创意产业园 3-13B 邮编：510665）

发行部电话：（020）87133053

出 版 人 吴 江

经 销 广东新华发行集团股份有限公司

印 刷 广州市岭美文化科技有限公司

规 格 787 毫米 ×1092 毫米 1/16 印张 24 字数 370 千

版 次 2015 年 6 月第 1 版 2021 年 3 月第 5 次印刷

书 号 ISBN 978-7-5543-0159-3 / R · 224

定 价 89.00 元

序

现在您翻开的这本书，是广东省中医院与羊城晚报出版社精心合作推出的《健康有道丛书》系列之一。

随着社会的发展、生活方式的改变及人口老龄化加快，慢性病已经成为全人类健康的最大威胁。正如老百姓们常说，健康是生命的基石，没有好身体的保障，再多金钱、财富、爱情、事业都等于“0”。

中医药学是一个伟大的宝库，其独特的辨证论治、整体观念的理论体系，以及丰富的临床技术为中华民族的繁衍昌盛和人类的文明做出了巨大的贡献。“治未病”理论是中医药保健、防病治病的精髓，认为疾病的防控应重视强身防病、有病早治、已病防变、病愈防复。因此，如何教会人们掌握防病御病之法，进行自我健康管理是其中一个非常重要的内容。

广东省中医院是一家拥有80年历史的中医院，同时也是全国规模最大、服务病人数量最多、拥有最多重点学科和专科的中医院。长期以来，医院致力于中医药文化的建设与弘扬，并不断拓宽中医药服务的领域，拥有一大批广受群众信赖的名医，很多患者和群众都很希望能够通过多种渠道来获得这些名医介绍的健康知识，科学地进行健康管理。

这套《健康有道丛书》最大的特点，在于它的专业性。它由中医临床医生自己来谈健康，作者分别是广东省中医院各个重点专科的名医，他们拥有深厚的中医理论基础和丰富的临证经验，并且多年来从事本专科领域的科学研究。书中所列举的内容，都是他们针对临床中碰到的常见病、多发病、疑难病进行了系统的整理，详尽地从中医预防、保健、康复和治疗等各个方面给出切实可操作的方法和建议。

在大样本临床研究的基础上，他们用生动的事实告诉我们，要想“不生病、少生病、活得更好”，就必须从运动、饮食、睡眠、情志、起居做起。饮食要符合自然规律，运动也要符合自然规律，睡眠、情志等更不能例外。根据自然界季节、节气、时辰与五脏六腑的对应关系进行调控。在人体还处于“未病”阶段，及时发现，及时治疗，促使其向健康转化。人的脏腑功能旺盛了，人的正气就会旺盛，人的抵抗疾病的能力就会旺盛。

希望您在翻阅本书时如同有名医在旁指导健康，如果书中的某些内容能成为您信手拈来的健康门道，将是我们最大的快乐。

是为序。

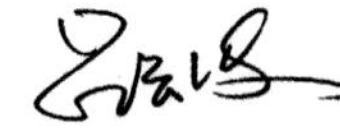

（吕玉波：广东省中医院名誉院长、广东省中医药学会会长）

大医精诚　君心厚德

《大医精诚》是唐朝孙思邈所著《备急千金要方》中论述医德的一篇重要文献，被称之为“东方的希波克拉底誓言”。作为中国古代行医准则，它明确地说明了要成为一名优秀的医生，不光要有精湛的医术为患者解除病痛，济世救人，还要拥有良好的医德去敬畏生命。其文中渗入许多佛教的思想，告示着天下医者：“德不近佛者不可为医，术不近仙者不可为医”。习医之人必须极尽“博极医源，精勤不倦”之事，还要有“见彼苦恼，若己有之”的感同身受，能够策发“大慈恻隐之心”，全心全意地为患者服务，社会就会少了些许纠纷，多了几分和谐。

许尤佳教授现为广东省中医药学会儿科专业委员会主任委员、广东省中医院儿科主任，是一位有着人文精神与科学普及情怀的儿科医生。因为工作的关系，我和许尤佳医生长期在一起工作，名为师徒。数十载的寒暑，我见证了他的努力和成长，亲见了在不同的场合，大家对他的赞誉。许尤佳医生除了医术高超外，尤其让人感慨的是他对孩子健康的真心关怀。他长期从事中医儿科及中西医结合儿科临床医疗、教学、科研工作，积累了诊治儿科急重症、常见病证及儿科杂病的丰富的临床经验，同时，他也针对不同的儿童状况设计其专属的健康食谱。

儿童食疗是在中医理论和现代营养学理论的基础上，同时结合儿童生长发育生理特点和小儿疾病特点而制定的。中医食疗被称为“传统的营养治疗学”，具有养生保健、未病先防及辅助治疗等作用，讲究人体自身与自然、社会的平衡，并可结合儿童体质进行个性化调理，让孩子在生长过程中得到恰当到位的营养，做到无病不吃药，有病不乱吃药。利用食物的特殊作用，健脑益智，增进骨骼发育，促进孩子健康成长，同时达到预防和治疗儿童常见疾病的目的。

那么，用什么方法能让儿童拥有健康的体魄并远离疾病呢？许尤佳教授的新著《许尤佳：儿童保健与食疗》给大家提供了指导与帮助。

《许尤佳：儿童保健与食疗》一书的内容共分 4 篇 19 章 94 节。第一篇着重介绍儿童保健的基础知识及中医对小儿生理、病理特点的正确认识，古代儿科名医对小儿生理、病理特点的认识，对家长关心的育儿过程中的各种常见疾病做了详细解答。此外，还对以儿童辨证施食为准则的饮食疗法的中医学原理、“药食同源”的小儿食物养生与饮食疗法的特点做了简要的概述。第二篇对儿科常用于食疗方的食物的营养功效做了详细的介绍。第三篇为儿科常见的呼吸系统疾病、消化系统疾病、泌尿系统疾病、神经系统疾病以及其他系统疾病提供了科学便捷的食疗方案。第四篇为儿童四季保健饮食调理及儿童常用保健食疗提供了详细的食物及食谱，其中第五章是作者的多年医治工作的案例实放，细致入微、深入浅出，且行之有效。

许尤佳医生热爱他的事业，兢兢业业几十年，积以跬步，集册于此，敬奉读者，字里行间浸透着智慧、爱心，想必它定会成为广大父母的福音。书中将养育儿童的要点娓娓道来，传播科学的养育知识，帮助家长建立正确的养育观。凸显中医治未病理念，特别是对于儿科食养、食疗的时间和方式及各类食材的做法讲解得非常详细，体贴读者，便于参照实施，定能让食疗知识在家庭生活中充分发挥作用，指导父母将孩子抚育得更加聪明、活泼、健康。

是为序。

罗笑容

2015 年 6 月

（罗笑容：广东省名老中医）

目 录

第一篇 儿童保健基础知识

目 录

第一篇 儿童保健基础知识

目录

第一篇 儿童保健基础知识

目　录

第一篇　儿童保健基础知识

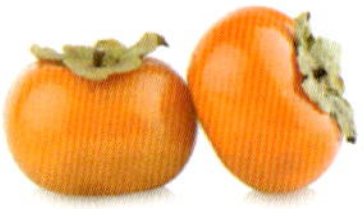

目　录

目　录

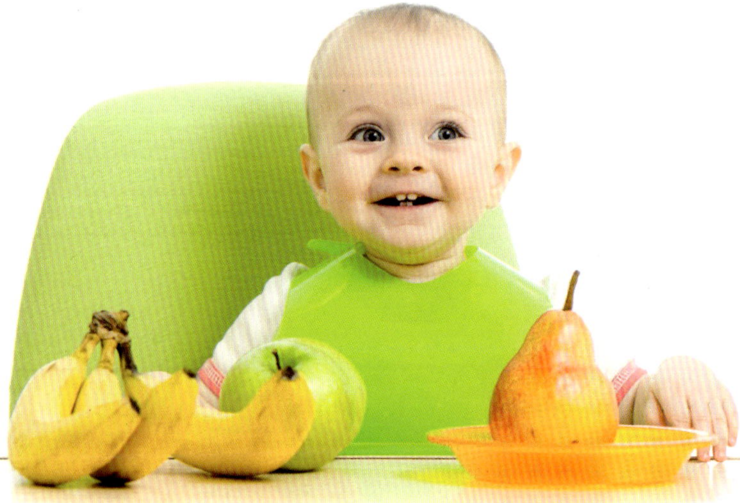

目 录

第三篇 儿科常见疾病的食疗

目　录

第三篇　儿科常见疾病的食疗

目　录

第四篇　儿童营养保健饮食调理

目　录

第四篇　儿童营养保健饮食调理

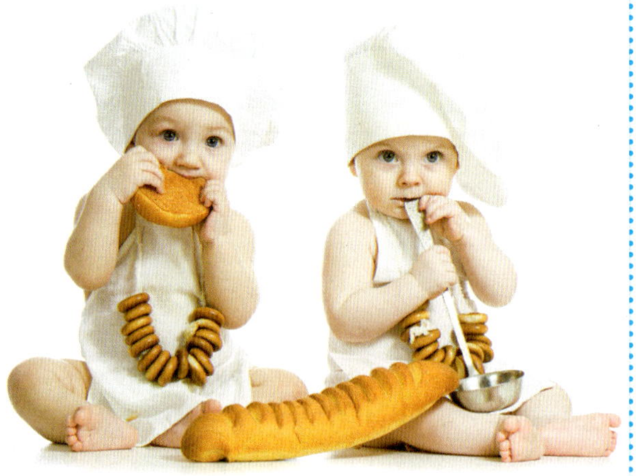

第一篇

儿童保健基础知识

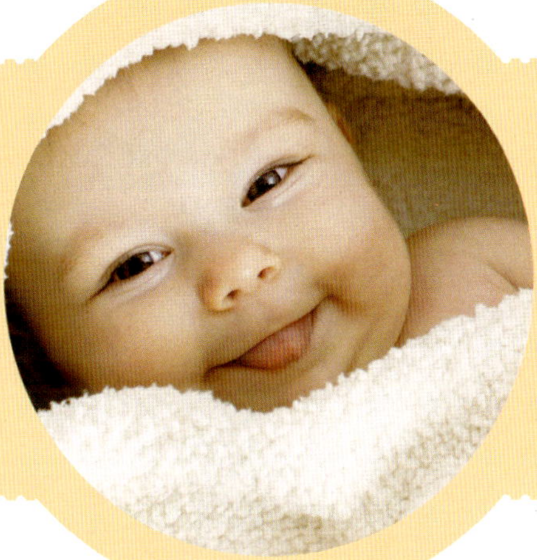

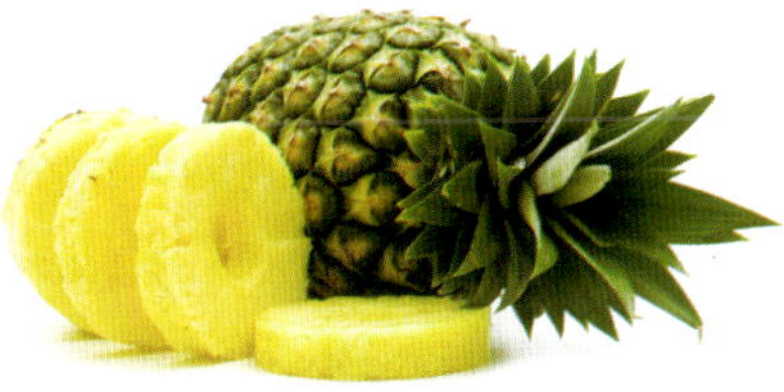

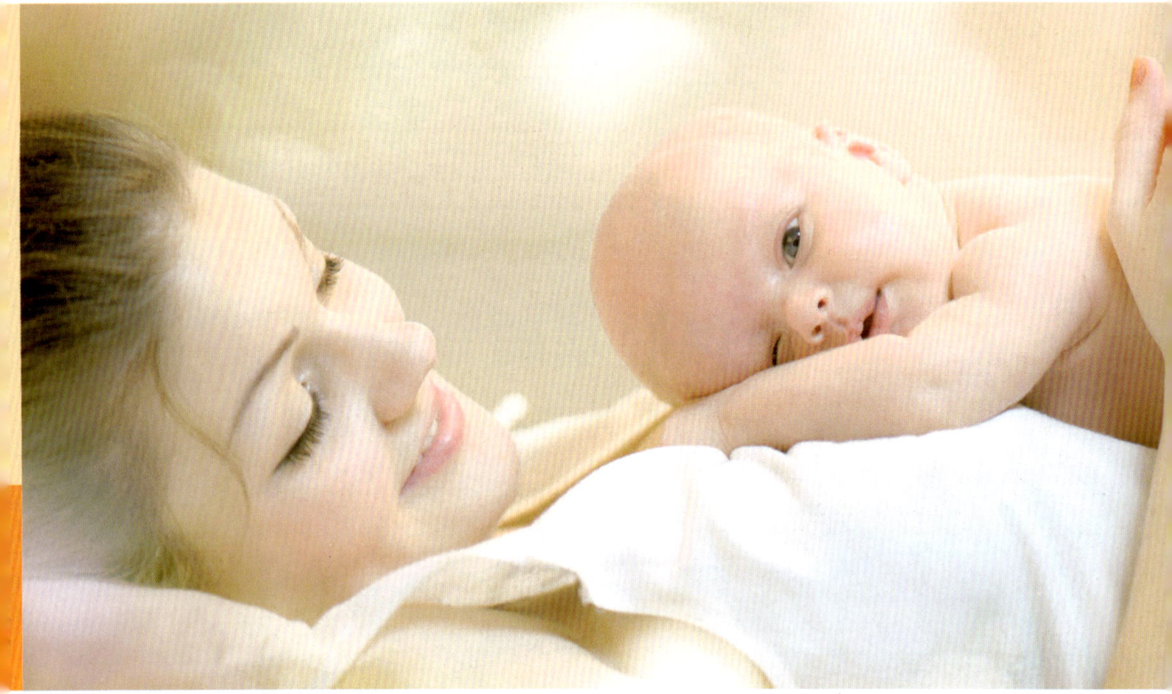

第一章

正确认识小儿生理、病理特点

作为家长，只有正确认识并理解了孩子的生理、病理特点，才能令孩子无病时得到合理调护，有病时正确地选择科学的治疗手段。绝不能把小儿看成是成人的缩影，一切按照成人的意愿随心所欲调治孩子，否则将事与愿违、事倍功半。

第一节 中医关于小儿生理、病理特点的描述

国家统编教材《中医儿科学》中把小儿生理、病理特点高度概括为32个字“脏腑娇嫩、形气未充、生机蓬勃、发育迅速、发病容易、传变迅速、脏气清灵、易趋康复”，这是凝聚了历代医家的经验而成。

一、小儿的生理特点

生理特点

脏腑娇嫩、形气未充——指的是小儿脏腑尚未成熟的特点。

生机蓬勃、发育迅速——指的是小儿具有生长发育快速的特点。

分析

以上概括小儿生理特点的16个字，指的是小儿时期不管是有形之物，如肌肉、骨骼等（形——宏观），还是无形之物，如肺气、肾气等（气——功能——微观）都是处于不成熟、不完善状态，都在不停地变化，其成熟须经过一个从量变到质变的漫长过程。

二、小儿的病理特点

病理特点

发病容易、传变迅速——指的是小儿容易发病，病情变化也快的特点。

脏气清灵、易趋康复——指的是小儿染病后容易好转、痊愈的特点。

分析

以上概括小儿病理特点的16个字，指的是小儿时期由于生长发育尚未成熟，故比较容易受到致病因素（如病毒、细菌、支原体等）的侵袭而致病，而且病情变化很快，如小儿感冒，很快就会演变为支气管炎，甚至是肺炎，但只要诊断正确、治疗对法，是很容易收到疗效的。

第二节 历代医家对小儿生理、病理特点的认识

从古到今，从事儿科临床研究的医家都高度重视小儿的生理、病理特点，正所谓“知常达变”，只有了解小儿的特点才能做到合理育儿，让孩子健康成长。我国古代医家在对小儿生理、病理特点方面的研究很多，提出了许多具有指导意义的学术观点，积累了丰富的经验，给后世很大的启迪与指导。

一、古代儿科名医对小儿生理、病理特点的认识

唐·孙思邈：“天和暖无风之时，令母将儿抱日中嬉戏，数令见风日，则血凝气刚，肌肉牢密，堪耐风寒，不致疾病。若常藏于帏帐之内，重衣温暖，譬如阴地之草木，不见风日，软脆而不任风寒”。

宋·钱乙：他详细地记录了初生儿到1周岁时的一些生长发育情况（如出乳牙时的低热、轻微腹泻等），认为这些就是前人所讲的“变蒸”，不属病态，而是正常的生长发育过程。他提出“五脏六腑，成而未全，全而未壮”的观点，认为小儿“脏腑柔弱，易虚易实，易寒易热”。这些观点，为以后中医儿科学确立小儿生理、病理特点提供了理论依据。钱乙被后世尊称为“儿科始祖”、“儿科之圣”。

宋·陈文忠：在预防小儿生病方面特别注重小儿的饮食喂养问题，主张“吃热不吃冷，吃液体不吃固体，吃小量不吃过量”，提出“忍三分寒，吃七分饱”的观点。

明·万全：治疗疾病特别重视保护胃气，提出“五脏六腑以胃气为本，赖其滋养，如五脏有病，或泻或补，慎勿犯胃气”的思想。他在钱乙“脏腑辨证”的基础上提出的小儿“五脏之中肝常有余，脾常不足，肾常虚”和“心常有余而肺常不足”的观点，高度概括了小儿生理、病理特点，对于小儿的保育与疾病防治具有重要意义。

元·曾世荣：善于把自己的学术观点以歌诀形式表现出来，朗朗上口，易于流传，如保健方面的歌诀——“四时欲得小儿安，常须两分饥与寒，但愿人皆依此法，自然诸病不相干”。

二、古代关于小儿生理、病理特点的两个学说：“纯阳之体”与“稚阴稚阳”

“纯阳之体”学说：唐末宋初《颅囟经》中首次把小儿生理特点用“纯阳”来描述，指出“凡小儿三岁以下，呼为纯阳，元气未散”，是形容小儿“生机蓬勃，发育迅速”的特点。

“稚阴稚阳”学说：清代吴鞠通在他的代表作《温病条辨·解儿难》中高度概括小儿体质特点为“稚阳未充，稚阴未长者也”。它所代表的是小儿另一个生理特点——“脏腑娇嫩，形气未充”。

“纯阳之体”与“稚阴稚阳”之间的关系：

“稚阴稚阳”学说表述了小儿机体柔弱，阴阳二气均较幼稚，形体和功能未臻完善的一面，而“纯阳”之说恰指生机蓬勃，发育迅速。由于稚阴稚阳，才需要迅速生长，由于生长旺盛，又使小儿形与气、阴与阳均显得相对不足，二者共同构成了小儿生理特点的两个方面。“稚阴稚阳”学说在理论上是“纯阳”学说的发展，都在阴阳学说范畴内，从不同角度反映了小儿生理特点，同时也为阐明小儿病理特点、指导临床治疗提供了重要的理论依据。

三、关于小儿“虚寒体质”的认识

本书认为小儿无形之物——功能，如中医所说的肺气、脾气等（即“气”——“阳”）易受外界因素的影响而波动，而有形之物——骨骼等（即“形”——“阴”）则相对稳定，故小儿多为虚寒体质，而且年龄愈小，虚寒愈明显。所谓“虚寒”，就是指小儿体质之“寒”是由于出生以后“阳气不足”——功能未成熟，必须随年龄的逐渐增长而不断充盛和完善，是假的“寒”，所以，生活中应注意适时温阳益气，慎用寒凉清热、攻伐太猛之药或饮食。对儿童“虚寒”的理解，可以比喻为蜡烛初燃时，其火势不猛且极不稳定，易受外界因素的影响而波动，其波动常常表现为不足的波动。所以，小儿不能过度营养、过用凉茶、随意吊针补液、过多使用抗炎药、过度穿着等等，这些行为均会损耗阳气，表现为更加“虚寒”，严重影响小儿的生长发育和抗病能力。

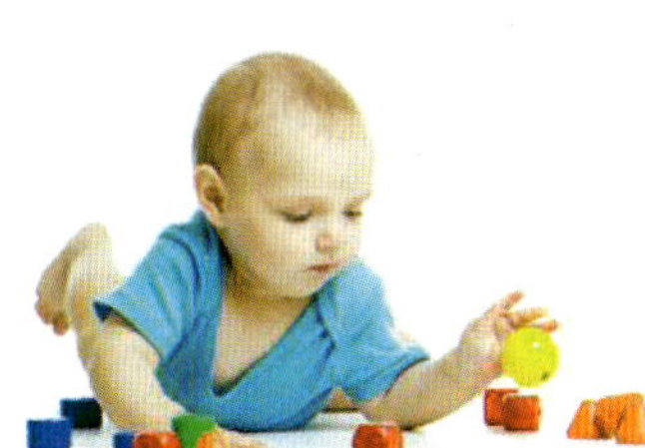

第三节 西医对小儿生理特点的理解

西医儿科学是研究自胎儿至青少年这一时期小儿生长发育、保健及疾病防治的一门学科。进入 19 世纪，西方近代医学才开始发展，德国儿科起始较早，在婴儿喂养、传染病诊治方面有一定贡献，以后法国、英国、美国接踵而起，并发展迅速，如开始按能量计算营养的需要，用白喉抗毒素治疗抢救白喉患儿、分离出脊髓灰质炎病毒及引起婴幼儿腹泻的大肠杆菌等，儿童心理学研究亦已开始。1896 年 Holt 所著的《儿科学》是美国儿科医学方面第一本教科书，成为儿科的经典著作。20 世纪初，西医儿科学除了进一步研究婴幼儿营养、小儿营养性疾病外，重视婴幼儿腹泻与电解质平衡。20 世纪 50 年代后重点移向新生儿疾病、血液病、遗传代谢性疾病、免疫性疾病、内分泌疾病等疑难病症。19 世纪下半叶，西方医学传入我国，许多外国人来我国开办诊所、医院，使我国的医学包括儿科发生巨大的变化。辛亥革命后，我国开始创办新式医学院校。20 世纪 40 年代，医院中开始设立儿科，培养了不少儿科医生。1943 年，我国儿科专家诸福棠编写的《实用儿科学》是我国最早的一部儿科学著作，为西方医学儿科领域在中国的发展奠定了基础。整个小儿阶段一直处在不断生长发育的过程中，而且是年龄越小特点越明显，与成人的差别越大，因此绝不能将其简单地看成成人的缩影。它主要具有以下特点：（1）十分广泛的医学基础：与西医儿科学有关的基础学科有胚胎学、解剖学、生理学、生物化学、病理学、药理学、遗传学、免疫学、微生物学、营养学、心理学等。这些基础学科把对于小儿的生理、病理特点的认识，由宏观引向微观，从而深化了人们的认识。（2）临床方面特点：主要表现在疾病种类、疾病的临床表现、诊断、治疗、预后和预防等方面均与成人明显不同。所以，只有正确认识儿科的学科属性及小儿的生理特点，才能做到科学育儿，准确诊治疾病，保护小儿健康成长。

一、免疫系统

免疫是机体的生理性保护机制，其本质为识别自我、排除异己，具有免疫防御、免疫监视和免疫清除三大功能。免疫功能失调可致异常免疫反应，即变态反应、自身免疫反应、免疫缺陷和发生恶性肿瘤。

机体的免疫反应由免疫系统来执行。免疫系统包括免疫器官、免疫细胞和免疫分子。

免疫系统借助免疫器官、细胞和分子，通过抗原提呈、淋巴细胞增殖、免疫效应、淋巴细胞凋亡四个阶段完成免疫反应，发挥对抗原的效应。

若免疫细胞和免疫分子异常，可发生异常的免疫反应：免疫功能亢进，发生炎症、过敏性和自身免疫性疾病。反之，免疫功能低下则易发生免疫缺陷和肿瘤。

小儿的免疫状况与成人明显不同，导致儿童疾病的特殊性。过去一度认为小儿时期免疫系统发育不成熟，现已通过研究发现出生时免疫器官和免疫细胞已经相当成熟，免疫功能低下可能为尚未充分接触抗原所致。

二、循环系统

循环指的是以心脏心血管为核心的系统循环功能。心血管的发育经历过心脏的胚胎发育过程而形成了心脏的结构，原始心脏于胚胎第 2 周开始形成后，约于第 4 周起有循环作用，至第 8 周房室长成，即成为四腔心脏。先天性心脏畸形的形成主要就是在这一时期。原始的心脏出口是一根动脉总干，在总干的内层对侧各长出一纵嵴，两者在中央轴相连，将总干分为主动脉与肺动脉。由于该纵隔自总干分支处成螺旋形向心室生长，使肺动脉向前、向右旋转与右心室连接，主动脉向左、向后旋转与左心室连接。如该纵隔发育遇障碍，分隔发生偏差或扭转不全，则可造成主动脉骑跨或大动脉错位等畸形。

正常胎儿循环：胎儿时期的营养和气体代谢是通过脐血管和胎盘与母体之间以弥散方式而进行交换的。由胎盘来的动脉血经脐静脉进入胎儿体内，至肝脏下缘，约 50% 的血流入肝与门静脉血流汇合，另一部分经静脉导管入下腔静脉，与来自下半身的静脉血混合，共同流入右心房。由于下腔静脉瓣的阻隔，使来自下腔静脉的混合血（以动脉血为主）入右心房后，约 1/3 经卵圆孔入左心房，再经左心室流入升主动脉，主要供应心脏、脑及上肢；其余的流入右心室。从上腔静脉回流的、来自上半身的静脉血，入右心房后绝大部分流入右心室，与来自下腔静脉的血一起进入肺动脉。由于胎儿肺脏处于压缩状态，故肺动脉的血只有少量流入肺脏经肺静脉回到左心房，而约 80% 的血液经动脉导管与来自升主动脉的血汇合后，进入降主动脉（以静脉血为主），供应腹腔器官及下肢，同时经过脐动脉回至胎盘，换取营养及氧气。故胎儿期供应脑、心、肝及上肢的血氧量远远较下半身为高。

出生后血循环的改变：出生后脐血管被阻断，呼吸建立，肺泡扩张，肺小动脉管壁肌层逐渐退化，管壁变薄并扩张，肺循环压力下降；从右心房经肺动脉流入肺脏的血液增多，使肺静脉回流至左心房的血量也增多，左心房压力因而增高。当左心房压力超过右心房时，卵圆孔瓣膜先在功能上关闭，到出生后 5 ~ 7 个月，解剖上大多闭合。自主呼吸使血氧增高，动脉导管壁平滑肌受到刺激后收缩，同时，低阻力的胎盘循环由于脐带结扎而终止，体循环阻力增高，动脉导管处逆转为左向右分流，高的动脉氧分压加上出生后体内前列腺素的减少，使导管逐渐收缩、闭塞，最后血流停止，成为动脉韧带。足月儿约 80% 在出生后 24 小时形成功能性关闭。约 80% 婴儿于生后 3 个月、95% 婴儿于生后 1 年内形成解剖上关闭。若动脉导管持续未闭，可认为有畸形存在。脐血管则在血流停止后 6 ~ 8 周完全闭锁，形成韧带。

三、呼吸系统

呼吸频率与节律

小儿呼吸频率快，而且年龄越小，频率越快。小儿肺脏容量按体表面积计算约为成人的 1/6，而新陈代谢旺盛，需氧量接近成人，为满足机体代谢的需要，只能以增加呼吸频率来进行代偿；加之受小儿胸廓解剖特点的限制。婴幼儿由于呼吸中枢发育尚未完善，呼吸调节功能差，容易出现呼吸节律不整，可有间歇、暂停等现象，以早产儿或新生儿更为明显。

呼吸型

婴幼儿呼吸肌发育不全，呼吸时肺主要向膈肌方向移动，呈腹膈式呼吸。此后随小儿站立行走，膈肌与腹腔器官下移，肋骨由水平位变为斜位，呼吸肌也随年龄增长而渐发达，开始出现胸腹式呼吸，7 岁以后以此种呼吸为主。

呼吸功能的特点

肺活量：指一次深吸气后的最大呼气量，小儿肺活量约为 50 ~ 70ml/kg。它受到呼吸肌强弱、肺组织和胸廓弹性以及气道通畅程度的影响，同时也和年龄、性别、身材等因素有关。在安静时，年长儿仅用肺活量的 12.5% 来呼吸，而婴儿则需用 30% 左右，说明小儿呼吸功能储备量较小，因此易发生呼吸衰竭。

潮气量：指安静呼吸时每次吸入或呼出的气量。年龄越小，潮气量越少；小儿肺容量小，安静呼吸时其潮气量仅为成人的1/2。

每分通气量：指潮气量与呼吸频率的乘积。正常婴幼儿由于呼吸频率较快，虽然潮气量小，每分通气量如按体表面积计算与成人相近。

气体弥散量：小儿肺脏小，气体弥散量也小，但以单位肺容积计算则与成人近似。

气道阻力：气道阻力的大小取决于管腔大小与气体流速等。小儿由于气管管径细小，气道阻力大于成人；婴幼儿患肺炎时，气道管腔黏膜肿胀、分泌物增加、支气管痉挛等易使管腔更为狭窄，气道阻力增大。

呼吸道免疫特点

小儿呼吸道的非特异性及特异性免疫功能均较差。呼吸道的防御机制始于鼻道，鼻毛能阻挡外来的较大异物。鼻黏膜富有血管，产生的湿化作用也可使吸水性颗粒增大，以利吞噬细胞吞噬，而婴儿不仅缺乏鼻毛，鼻道黏膜下层血管又较丰富，易充血肿胀而阻塞鼻道。气管黏膜上皮细胞均有纤毛突起，纤毛一致不断地向后摆动，将粘有病原体等异物的黏液痰排出呼吸道，而婴幼儿此种防御机制及咳嗽反射功能发育不够成熟。婴幼儿时期肺泡巨噬细胞功能不足，辅助性T细胞功能暂时低下，使分泌型IgA、IgG，尤其是IgG2含量低微。此外，乳铁蛋白、溶菌酶、干扰素及补体等的数量和活性不足，故易患呼吸道感染。

四、泌尿系统

泌尿系统功能是将人体代谢过程中产生的废物和毒物通过尿的形式排出体外以维持机体内环境的相对稳定。肾是尿生成的重要器官。不仅可将体内的代谢终末产物如尿素、有机酸等排出体外，而且对调节体内水与电解质和维持血液的酸碱平衡都有很重要的作用。肾还具有内分泌作用，可分泌激素和生物活性物质，如肾素、促红细胞生成素、前列腺素、1,25-二羟骨化醇[1,25-（OH）2D3]，参与调节血压、红细胞的生成和钙的吸收。肾脏完成其生理活动，主要通过肾小球滤过和肾小管重吸收、分泌及排泄。小儿肾脏虽具备大部分成人肾的功能，但其发育是由未成熟逐渐趋向成熟。在胎龄36周时肾单位数量已达到成人水平，出生后上述功能已基本具备，但调节能力较弱，储备能力差，一般至1～1.5岁时达到成人水平。一般情况下，年龄越小排尿次数越多，1岁时每日排尿15～16次，至学龄前和学龄期每日6～7次。若新生儿

尿量每小时 < 1.0ml/kg 为少尿，每小时 < 0.5ml/kg 为无尿。儿童排尿每日少于 400ml/m^2 时，即为少尿，每日少于 50ml/m^2 时，即为无尿。

肾的各组成部分之间有密切联系。损伤时常相互影响，一部分的病变可引起其他部分的损害。因此，肾疾病晚期往往各个部分都被破坏。肾小球不能再生，损伤后只能由存留的肾单位肥大来代偿损失的功能，所以肾小球发生严重的弥漫性病变时可造成严重后果。肾小管的再生能力很强，发生损伤时，如及时再生可恢复功能。肾的代偿储备能力很大，因此肾功能障碍往往在病变比较严重时才表现出来，有些已到疾病晚期，所以注意早期可能出现的症状非常重要。

五、消化系统

口腔

口腔是消化道的起端，具有吸吮、咀嚼、消化、吞咽、味觉、感觉、语言等功能。足月新生儿舌及双颊部脂肪垫发育良好，生后即能吮乳及吞咽，早产儿则较差。新生儿及婴幼儿口腔黏膜薄嫩，血管丰富，唾液腺发育不够完善，唾液分泌少，口腔黏膜较干燥，局部易受损伤及感染。3 ~ 4 个月时唾液分泌量开始增多，但婴儿口底浅，尚不能及时吞咽所分泌的全部唾液，常发生生理性流涎。3 个月以下小儿唾液中淀粉酶含量低，不宜喂食淀粉类食物。

食管

食管有推进食物和液体由口入胃并防止吞下期间胃内容物反流的功能。新生儿和婴儿的食管呈漏斗状，黏膜纤弱、腺体缺乏、弹力纤维和肌层尚不发达，食管下段贲门括约肌发育不成熟，易发生胃食管反流，吮奶时常因吞咽过多空气，易发生溢奶，该情况一般随年龄增加逐渐减轻。

胃

胃有贮存、运动和分泌功能，可贮纳食物，将其磨碎并与胃液充分混合，形成食糜，并调节食糜进入十二指肠的速度。胃容量在新生儿约为 30 ~ 60 毫升，1 ~ 3 个月时 90 ~ 150 毫升，1 岁时 250 ~ 300 毫升，5 岁时 700 ~ 850 毫升，成人约为 2000 毫升。婴儿胃呈水平位，当开始行走后其位置变为垂直。胃平滑肌发育尚未完善，在充满液体食物后易使胃扩张。由于胃幽门括约肌发育较好，而贲门和胃底部肌张力低，故易发生幽门痉挛而出现呕吐。胃排空时间随食物种类不同而异，稠厚含凝乳块的乳汁排空慢；糖类、等渗液、冷饮等排空快；水的排空时间为 1.5 ~ 2 小时，母乳 2 ~ 3 小时，牛乳 3 ~ 4 小时，早产儿胃排空更慢，易发生胃潴留。新生儿胃酸和各种酶分泌较成人少且活性低，消化功能差。

肠

小肠的主要功能包括运动（蠕动、摆动、分节运动）、消化、吸收及免疫保护；大肠的主要功能是贮存食物残渣、进一步吸收水分以及形成粪便。小儿肠管相对比成人长，一般为身长的5～7倍。小儿肠黏膜肌层发育差，肠系膜软而长，结肠无明显结肠带与脂肪垂，升结肠及直肠与后腹壁固定差，易发生肠扭转和肠套叠。早产儿的肠蠕动协调能力差，易发生粪便滞留甚至功能性肠梗阻。婴幼儿肠黏膜屏障功能差，肠壁薄，血管丰富且通透性高，肠内细菌及其毒素、消化不全产物和过敏原等可经肠黏膜进入体内，引起全身感染和变态反应性疾病。婴幼儿结肠较短，不利于水分吸收，故婴儿大便多不成形而为糊状。小儿乙状结肠和直肠相对较长，是造成小儿便秘的原因之一，直肠黏膜与黏膜下层固定差，肌肉发育不良，易发生肛门、直肠黏膜脱垂。小儿大脑皮层功能发育不完善，进食时常引起胃—结肠反射，产生便意，所以小儿大便次数多于成人。

胰腺

胰腺分为内分泌部及外分泌部，前者分泌胰岛素主要控制糖代谢；后者分泌胰腺液，分泌量随年龄增长而增加，至成人每日可分泌1～2升，内含各种消化酶，酶类出现的顺序为：胰蛋白酶最先，而后是糜蛋白酶、羧基肽酶、脂肪酶，最后是淀粉酶。新生儿胰液所含脂肪酶活性不高，直到2～3岁才接近成人水平。婴幼儿时期胰腺液的分泌易受炎热天气和各种疾病的影响而被抑制，容易发生消化不良。

肝

肝脏有排泌胆汁，调节碳水化合物、蛋白质、脂肪、维生素、激素、铁铜等物质代谢及生物转化作用。年龄愈小，肝脏相对愈大。婴幼儿在右锁骨中线肋缘下可触及肝下缘，边缘钝，质地柔软，无压痛，不超过2厘米；学龄期儿童肋缘下一般不应触及肝脏。在剑突下，从生后到7岁可触及2～2.5厘米的肝脏。婴儿肝脏血管丰富，肝细胞和肝小叶分化不全，屏障功能差，易受各种不利因素的影响，如缺氧、感染、药物中毒等均可使肝细胞发生肿胀，脂肪浸润、变性、坏死、纤维增生而肿大，影响其正常功能。肝细胞再生能力强，不易发生肝硬化。婴儿时期胆汁分泌较少，故对脂肪的消化、吸收功能较差。小儿肝糖原储存相对较少，易因饥饿发生低血糖。

肠道细菌

刚出生的新生儿肠道内无菌，出生后数小时细菌即从口、鼻、肛门入侵至小儿肠道，主要分布在结肠和直肠。肠道菌群受食物成分影响，母乳喂养儿以乳酸杆菌和双歧杆菌占优势；人工喂养和混合喂养儿肠内的大肠杆菌、嗜酸杆菌、双歧杆菌及肠球菌所占比例几乎相等。断乳后，小儿肠道内菌群逐渐变化，发展为以厌氧菌占优势的稳定菌群。正常肠道菌群对侵入肠道的致病菌有一定的拮抗作用。婴幼儿肠道正常菌群脆弱，易受许多内外因素影响，如大量使用广谱抗生素，可使正常菌群的平衡失调，导致消化功能紊乱。另外，消化道功能紊乱时，肠道细菌大量繁殖，可进入小肠甚至胃内成为致病菌。

健康小儿粪便

食物进入消化道至粪便排出时间因年龄而异：母乳喂养的婴儿平均为13小时，人工喂养者平均为15小时，成人平均为18～24小时。

人乳喂养儿粪便 为黄色或金黄色，呈均匀糊状或带少许粪便颗粒，或较稀薄，绿色，有酸味，不臭，呈酸性反应（pH4.7～pH5.1），每日排便2～4次，一般在添加辅食后粪便变稠、次数减少。

人工喂养儿粪便 为淡黄色或灰黄色，较干稠，呈中性或碱性反应（pH6～pH8）。因牛乳含蛋白质较多，粪便有明显的蛋白质分解产物的臭味，有时可混有白色酪蛋白凝块。大便每日1～2次，易发生便秘。但如果只是排便间隔超过48小时，不伴任何痛苦，不应称为便秘。

混合喂养儿粪便 混合喂养儿粪便与喂牛乳者相似，但较软、黄。添加淀粉类食物可使大便增多，稠度稍减，稍呈暗褐色，臭味加重。添加各类蔬菜、水果等辅食时大便外观与成人粪便相似，初加菜泥时，常有少量绿色便排出，继用数日后，绿色即渐减少，便次每日1次左右。

六、神经系统

小儿神经系统发育最早，发育亦迅速。出生时脑总量平均为370克，占体重的1/9～1/8，已达成人脑重（约1500克）的25%；6个月时脑重400～700克；1岁时为出生时的2倍达成人脑重的50%，2岁时达900～1000克；7岁时已接近成人脑重。在解剖学上，出生时小儿大脑外观已具备了成人脑所具备的沟和回，但比成人的浅，在组织学上也已具备了大脑皮层的6层基本结构，但大脑皮质较成人薄，细胞分化较差。大脑的神经细胞在出生时已与成人相同，但轴突与树突形成不足，以后神经细胞体积增大，树突增多加长，细胞功能随着年龄的增长和发育日益复杂化，3 岁时皮质细胞大致分化完成；8 岁时已与成人无多大区别。由于婴儿时期皮质发育尚不完善，皮质下中枢的兴奋性较高，神经髓鞘形成不全，当外界刺激通过神经传入大脑时，在皮质不易形成一个明确的兴奋灶，兴奋与刺激容易扩散。6 岁左右，大脑半球的一切神经传导通路几乎都已髓鞘化，身体在接受刺激后，可以很快地、准确地由感官沿着神经通路传到大脑皮质高级中枢。

出生时脊髓已较成熟，重 2 ~ 6 克，其下端达第 3 腰椎水平（成人在第 1 腰椎水平上），4 岁时达第 1 ~ 2 腰椎水平，因此做腰椎穿刺时应注意。2 岁是髓鞘形成阶段，4 岁时已相当成熟，以后仍在缓慢进行直至成年。

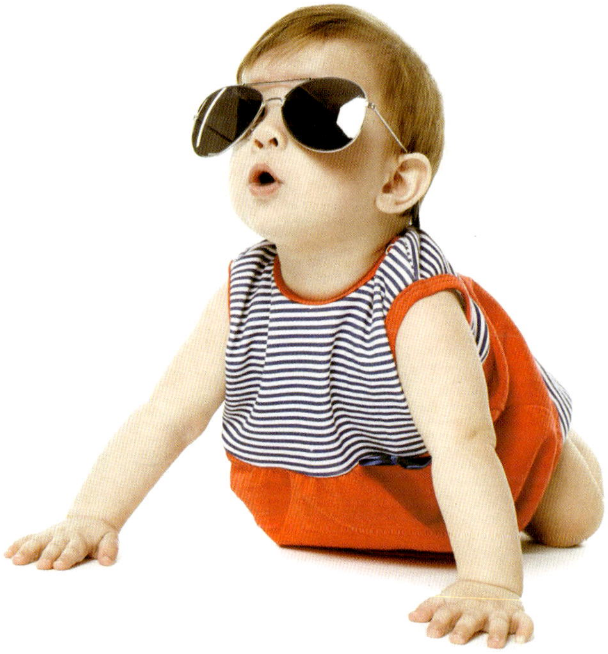

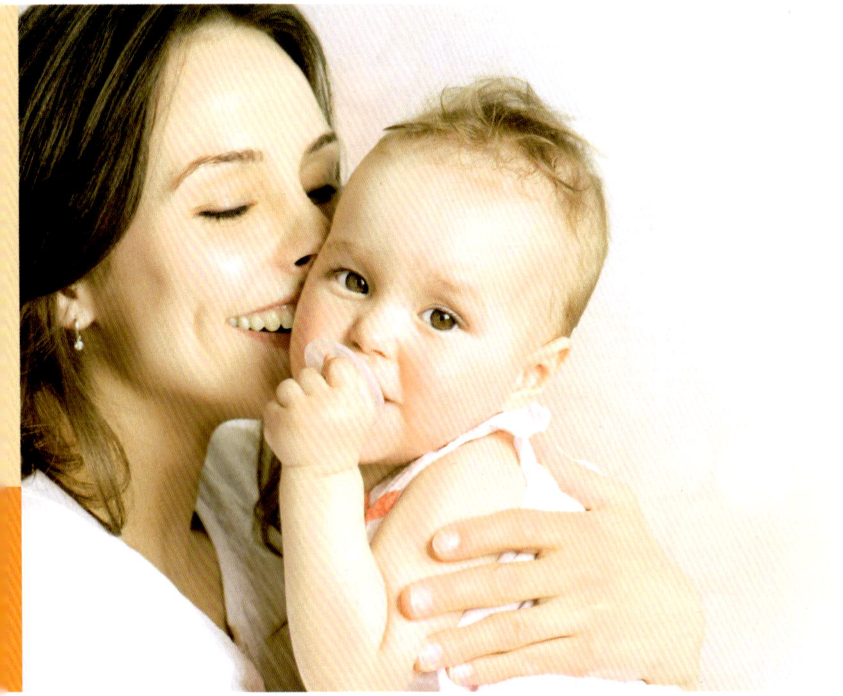

第二章

家长关心的疑问解答

给孩子看病时，家长往往有很多问题，以下就是儿科专科医生给家长的问题解答。

第一节 发热问题

发热为儿科疾病中的常见症状，一般分低热（37.5℃～38℃）、中度发热（38.1℃～39℃）、高热（39.1℃～40.4℃）、超高热（大于40.5℃）及体温过低（低于35℃）5级。发热病因有感染性与非感染性的不同，平时常见的发热多属于感染性的。感染性的发热绝大多数可以在1周内退热甚至痊愈，1～2天退热是正常的，多数要3～4天。所以，对待一般的感染性发热，尤其是上呼吸道感染引起的发热，家长不必过分紧张，只要高热时对症处理，让患儿多喝水，饮食清淡，减少过度兴奋，一般都可以在1周内痊愈。发热本身不是一种疾病，而是某种疾病的前兆或症状，它的出现是告诉父母，孩子的身体健康已出现了问题。

一、怎样判断孩子是否发热

错误的判断方法

用手摸一摸孩子的额头和手心，觉得孩子的皮肤发烫，就认为孩子确实是发烧了。

正确的判断方法

用体温计测量体温是最确切的。通常用肛表测量孩子的直肠温度较确切（正常体温为37℃～38℃），也可测量孩子的腋下或颈部（正常体温为36℃～37℃），测出的直肠温度需减去0.5℃，腋下和颈部温度应加0.5℃，得出的度数便是孩子的现时体温数，如此可知孩子的准确体温。学龄前孩子最好不要用口腔表测量体温，以免发生意外。

如果孩子的体温很高（38℃以上）或过低（35℃以下），都应引起重视，须及时带孩子到医院就诊。

二、选择合适的降温方法

孩子发热，临床上常用的降温方法主要有两种：物理降温、药物降温。不管采用何种方法帮助孩子降温，都要根据孩子的年龄、体质和发热程度来决定。

物理降温

新生儿期孩子发热一般不宜采用药物降温；婴幼儿一般感染所致的发

特别提醒

孩子的体温在某些因素的影响下，也常常会出现一些波动。例如在傍晚时，孩子的体温往往比清晨时要高一些；孩子进食、哭闹、运动后，体温也会暂时升高；如果衣被过厚、室温过高，孩子的体温也会升高一些。如果孩子有这种暂时的、幅度不大的体温波动，只要他的一般情况良好，精神活泼，没有其他症状和体征，通常也不应该考虑是病态。

小儿正常体温参考

口腔体温范围

36.7℃ ~ 37.7℃

腋下温度范围

36.0℃ ~ 37.4℃

直肠温度范围

36.9℃ ~ 37.9℃

热最好先采用适当的物理降温措施。麻疹等出疹性疾病的患儿不宜采用冷敷和酒精擦浴降温，以免刺激皮肤，影响皮疹透发。具体方法有：

头部湿冷敷 将湿毛巾敷于发热孩子的前额，2 ~ 3 分钟换 1 次。

冰枕 把冰块捣碎，与水一起装入冰袋（或热水袋）内，排出空气后，拧紧袋口，放在发热孩子的枕颈部。

温水浴 让发热孩子在 30℃左右的温水中沐浴 20 ~ 30 分钟。

擦浴 用 30% ~ 50% 的酒精或冷水浸湿纱布，洗擦发热孩子的上肢、下肢、额部、颈部、腋下及腹股沟等处。

● 药物降温

儿科常用的退热药物种类很多，但是不管使用哪种退热剂，都要在医生的指导下进行。给发热孩子用药也不能间隔过短，如果服用一次后热度不退，再次服同一种药需间隔 4 ~ 6 小时。

三、孩子发热时怎么吃

孩子发热时，身体新陈代谢加快，对营养物质的消耗会大大增加，体内水分也会明显消耗。同时，由于发热，孩子体内消化液的分泌会减少，胃肠蠕动减慢，消化功能会明显减弱。所以，家长一定要注意孩子发热时的饮食调理，高热量、高维生素的流质或半流质食物是发热孩子的最佳选择。应该减少习惯的浓汤、大鱼大肉，更不能强迫饮食。在孩子病愈初期，也应少量多次地给他们吃容易消化的软食和新鲜水果，如牛奶、豆浆、橙汁、粥等。食物应含有较多的维生素，避免油脂或糖分过多的食品，尽量选择孩子喜欢的食物。

四、辅助食疗方

鸡蛋羹

把1～2个鸡蛋打匀，加入适量温水，蒸熟后让孩子食用。鸡蛋羹可以补充蛋白质，并且较容易消化吸收。

鲜梨汁

鲜梨汁具有清热、润肺、止咳的作用。适用于发热伴有咳嗽的孩子。但热退后以早晚咳嗽为甚者，慎用。

米汤

将大米煮烂去渣，加入少许白糖调味。米汤水分充足，易被消化吸收。

绿豆汤

将绿豆煮烂，取绿豆汤加入适量冰糖。绿豆具有清热、解毒的作用，既能补充营养，又有利于孩子体内毒素的排出，还可以帮助孩子退热。

鲜苹果汁

苹果汁中含有大量的维生素C，既可以补充孩子体内的营养需要，又可以中和孩子体内的毒素。

特别提醒

退热药只是在孩子发热时才有退热作用，服用退热药并无预防发热的作用。使用退热药时不能同时加用冰敷，以免影响汗液排出而导致退热不理想；而在给孩子服用退热药后，如果孩子出汗较多，要及时给他补充水分，以免孩子发生虚脱。

发热孩子应少食多餐，以每天6～7次为宜。对食欲较差的孩子，家长要有耐心和信心；如果孩子在退烧后一星期仍无食欲，应请医生检查，因为其体内可能另有病因存在。

如果孩子因为发热而食欲不好，不要勉强他进食，但要尽量给他补充水分。

在孩子发热期间，不要随意给孩子增加以前没有吃过的食物，以免引起消化不良。

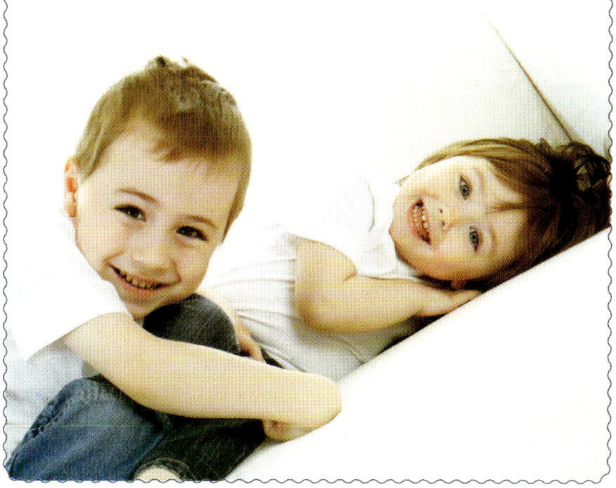

第二节 厌食问题

常听到不少家长对医生说自己的孩子有厌食的症状，比如：“我的孩子什么东西都不想吃，喂饭很困难”，“孩子吃饭时就喊肚子疼，不肯吃饭”。大部分家长是耐心地千方百计地哄着孩子吃饭，有的则是硬逼着孩子进食。

中医认为厌食是小儿常见的脾胃病证。以长时期的见食不贪、不思饮食、食欲不振、厌恶进食甚至拒食为特点，好发于1～6岁消化功能尚未健全的小儿。厌食的主要原因就是脾胃功能受损，若孩子出现严重食欲减退或厌食，常常提示有潜在的疾病，就需要带孩子到医院去看医生了。

一、主要症状

① 厌食为主，同时有腹胀、腹痛、面黄肌瘦、容易疲倦等症状，有的孩子还会有异食癖。

② 食量显著少于同龄正常儿童。

③ 病程持续在1个月以上，轻度症状一般持续2周以上。

④ 体重下降或不增加，皮肤干燥，毛发稀黄干枯。

⑤ 锌、铜、铁等多种微量元素含量低。

⑥ 疾病严重者可并发中度以上贫血、营养不良、佝偻病、智力发育障碍，并因免疫力降低而反复感染疾病。

二、孩子厌食的处理方法

临床上真正符合厌食症概念的病例不多，所以，家长在对待孩子胃口不好、偏食、挑食等问题上必须做好以下几点：

① 不要哄食或强迫饮食，给孩子已经受伤的脾胃留出充足的休养时间。防止孩子在饮食上产生逆反心理，影响食欲。年龄越小的孩子，越容易产生饮食上的逆反心理。

② 纠正不正确的饮食习惯，如边吃边玩、没吃正餐先吃零食、爱吃冷饮等。

③ 注重脾胃的日常调护，可以用健脾的食疗方调治以固本。给孩子的

食物要有选择。家长应该了解哪些食物不易消化、哪些容易消化、哪些食物是孩子必需的，给孩子选择适合的食物。

④ 适当的消食、理气、导滞以助脾胃功能恢复。对孩子的进食量应该有所控制，既不要让其暴饮暴食，也不要让其觉得经常没吃饱。

⑤ 要控制孩子的吃糖量，饭前一两小时最好不要给其吃含糖的食物，因为血糖高会抑制食欲。

特别提醒

忌给厌食患儿吃生冷肥腻食物；忌强制进食；忌给其滥服各种补品、补药。纠正厌食不仅需要时间，更需要家长有耐心，千万不能操之过急。

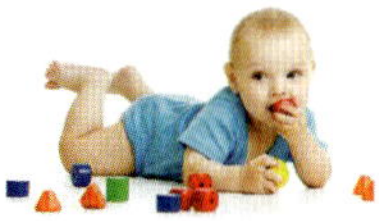

三、辅助食疗方

① 山药 10 克，焦山楂、鸡内金各 6 克，炒扁豆 15 克，甘草 4 克，乌梅、沙参、白芍各 5 克，水煎服。

② 炒鸡内金 30 克，炒白术 60 克，研细末。与红糖、炒芝麻粉各 30 克及精面粉 500 克，加水和匀。烙饼约 20 个，饭前服用，每次 1 个，5 岁以下者一日 2 次，5 岁以上者一日 3 次。

③ 山楂糕，每服 5 ～ 10 克。

④ 鸡内金适量，洗净，研粉，每服 1 ～ 3 克，每日 2 ～ 3 次。

⑤ 焦锅巴 10 份，砂仁 1 份，研粉，分服，每日 1 ～ 2 次。

⑥ 香茶菜（别名山苏子），每日 10 克，水煎服。

⑦ 姜汁 1 茶匙，丁香 2 粒，牛奶 250 毫升。将丁香、姜汁、牛奶同放锅内煮沸，除去丁香，加白糖调味后饮用。

⑧ 粳米 50 克，山药粉 10 克，一同煮粥食之。

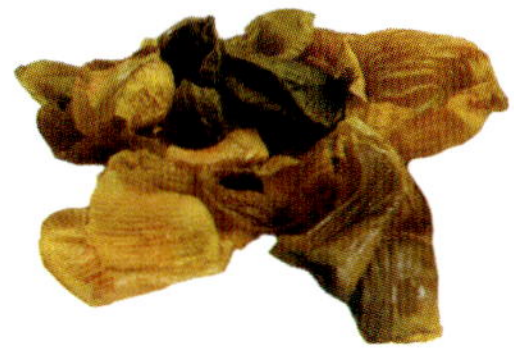

鸡内金

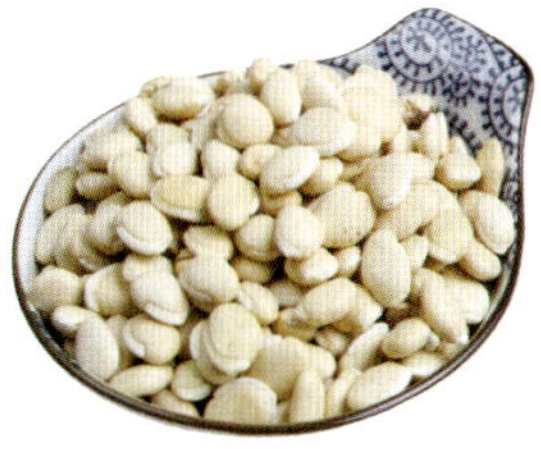

扁豆

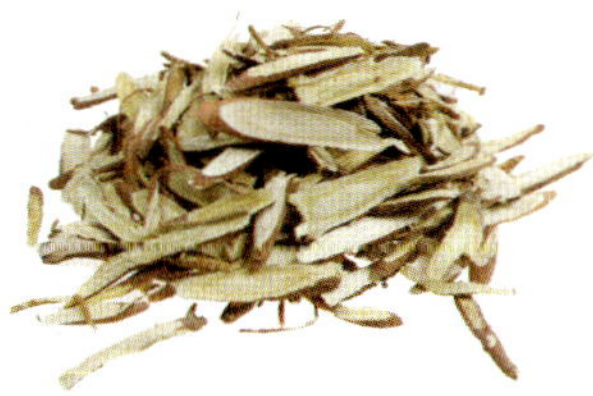

甘草

第三节 扁桃体肿大问题

扁桃体肿大在临床中是很常见的，一般有急性和慢性之分，而且，慢性的发生率很高。如何正确看待扁桃体的肿大，家长中存在一些不正确的看法。

处理方法

急性的，一般可按急性炎症治疗，多数在数天之内能收到理想疗效；慢性的，只要不是急性发作，平素可以不用治疗，有些家长苦苦地进行消炎消肿治疗，不仅没效果，反而会损伤孩子的肠胃功能，值得注意。

一、主要症状

● 耳部症状

由于扁桃体肥大及鼻咽部炎性分泌物积聚，使咽鼓管咽口受阻，可并发非化脓性或化脓性中耳炎，导致听力减退和耳鸣、耳闷。

● 鼻部症状

扁桃体肥大常并发鼻炎、鼻窦炎。患儿有鼻塞、流涕、张口呼吸、流涎、讲话时带闭塞性鼻音、睡眠打鼾等症状。

● 呼吸道感染症状

患儿可出现咽部不适、声音改变、咳嗽吐痰、气喘、低热等症状。

● “腺样体面容”

患扁桃体肿大的人多只能靠口进行呼吸。由于长期张口呼吸，孩子的面骨发育受到影响，上颌骨狭长，硬腭高拱变窄，牙齿外突，牙列不整，咬合不良，下颌下垂，唇厚，上唇上翘，下唇悬挂，外眦下拉，鼻唇沟浅平，加上精神萎靡，面部表情呆板、愚钝，即为“腺样体面容”。

二、对症治疗

中医药治疗

扁桃体肿大一般是由于扁桃体反复发炎引起的扁桃体部位充血。可以采用中医活血化瘀的理论，经皮给药，持久发挥作用，使充血渐渐减轻，从而复原。目前经过验证的中医外贴，如扁桃体贴，一般贴于患处 15 ～ 24 个小时，其临床有效率高达 98％，且无任何副作用。

手术治疗

儿童扁桃体肥大是正常生理现象，如果肥大但未影响呼吸和吞咽，没有产生较重的临床表现，不应切除。因为切除后可能会影响局部的免疫反应，降低身体抗感染的能力。如果扁桃体炎反复发作，已经严重妨碍呼吸和吞咽，引起风湿及肾炎等疾病时，应及时切除。一般儿童扁桃体切除术应在 4 岁以后进行，而且要等炎症消退后 2 ～ 3 周切除比较适宜。但若发作过于频繁，不能久等，可考虑在炎症消退后数天施行手术。

特别提醒

扁桃体肿大应尽量早治疗。在病情初期，刚开始出现上述症状时，应该尽快到有关医院检查。扁桃体肿大的小患者，很多都是因为家长不了解扁桃体肿大的危害性，所以症状发现初期并没有进行及时治疗，使得病情加重。

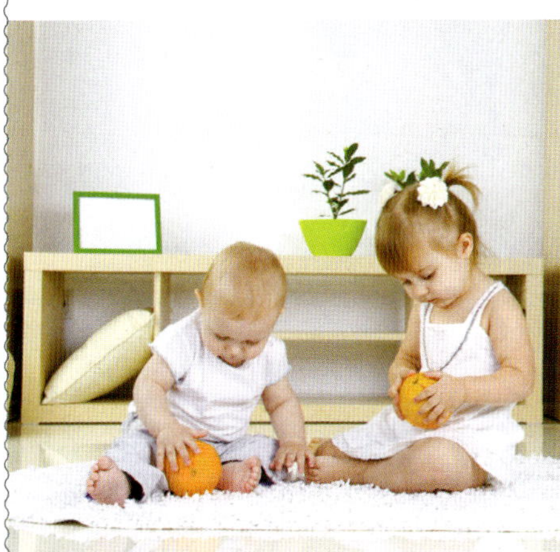

三、对患儿的护理调养

患儿应尽量不出门。严重的患儿要多休息并摄取适量的水分。手术后的饮食要清淡，忌吃辛辣刺激食物及过热的食物。术后 1 ～ 2 周内吃半流质食品。

第四节 出汗多问题

很多家长带孩子看病时，总说自己的孩子出汗很多。关于孩子的出汗问题，应该这样认识：

孩子出汗，有正常与不正常之分，正常出汗有调节机体体温平衡、排泄机体代谢产物以及滋润肌肤的功效，是正常的生理现象。如小儿衣着过厚、喂奶过急或剧烈运动等，都比成人容易出汗，尤其是婴幼儿基础代谢旺盛，睡觉的前 1 小时左右内出汗多，是旺盛时的基础代谢恢复到安静状态下的必须过程，故不属于病态。反之，如果出汗过多，而且不为上述原因所激发，则称为汗证，在多种病变中都可能出现，如孩子在整个睡眠过程中均是大汗不止，或动则大汗。不正常的多汗，也有虚、实之分，不是孩子出汗多均为虚汗。

中医认为，小儿汗证，共分四型：卫表不固、营卫不和、气阴两虚及湿滞内蕴。可见前三型为虚证，最后一型却为实证，而且在儿科中尤为常见，常常是因为不合理的饮食喂养导致小孩积滞而出现湿滞内蕴。正确的做法是前三型当以益气固表、调和营卫、益气养阴，而最后一型应消食导滞。

因此，看待孩子出汗问题，首先要分清正常与否，再辨虚实，切不可盲目补益。孩子出汗，可以表现为手足汗、心胸汗、半身汗、自汗、盗汗等。

一、自汗

自汗是指不用发汗药或因气候炎热、衣被过厚、剧烈活动等其他刺激因素而昼夜稍动则自然出汗者，这样的情况多是由阳气不固、津液外泄所致。但是大部分的孩子爱活动、兴奋活泼、饮食正常，他们在活动的时候容易出汗，出汗可能比较多，但是造成出汗的原因停止后，汗也随之停止了。这样的孩子是非常正常、健康的。

如果造成出汗的原因停止了，或根本没有原因的出汗，或因为某些疾病造成的出汗不止，这时应该属于有病的自汗，需就医治疗。

二、盗汗

盗汗又称“寝汗”，睡时出汗，醒后即止。一般孩子盗汗多因阴虚热扰、心液不能敛藏所致。我们常见到的是孩子入睡不久，头、胸、背等处出许多汗，常浸湿枕巾、睡衣等，这是因为孩子刚入睡时体温上升，同时，小儿植物神经发育不健全，在入睡时，主管汗腺的交感神经会因失去大脑的控制而一时兴奋，出现汗多现象，这完全是正常的。只要孩子无其他症状，如烦躁、哭闹、易醒等，就不必管他。这种出汗往往见于入睡后半小时之内，且以额头汗出为主，一般在睡后 2 小时之内慢慢停止，多见于 3 ~ 7 岁的小儿，并随年龄的增长而逐渐消失，有人称之为生理性多汗。

一旦发现小儿盗汗，首先要及时查明原因，并给予适当的处理。对于生理性盗汗一般不主张药物治疗，而是调整生活规律，消除生活中的致热诱因，如入睡前适当限制小儿活动，尤其是剧烈活动；睡前不宜吃得太饱，更不宜在睡前给予大量热食物和热饮料；睡觉时卧室温度不宜过高，更不要穿着厚衣服睡觉；盖的被子要随气温的变化而增减。临睡前，可以用干毛巾垫在背部，把汗水吸干。

三、对出汗多的孩子的日常护理

① 注意孩子的衣着及被盖。孩子的内衣宜选择透气性好、吸水性强的棉质衣料。有的家长怕孩子冻着，就拼命给孩子添加衣服，导致孩子大量出汗，衣服被汗液弄湿又没有及时换掉，反而容易使孩子受凉而感冒。

② 多洗澡，保持皮肤干洁。

③ 勤换衣服。家长要及时给出汗多的孩子换衣服，并随时用软布给他擦拭身体，以免孩子受凉而引起感冒、发热及咳嗽等不适。孩子身上有汗时，不要让其直接吹风，以免受凉感冒。

④ 及时补充水分，出汗严重的孩子，由于体内水分丧失较多，如果不及时补水，就有可能脱水。因此可适量喂孩子一些淡盐水。

⑤ 中药调理。一般没有什么西药可以单独治疗小儿多汗。对于多汗的孩子，可以在医生的指导下吃些中药汤剂或中成药协助止汗。

四、出汗多的孩子的饮食要点

家长要咨询医生，找出对孩子的病症有利或有弊的饮食宜忌规律，给孩子进行适当的食疗调养，如属阴虚、血热及阴虚火旺的孩子，应禁食辛辣动火食物，并多食一些养阴清热的新鲜蔬菜等，以使汗腺的分泌功能得到恢复。不宜让孩子睡前吃得太饱，更不宜让其睡前吃大量的热食物。

五、辅助食疗方

自汗

患儿要注意忌口，平时不要吃生冷和不易消化的食物，而应该多吃一些具有健脾作用的食品，如粳米、薏米、山药、扁豆、莲子、红枣等。这些食物既能健脾益气，又能和胃，可以煮粥食用。

特别提醒

浮小麦属于小麦一类，药店中皆有出售，是小麦的未成熟果实，放在水中能浮在水面，故名浮小麦。它是止汗剂及镇静剂，能除燥热、止烦、敛汗，治疗盗汗、自汗及慢性衰弱患者的消耗热，所以治夏令的虚热出汗极为适宜。

1. 糯米麦粥

组　成 糯米50克，小麦60克。

用法用量 同煮粥，食时加适量糖调味，作早点或晚餐食用。

功能主治 养心神，敛虚汗，厚肠胃，强气力。对小儿脾胃虚弱、自汗神疲有辅助疗效。

2. 炒豆腐皮

组　成 豆腐皮1张。

用法用量 将豆腐皮洗净，以温水泡发后切丝，素油煸炒加葱、盐调味。每日1张，不限疗程。

功能主治 养胃敛汗。

3. 黄芪红枣汤

组　成 黄芪15克，红枣5枚。

用法用量 加水适量，文火煎煮1小时以上。每日1剂，分2～3次食枣喝汤，连服15天为一疗程。

功能主治 益气，固表，止汗。

4. 浮小麦山药茶

组　成 浮小麦30克，山药30克。

用法用量 将浮小麦用布袋包好，与山药共煎成汤，去渣，代茶饮用。

功能主治 对自汗，盗汗，体瘦乏力，动则心慌、气短，夜眠不实、多梦等症状有辅助疗效。

5. 白术叶茶

组　成 白术叶3～5克。

用法用量 将叶揉碎为粗末，放入茶杯内，沸水冲泡，代茶饮。

功能主治 适用于气虚、卫外不固之自汗。

1. 红枣浮小麦茶

组　成 红枣5～10枚，浮小麦25克。

用法用量 煮茶代饮。

功能主治 医治小儿夜间出汗，每日经常饮用很有效。

2. 红枣党参茶

组　成 红枣10枚，党参10克，黄芪、甘草各5克。

用法用量 一同煮饮。

功能主治 补气，固涩卫气，使肌肤腠理的毛孔紧缩，减少出汗。对小儿出汗后渐渐表现的虚弱状态，如面色灰暗、皮肤松弛、肌肉瘦削、形容委顿等有辅助疗效。初时可试饮3天，或由医生处方用药。

3. 红枣稻根茶

组　成 红枣10枚，稻根须25克，甘草5克。

用法用量 将稻根须洗净，与红枣同煲，加甘草调味后饮用。

功能主治 止汗。这是有名的止汗剂。药味较重。

4. 羊肚粥

组　成 羊肚1只，大米60克。

用法用量 加水共煮粥，熟后加入花椒、姜、葱、味精调味，分数次食用，连食数日。

功能主治 可治小儿脾虚自汗、阴虚盗汗。

5. 泥鳅汤

组　成 泥鳅适量。

用法用量 把泥鳅用热水洗去黏液，去内脏，锅内放入油加热后，把泥鳅放入油锅内煎炸至金黄，然后加入1碗半水，用温火煮至半碗汤，加入少许食盐调味后即可食用。每日1次，连服3天。

功能主治 可治疗小儿盗汗。

盗汗

患儿要忌吃煎、炸、烤、熏、油腻不化的食物和辛辣食物等；宜多吃一些养阴生津的食物，如小米、麦粉及各种杂粮和豆制品、牛奶、鸡蛋、瘦肉、鱼肉等，水果、蔬菜也应多吃，特别是要多吃苹果、甘蔗、香蕉、葡萄、山楂、西瓜等含维生素多的水果。

特别提醒

稻根须，就是稻的根茎部分，附生有许多须形细茎。它是中药中的一味止汗药，药店有售。

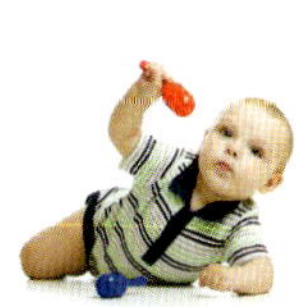

第五节 夜间磨牙问题

有些孩子睡着以后，常常磨牙，牙齿咬得咯咯响，家长常以为是蛔虫在作怪，便自作主张给孩子服用驱虫药，可是用药以后却没有打下蛔虫，孩子晚上还是照样磨牙。究竟是驱虫效果不佳，还是孩子肚子里的蛔虫特别顽固呢？其实都不是，家长没有找到孩子磨牙的根本原因。

一、夜间磨牙危害多

夜间磨牙是儿童很常见的现象，它对儿童的生长发育会产生不同程度的影响。如果偶尔发生一两次夜间磨牙，不会影响健康；如果是天天晚上牙齿磨动，则危害不小。儿童长期夜间磨牙会直接损伤到牙齿组织，造成牙齿磨伤，并出现一系列的牙齿过敏症状。夜间磨牙，面部肌肉特别是咀嚼肌不停地收缩，时间久了，会影响孩子的面部发育。此外，还会引起头痛、脸部疼痛、失眠、记忆力减退等症状，因此需要积极治疗。

二、找准原因解决孩子的磨牙问题

出现夜间磨牙这种症状的原因，一般有以下六个方面的可能性，每个可能性都是儿科常见的病因。家长可带孩子去医院查明病因，酌情处理。

1. 牙齿牙床的原因

孩子 6 个月至 2 岁长乳牙，或 6 岁开始的乳牙脱落换恒牙这两个年龄段，因为牙齿的缘故，牙床会有不适的轻微表现，如松浮、轻痒等。

解决方法：父母可带孩子去口腔科检查牙齿有无咬合障碍，如有则需进行调整。睡眠时取仰卧位可减少对口腔组织的机械压迫，有助于减少夜间磨牙的发生。

2. 临睡前进食或晚餐过饱

很多小孩都有临睡前进食的习惯，比如喝牛奶、吃宵夜等，大脑要指挥消化系统对食物进行消化，因此会出现咀嚼磨牙现象。

解决方法：适当控制晚餐的进食量，戒掉睡前进食的不良习惯。

3. 消化不良

孩子由于各种原因处在一个消化不良的状态，即中医所说的积滞、食滞。

解决方法：通过帮助消化，消食导滞，可以收到疗效。

4. 口腔不洁或是有口腔疾病

口腔不洁或者口腔有炎症、溃疡等，也会使孩子出现磨牙现象。

解决方法：让孩子注意口腔卫生。如果有口腔疾病，应积极治疗。

5. 肠道有寄生虫

一部分小儿磨牙是由肠道寄生虫引起的，最常见的是蛔虫和蛲虫。肠道有寄生虫是小孩磨牙的常见原因，往往伴随有腹痛、面上虫斑及眼睛巩膜后虫点等表现。

解决方法：教育孩子注意个人卫生，养成良好的卫生习惯；驱虫。

6. 佝偻病

患佝偻病的孩子由于骨骼脱钙、肌肉酸痛和自主（植物）神经紊乱，常常会出现多汗、夜惊、烦躁不安和夜间磨牙。

解决方法：给孩子补充鱼肝油、钙片，让其平时多晒太阳，磨牙就会逐渐好转。

特别提醒

在没有确定孩子缺钙的情况下，最好不要轻易给孩子专门补钙。因为过量补钙后，会引起食欲下降、恶心和消瘦等一系列不适症状。

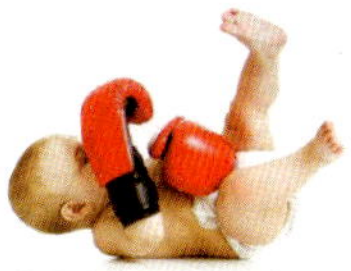

三、全方位的预防磨牙措施

家长在饮食上应合理调节膳食，粗细粮、荤素菜搭配，防止孩子营养不良；还要教育孩子不偏食、不挑食，晚餐不要过饱，睡前1小时内尽量不进食任何食物，以免引起胃肠不适。让孩子养成良好的卫生习惯，注意口腔的清洁。家长要多陪孩子进行一些户外活动，并给孩子创造一个舒适和谐、充满欢乐的家庭环境，以消除孩子各种不良的心理性因素。如果孩子已出现不良的心理性表现，要及时带孩子去看医生，进行心理治疗。孩子有咬合关系紊乱的问题时，家长必须带其到口腔科进行治疗，以防止夜间磨牙的发生。

第六节 便秘问题

孩子便秘问题常困扰着家长，作为家长，一般都认为是因为孩子“大肠热”，于是采取清热解毒的方法进行治疗，但往往事与愿违，便秘越来越严重，这是为什么呢？

我们对孩子便秘应有一个正确的认识。便秘有虚实之分，而虚证在儿科是很常见的，千篇一律以“大肠热”来对待处理是不合理的。

首先，应从年龄上认识，婴儿期多为虚实夹杂证，这与孩子胃肠功能不成熟、乳食的适应性不良、胎粪未清等因素有关，治疗的方法应为健脾理气、消食导滞；幼儿及幼童期，多与进食过多，但消化力尚未跟上有关，治当消食导滞，佐以行气理气为法；儿童期以上多为饮食过量、结构不合理（如多冷饮）所致，治当消食导滞，佐以清热为法，同时要调整饮食结构，戒掉不良饮食习惯。其次，应从饮食方法上找原因，合理地进行指导。

一、如何判断孩子是否便秘

如果孩子持续 4 天或 4 天以上不大便，而在大便时，其粪便相当硬，在这种情况下，才应该认定孩子是发生了便秘。

一般来说，孩子便秘时会有以下表现：大便量少、干燥；大便难以排出，排便时有痛感；腹部胀满、疼痛；食欲减退。

特别提醒

孩子是否便秘，不能只依据排便频率来判断，而是要对孩子大便的质和量进行总体观察，并且要看对孩子的健康状况有无影响。每个孩子自身的状况不同，因而每日的正常排便次数也有差别，只要排便的性状及量均正常，孩子又无其他不适，就是正常的。

二、长期便秘危害大

孩子经常便秘或大便干燥，不仅会导致肛裂或痔疮，而且还会影响孩子的消化功能，使其食欲减退，逐渐造成孩子营养不良，影响其正常的生长和发育。粪便久积于肠道，就会再次发酵，产生大量有毒物质，如果不能及时排出体外，就可能对人的神经系统产生不良影响。宿便轻则令人嗜睡、口臭、口舌干燥、头痛、腹胀，重则引起心血管、肝肾等内脏疾病及风湿性关节炎，甚至引发肠癌。对儿童来说，宿便会降低脑功能，影响其智力发育。

三、找出病因是治疗的前提

便秘一般有以下原因：

1. 饮食因素

孩子饮食太少，饮食中糖量不足，造成消化后残渣少，大便量少；饮食中蛋白质含量过高会使大便呈碱性、干燥，次数减少；食物中含钙多也会引起便秘，如牛奶含钙比人奶多，因而以牛奶喂养的孩子比母乳喂养的孩子发生便秘的机会多。还有的孩子不爱吃蔬菜，而喜欢高脂肪、高胆固醇的食品，一些缺乏健康知识的家长又不知道引导，结果使孩子肠胃蠕动缓慢、消化不良，食物残渣在肠道中停滞时间过久，从而引起便秘。

2. 习惯因素

由于生活没有规律或缺乏定时排便的训练，或因环境突然改变，均可出现便秘。

3. 疾病因素

佝偻病、营养不良、甲状腺功能低下的患儿腹肌张力差，或肠蠕动减弱，易发生便秘。肛裂，肛门周围有炎症，大便时肛门口疼痛，小儿因怕痛而不解大便，也会导致便秘。

四、改善生活习惯很重要

1. 培养孩子养成早睡早起和晨起排便的好习惯，坚持一段时间之后，便秘会有所改善或痊愈。

2. 改善饮食也是重点。控制孩子食用麦片、蛋糕、饼干等市售儿童食品的量；诱导其多喝水；多让其吃胡萝卜、青菜、薯类、玉米等纤维含量高的食物。此外，家长还应经常为孩子熬点绿豆薏仁粥吃，也能起到解热通便的作用，但对脾虚小儿当少用清热法。

3. 对于活动量小的孩子，可适当增加些活动量，因为运动可增加肠蠕动，促进排便。

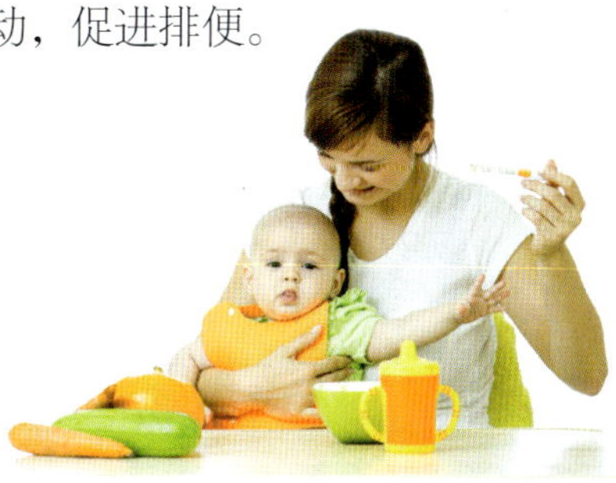

五、便秘孩子宜吃的 15 种食物

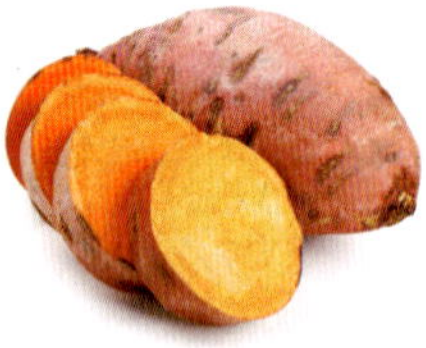

番薯

1. 番薯

适量进食番薯，可治便秘，使大便畅通易解，尤其适合慢性便秘孩子。也可用鲜红薯叶，加油、盐炒着吃，早晚空腹各吃 1 次，适宜大便燥结的孩子。

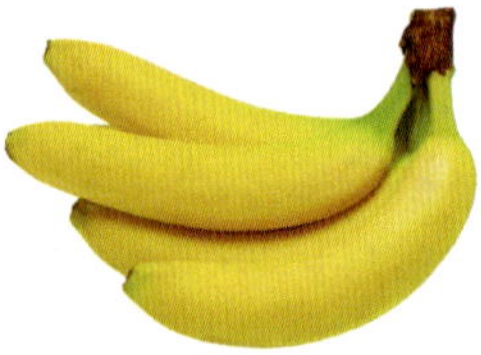

香蕉

2. 黑芝麻

能润肠通便，适宜肠燥便秘之人服食。

3. 香蕉

能清热、润肠、解毒，适宜热性便秘和习惯性肠燥便秘者服食。以香蕉生食为主，每日 2 ~ 3 条、每次 1 条；热象不甚者，改用芭蕉更适宜。

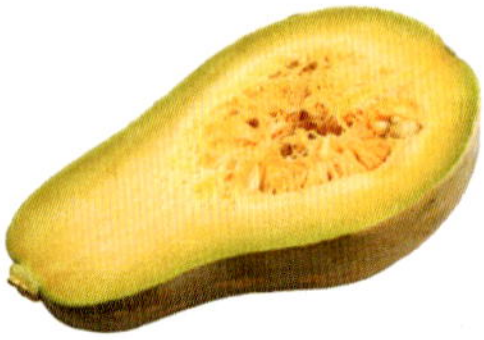

南瓜

4. 南瓜

能滋液润肠，适宜体虚之人肠燥便秘，也适宜慢性血虚便秘者服食。

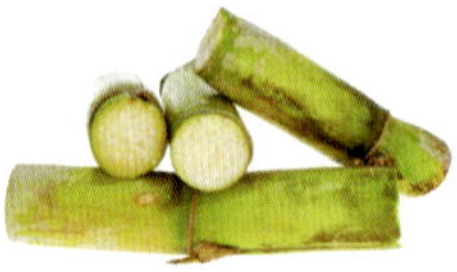

甘蔗

5. 甘蔗

清热、生津、润肠，适宜热性便秘者服食。可用适量青皮甘蔗汁、蜂蜜混匀，每日早晚空腹服下。

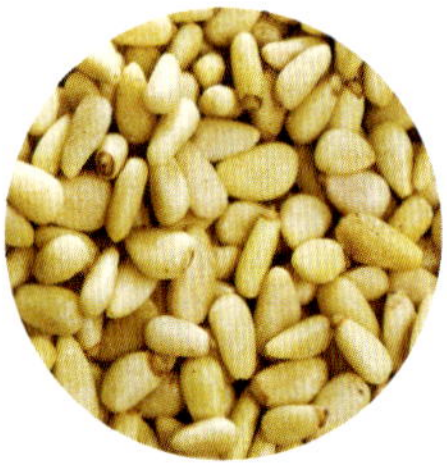

松子仁

6. 松子仁

适宜慢性肠燥便秘者食用。可用松子仁 30 克，每日早晚同粳米煮粥吃。

7. 萝卜

可用新鲜白萝卜 250 克，洗净后绞取汁，然后调入少量蜂蜜，空腹服下，每日 1 次。

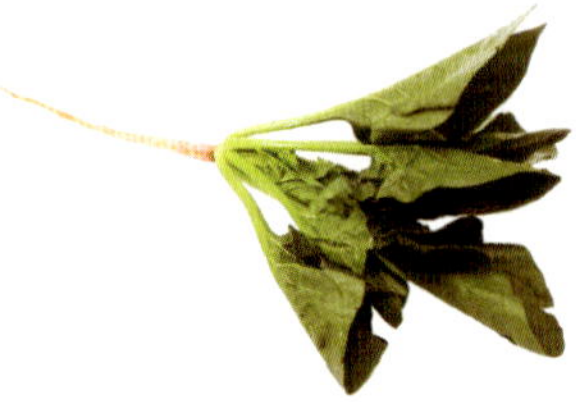

菠菜

8. 菠菜

慢性便秘者宜常食之，有养血润燥、通便的作用。

9. 土豆（马铃薯）

适宜习惯性便秘者食用。

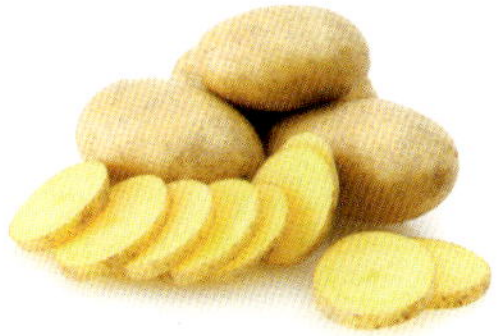

土豆

10. 慈姑

含维生素 B_1、维生素 B_2 较多。能增强胃肠的蠕动，是预防和治疗便秘的理想食品。

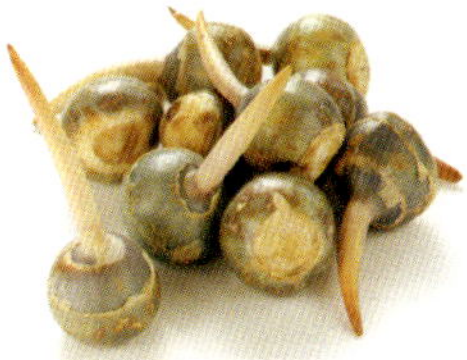

慈姑

11. 海蜇

清热、化痰、消积、润肠，适宜大便燥结者食用。

12. 蜂蜜

润燥清肠，适宜肠燥便秘者食用（1岁以内忌用）。

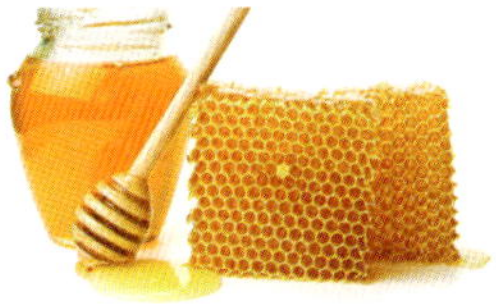

蜂蜜

13. 苹果

含有大量的纤维素和果胶，这两种物质都具有良好的通便作用。

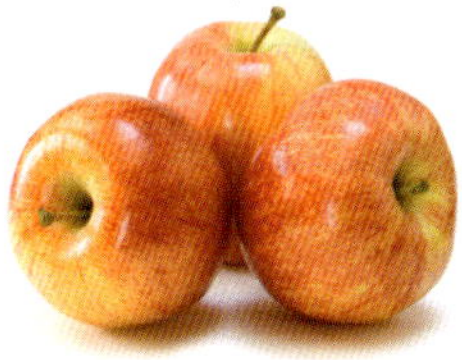

苹果

14. 无花果

健胃清肠，慢性习惯性便秘者宜常食之。

15. 蕹菜（空心菜）

富含纤维素，可增强肠蠕动，慢性便秘者宜常食之。

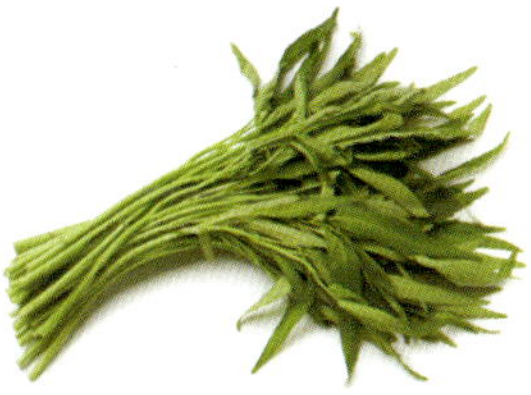

蕹菜

特别提醒

不建议给患儿使用开塞露，以免对孩子还没有发育完全的身体产生刺激作用。家庭常备一些中成药，咨询医生后可给患儿使用。如偏于热积便秘者，可服小儿七星茶、小儿保赤丸、通便灵等；偏于体虚者，可备启脾丸、太子参颗粒等。

第七节 营养品补充问题

市面上营养品越来越多，广告也越来越琳琅满目，做家长的总有一种看到什么都好、什么都想买给孩子补补的感觉，尤其是补钙、补锌问题。以前，人们的生活条件很差，孩子都没有补充钙、锌，不是也都健康成长吗？现在生活条件这么优越，为什么还会缺乏微量元素呢？其实，关键就在于家长对孩子的乳食喂养方法不正确，损伤了孩子脾胃，导致“脾虚证”的形成，从而导致对食物的营养吸收不良、不平衡。所以，调治脾胃、指导进食才是治根之法。明确有微量元素的不足，而进行适当的补充也是必要的，可以缓解症状，缩短疗程。

目前市面上的钙剂、锌剂很多，都可以作为保健性质的营养品使用，如果没有明显的缺钙、缺锌表现，如夜寐不宁、烦躁、枕后脱发、肋缘外翻、易感冒、脸色苍黄、毛发不泽、胃纳差、注意力不集中等，口服一般补钙、补锌制剂就可以了，严重者才需要到医院诊治。但记住，肠胃的调护才是最主要的。

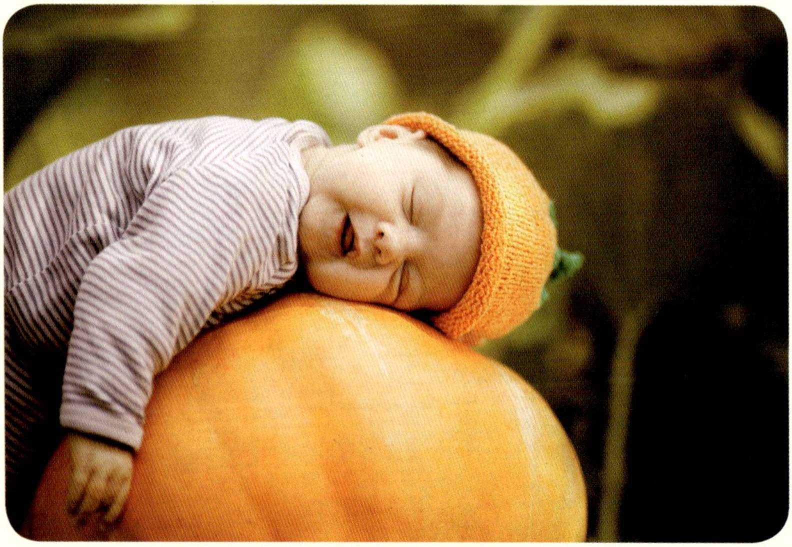

一、正确补钙的注意事项

1. 孩子是否缺钙应经医生诊断后决定，不可自行判断。

2. 健康成长的儿童，通常只要饮食正常、配餐合理，就无须另外补充钙剂。

3. 孩子缺钙在出生后 2 个月内就有明显表现，如夜间啼哭、出汗多、食欲减退、易患呼吸道感染、贫血及枕秃等，严重者可出现手足抽搐。这时应使用钙剂治疗。

4. 使用钙剂时应与含维生素 D 的药物如鱼肝油等配合使用，以促进钙、磷的吸收，从而达到更好的疗效。但是应注意，维生素 D 不可补充过量，以免引起持续高钙血症，继而发生钙盐沉积于各器官组织而影响其功能，严重者甚至会影响孩子的智力发育。

5. 孩子补钙期间应忌食菠菜及乳类制品，因为菠菜中的草酸易与钙形成草酸钙沉淀；钙剂与乳类制品同服会产生凝块，影响吸收。

具体的关于补钙、补锌的食谱，在本书第四篇第四章中会有详细的介绍。

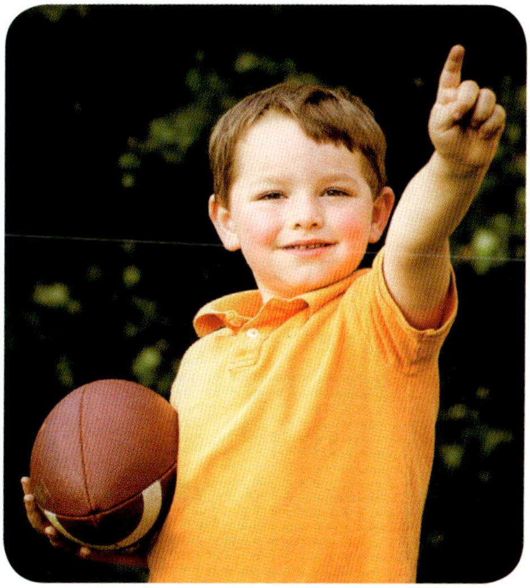

二、正确补充维生素 D 的注意事项

1. 维生素 D 既可由食物供给，又可经适宜的阳光照射合成，家长除了提供食物以外，应该尽量抱孩子到户外活动，接受适宜阳光的照射。

2. 维生素 D 与甲状旁腺共同作用，可以维持血钙的稳定，这对正常骨骼的钙化、肌肉收缩、神经传导以及体内所有细胞功能的维持都起到重要作用。

3. 母乳中可含有一定量的维生素 D，所以母亲可适量补充维生素 D。

4. 婴幼儿缺乏维生素 D，易发生佝偻病，但过多服用维生素 D 将引起急性中毒。

第八节　反复感冒问题

近年来，西医学多了个病名——反复呼吸道感染，这大概就是家长常说的易“感冒”。西医学已经很明确地指出，这种病是由患儿免疫功能低下所致，但从实际看，主要的原因还不仅仅是体质差、免疫力低下，更主要的是由于这类患儿在生活起居以及饮食方法上存在不正确的做法，如运动后出汗马上脱衣、吹风纳凉、不及时添减衣服、病后过早补益或过饱饮食、多吃生冷寒凉之食以及临睡前进食等，合理的儿童保健调护配合增强免疫力才是防止孩子反复感冒最有效的方法。

一、反复感冒的孩子要怎么吃

养成良好的饮食习惯，不挑食、不偏食。培养孩子“粗食”的习惯，注意多清淡、少油腻，荤素适当搭配，着重在日常食品中补充维生素和矿物质丰富的营养物质。多食营养丰富的食物，如猪肝、瘦肉、蛋类、大豆及其制品、蔬菜、水果等。但当注重对食后消化状况的合理评估，并以此来制订下一步的饮食方案。

二、怎样预防反复感冒的发生

1. 增强体质。适当参加户外活动，多晒太阳，加强体格锻炼，按时进行预防接种。

2. 注意环境卫生，室内经常通风。

3. 在感冒流行季节，不要带孩子到公共场所去，不要让孩子多接触已感染的儿童和成人。

4. 天气变化季节，加强对孩子的护理，孩子穿着衣服要冷暖适宜。

5. 加强给孩子的营养补充。

6. 避免接触过敏物质，如尘螨、花粉、油漆等。

7. 养成良好的生活习惯，保证充足的睡眠。

8. 加强营养，适当补充身体所需的维生素，预防如维生素 D 缺乏性佝偻病、营养不良、贫血等。

9. 确实体弱的儿童可在医生指导下适当使用药物来增强机体免疫力。

三、辅助食疗方

1. 温肺鸡汤糁

组 成 母鸡肉 250 克，猪腿肉 300 克，麦片 100 克，面粉 200 克，肉桂 5 克，党参 20 克，盐、胡椒粉、香油、醋各适量。

用法用量 将母鸡肉、猪腿肉均切块，加肉桂、党参（包在纱布内），再加清水 3000 毫升煮汤，使肉熟烂。取出肉桂、党参，得汤 2000 毫升左右，再把鸡及猪肉捞出撕成丝状。然后将麦片倒入煮好的汤内烧沸，并缓缓加入面粉，调成糊状，与麦片等充分调匀，加盐及胡椒粉适量。食用时可盛一碗糁，并加入适量撕碎的鸡和猪肉，淋上香油及醋少许。可佐餐，也可当点心食用。每次吃小半碗。

功能主治 常吃有预防呼吸道反复感染的良好作用。

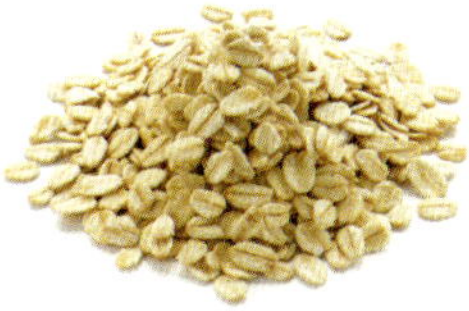

麦片

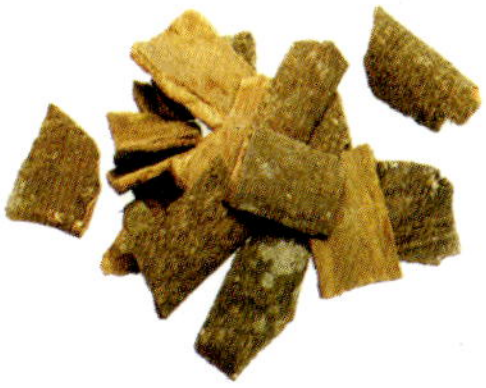

肉桂

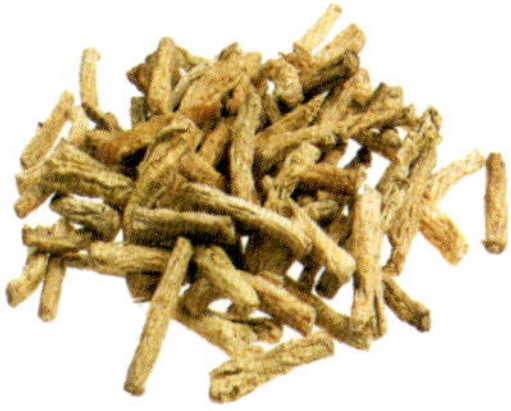

党参

2. 辛夷煲鸡蛋

组 成 辛夷花 9 克，鸡蛋 2 只。

用法用量 将鸡蛋整只打入沸水中，略煮片刻，然后再加入辛夷花同煮 2 ~ 3 分钟即成。分次吃蛋及汤，咸甜任意。可连续食用 1 周。

功能主治 对反复上呼吸道感染、过敏性鼻炎有效。

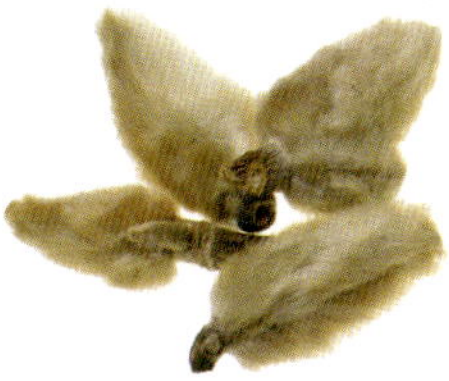

辛夷花

3. 补气双菇面

组 成 黄芪 10 克，鲜蘑菇 25 克，发好香菇 25 克，面条 150 克，鲜汤调料适量。

用法用量 将黄芪煎汁约 50 毫升备用。将鲜蘑菇、香菇切碎，在油锅中略爆一下，加入黄芪汁煮熟。将面条在沸水内煮熟捞起，放在香菇蘑菇黄芪汤中，再加些鲜汤调料煨至熟烂即成。可作孩子饭点，分 2 ~ 3 次食之。

功能主治 经常吃可提高免疫力。

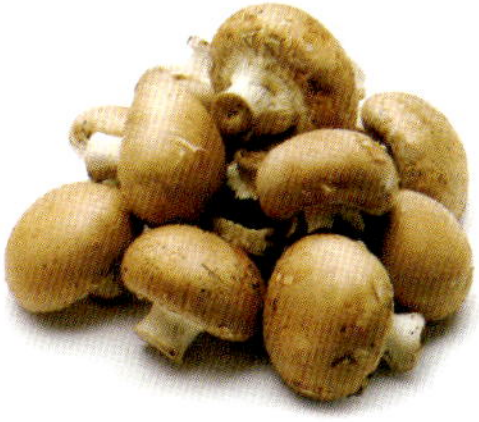

鲜蘑菇

4. 山药八宝粥

组　成 山药、炙黄芪、党参、莲子、麦芽、茯苓、薏苡仁各 10 克，红枣去核 5 枚，粳米 100 克。

用法用量 将上述材料加水煮粥，去掉黄芪和党参的药渣，加适量砂糖调味。

功能主治 健脾益气。

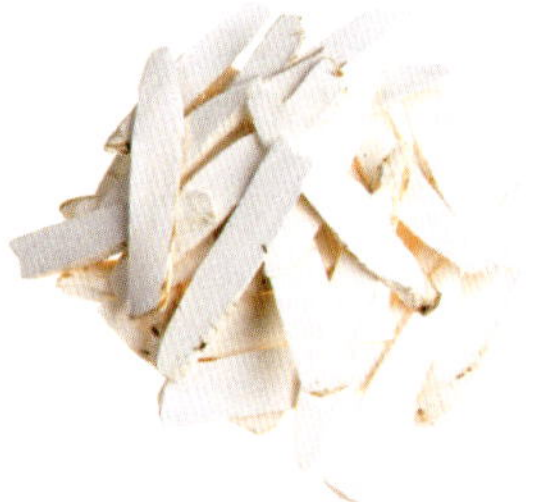

山药

5. 山楂粥

组　成 山楂 10 克，谷芽、麦芽、神曲各 6 克，茯苓 10 克，粳米 100 克，白糖适量。

用法用量 将山楂、谷芽、麦芽、神曲、茯苓水煎 30 分钟，取汁 1000 毫升，加粳米熬粥，用白糖调味。每日 1 次。

功能主治 化痰消积，适于痰积内蕴患儿，症见饮食稍有不当即外感，常见痰多、舌苔厚腻。

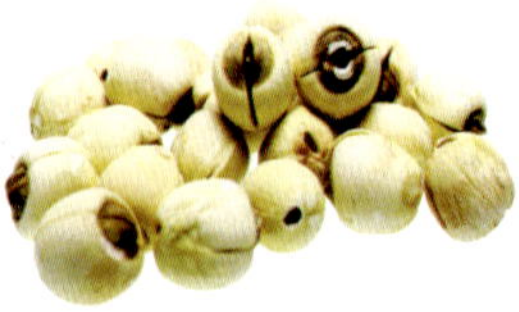

莲子

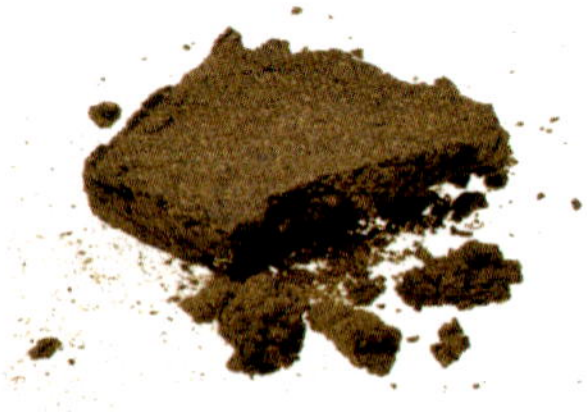

神曲

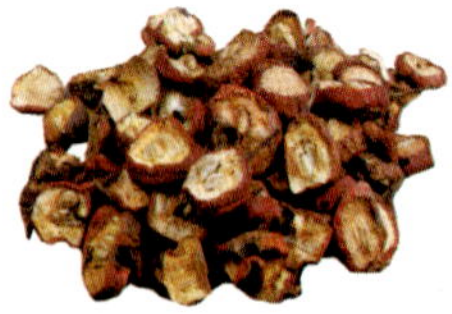

山楂

第九节 长牙问题

临床中，家长经常因为自己的孩子长牙迟或者换牙久等提出疑问。

人生有两副牙齿，乳牙（20 颗）和恒牙（32 颗），乳牙长出的时间是出生 4 ~ 10 个月，12 个月后未萌出者称为乳牙萌出延迟。乳牙萌出有一定规律性，一般下颌先于上颌，自前向后，于 2 岁半左右乳牙出齐。乳牙的萌出存在个体差异性，与遗传、内分泌、食物性状有关。6 岁左右开始萌出第一恒磨牙，也开始了乳牙脱落换恒牙的阶段。6 ~ 12 岁乳牙逐个被同位恒牙替换，其中第一、二双尖牙代替第一、二乳磨牙，此期为混合牙列期；12 岁萌出第二恒磨牙；17 ~ 18 岁时萌出第三恒磨牙（智牙），也有终生不长第三恒磨牙者。牙齿的萌出是小孩时期的生理现象，长牙时有的孩子会伴随着低热、轻微腹泻、烦躁、磨牙、流口水、夜寐不宁等现象，这种现象中医称为“变蒸”，不属于病态。健康的牙齿生长与体内蛋白质、钙、磷、氟、维生素 C、维生素 D 等营养素和甲状腺激素有关。食物的咀嚼有利于牙齿的生长。牙齿生长异常可见于外胚层生长不良、甲状腺功能低下等疾病。

一、关于孩子长牙的错误做法

有些家长看到自己的孩子 7 ~ 9 个月还没出牙，心里非常着急，认为孩子可能缺钙，牙长不出来，于是就给孩子服鱼肝油和钙粉，并且加量服用。这种做法是不妥的，往往有损孩子的健康。仅仅根据小儿出牙时间的早晚，并不能断定其是否缺钙，即使是缺钙引起出牙晚，也不能盲目补钙，应在医生指导下进行。如果家长擅自给婴儿大量服用鱼肝油、维生素 D，注射钙剂，很容易引起中毒，给孩子带来痛苦。

二、孩子长牙晚怎么办

1. 合理喂养，及时给孩子添加辅食，如饼干、馒头、蔬菜、水果等，既补充营养，又有助于乳牙的发育。

2. 多晒太阳，冬季出生的孩子，2 个月时即可抱出户外活动，晒太阳的时间夏季宜在早晨，冬春季可以在午后。一般情况下应尽量让孩子的皮肤接受阳光的直晒，寒冷季节则只露出面部和双手即可。让孩子晒太阳时要注意保护好他的眼睛，可用纱巾或帽子等物遮挡。夏季晒太阳时应注意防止皮肤灼伤，可以在阳台或树荫下活动；冬季要避免着凉；在屋内晒太阳时应打开窗户，因为紫外线不能透过玻璃。

3. 为了帮助孩子出牙，可在孩子出牙期喂他吃一些脆性食物，如烤馒头片等，也可让孩子咬些光滑而较硬的棒状玩具，但要注意卫生。

三、孩子长牙慢千万不能乱用药

孩子从 7 个月左右萌出第一颗乳牙，2 岁半 20 颗乳牙出齐，其间晚 3 ~ 4 个月也属正常。1 岁之后一颗乳牙也未萌出者，称为乳牙晚萌。孩子出牙的快慢不但与营养有关，还与遗传有关。牙齿发育确实需要多种维生素和矿物质，如果孕期的母亲缺乏这些营养，便可影响胎儿的牙胚发育，引起牙齿发育不良。孩子出生以后如果没有及时补充维生素 D 和钙剂，又很少晒太阳，就会引起牙齿萌出迟缓、发育不良。

孩子出牙慢主要与缺乏维生素 D 有关，而与维生素 A 无关。人体需要维生素 A 的量极微，从食物中摄取已足够生理需要。目前，由于人们生活水平不断提高，饮食营养不断丰富，维生素 A 缺乏症已较少见。因此，最好给孩子选用单纯的维生素 D 制剂。不过，无论补充哪种维生素 D 制剂，都需在医生和药师指导下进行。

虽然钙制剂毒性不大，但也不是多多益善，更不能把钙片当糖吃。如果盲目大量补钙，则过多的钙对胃肠是一种负担，钙制剂多具碱性，对胃肠有一定的刺激，会影响小孩的食欲，甚至导致胃肠不适；吸收过多也会造成钙负荷过重，影响肾功能。此外，长期过多地补钙还会抑制胃肠对其他矿物质如锌、铁等的吸收，造成体内营养素比例失衡，给人体带来另外一些不良后果。

所以，孩子出牙慢时不要随便用药，孩子补钙要遵循“食补为主、药补为辅”的原则。对于大多数儿童来说，选择食物补钙更加明智。

第十节 寄生虫问题

小儿时期，肠道生寄生虫是很常见的问题，绝大多数属于轻症，无须治疗，但严重者，已经影响到孩子的生活质量（如情绪、睡眠等）及降低营养水平（如贫血），就应该给予诊治。

一、判断孩子是否有寄生虫的简便方法

患儿常有夜间磨牙、反复腹痛、面上虫斑及巩膜后虫点等表现，配合凌晨检查肛门（查蛲虫）以及大便查虫卵、血常规查嗜酸性粒细胞等。

二、驱虫的方法

在医生指导下给孩子口服驱虫药（如肠虫清）、中药驱虫制剂，定期复查，教育孩子养成良好的卫生习惯。对于年龄较小的孩子来说，不适合使用驱虫药的，则可以使用一些具有驱虫效果的食物来达到目的。

特别提醒

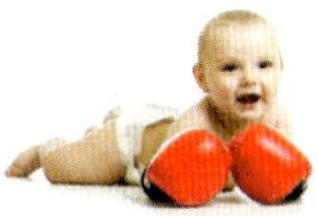

民间认为蛔虫病患儿在面部可见白斑（俗称虫斑）、指甲有白色小点及巩膜处有蓝色或紫褐色小点等，而科学调查和研究证明这些并非蛔虫症特有的表现，所以不可引以为诊断根据。

特别提醒

要教育孩子注意饮食卫生，养成良好的卫生习惯，不吃不洁的生冷食物，生吃的蔬菜瓜果一定要洗净后才能食用，孩子的用具要消毒。

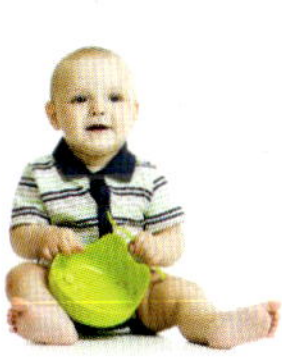

三、驱虫药膳方

1. 糖蜜南瓜子

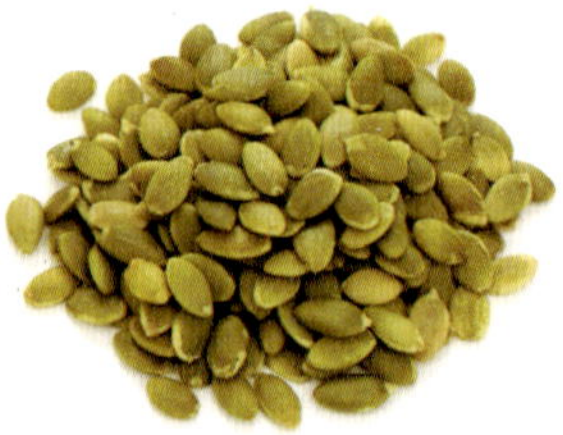

南瓜子

组　成 南瓜子若干，蜂蜜适量。

用法用量 将南瓜子洗净，晾干，去壳取仁，研成极细的末，备用。5岁以上小儿每次10～15克，5岁以下小儿每次6～9克，均用蜂蜜调服，每日2次，连服2～3天。

功能主治 本方对小儿驱蛔虫有效，也可用于绦虫病。

2. 香醋饮

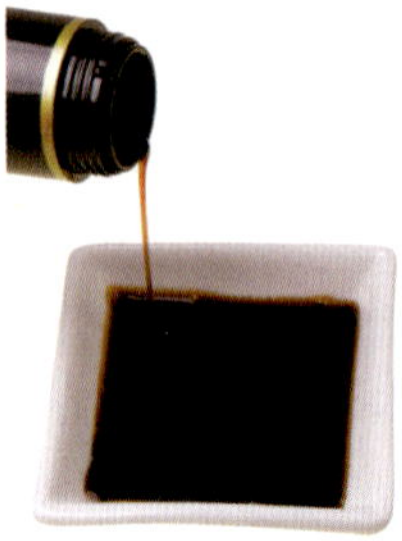

香醋

组　成 香醋30～50毫升，冷开水30～50毫升。

用法用量 将香醋和等量冷开水混匀，备用。根据患儿年龄大小，每次顿服香醋饮约30～50毫升，或再多一些，待疼痛明显减轻的当天或次日，按常规服用驱蛔药物或服食驱蛔药膳。

功能主治 适用于小儿胆道蛔虫病。

3. 生姜蜜

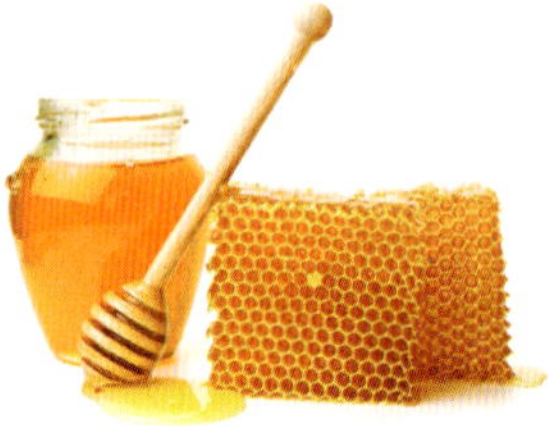

蜂蜜

组　成 生姜60～100克，蜂蜜适量。

用法用量 取新鲜生姜，洗净后捣烂取汁去渣，然后加入蜂蜜，成姜蜜糖。1～4岁服15～20克，5～9岁服30～40克，10～13岁服50～60克，均分3～4次服下。

功能主治 可温中，散寒，止痛，适用于小儿蛔虫性肠梗阻。

特别提醒

生姜蜜其他类型肠梗阻患儿不宜选用。

4. 炒使君子

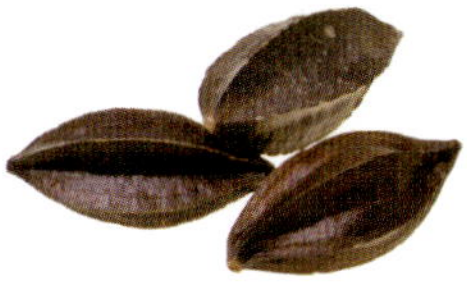

● 使君子

组 成 使君子适量。

用法用量 将使君子略炒至香，按年龄每岁每日 2 粒（1 岁 2 粒，2 岁 4 粒，3 岁 6 粒，以此类推，最多每天不得超过 20 粒），分 3 次嚼服，连服 3 日为一疗程。

功能主治 适用于小儿蛔虫及蛲虫病。

5. 凤眼果瘦肉汤

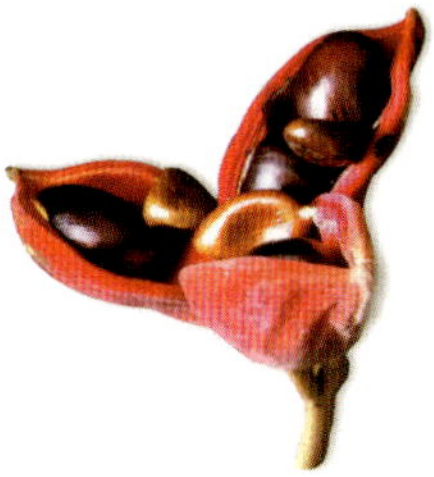

● 凤眼果

组 成 凤眼果去壳 7 ~ 10 个，猪瘦肉 100 克。

用法用量 将二者加清水适量煲汤，用食盐少许调味。

功能主治 本方对小儿疳积、蛔虫病有效。

第十一节 呕吐问题

呕吐是孩子常会出现的问题，由于急性胃肠炎而出现呕吐是最常见的，但从临床实践中发现，呕吐有很大的比例不是因为急性胃肠炎引起，而是由于急性咽喉炎（包括急性扁桃体炎）引起的。这时候，患儿在呕吐的同时，往往伴随着咽不适（痒、痛或者阻塞感），可有发热、清咽、咳嗽等表现，有的还可见因呕吐而出现在头面部（尤其是双眼下眼睑部位）皮下的针尖样出血点，而且这时候如果查血常规往往会提示白细胞总数升高，这主要是因为呕吐导致血液浓缩，家长不必过分紧张。对呕吐正确的治疗方法应该是解毒利咽，兼助消化，而不是治疗胃肠炎。

一、呕吐并不一定是坏事

呕吐是人的本能反应，我们可以借此将吃进的对人体有害的物质排出，从而对身体起到保护作用。通过吐泻把毒素排出一部分，接着用药调理，肠道功能可以很快恢复正常。

二、对患儿的家庭护理措施及注意事项

1. 令患儿侧卧，以防吸入呕吐物，并且在孩子的床边放一个盆盂，以备孩子再次呕吐时使用。用凉开水给孩子漱口或刷牙，以除去口中的臭味。给孩子测量体温，看孩子是否发烧。

2. 注意观察孩子手上的皮肤是否干涩，有无脱水发生。

3. 保持房间里空气的清新。不时用凉的湿毛巾给孩子擦脸，使他感觉舒适一些。

4. 不要急于让孩子进食，否则会适得其反。可每隔 10 ~ 15 分钟给孩子喝一点淡盐水或淡的白糖水，也可以给孩子喝一点稀释后的果汁类饮料，但每次的量不要太多，少量多次为宜。注意不要给孩子喝牛奶，以免引起腹泻、胀气。

5. 积极查明呕吐原因，针对病因治疗。如果孩子反复呕吐或是上呕下泻，伴有 38℃以上的发烧，家长应当马上带孩子去医院就医，以免延误孩子的病情。

6. 在孩子呕吐症状完全消失后，给孩子进食要循序渐进。宜定时定量，避免暴饮暴食，不要让其大量食用煎炸、肥腻食品及冷饮。呕吐较轻者可进食易消化的流食或半流食，少量多餐。呕吐症状严重者暂时禁食。

第十二节 腹痛问题

腹痛是小儿时期最常见的症状之一。胸骨下、脐的两旁及耻骨以上部位发生疼痛者，均统称腹痛。

在儿科，引起腹痛的原因很多，比较常见的有肠痉挛、阑尾炎、腹型癫痫、肠系膜淋巴结炎、腹膜炎等，其中最常见的就是肠痉挛。引起肠痉挛的原因也很多，如积滞（食积）、肠虫、消化不良（腹泻或大便不畅），故治疗这类腹痛的做法应该是消食导滞、助消化；由肠虫引起的，常伴有夜间磨牙、面部虫斑、眼睛巩膜后虫点、舌下虫积等，治疗当以驱虫为法；阑尾炎有先在肚脐周围的腹痛逐渐转移并固定于右下腹疼痛的特点，可做B超检查及血常规帮助确诊，可在医生指导下做保守治疗（中医以清肠凉血消痈为主，西医以消炎为主）或选择手术；腹型癫痫属于癫痫病的一种，为植物神经功能紊乱引致的腹痛，做脑电图检查可帮助诊断，本病的治疗应该在神经专科医生指导下进行；肠系膜淋巴结炎、腹膜炎均与腹部炎症有关，可做血常规及B超检查帮助诊断，西医治疗以抗感染为主，中医多以清热解毒，佐以理气活血为法。

有些患儿的腹痛需要外科手术治疗，家长不应以疼痛的程度来推测病情，更不要盲目给孩子按揉或是热敷，最好的办法是尽早带孩子就医，积极治疗。

一、患儿的日常保健

1. 让孩子保持口腔卫生，教育孩子勤刷牙，以便清除藏在牙垢中的幽门螺杆菌。吃蔬菜或瓜果时，要消毒、洗净或削皮；最好不要口嚼食物喂孩子；尽量避免孩子与动物接触。

2. 生活作息有规律，按时休息，睡眠充足，避免过度疲劳和精神紧张，尤其是学龄期儿童。

3. 平衡饮食的营养成分，为患儿补充良好的营养，这是保证其胃肠功能恢复、促进病体康复的必要条件。一般要针对具体情况采取相应的措施来改善营养状态，增进营养素的摄入。

4. 为其准备新鲜、少渣易消化的食物，主食宜选用白米、白面等细粮，而不宜选用纤维含量高的杂粮。

5. 避免刺激过强的食物，如粗粮、芹菜、韭菜、雪菜、竹笋及干果类等；忌吃易产酸、产气的食物，如红薯、土豆、过甜点心及糖醋食品、生葱、生萝卜、生蒜等；不吃生冷食物，如大量冷饮、带气体的饮料、凉拌菜；不吃坚硬的食物，如腊肉、火腿、香肠、蚌肉等。控制调味品的用量，如胡椒粉、咖喱粉、芥末、辣椒油等。

6. 养成良好的进餐习惯，定时定量，少量多餐。切忌不吃早餐、晚餐贪吃，更不能暴饮暴食。

二、辅助食疗方

1. 白萝卜蜂蜜

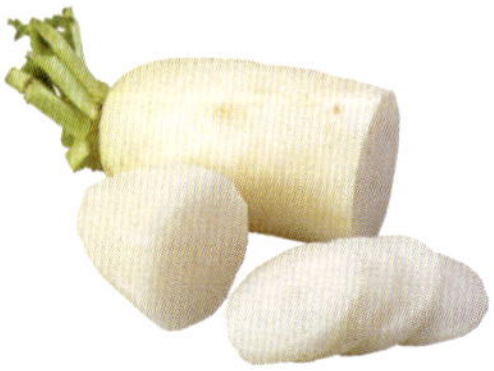

● 白萝卜

组　成 白萝卜 500 克，蜂蜜 50 毫升，生姜 2 片。

用法用量 将白萝卜切丁，与姜片放于沸水中煮熟，捞出，晾晒半日，再放入锅内，加蜂蜜，用小火煮沸，调匀，冷却后装瓶，　每日服用 1 汤匙。

功能主治 适合胃部胀痛、嗳气、反酸的患儿。

2. 鹌鹑蛋奶

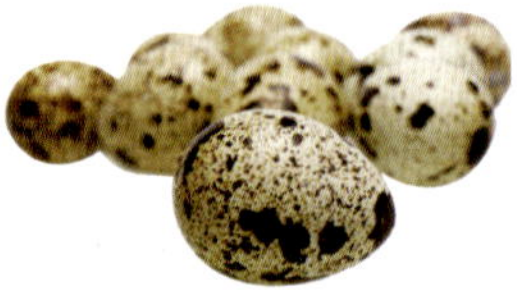

● 鹌鹑蛋

组　成 牛奶 200 毫升，蜂蜜 30 毫升，鹌鹑蛋 1 只。

用法用量 将牛奶煮沸，打入鹌鹑蛋，再煮数分钟后加入蜂蜜即成。每早服用。

功能主治 适合胃痛、口渴、纳呆、便秘的患儿。

3. 莲米薏苡仁红糖水

组 成 莲子、糯米、薏苡仁各 50 克，红糖 15 克。

用法用量 将莲子用开水泡胀，剥皮去芯，入锅中加水煮 30 分钟，加粳米及薏米煮沸，小火炖至烂，放红糖后食用。

功能主治 适合中上腹疼痛、消瘦、食欲不振、舌苔腻的患儿。

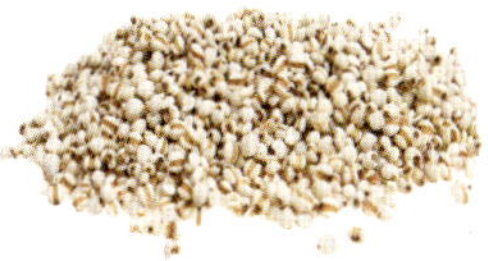

薏米

4. 丁香肉桂红糖煎

组 成 丁香 1.5 克，肉桂 1 克，红糖适量。

用法用量 丁香、肉桂用温水浸透，武火煮沸，文火煮 20 分钟，取汁，调入红糖，每次服 5 ~ 10 毫升。每日 3 次。

功能主治 温胃散寒，适用于感寒之腹痛。

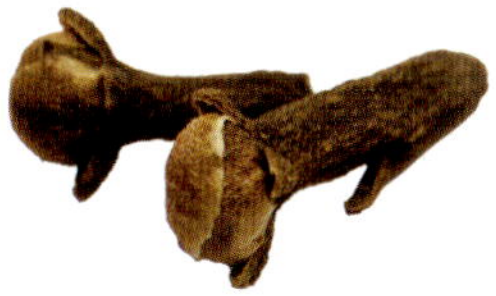

丁香

5. 五香猪肚粥

组 成 猪肚1具，粳米100 ~ 150克，丁香、肉桂、茴香及调味料各适量。

用法用量 将上述除粳米外的原料洗净后一齐放入锅中，再加入一些调料，如姜、葱、盐、酒，文火炖至极烂；粳米煮粥后兑入。空腹服，每日 3 次。

功能主治 健脾温中，适用于胃脘部疼痛。

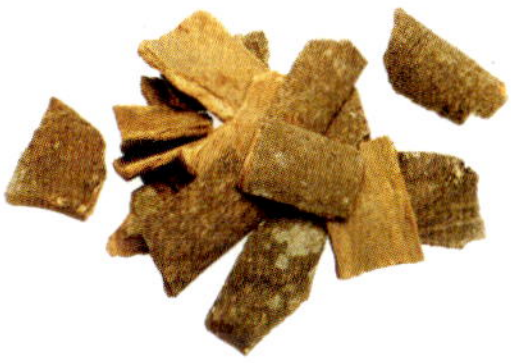

肉桂

6. 姜橘椒鱼羹

组 成 鲫鱼 250 克，生姜 10 克，橘皮 5 克，胡椒 1 克，盐适量。

用法用量 鲫鱼去鳞、鳃、内脏，洗净；生姜洗净，切片，与橘皮、胡椒同包扎在纱布袋中，填入鱼肚，置锅内，加水适量，小火煨熟，加盐少许。空腹饮汤食鱼，每日 2 次。

功能主治 健脾温胃，适用于感寒后之腹部疼痛。

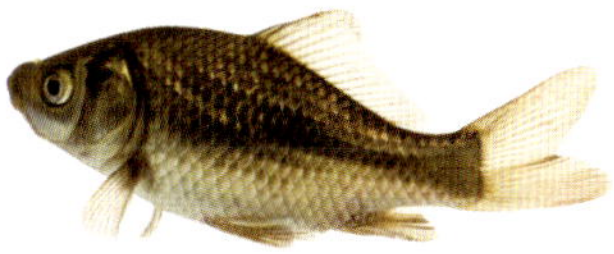

鲫鱼

第十三节 俯卧问题

俯卧就是趴着睡，这点在幼儿及幼童期较常见，以前民间认为，孩子趴着睡不好，会压着心脏和肺，影响呼吸和睡眠质量，应该及早纠正，但现代研究证明，孩子趴着睡，甚至有的跪着睡，对孩子的正常生长发育没有直接的不良影响，可以认为是孩子睡眠的一种正常体位。但应该提醒的是，要注意孩子趴着睡是一贯的睡姿，还是最近短期的表现，习惯的是正常的，短期的是异常的。短期内出现的俯卧，很大可能是由积滞、消化不良引起的，这种情况下往往同时伴有夜寐不宁、磨牙、大便不正常（便溏或便秘）、口气秽臭、时诉腹痛等表现，以此可助鉴别。

一、孩子俯卧优缺点

优点

1. 趴着睡对孩子的心、肺、胃肠和膀胱等全身各脏腑器官最不易造成压迫，自然又健康。

2. 趴着睡能提高睡眠质量。国外科学家曾经对80名健康婴儿进行睡眠姿势的研究，结果发现，趴着睡的婴儿睡眠时间较长，睡眠质量较高，觉醒次数和时间减少。可见，趴着睡有助于孩子的睡眠。这可能与趴着睡时身体接受的外界刺激，如声音、光线等的减少有关。

3. 孩子趴着睡能防止因胃部食物倒流到食管及口中引发的呕吐及窒息，消除胀气。

4. 父母可一目了然，了解孩子的睡眠状态。

缺点

1. 孩子的头型容易睡扁，也可能会影响到孩子的脸型。

2. 因为趴着睡没有任何束缚，所以孩子可能会没有安全感。

3. 孩子的胸腹部紧贴床铺，不易散热，容易引起体温升高，或者由于汗液积于胸腹而出现湿疹。

二、哪些孩子不适合俯卧

患先天性心脏病、先天性哮喘、肺炎、脑性麻痹及感冒咳嗽时痰多的孩子，以及某些病态腹胀的孩子，例如患先天肥大性幽门狭窄、十二指肠阻塞、先天性巨结肠症、胎便阻塞、坏死性肠炎、肠套叠及其他如腹水、血液肿瘤、肾脏疾病及腹部肿块等疾病的孩子，不适合趴着睡。

三、哪些孩子很适合俯卧

患胃食管逆流、阻塞性呼吸道异常、斜颈等的孩子，可以尝试趴着睡，以帮助缓解病情。下巴小、舌头大、呕吐情形严重的小孩，最好是趴着睡。

特别提醒

孩子有痰时，常常会呕吐，一旦呕吐，要让孩子趴下，使食物流出后才可再躺下，否则容易引起窒息。

四、家长应该注意的事

孩子的被子和枕头应尽量柔软，而床和褥子则应稍硬。如果孩子年龄较小，那么在他睡觉时身旁一定要有人守护，以防其头部埋入枕头、被子中而发生意外。

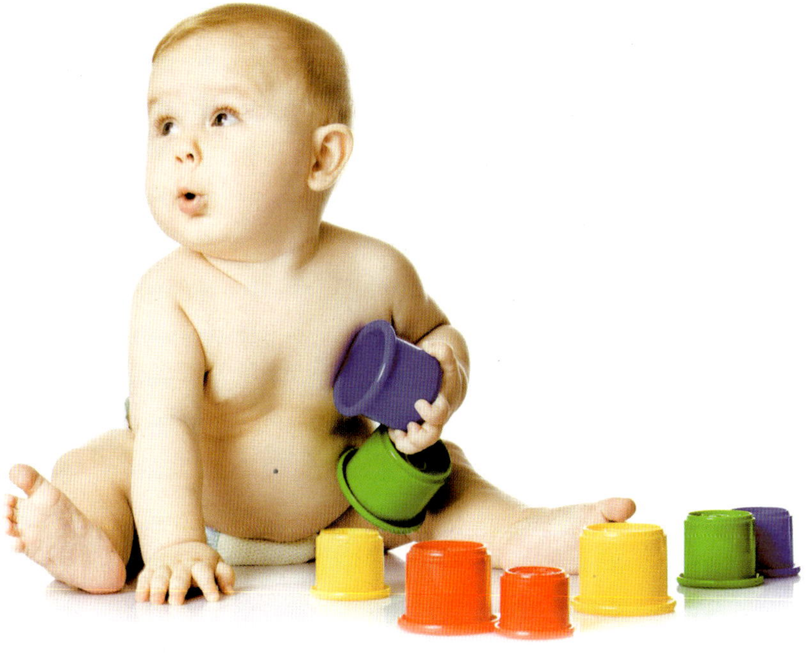

第十四节 夜寐不宁问题

中医认为“胃不和，卧不安”，所以，孩子的夜寐不宁，多数是由消化不良引起的。而引起消化不良的原因很多，如饮食不节、不洁，临睡前进食等，这种情况下，常伴有口气秽臭、磨牙、腹痛等表现，治疗当以消食和胃为法；也有因七情所伤，如惊恐（声响刺激、生病打针等）、压力、欲望得不到满足等，当以宁神疏肝为法施治；还有因衣着过紧或卧床不适等，当仔细辨别，及时改正。也有的由缺乏微量元素引起，比如血钙降低会引起大脑及植物性神经兴奋性增高，导致孩子晚上睡不安稳，这时需要给孩子补充钙和维生素D。

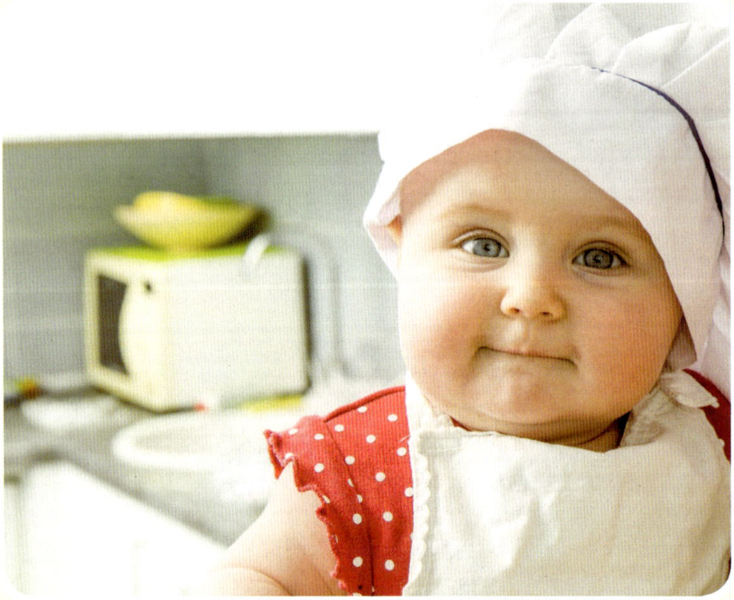

一、孩子夜里总是睡不安稳怎么办

1. 确定其是否缺钙：如果孩子在惊醒的同时，出现枕秃或盗汗的情况，就要怀疑其是否缺钙，必要时应该去医院咨询一下医生，看是否需要补钙。

2. 给孩子营造温馨的睡眠环境：比如让孩子在自己的小床中入睡，四周放些其喜欢摸的娃娃，在轻音乐的环境中趴着睡也有助于孩子的睡眠。光线可调暗淡一些，室温适宜，盖的被子要轻、软、干燥，尽量减少可能干扰孩子入睡的外界因素。

3. 给予孩子安全感：每天都要培养亲子的感情，经常对其温柔地抚摸或者亲密地说话，或者母亲哺乳，会使孩子感到温暖、安全。

4. 避免消化不良因素：睡前不要让其吃得过饱、过度兴奋、玩耍时间过长以及看过度刺激的东西，睡前应先让孩子排尿。

二、辅助食疗方

1. 小米枣仁粥

组 成 小米 100 克，枣仁末 10 克，蜂蜜 10 毫升。

用法用量 小米煮粥，候熟，入枣仁末，搅匀。食用时，加蜂蜜，日服 2 次。

功能主治 补脾润燥，宁心安神。治纳食不香、夜寐不宁、大便干燥。

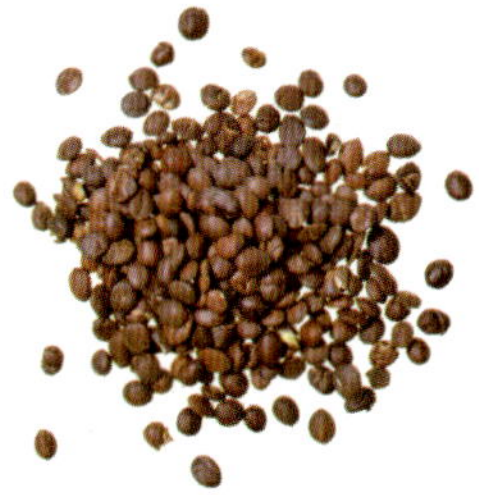

酸枣仁

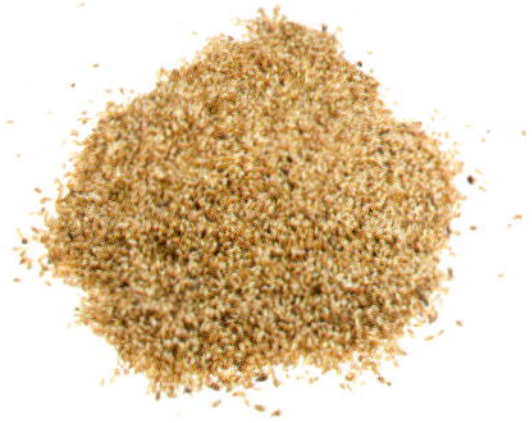

柏子仁

2. 宁神补脾粥

组 成 小麦 50 ~ 60 克，柏子仁 10 克，粳米 100 克，红枣 5 枚，白糖 10 克。

用法用量 将小麦、粳米、红枣、柏子仁洗净，小麦、柏子仁捣破口，加适量水先入锅中，用文火煮熟后，加入粳米、红枣同煮至软糯，加入白糖调匀即可。

功能主治 养心神，止虚汗，补脾胃。适于夜寐不宁、汗多者。

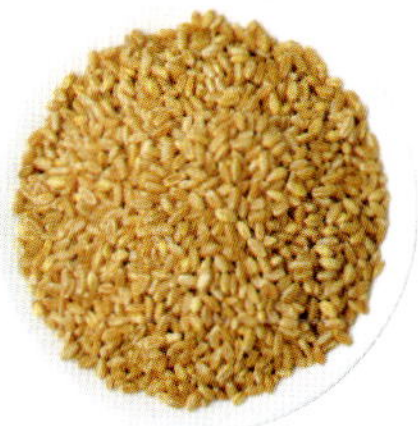

小麦

第十五节　口腔溃疡问题

口腔溃疡是一种常见的口腔黏膜疾病，又称口疮，发作时疼痛非常明显，可自愈。也有的反复发作，称为复发性口腔溃疡，儿童尤其多发。根据医学临床病例发现，口腔溃疡在儿童中发病率比较高，多数为 1 ～ 6 岁小儿。

口腔溃疡有虚实之分，急性的多由“心脾积热”引起，这种类型多以清心泄热，佐消食导滞为法治疗，多能获效。但反复出现口腔溃疡的，多属于虚火，治疗不能以清火泄热为法，反须以益气养阴，佐引火归元组方论治。同时，还应该注意早睡眠、多喝温开水，饮食宜健脾清淡，食物不能过凉，也不能过补、滋腻等，尽量保持消化处于良好状态很重要。

一、辨证治疗

1. 由创伤或感染引起

主要由撞伤、擦伤、刺伤、细菌或病毒感染等原因造成，这种溃疡属于一次性的，比较容易治愈。

治疗方法：一般服用一些药物，三四天即可痊愈，而且不易复发。

2. 由缺乏 B 族维生素引起

缺乏 B 族维生素容易引起各种口腔炎症，如口角炎、唇炎、舌炎等。

治疗方法：服用维生素 B_2 或复合维生素等（遵医嘱）。同时调整饮食，多吃一些富含核黄素（维生素 B_2）的牛奶、肝、菠菜、胡萝卜、白菜等。

3. 由体内多寒、湿、热引起

高热量食物或天气干燥，都容易引起心脾过热。热气冲出体内，熏发到口舌而引起口腔溃疡。而体质比较差，虚寒也容易引发溃疡。因引发的原因不同，治疗的方法也有所差别。

（1）脾胃实火：治宜清泻胃火，可以吃西瓜、莲子心汤、冬瓜汤等凉性食物，或是一些散类药物。比如冰硼散、凉膈散等，但要咨询医生后方可使用。

（2）虚寒：治宜温补脾肾，引火归源。可以吃羊肉、鸡肉、荔枝、红糖等热量高一些的食物。此类食疗当遵医嘱。

二、日常调养及饮食原则

平常应注意保持口腔清洁，常用淡盐水漱口，生活起居有规律，保证充足的睡眠，坚持体育锻炼，饮食清淡，多吃蔬菜水果，多饮温开水，少食辛辣、厚味的刺激性食品，保持大便通畅，保持心情愉快，避免过度疲劳等。

三、辅助食疗方

1. 蜜汁含漱

可用10%的蜜汁含漱，能消炎、止痛、促进细胞再生。

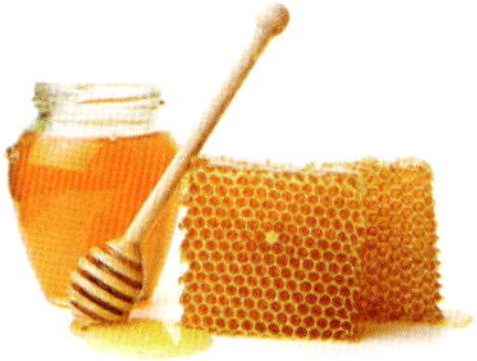

蜂蜜

2. 蜂蜜涂擦法

将口腔洗漱干净，再用消毒棉签将蜂蜜涂于溃疡面上，涂擦后暂不要饮食。过15分钟左右，可将蜂蜜连口水一起咽下，再继续涂擦，一天可重复涂擦数遍。

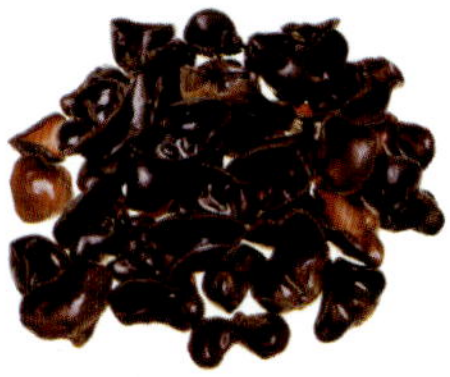

木耳

3. 木耳汤

取白木耳、黑木耳各10克，山楂5克，水煎，喝汤吃木耳，每日1～2次，可治口腔溃疡。

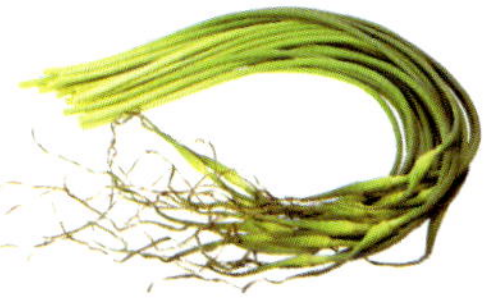

蒜苗

4. 白菜根水

取白菜根60克，蒜苗15克，红枣5枚，水煎服，每日1～2次，可治口腔溃疡。用于热证。

5. 核桃汁饮

将30～50克核桃熬水2次，每天早晚各服1次。用于虚证。

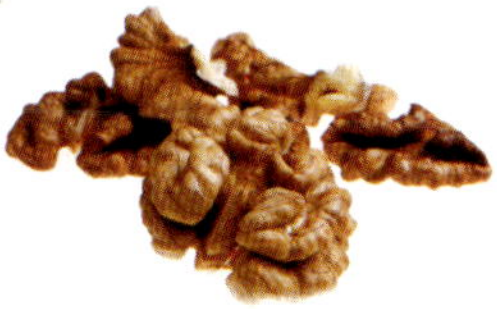

核桃

第十六节 婴幼儿湿疹问题

婴幼儿湿疹很常见，一般中医都是用清热利湿的方法治疗，而西医多以抗过敏、免疫调节的方法施治，但疗效多不尽如人意，尤其是远期疗效更差。从临床上看，这种病与婴幼儿的免疫系统发育未成熟有极大关系，如果一味地清热、抗过敏是不太恰当的，尤其是长时间以激素类药物治疗更不应该。中医的温阳渗湿法配合食疗可以收到较理想的疗效。

特别提醒

湿疹只宜敷药，忌用热水洗，待其结痂掉落后自然会痊愈。患湿疹的孩子都忌食辛辣、鱼腥、刺激性食物。湿疹部位不要用肥皂洗擦，而要用菜油、香油、甘草油来揩擦，也可用红茶叶泡水来擦洗。

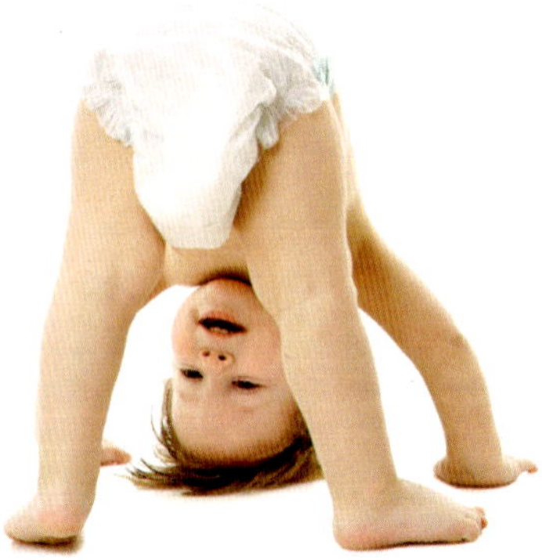

一、诱发婴幼儿湿疹的因素

由于湿疹是一种过敏反应病症，主要由内外两大因素引起。孩子遗传或非遗传的皮肤特性和过敏体质是内因，外因比较复杂，常见的有下面一些因素：

1. 对动物蛋白食物过敏：对牛羊奶、牛羊肉、鱼、虾、蛋等食物过敏。

2. 大人过量喂养孩子，导致孩子吸收消化不良，从而引起过敏。

3. 孩子长牙。

4. 吃糖过多，造成肠内异常发酵，体质下降易过敏。

5. 日光、紫外线、寒冷、湿热等物理因素所致。

6. 肥皂、化妆品、皮毛细纤、花粉、油漆的刺激。

二、对患儿的护理

1. 给孩子穿纯棉质地的衣服，不宜穿着尼龙等化学纤维质地的衣服。洗涤孩子的衣物时要使用非生物性的洗衣粉，这在洗衣粉包装上会有说明。

2. 湿疹发生时，孩子会有强烈的痒感，难免用手去抓，容易造成感染，所以最好在其患处涂抹一些不刺激的润肤膏，给患处保温，减少痒感。润肤膏配合药物使用，也会增强治疗效果。

3. 避免碱性肥皂、化妆品或者香水等对孩子的刺激。

4. 发病期间不要进行卡介苗或其他预防接种。要避免孩子与单纯性疱疹（俗称“热疮”）患者接触，以免发生疱疹性湿疹。

5. 另外，有少部分孩子对宠物的毛发会有敏感反应，所以家里最好不要养宠物，如果有就一定要注意宠物的清洁卫生。

6. 吸烟也会对孩子造成刺激，大人应避免在孩子面前吸烟，吸烟时注意空气流通。

三、怎样预防湿疹的发生

1. 给孩子准备松软宽大的棉织品或细软布料的内衣，不要穿化纤织物。内、外衣均忌羊毛织物以及绒线衣衫。冬天最好是给孩子穿棉花料的夹袄、棉袄及绒布衫等。

2. 要密切注意孩子的消化状态，看其是否对牛奶、鸡蛋、鱼、虾等食物过敏。母乳喂养者，母亲应避免进食这类容易引起过敏的食物。无论喂母乳还是牛奶，都要定时定量。母乳喂养的婴儿要缩短喂奶时间，两次母乳之间可喂淡菜水、淡果汁或温开水。母亲要少吃蛋奶制品及辛辣、海味、腥味食物。对牛奶过敏的孩子应改用母乳、羊奶或代乳粉喂养。

3. 要注意保持孩子的大便通畅。

关于婴幼儿湿疹的食疗方法，本书第三篇第五章中有详细介绍。

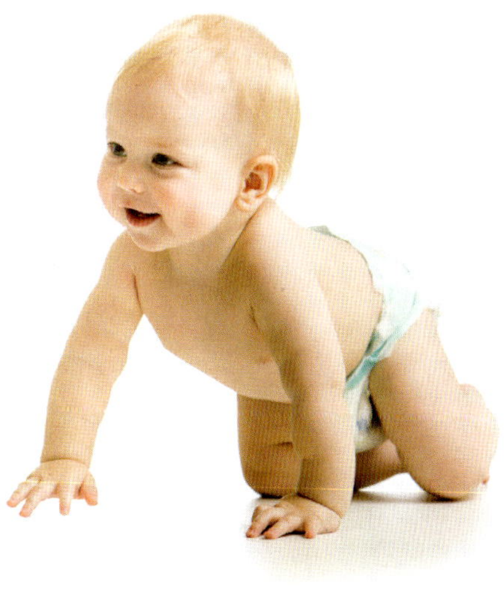

第十七节 脾虚问题

脾虚证是小儿时期的常见病、多发病，是临床儿科常见病证，其主要表现为食欲减退，精神疲乏但易发脾气，肢体倦怠，食后腹胀，大便不调（可为稀便、硬结便，有的为完谷不化），畏寒，肢冷，舌质淡或淡红，舌体胖或有齿痕，指纹淡红，脉细弱等。病情迁延难愈，还常常导致小孩罹患呼吸系统疾病，严重影响孩子生长发育。

从临床看，小孩子脾虚证的形成多数在婴幼儿阶段开始，其成因有先天的因素（如早产、多胎、自身生理特点），更主要的是后天因素，如乳食喂养不当（无母乳喂养、过度营养、没有及时添加辅食、添加辅食不当、无及时戒奶、夜间进食过度、过多地喝凉茶等）、滥用抗生素、生活起居规律不合理等。

每一位家长，尤其是初为人父母的家长，应该认真学习怎样养育自己的孩子，了解婴幼儿的生理特点，掌握科学的养育方法，记住不是吃得越多孩子就会长得越好。

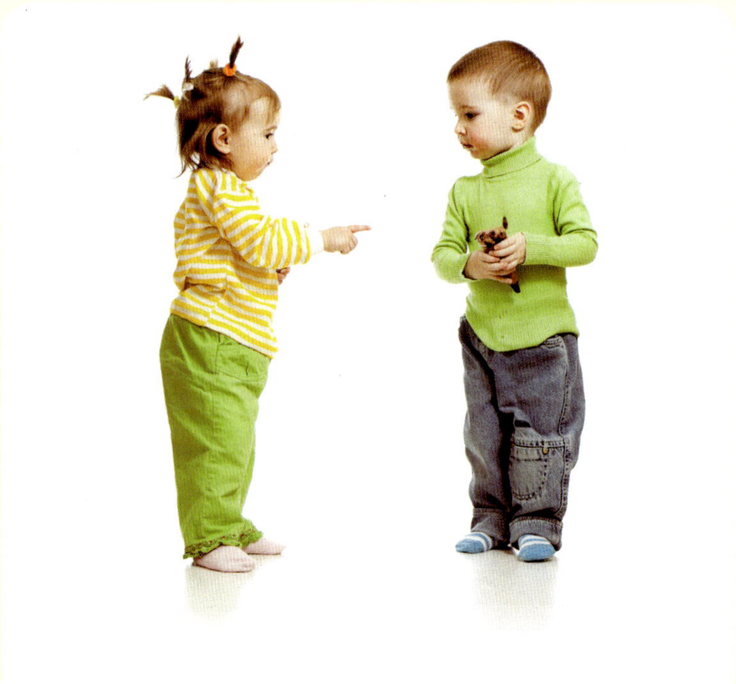

一、孩子脾虚的诊断标准

主要指标：①食欲不振；②大便失调（包括泄泻，大便不成形，次数增多或大便难解）；③面色萎黄少华；④形体消瘦（体重低于正常同龄同性别平均值 10%）；⑤舌质淡，苔白。

次要指标：①肢倦乏力；②腹胀；③浮肿（轻度）；④贫血（轻度）；⑤口流清涎；⑥睡露睛或多汗；⑦脉细弱、无力，指纹淡（3 岁以下）；⑧尿木糖排泄率低于正常；⑨唾液淀粉酶负荷实验低下；⑩血清胃泌素低下。

其他实验室参考指标：①尿淀粉酶测定降低；②小肠氨基酸吸收功能试验降低；③基础代谢率降低；④细胞免疫检查功能低下；⑤血清免疫球蛋白含量降低；⑥肌电检查显示肌纤维的兴奋功能低下。

凡符合主要指标 4 项或主要指标 2 项加次要指标 1 项，或主要指标 1 项、次要指标 2 项及实验参考指标 2 项均可诊断为脾虚证。

二、脾虚孩子的饮食宜忌

宜食食物

可补脾益气、醒脾开胃消食的食品，如粳米、籼米、锅巴（锅焦）、薏米、熟藕、栗子、山药、扁豆、豇豆、牛肉、鸡肉、兔肉、牛肚、猪肚、鳜鱼、葡萄、红枣、胡萝卜、马铃薯、香菇等。

忌食食物

1. 性质寒凉，易损伤脾气的食品，如苦瓜、黄瓜、冬瓜、茄子、空心菜、芹菜、苋菜、茭白、莴笋、金针菜、柿子、香蕉、枇杷、梨、西瓜、绿豆、豆腐、小麦等。

2. 味厚滋腻，容易阻碍脾气运化功能的食品，如鸭肉、猪肉、甲鱼肉、牡蛎肉、牛奶、芝麻等。

3. 利气消积，容易耗伤脾气的食品，如荞麦、山楂、萝卜、香菜等。

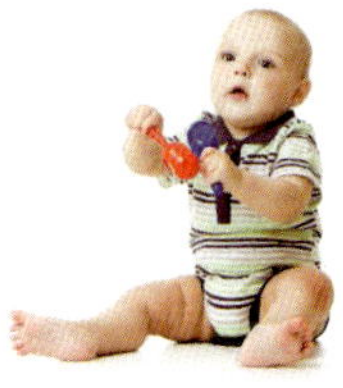

特别提醒

在上述脾虚诊断标准基础上具体分型如下：①脾阳虚：畏寒、四肢不温、完谷不化为主要指标；②脾胃阴虚：大便干结、舌质嫩红、少苔、喜冷饮为主要指标；③脾气下陷：以脱肛或内脏下垂为主要指标。

三、辅助食疗方

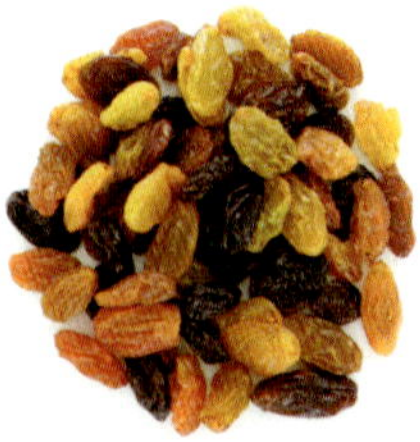

葡萄干

1. 葡萄干粥

组　成　粳米 50 克，葡萄干 10 克。

用法用量　以适量清水煮粳米到九成熟，加入葡萄干，共同炖煮至稀烂即可。

功能主治　养胃健脾，适用于脾虚贫血者。

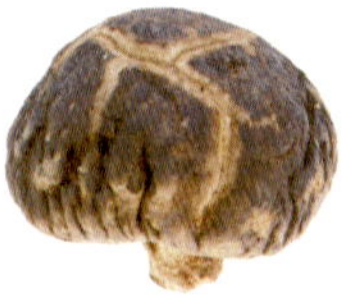

香菇

2. 牛肉香菇羹

组　成　瘦牛肉 30 克，香菇 10 克，面粉、盐、味精、香油各适量。

用法用量　将牛肉切薄片，用面粉裹好。锅内加入清汤，汤沸后入泡发好的香菇，再拨进牛肉片，同时下入适量味精、食盐、香油，煮沸即可。

功能主治　养血温中，适用于体虚乏力者。

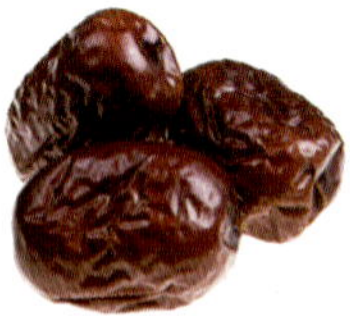

红枣

3. 红枣小米粥

组　成　红枣 5 枚，小米 30 克。

用法用量　将小米清洗干净，上锅用小火炒到略黄，然后加入水及红枣，用大火烧开后小火熬成粥食用。

功能主治　适用于消化不良伴有厌食的脾虚小儿。

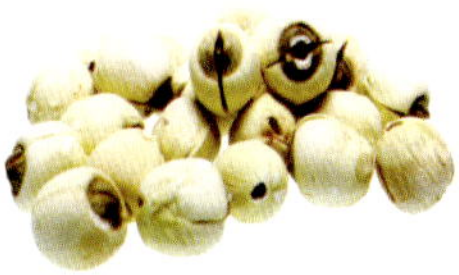

莲子

4. 莲子山药粥

组　成　莲子 30 克，山药 50 克，粳米 50 克。

用法用量　将莲子去皮及芯，加山药、粳米及水煮成粥食用。

功能主治　适用于消瘦、食欲不振的脾胃虚弱小儿。

麦冬

5. 沙参麦冬扁豆山药粥

组　成　沙参 10 克，麦冬 10 克，炒扁豆 15 克，干山药 20 克，粳米 50 克。

用法用量　先将沙参、麦冬加水煮 20 分钟取汁，再将汁加粳米、扁豆、山药煮成粥食用。

功能主治　适用于手足心热、便干的脾阴虚小儿。

第十八节 抗生素的使用问题

孩子生病尤其是感染发热的时候看医生，很多医生喜欢用抗生素，这在日常很常见。其实，这样的做法是欠科学的。孩子感染发热，是机体的正常反应，有一个自然的发病过程（一般是1周），无论是病毒还是细菌或者其他病原体，多数能在1周内逐渐缓解，所以滥用抗生素是不应该的，尤其是上呼吸道感染的发热，更是无须使用抗生素，而用激素来退热的做法更是错误的。抗生素应该在明确属于细菌感染，而且是严重的感染时才能规范化使用。同时，抗生素作为处方药物，应该由医生根据孩子的病情决定是否需要使用，家长不要凭个人感觉和经验随意给孩子选用。

一、儿童使用抗生素的9个误区

误区1：抗生素等于消炎药

多数人误以为抗生素可以治疗一切炎症。实际上，抗生素仅适用于由细菌引起的炎症，而对由病毒引起的炎症无效。人体内存在大量有益的菌群，如果用抗生素治疗无菌性炎症，这些药物进入人体后将会压抑和杀灭人体内有益的菌群，造成人体抵抗力下降。

误区2：抗生素可预防感染

抗生素仅适用于由细菌和部分其他微生物引起的炎症，对病毒性感冒、麻疹、腮腺炎、伤风、流感等患者给予抗生素治疗有害无益。抗生素是针对引起炎症的微生物，是杀灭微生物的，没有预防感染的作用。相反，长期使用抗生素会使细菌产生耐药性。

特别提醒

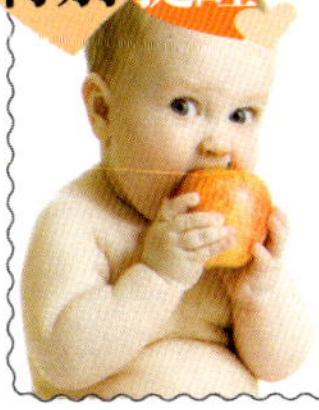

发热时多喝温开水、清淡饮食（不能像平时无病时一样饮食），使用简单的便药（中成药、西药感冒止咳药等）、西药退热剂（高热时使用），慎起居，一般的外感发热都能收到理想疗效。

误区 3：广谱抗生素优于窄谱抗生素

抗生素使用的原则是能用窄谱的不用广谱的，能用低级的不用高级的，用一种能解决问题的就不用两种，轻度或中度感染一般不联合使用抗生素。

误区 4：新的抗生素比老的好，贵的比便宜的好

每种抗生素都有自身的特性，优势、劣势各不相同。一般要因病、因人选择，坚持个体化给药。

误区 5：使用抗生素的种类越多，越能有效地控制感染

合并用药的种类越多，由此引起的毒副作用、不良反应发生率就越高。一般来说，为避免耐药和毒副作用的产生，能用一种抗生素解决的问题绝不应使用两种。

误区 6：感冒就用抗生素

病毒或者细菌都可以引起感冒。病毒引起的感冒属于病毒性感冒，细菌引起的感冒属于细菌性感冒。抗生素只对细菌性感冒有用。小儿感冒多由病毒感染引起。

误区 7：发烧就用抗生素

咽喉炎、上呼吸道感染者多为病毒引起，使用抗生素并无疗效。此外，就算是细菌感染引起的发热也有多种不同的类型，不能盲目地使用抗生素，最好是在医生指导下给孩子用药。

误区 8：频繁更换抗生素

抗生素的疗效有 1 个周期，如果使用某种抗生素的疗效暂时不好，首先应当考虑是否用药时间不足。频繁更换药物会造成用药混乱，从而伤害身体。况且，频繁换药很容易使细菌产生对多种药物的耐药性。

误区 9：一旦有效就停药

抗生素的使用有一个合理的疗程。用药时间不足的话，有可能根本见不到效果；即便见了效，也应该在医生的指导下服够必需的疗程。如果一有效果就停药的话，不但治不好病，而且可能会使已经好转的病情因为残余细菌而出现反复。

二、儿童使用抗生素的注意事项

1. 学龄前儿童禁用氨基糖苷类药物，如庆大霉素。

2. 青霉素过敏者不宜选用头孢菌素。

3. 一般的伤风感冒、婴幼儿哮喘、婴幼儿秋冬季腹泻无须使用抗生素。

4. 对儿童来说，相对安全的抗生素只有两大类，一是青霉素类，二是红霉素类。其他类型抗生素对孩子都有或多或少的不良影响，要谨慎使用。青霉素毒性低，对肝肾等脏器损害小，不会影响孩子生长发育，而且杀菌效果强大，作用迅速，只要孩子对青霉素不过敏，使用青霉素是很理想的抗生素选择。对于对青霉素过敏的孩子来说，红霉素是很好的替代抗生素。相对而言，红霉素不良反应比较轻，常见的有胃肠道不适或出现荨麻疹等过敏反应，但不会影响生长发育。对儿童来说，是一种安全的抗生素。

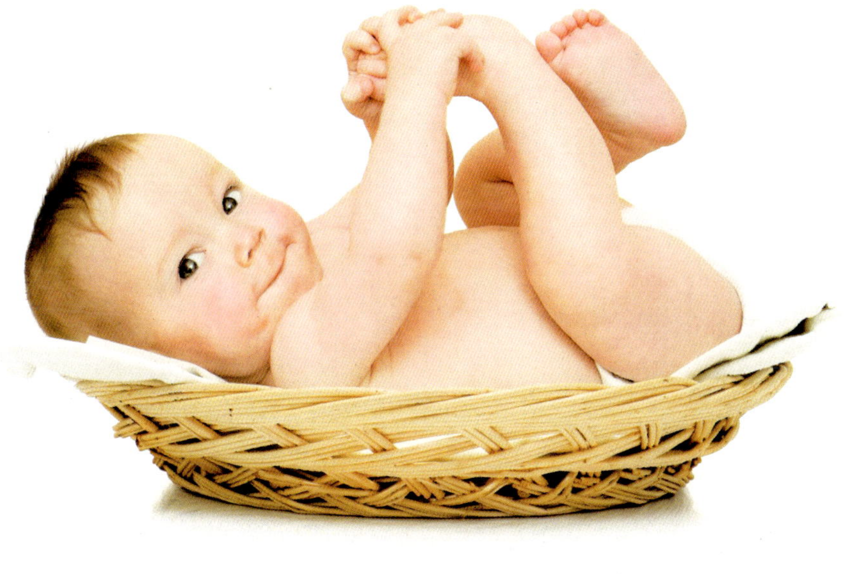

第十九节 体质过敏问题

孩子体质过敏，多数可谓与生俱来。中医认为与“先天禀赋”有关，现代医学明确指出与遗传相关。临床也证明，多数体质过敏者确与遗传有关。体质的过敏导致孩子患上很多疾病，轻者可见因食物过敏导致皮肤的过敏反应（荨麻疹），重者可致顽固性鼻炎（鼻窦炎）、顽固性湿疹、哮喘、过敏性休克等。

一、过敏引发的常见疾病

1. 过敏性皮炎。

2. 湿疹（异位性皮炎）。

3. 过敏性咽炎。

4. 过敏性眼结合膜炎。

5. 过敏性咳嗽（慢性咳嗽的一种）。

6. 咳嗽变异性哮喘（慢性咳嗽的一种）。

二、诱发过敏性疾病发生的常见因素

1. 动物蛋白质过敏：如牛奶、羊奶、牛肉、羊肉、鸡蛋、虾、蟹、鱼等；某些虫类中，如僵蚕、地龙、全虫、蜈蚣等。

2. 饮食过量，积滞引致过敏，此为小孩过敏最常见的诱因。

3. 孩子长牙时易发生过敏。

4. 过食糖类物质，造成肠道内异常发酵，易致过敏。

5. 肠道过多寄生虫生长。

6. 物理因素，如日光、紫外线、寒冷刺激、湿热物质刺激等引致过敏。

7. 花粉、肥皂、化妆品、皮毛细纤维、油漆等刺激过敏。

三、日常的护理与防治

1. 注意避开过敏原。

2. 合理的饮食喂养，尽量保证孩子消化正常。

3. 注意居室的空气清新及孩子穿着的合理性。

4. 大人不要在家中吸烟、养宠物及种植花粉类植物。

第二十节 生长发育问题

孩子生长发育是一个连续的、有阶段性的过程。孩子的各个系统、各个器官的生长发育又不相同，一般来说，神经系统发育最早，大脑在孩子两岁以前发育较快，而生殖系统发育最晚，直至青春期才发育完全。生长发育虽然按照一定的规律发展，但在一定范围内也会受到遗传、环境、饮食等各方面的影响，或多或少存在差异，而每个孩子的成长“轨迹”都不尽相同，只要不过分低于或高于正常值，家长不需要太过担心。有些家长常问，怎么我的孩子还不会爬？这里有个经验性的口诀家长可以参考：二抬四翻六会坐，七滚八爬周会走。

一、孩子成长发育最重要的三个时期

1. 3岁以前（婴幼儿时期）

这个时期的孩子体格生长十分迅速，需要大量的各种营养满足其生长需要，且由于感知能力和自我意识的发展，孩子会对周围环境产生好奇并且乐于模仿。在这个时期，家长应该注意培养幼儿的独立生活能力，使其养成良好的、健康的生活习惯。卫生问题及排便问题在此年龄段后期应逐步养成。

2. 学龄前期及学龄期

这时期孩子的好奇心特强，是启蒙、学习知识的最佳年龄，家长要有足够的耐心给予引导，不厌其烦地进行教育，学习古人“遇物则教之”的潜移默化教学方法，为孩子的未来成长打下好的基础。

3. 青春期

这个时期是孩子体格发育的第二个高峰期，也是孩子心理发育的关键时期。这个时期的孩子求知欲强，是获取知识的重要时期。但此期的孩子逆反心理、以我为中心的意识很强，家长要善于引导，尽量培养与孩子的感情沟通，获得孩子的信任尤为关键，积极引导孩子进行体育锻炼，增强其毅力以及意志力，提供适宜的学习条件，培养良好的学习习惯。帮助孩子树立健康的人生观和价值观。

二、孩子生长发育越快越好？长得越高越好？

孩子生长发育，尤其是身高的发育有三个黄金时期。一是婴儿期（1岁以前），二是学龄前期（3～6岁）和学龄期（6～12岁），三是青春期。孩子的生长发育并不是永无止境，要在特定的时期，并不是越早长个儿越好。许多家长担心孩子的身高问题，给孩子吃大量的人参、蜂王浆、花粉、蚕蛹等补品，殊不知这些营养品大多含有性激素，会造成骨骼提前生长，反而抑制生长发育。合理的营养、充分的睡眠、适量的运动才会对孩子生长发育有积极的影响。

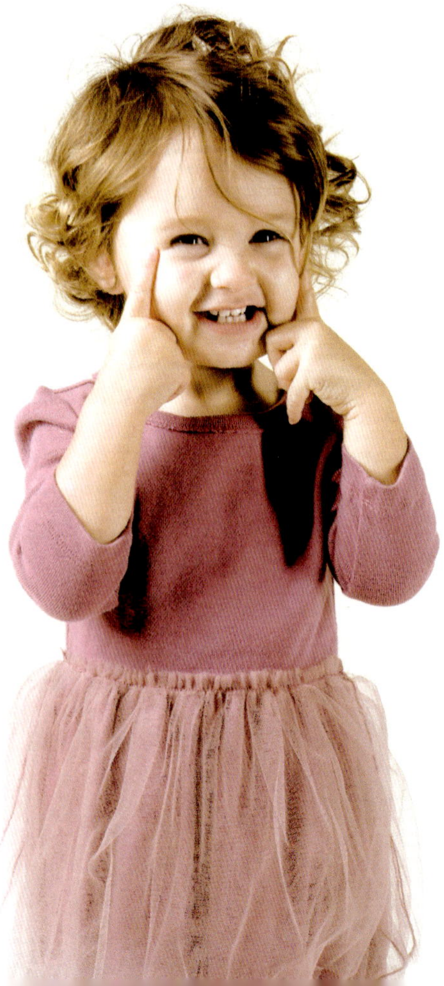

第二十一节 给孩子做一份营养早餐

一日之计在于晨，早餐是一天中最重要的一餐。有句俗话叫做“早餐要吃好，午餐要吃饱，晚餐要吃少”。很多家长因为工作忙来不及给孩子做早餐或匆匆了事，这种做法是不对的，殊不知早餐摄食的能量占人体所需能量的40%，而早餐营养不足很难从午餐以及晚餐中补回来，这就是“早餐是金”的道理所在。

科学的早餐应包括四种类别的食物，分别是：以供应能量为主的食物，主要是以碳水化合物含量较高的谷类食物为主，如粥、馒头、面包等；以供应蛋白质为主的食物，以肉类、蛋类食物为主；以供应维生素为主的食物，以蔬菜、水果为主；以提供钙等微量元素为主的食物，以奶类、豆制品为主。

一、儿童时期科学的营养早餐

这个时期正是孩子生长发育的关键时期，补充丰富的蛋白质以及钙显得尤为重要。家长必须注意在这个阶段应避免给予孩子糖量太高的食品，以防引起龋齿和肥胖。一般而言，这个时期的孩子早餐可以是 1 杯牛奶、1 个鸡蛋和几片面包，牛奶可以和果汁交替搭配，中国传统的早餐食物如豆浆、小笼包、粥类也是不错的选择。家长可以尽量多地变化早餐的花样，让孩子对早餐有所期待。

二、青少年时期科学的营养早餐

青少年尤其是青春期的青少年身体发育较快，处于肌肉、骨骼快速生长的高峰。所以除了蛋白质外，能量以及维生素、微量元素的补充也非常重要。因此，青少年的早餐除了牛奶、鸡蛋、馒头面包之外，新鲜水果也必不可少。

第二十二节 母乳与奶粉的选择问题

近年来，母乳与奶粉哪个更好这个话题逐渐变得热烈起来，尤其是近年来有关国内外奶粉质量问题的一系列事件更是让家长们提心吊胆，生怕自己的孩子吃到有质量问题的奶粉。科学来说，母乳与奶粉各有所长，但母乳是婴幼儿天生的主食，营养、易消化、卫生、不易过敏、方便等均有优势，所以应大力提倡母乳喂养为主，而代乳品（如奶粉）是最接近母乳的小儿食物，在母乳不足或需要戒奶的时候，奶粉应该是首选。

一、脂肪含量

母乳中胆固醇含量高，含有能促进脑部发育的DHA（二十二碳六烯酸，俗称“脑黄金”）和ARA（花生四烯酸），而在婴儿配方奶粉中上述营养物质含量较少，并且母乳中含有大量的脂肪酶可以让孩子更容易吸收。据调查，母乳喂养的时间越长，就越能防止儿童期间和成年后出现的高胆固醇，且母乳喂养的婴儿智力表现更好，可能与母乳中富含DHA有关。

二、蛋白质含量

母乳中主要含乳清蛋白，既有利于消化吸收，又很少会引起孩子对蛋白质的过敏反应，而且含有特殊的免疫球蛋白，能增强孩子的抵抗能力。相反，市面上大多配方奶主要以酪蛋白为主，该蛋白质分子量大，很容易在孩子的肚子里形成凝块，难以吸收，且不含或仅少量含有免疫球蛋白。所以虽然配方奶粉中蛋白质总量高于母乳，但其吸收率却不高，母乳虽然蛋白质总量低，但其由于更易吸收，所以喝母乳的孩子蛋白质摄入量并不低。

三、维生素和矿物质

奶粉中维生素和矿物质的配方是以母乳为样本的。母乳中含有一定量的锌、钙、铁等对孩子生长有益的微量元素。配方奶虽然可以人为添加营养成分，令其微量元素含量很高，但其吸收率仅有约10%，不及母乳的50%，所以喝母乳的孩子与喝配方奶的孩子所获得的维生素与矿物质差别较大。

四、碳水化合物

母乳含有丰富的乳糖，很高的乳糖含量能够促进孩子肠道中正常菌群的协调，有防止肠道感染的功能。但部分乳糖不耐受的患儿由于无法消化乳糖，只能选择不含乳糖的配方奶粉。

五、母乳喂养对母亲的影响

由于乳汁的排空，可使妈妈患乳腺炎、乳腺癌和卵巢癌风险降低，且泌乳素的分泌可以产生放松的效果，更能够增加妈妈与孩子的感情，积极的母乳喂养还有一定的避孕效果。

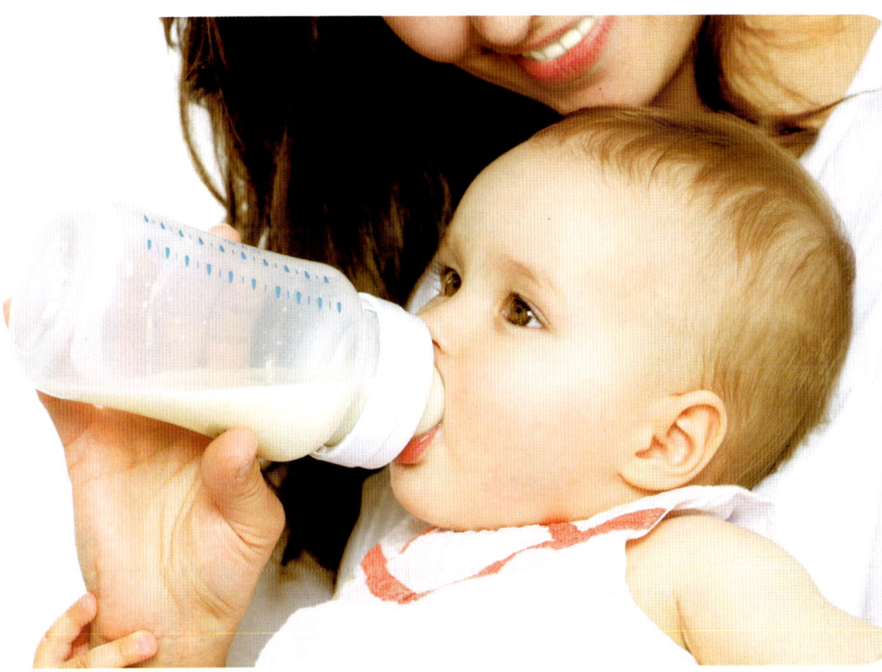

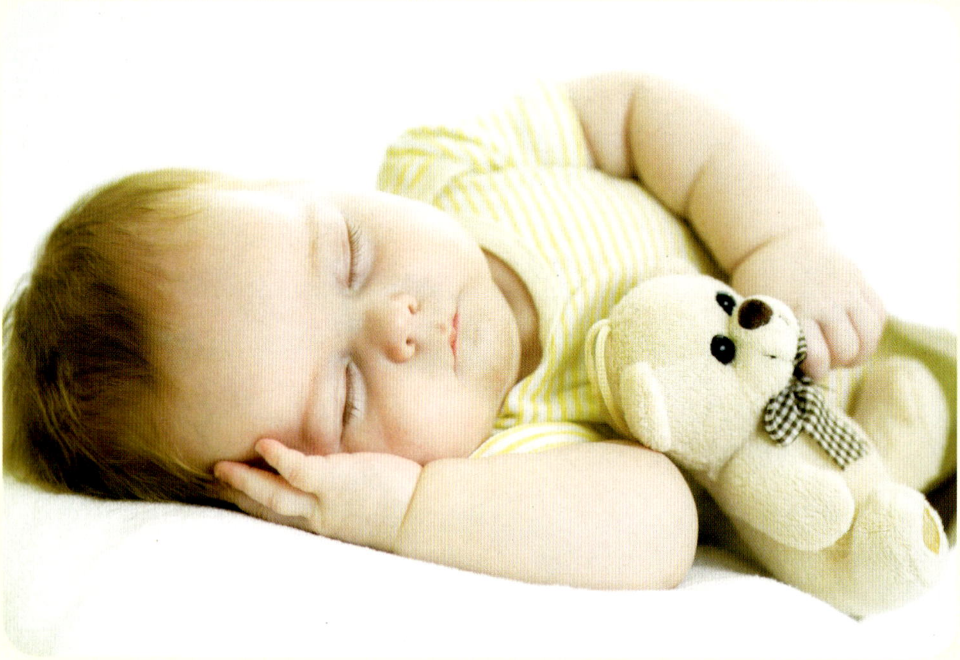

第二十三节 孩子睡觉打鼾问题

孩子在睡眠中经常会发出各种各样的响声，如有打鼾、磨牙、梦语等。但在大人的世界里，睡梦中发出声音是司空见惯了，所以许多家长就把孩子的这种现象给忽视了，以为这只是个小问题。有的甚至把孩子在睡梦中会发出声音的现象当成是他们成长的乐事，这其实是不对的。

一、孩子打鼾的危害

小儿打鼾多是因为鼻咽部腺样体及扁桃体肥大或者有颅面结构的发育畸形。由于气道阻塞性病变较为明显，容易发生呼吸暂停，从而出现缺氧，影响小儿的正常发育和学习，已经有报道称严重的打鼾可以引起小儿的痴呆。所以如果孩子夜间打鼾，并有上课注意力不集中、嗜睡、记忆力下降、学习成绩差，应检查鼻咽及扁桃体。如果明显肥大，则要进行相应的治疗。

儿童打鼾会使睡眠质量下降，影响身体的发育，特别是在智力方面影响更大。对儿童来讲，打鼾引起的睡眠呼吸障碍危害很大，会造成睡眠时间的改变，使睡眠的连续性中断，睡眠质量下降。另外，充分的睡眠对于儿童神经系统的发育至关重要，睡眠障碍会使大脑经常出现一种缺氧状态，不仅影响智力的发育，也可能影响到大脑的其他方面，甚至包括心脏。

儿童的骨骼、胸廓、肺功能都处于生长发育过程中，如果发生睡眠呼吸障碍，胸廓的负压增加，可能造成轻微的畸形，长大后成为疾病隐患。婴幼儿更要小心这种症状，因为一旦出现睡眠呼吸障碍，甚至可能造成婴儿在睡眠过程中因为过度缺氧而猝死。

二、孩子打鼾家长应该怎么办

孩子打鼾应及早发现、及早治疗，同时注意饮食平衡，保持作息时间有规律性。如果发现孩子睡眠过程中有打鼾、呼吸不畅，家长要仔细观察孩子情况，必要时带孩子到医院专门做个检查。多数以保守的饮食调护及药物治疗为主，特别严重者，可以考虑手术来治疗。

1. 均衡孩子膳食，增加食物的多样性，合理喂养，保证消化良好至为重要。

2. 要帮助孩子增强体质，减少上呼吸道感染的概率。比如多晒太阳，呼吸新鲜空气，做做爬行小游戏等。

3. 帮助孩子及时清理鼻涕等分泌物，必要时可以配合滴鼻或鼻腔的冲洗，保持鼻子相对通畅。

4. 若孩子仰面睡觉，有呼噜时，可尝试给孩子换个睡姿（如侧卧），头部亦可用宝宝枕适当垫高。

5. 若呼噜症状较重时，要及时咨询医生，配合治疗。若扁桃腺及腺样体肥大严重者，也可考虑选择手术治疗。

此外，预防孩子打鼾还要注意在营养方面保持均衡，防止因营养过剩而出现肥胖，保证他们作息时间的规律性，减少夜间的剧烈活动。同时要注意增强孩子的身体素质，减少罹患各种急慢性呼吸道传染病的概率，避免炎症引起的上呼吸道阻塞。

第二十四节 常见的育儿误区

一、奶粉热气，常给孩子喝凉茶

奶粉为婴幼儿时期最主要的食物，无论是国产，还是中外合资的奶粉制品，绝大多数营养成分充足、搭配均衡合理，是经过长期的科研研制而成的，是最适合婴幼儿阶段服用的奶制品。但为什么会有不少的家长认为奶粉"热气"呢？主要是有些孩子吃了奶粉以后，有时会出现"口气大"（口气秽臭）、大便硬结、舌苔厚浊、眼屎多等症状，故家长认为这些就是有热的表现，必须常给孩子服用"凉茶"清热解毒，以免"上火"。其实，这种想法是不科学的，上述所谓的"热气"症状，与服用奶粉没有直接的联系，其原因是与婴幼儿胃肠道功能发育不成熟和不合理的喂养方式有关。婴幼儿阶段，小儿是"五脏六腑成而为全、全而未壮"、"脾常不足"，这就是我国古医家对小儿脏腑功能发育不成熟的记载。因此，在这样功能不成熟的前提下，家长选择对小儿的喂养方式，就应该讲究科学性，不能照本宣科或一味地追求高营养、饱食、精食，而不顾及小儿的承受能力、吸收能力和小儿的个体差异性，否则就会令原本就"不足"的脾胃功能更加虚损，得不偿失，吃进去的东西反为"食滞"，出现口气大、大便不调（稀烂或硬结等）、舌苔厚浊等，达不到增加营养的目的，而"眼屎多"主要和小儿不讲究卫生有关，常用不干净的手揉摸眼睛或为空气中病邪侵袭等。

二、七星茶可以开胃消滞，适宜长期饮用

小儿七星茶由谷芽、麦芽、山楂、钩藤、蝉衣、淡竹叶、芦根七味药所组成，其功效主要为消食导滞、清热安神，其组方的指导思想与小儿生理病理特点——"脾常不足"、"肝常有余"、"心常有余"有关，认为小儿易为食滞，易出现心肝蕴热的表现，故方中有消食导滞的三星（谷芽、麦芽、山楂），又有清心肝蕴热、安神之钩藤、淡竹叶、芦根、蝉衣四星，组方精妙，确为儿科保健常用方剂。但若片面认为七星茶具有消食导滞的功效，而忽略其兼有清热安神的作用，若作为长期饮用的药物，势必会造成攻伐太过的不良后果，损伤中阳之气，令原本就不足之脾胃功能更加

不足，长久下去，胃之受纳、脾之运化虚衰，吃不了多少东西，反而会经常出现消化不良的情况，而且，由于脾土不足而影响到肺金（中医理论：土生金，脾与肺为母子关系），也会经常发生咽喉发炎、感冒、咳喘等呼吸道的疾病。所以，小儿七星茶不宜作为长期饮用的药物。

三、婴儿出生后带有胎毒，为清胎毒要让孩子喝腊梅花煲的凉茶

清胎毒为传统中医治疗初生婴儿的保健方法之一，古代医家用于清胎毒的药物和方法不少，其中用腊梅花煲凉茶喂养婴儿是常用的一种做法。但随着保健意识的增强以及现代药理研究水平的提高，人们认识到传统的清胎毒用药方法存在着不科学的地方，胎毒可以通过对初生儿科学的饮食喂养，正常地从大便排出，不必刻意运用什么药物祛毒。腊梅花味甘酸性平偏凉，初生儿服用，不利于幼嫩的脾胃功能生长，而且，对患有蚕豆病（G-6-PD 酶缺乏症）的小儿，又有引发溶血的可能。因此，传统用腊梅花清胎毒是不可取的一种方法。

四、孩子有眼屎，是热气

孩子出现眼屎多，有很多方面的原因，如本身眼睛的炎症、风沙入眼、眼睛的过度疲劳、不良的卫生习惯（如用手揉眼、摸眼）、睡眠姿势不良、肠胃消化不良等等，可见，种种原因之中，不都是有“热气”的表现，若一发现小孩眼屎多，不分病因，即施以清热解毒之法，是不妥当的做法，不合理的清热解毒对小儿生长发育是不利的。正确的治疗方法应是对因施治。

五、刚出生的孩子，吃奶吃得不够饱，得加喂一些淮山米粉

刚出生的宝宝，胃肠道功能发育未成熟：消化酶分泌不足、胃肠动力低下、对食物的适应能力差……4 个月龄以内的宝宝对米制品的消化能力明显不足。因此，若常给刚出生的婴儿喂服淮山米粉，会导致婴儿出现消化不良的情况，长久下去，还会损伤婴儿胃肠道功能，令其受纳吸收不良，而酿成营养不良症或其他病证。正确的做法是可以给宝宝选择一些适合其年龄段的奶制品。

六、孩子怕着凉，要多穿衣服

总怕孩子着凉，爱给孩子多穿衣服，确实是绝大多数家长的做法，尤其是老人家，更是如此。俗话说——多衣多寒，就是指出了过度穿衣的方法是不可取的，怕孩子着凉，就不怕

孩子闷伤吗？过度的穿着，会使小儿的皮肤得不到应有的耐寒锻炼，不利于机体的发育，而且，皮肤通透性差，容易发生皮肤病患（如汗斑、湿疹等），我国历代医家就很重视小儿的耐寒锻炼问题，提出“忍三分寒吃七分饱”、“四时欲得小儿安，常须两分饥与寒”等很有指导意义的观点。更何况，老人家以自身身体的寒温感受来衡量小儿身体寒温，这种做法也是不正确的，老人阳气渐衰，而小儿为“纯阳之体”，生长发育正处于兴旺向上的趋势，岂是老人所能相比的。

七 、让孩子吃很多东西

填鸭式喂养方法或指导思想普遍存在，怕自己的孩子吃得不够饱、营养不足，所以竭尽全力喂食、劝食、哄食，甚至强迫饮食，这样的做法，违背了小儿为“脾常不足”的生理特点。小儿出生后，其脏腑功能处于不成熟阶段，尤其是脾胃功能，将随着时间的推移而逐渐成熟完善，各方面的功能，包括消化功能到了学龄期才接近于成人，所以，这个时期，要特别讲究科学的喂养方法，填鸭式的喂养方法是不可取的。不是吃得越多，小儿就会长得越好，就会营养充足，反而填鸭式的喂养，更会损伤小儿的脾胃，令小儿吸收不良，营养水平低下。婴幼儿阶段没有打好良好的消化基础，势必影响到孩子学龄以后的生长发育过程，这就像万丈高楼没有一个坚实的地基一样，其后果不堪设想。

八、给孩子吃人参、鹿茸等补品以增强体质

人参、鹿茸等虽然有补益、增强体质的功效，但并不是无论什么人、什么时候服用都可以达到增强体质的目的，反而进补不当，会产生不良的后果。

人参性微温，味甘、微苦，具有益气固脱、安神益智、扶正益气、活血强身、促进内分泌系统功能等功效；但也有诱发神经精神系统兴奋，如心跳加快、易激动、失眠等的不良反应，还有出现皮疹、食欲减退、引起性早熟或雌激素样作用等反应。而鹿茸性温，味甘、咸，虽具有温肾壮阳、益精补气、强筋健骨、延年益寿等功效，但也有性激素样作用，可促进人体性腺机能，引起性早熟之弊。因此，对于处在生长发育期的儿童来说，盲目地将人参、鹿茸作为他们增强体质的补品，显然是不可取的做法，长时间的服用，定会出现性早熟的不良反应，影响儿童正常的生长发育。

九、孩子脾气大是因为肝火盛、心火盛，该常喝些清肝火、清心火的凉茶

孩子脾气大，可以说是小儿生长发育过程的正常表现，是儿童长智、发泄、心灵表达的常用形式，绝大多数不属病态，我国古代医家认为小儿为“纯阳之体”，就指出了小儿具有发育迅速、精力旺盛、欣欣向荣的生理特点。当然，临床也有小儿因为身体不适而发脾气的例子，但也不都是因为肝火盛、心火盛的缘故。据临床观察，小儿发脾气，很多是因为心里得不到满足、要大人关心注意、消化不良等等原因，而肝经蕴热、心火上炎而致发脾气也存在，但为数不多，须仔细辨证，切不可一见孩子发脾气，就投以清肝火、清心火的凉茶，否则，易损伤小儿嫩弱的肠胃，令机体更加虚弱。

十、孩子常打嗝是吃得太饱了

常打嗝并不是吃得太饱的表现，而主要是饮食过程吸入了过多的空气或紧张或受凉等等，导致胃肠气机不畅的缘故。婴幼儿吸奶时精神不集中，吸吸停停，或含住奶头玩耍，往往就会吸入过多的空气导致打嗝的发生，或是儿童饮食过程活动过多、讲话过频，吸入了过多的空气或寒流，或突受惊吓精神过度紧张，也会出现打嗝。因此，孩子打嗝不是由于饮食过饱，饮食过饱的主要表现是腹胀易呕。

十一、夜寐不宁、夜惊、夜啼是受惊过度，要用布袋压着心口入睡

夜寐不宁、夜惊、夜啼是受惊过度，要用布袋压着心口入睡，这种做法是错误的，因为夜寐不宁、夜惊、夜啼的主要病因并不全是受惊过度。据临床观察，其主要的病因是消化不良、临睡进食、肠道虫扰、白天玩耍过度、暴受惊恐等，虽也有受惊过度的原因，但不是常见的病因，常见的病因是消化不良、临睡进食、肠道虫扰及白天玩耍过度。中医认为“胃不和而卧不安”就是指饮食不化，食滞中阻，可令人寝寐不宁，更何况小儿“脾常不足”，易为饮食所伤；肠道寄生虫，尤其是蛲虫，夜间常爬出肛门排卵，故致小儿夜寐不宁、夜啼夜惊；白天过度兴奋，夜间神思恍惚，常也啼闹不宁。因此，防治小儿夜寐不宁、夜惊、夜啼的正确方法，并不是用布袋压住心口入睡，而是要辨证施治，消化不良者治以消食导滞，肠虫所扰者治以驱虫安神，受惊过度者治以定惊安神。

十二、夜间哭闹是肚子里长虫了

肚子长虫可以令小儿夜间哭闹，夜寐不宁，但不是小儿夜间哭啼的唯一病因，据临床观察，引起小儿夜间哭闹的病因有消化不良、临睡进食、肠道虫扰、白天玩耍过度、暴受惊恐等，可见肠道虫扰只是病因之一。以上诸因均可导致小儿夜间哭闹不宁，但也各有不同之处，如肠道虫扰者，常伴有面上虫斑、巩膜虫点、夜间磨牙等；消化不良及临睡进食者就应有饮食不节、喂养不当史；白天兴奋过度者应有活动过度病史；受惊过度者有突受惊吓病史。种种不同，家长当细加分辨。

十三、厌食是胃火不足

厌食是小儿常见的脾胃病证，以长期食欲不振、厌恶进食为特点。其主要病因有饮食喂养不当、多病久病及先天禀赋不足等，其病理机制是脾胃消化功能失健。中医临床证候分型共分为脾胃不和、脾胃气虚及脾胃阴虚三型，所谓的“胃火不足”大概相当于“脾胃气虚”型，可见胃火不足只是小儿厌食证的一个分型，而不是全部。所以，对厌食的治疗并不是单纯地补胃火，而是应该调理脾胃，根据不同证候分型而选择不同的法则方药，如脾胃不和证治以运脾和胃，方选调脾散加减；胃火不足证治以健脾益气养胃，方选参苓白术散加减；脾胃阴虚证治以滋阴养胃，方选养胃增液汤加减。

十四、用牛奶（母乳）洗脸能让宝宝皮肤更好

牛奶与母乳含有非常丰富的营养，是婴儿的最佳食品，但是有些妈妈奶水充足，或者是听信长辈所谓的“秘方”，在喂孩子的同时把乳汁涂在孩子的脸上，觉得可以让孩子的皮肤更加白嫩，岂不知道这样做的结果只会适得其反。奶水尤其是母乳营养丰富，含有大量蛋白质，除了孩子喜欢，细菌也非常喜欢，加上孩子面部皮肤娇嫩，血管丰富，若涂上乳汁非常容易使细菌“落户繁殖”，且奶类分子量大，有阻塞面部毛孔的可能，会引起孩子湿疹。所以给孩子洗澡洗脸，最好还是选用温水。

十五、家长尤其是老人家口对口喂食对孩子有好处

不少家长尤其是爷爷奶奶觉得孩子还小，一般的固体食物消化不了，所以喜欢先把食物放进自己嘴里嚼碎了再喂给孩子，这种做法是不对的。首先，食物经过大人的口再喂给孩子，很容易将大人口中的细菌、病毒等病原体传染给孩子，有的家长觉得自己

好好的没有任何疾病，其实这也是片面的认识，大人的抵抗力要比孩子强很多，大人没事不代表孩子也一样没事。近年来已经发生了多起带有幽门螺杆菌的大人通过给孩子口对口喂食让孩子感染上了幽门螺杆菌的案例。其次，孩子很多时候对“食物”是没有概念的，所以才会抓着什么了都往嘴里放，只有让孩子本能地尝试了才能培养孩子对吃饭的积极性，知道哪些食物能吃哪些不能吃。如果长期口对口喂食会让孩子缺乏进食的热情，导致孩子偏食、挑食。最后，口对口的喂食抑制了孩子咀嚼能力的提高，因 4 ~ 6 个月是孩子训练咀嚼能力的关键时期，如果自主咀嚼能够得到充分锻炼，对口腔健康有非常大的帮助。

十六、孩子溢奶就是呕奶

孩子吃得好吃得香，做家长的才放心，但是很多比较小的孩子总是在吃奶的时候或者吃了奶没多久就吐了，这个时候家长就应该懂得区分孩子到底是溢奶还是呕奶。

由于孩子尤其是新生儿消化道平滑肌功能较松弛，像成人样的外表如“鱼钩样”的胃还没形成，尚处于“直肠直肚”的状态，故当孩子进食后，胃处于蠕动状态时，有时胃内空气会喷出，同时会带出一些奶，这就是溢奶。一般来说，溢奶时奶多数是从孩子口角自然流出，孩子很安静，无明显的异常表现。引起溢奶的最常见原因是喂养不当，有些家长喂奶时或喂奶后喜欢横抱或者不停地摇晃孩子，或者在孩子哭闹的时候喂奶，甚至让孩子吸空奶瓶或含着空奶瓶睡觉等，这些都会让大量空气吞入胃内，引起溢奶。一般来说，生理性溢奶在出生 3 个月左右就比较少发生了。而呕奶则大不相同，呕奶是孩子大口地吐出胃内容物，量比较多，常伴奶块，甚至有时候呕吐呈喷射状，家长应提高警惕。

如果是一般的溢奶，家长可通过直立抱起孩子并轻拍背，使孩子把吞咽的空气排出，并且采用有针对性的饮食。若孩子频繁呕奶，可能就不是普通的消化不良或是喂养方式不当所造成的了，家长应该尽早咨询医生，而不是擅自找“消化药、消食片”给孩子吃，以免耽误病情。

十七、洗澡频率越高越好

孩子分泌旺盛，做家长的需要经常给孩子洗澡，对于洗澡的频率很多家长感到困惑，有些家长每天都给孩子洗澡，有些家长是隔一两天才给孩子洗一次，那么孩子到底多久需要洗一次澡呢？洗澡频率越高就越好吗？孩子的皮肤和大人不同，他们的皮肤更薄、更娇嫩，孩子的皮肤外面有一层油脂，这对保持皮肤滋润、减少外部刺激和保暖都有重要作用。不少沐浴液是碱性的，它会破坏这层油脂，容易让皮肤变得干燥粗糙，用沐浴液反复擦身，严重者还可能形成敏感性皮肤。

每天洗澡的确能让孩子干干净净，但也可能造成皮肤干燥。尤其是对干性皮肤的孩子来说，经常在水里泡，就有可能让皮肤脱水，变得更干燥，甚至起皮，一旦孩子洗澡时间过长，更会让皮肤最外面的角质层吸水变软，降低皮肤的抵抗能力。所以，给小宝宝洗澡要注意保暖和安全。清水洗浴最好，每次洗浴不要超过 10 分钟。

因此，如果孩子不太脏，不用天天洗，根据具体情况隔一两天都行，沐浴液也是 1 周用 1 次即可。还要根据季节特点、气温的变化灵活施为，如果天热时需要每天洗澡，那么只用清水冲冲就够了，而且尽量在中午阳光明媚的时候冲洗较佳，最好别在夜间冲洗，有时仅需要冲洗臀部及外阴部即可。

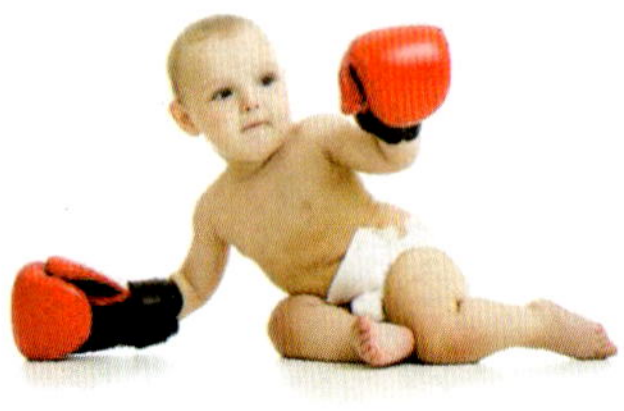

十八、为了不让孩子哭闹而让他含一个奶嘴

孩子尤其是比较小的孩子非常需要家长的慰藉，当妈妈不能陪着孩子时，安抚奶嘴就成为妈妈的替代品，给孩子提供一种最接近妈妈的感觉，当孩子需要慰藉时，不必靠妈妈也能达到目的。就心理学角度而言，安抚奶嘴确实可有效地安抚孩子的情绪，避免了因情感需求不能得到满足，或因缺乏安全感而导致悲观、退缩、仇视、易惊等性格的形成。但是从生理学角度来看，孩子与生俱来一种非条件反射，那便是吮吸反射，但它随着时间的推移会逐渐消失，如果家长一直给孩子含着个奶嘴，无疑在强化他这一反射，久而久之便容易形成依赖，只要一哭，就非奶嘴不可。同时，口腔科医生认为长期使用安抚奶嘴，会影响孩子上下颌骨的发育，也会使孩子形成高腭弓，导致上下牙齿咬合不正，形成不美观的嘴唇外观。长时间空含奶嘴，可因吸进过多的空气而引致腹胀或呕吐。最后也是非常重要的一点，长期把一个奶嘴放在孩子嘴里含着也容易使病原体入侵，使孩子更容易生病。所以家长应尽量少让孩子含着奶嘴，应该多花些时间在孩子身上，促进与孩子之间的感情。

第二十五节 婴幼儿疾病的护理以及常见误区

一、物理降温的常见办法

孩子体温调节能力差，非常容易引起发热，一般来说，如果孩子的体温不达到38℃，建议先采用物理降温而不是药物降温。物理降温的方法有很多，不但做法比较简单，而且不存在药物副作用。下面将介绍几种常用的物理降温方法。

1. 头部冷敷

头部冷敷是最常用、最方便的物理降温的方法。家长可以用凉水浸润毛巾后拧干敷在孩子的额头，每10分钟更换1次。适用于发热但并不特别高的孩子。

2. 冰袋冷敷

将适量的冰块砸碎，磨平冰块的棱角以防扎伤孩子。再将碎冰块放入冰袋，混入适量的冷水，外面包裹毛巾，敷在孩子的额头上。退热贴更简便。

3. 温水擦浴

用32℃～34℃左右的温水擦拭患儿的全身皮肤。在腋窝、腹股沟等血管丰富的部位擦拭时间可稍长一些，以助散热。胸部、腹部等部位对冷刺激敏感，最好不要擦拭。若是出疹的孩子发热，尽量不要用温水擦浴降温。适用于高热患儿的降温。

4. 增加水分摄入

孩子发烧很大原因是水电解质紊乱。给孩子多喝水，补充体液，这是最基本的降温方法，而且非常有效，适合于所有发烧的孩子。要给孩子温水而不要给冷水，因为孩子发烧时经常伴随有胃肠道症状和咳嗽，喝冷水会加重这些伴随症状。

5. 温水泡脚、酒精擦浴、热毛巾洗脸、小儿推拿等也都是较好的简便帮助退烧的手段。

二、大便多少次才正常

很多家长都想知道为什么孩子饮食习惯、生活作息都非常好，但还是经常拉肚子？孩子为什么会便秘？孩子每天大便多少次才正常？这个问题其实因人而异，应该具体问题具体分析。一般来说，母乳喂养的孩子，粪便呈金黄色，多为均匀糊状，偶尔可以见到小奶块，有时有酸味，每天2～3次左右，偶尔会增加到5次，如果大便不含过多的水分，也可为正常。如果是人工喂养（奶粉）的孩子，大便大多淡黄色，成形且含有较多的奶块，量较多，有臭味，每天2次左右。

一般来说，孩子每天大便次数增多或减少1～2次或者1～2天内没有大便问题都不大，家长多喂些水以及好消化的食物即可。但是如果在没有改变食物量以及种类的情况下，孩子大便次数突然明显增加或3天以上都无大便，或明显为绿色便、过多奶块、黏液或脓血等，应视为异常，家长应高度警惕，积极寻医诊治。

三、孩子咳嗽尤其是夜间咳嗽应该注意什么

孩子的抵抗力不够强，特别是在秋冬交替的季节，身体经常会出现一些小状况。最常见的症状是咳嗽，尤其是晚上咳嗽，孩子难受还影响睡眠。其实咳嗽是一种保护性反射，可以促使呼吸道的痰液或异物排出体外，起着清洁呼吸道使其畅通的作用，只要将痰液排出，咳嗽往往便会自行缓解。一般来说，孩子偶尔咳嗽一下不会有什么影响，但如果断断续续超过两到三个星期，家长应引起重视。一般来说，引起孩子咳嗽常见以下几种原因：

反复性上呼吸道感染：孩子的呼吸道受感染而导致咳嗽，由于受到不同的病原体感染，症状时好时坏。这也是使小孩持续，或者时不时会咳嗽的一个比较普遍的原因。家长应注意打开门窗，保持室内通风，勤洗手，注意卫生。

病毒感染后余咳：一般来说，病毒感染痊愈后的两到三周内孩子都会出现咳嗽，有这种情况的小孩在夜晚一般也能够不受影响地睡眠，即使睡觉时有咳嗽，也是非常轻微的，对孩子影响不大。但超过4周都不好，应积极诊治，否则，有可能演变为慢性咳嗽，甚至是哮喘。

支气管哮喘：支气管哮喘是一种普遍存在的儿童疾病，而咳嗽变异性哮喘，是哮喘的一种特殊类型，因无喘、仅有咳嗽，很容易误诊、漏诊。一旦孩子确诊支气管哮喘，家长应做到保持室内空气新鲜，避免让孩子接触过敏原，积极规范地急性诊治。

夜间咳嗽为主的孩子，虚寒更明显，故饮食当忌寒凉、保消化、慎起居、防过激、少攻伐。

四、贫血患儿应该注意什么

贫血是小儿时期常见的临床表现，也是影响小儿生长发育、诱发感染性疾病的主要因素之一。造成小儿贫血的原因很多，所以，首先就要找出贫血的病因而进行有针对性的治疗。小儿时期的贫血最常见的是营养性贫血。营养性贫血是由缺乏造血所必需的铁、维生素B_{12}、叶酸等营养物质所致。

营养性贫血最常见的是缺铁性贫血，因此家长在日常护理中要注意给小孩补铁。要随时注意观察宝宝的身体状况，必要时要给宝宝做血红蛋白成分的检测试验，因为患有轻微贫血的宝宝在外表是看不出来的。如果宝宝血红蛋白过低，就表示患有贫血，就应当及时补充铁质，吃含铁量高的食物。比如加铁的婴儿配方奶粉、含铁的米片或含铁的维生素滴剂等。同时，还要补充富含维生素C的食物，比如西红柿汁、菜泥等，以增进铁质吸收。此外，当宝宝开始吃固体食物后，也要多喂食含铁质较高的食物，如鸡蛋黄、米粥、菜粥等，但应避免喂食过多的糖，因吃糖会阻碍铁质的吸收。

五、手足口病的注意事项

手足口病是一种常见的多发传染病，一般全年都有发生，但每年的春夏之交为高发期。该病主要发生于4岁以下的儿童，多种肠道病毒都能引起该疾病的发生，其中以柯萨奇病毒最为常见。其特点是患儿口腔硬腭、面颊部、牙龈以及舌头出现水疱或溃疡。孩子一旦确诊，家长应做好以下几点：

1. 如有必要，须隔离患儿。要让患儿多休息，居室环境要舒适。室温维持在18℃～22℃，相对湿度保持在50%～60%左右。有些家长总怕孩子受凉，让卧室密不透风、空气混浊，反而对孩子极为不利。

2. 注意饮食调养，避免刺激性饮食。以清淡为主，减少难消化食物的摄入，时刻保持消化良好。

3. 对症治疗，做好口腔护理，口腔内有疱疹以及溃疡严重者，可用康复新液、口腔炎喷剂涂在患处。

4. 衣服、被子要勤洗勤换，衣服要以舒适、柔软为主。

5. 若患儿臀部有疹子，应及时更换尿布，随时清理大小便，保持孩子臀部的清洁干爽。

6. 剪短患儿指甲，防止其抓破皮疹。

7. 可在医生的指导下服用抗病毒药物，补充维生素B、维生素C。

六、登革热的注意事项

登革热是由登革热病毒经伊蚊为媒介传播而引起的急性虫媒性传染病。主要流行于夏秋两季。其特点为起病急骤，高热、寒战、头痛、全身肌肉及骨关节剧烈疼痛，浅表淋巴结肿大，可有皮疹。部分严重患儿甚至可能出现休克。那么作为家长应该注意以下几点：

1. 切断传播途径。防蚊、灭蚊是预防本病的根本措施。改善环境卫生，消灭伊蚊滋生地，清理积水。喷洒杀蚊剂消灭成蚊。

2. 本病流行期间不宜带孩子到人群聚集、空气流通差的公共场所，注意保持家庭环境卫生，居室要经常通风，勤晒衣被。

3. 嘱托托儿所、幼儿园等单位应每日进行晨检，发现可疑患儿时，采取及时送诊、居家休息的措施；对患儿所用的物品要立即进行消毒处理。

4. 及时助消化，保证孩子消化良好是最好的预防手段。

5. 提高孩子抗病力，注意饮食均衡营养，劳逸结合，适当锻炼，增强体质。

七、怎样辨别腹泻孩子是否脱水，属哪种脱水

孩子腹泻除了影响身体对营养物质的吸收外，还会消耗体内储存的营养物质，造成水电解质大量流失，产生代谢紊乱。一般来说，孩子腹泻而导致水分丢失不超过 5%，机体还能够代偿，若超过 5% 则称为脱水。根据水分的丢失程度，分为轻中重三种。

轻度脱水

失水量为体重的 5%（约每千克体重 50 毫升）。由于身体内水分减少，患儿会稍感到口渴，啼哭时有泪，有尿排出，检查见患儿一般情况良好，两眼窝稍有陷，捏起腹部或大腿内侧皮肤后回缩尚快。

中度脱水

失水量约为体重的 5% ~ 10%（每千克体重 50 ~ 100 毫升）。患儿出现烦躁，易激惹；口渴想喝水，婴儿四处找奶头，如果得到奶瓶，会拼命吸吮；啼哭时泪少，尿量及次数也减少；检查见患儿两眼窝下陷，口舌干燥，捏起腹壁及大腿内侧皮肤后回缩慢。

重度脱水

失水量为体重的 10% 以上（每千克体重 100 ~ 120 毫升），患儿表现为精神极度萎缩、昏睡，甚至昏迷；口渴非常严重，啼哭时无泪流出，尿量及排尿次数明显数少。

但作为家长，可以通过以下的简便观察来判断腹泻孩子是否脱水：是否口渴、皮肤弹性、皮肤干润程度、啼哭是否有泪、小婴儿的前囟门和双眼眶是否明显凹陷等等。

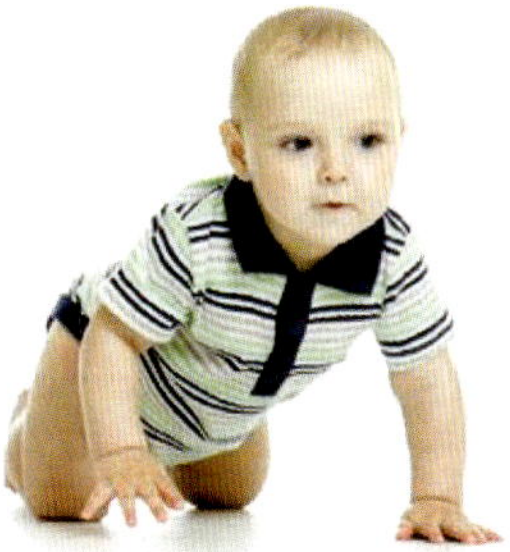

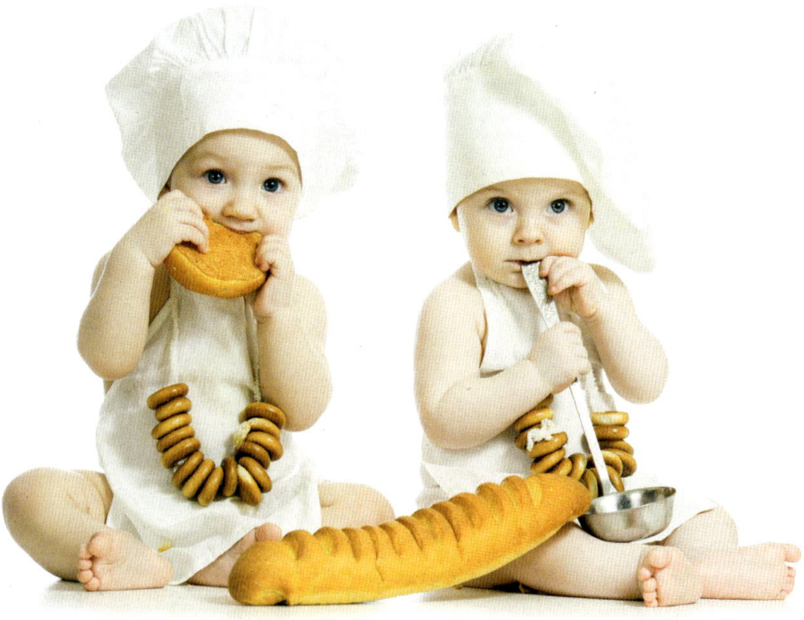

第三章

中医饮食疗法概述及小儿食养

食疗与饮食学、烹饪学以及中医学具有密不可分的关系，它体现了中华几千年饮食文化的特点，虽有区域的区别和特色，但更有中华饮食特色的共性，中医饮食疗法就体现了这一点，它是在中医阴阳五行学说及五运六气学说的指导下充分进行了药食同源的实践。而小儿的食养就是在充分考虑小儿生理特点的前提下，灵活运用了中医的饮食疗法，既体现了药食同源的特点，也解决了小儿服药难的难题。因此，深受家长及小儿欢迎。

第一节 饮食疗法的中医学原理

食物疗法，简称食疗，是指有目的地选择某些食物作为主食或辅食，以达到保健强身、防病治病、延年益寿目的的方法，是中医学特有的自然疗法之一。它是在食疗本草学的基础上充实、发展起来的一门相对独立的学科，具有源远流长的历史。食物疗法的治病原理有赖于中医文化的理论和实践。在所谓的“有意无意之间”，其实有着食疗家——即医学家们的有意识引领。这种引导作用是受中医学理论广阔而深厚的内涵的影响。

神农尝百草，最早将有毒的“药”与无毒的“食”区别开来。但后来，有毒与无毒两者之间的概念界限逐渐变得模糊起来，特别是以此作为是“药”还是“食”的判别标准这一点上来说。

假定伊尹时代区别了食物的五味并从而“调和鼎鼐”烹调出美味，至《周礼》时代则五味理论已初步适用于毒药和五谷五菜，也即“药”和“食”皆可用五味理论统制。从而医者常以“五毒攻之”，同时用“五味五谷五药养其病”，这时候食物已参与到疾病的辅助治疗（保养）中来，食疗有了初步的实践。

食疗作用机制的基本原理可归纳为以下几条：

一、以阴阳五行为指导

病分阴证、阳证，治疗的药物、食物也要辨认其阴阳属性，才能作针对性的调节。具体来说，寒性病证，可用温热性质药食，如葱白、生姜、饴糖、羊肉、狗肉之类；热性病证，可用寒凉药食调摄，如薏苡仁、莲心、菊花、赤小豆。五行理论在食疗学中体现为“五味”、“五入”和“五禁”学说，这在后文中都会有具体说明。

特别提醒

《黄帝内经》则在此基础上更进一步，它讲到了怎样治病，但更重要的是它讲的是怎样不生病，怎样使我们在不吃药的情况下就能够健康、长寿。它更关注的不是治病，而是养生。书中将人类疾病归结为阴阳有偏、五行亢害、六淫七情外干内扰，治疗的原则是去除原因，调燮阴阳，承制五行，治疗的方法除了针灸等外，就是用药。药物分阴、阳，有温凉寒热、酸苦甘辛咸四气五味不同性质及升降浮沉的动力学变化，以及酸入肝、辛入肺等五味偏走倾向，用来对付机体相应的缺失或过盈、平衡失调征象。《黄帝内经》还有一个显著的特点，是强调预防疾病的重要性，“治未病”而不治“已病”，从根源上来保养身体，而不是等身体出现问题后再来头疼医头、脚疼治脚。

《神农本草经》中列举了365种药物，分为上中下三品，适应了《黄帝内经》的治疗理论，这365种药物中已包含有不少米谷果菜、动物类食品，如藕实茎、大枣、葡萄、鸡头实（芡实）、瓜子、苦菜、粟米、黍米、核桃仁、杏仁、牡蛎、文蛤、鲤鱼等。药物与食物的界限消除了，两者融为一体，“药食同源”在这里得到了验证。

但是，食物疗法真正成为一门学问，从一般的药食共治中分离出来，是在唐代医学家孙思邈的《千金要方》和孟诜的《食疗本草》之后。在后世无数医家、食疗家的实践过程中，仍然有不断的丰富和发展。

二、以气血津液为基础

中医理论认为气、血、津液是人体的基本生命活动物质，它们流行、润泽、营养于全身，并转化成各种生理功能，它们的最精华部分称为“精”。这些生命物质不断消耗，需要持续补充。除了“先天之精”外，主要是“后天之精”的及时补充和调摄，这就要靠“后天之本”的脾胃。

具体的一些药食补充血或津液的不足，在食疗中尤为常用。如红枣、龙眼、荔枝、芝麻、猪血、鸡血、猪肝、鸡肝等可补血；鲜芦根、甘蔗汁、生荸荠、生梨、西瓜等可生津，而鳖肉、龟肉等可以增液，对于伤津、脱液的病人可分别采用；薏苡仁、赤小豆、扁豆、萝卜子、杏子、白果、橘皮等则具利水、化湿、祛痰、消饮等功效。

三、脏腑是关键

气血津液及精等基本生命物质的功能活动，主要反映在身体五脏六腑的生理功能上。食疗或药疗的主要作用对象是脏腑功能的调整。

比如，心的气血不足，或为痰浊、邪热等所扰，心主神志的功能就会出现异常，如失眠、多梦、神志不宁、反应迟钝、健忘等症状，甚至谵妄昏迷。食品中大枣、龙眼、小麦、莲子、蛋黄等有养心安神功效，可以辅服。肺的宣发功能失常，多有呼吸困难、胸闷、咳嗽及鼻塞、喷嚏、恶寒、无汗等症状，食物及调味品中的生姜、葱、桂皮、芫荽、薄荷叶等常有宣肺发表之效，是治感冒的良药。脾胃虚弱者可用扁豆、山药、粳米、薏苡仁、山楂、蚕豆、萝卜、大枣、川椒、茴香等以健脾和胃。

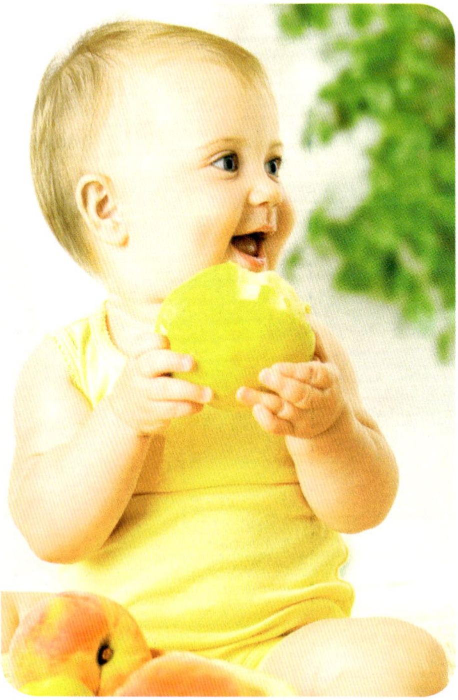

四、以辨证论食为准则

根据每个人的不同状况，综合地作出其疾病部位、证型诊断，给予相应的药食处方。或者此人基本是健康的，但在某一方面有虚亏倾向，可以用食疗方法作相应调整。有病治病，无病防病。

中医辨证方法很多，最基本的是“八纲辨证”，即将病人的症状、体征从阴阳、表里、寒热、虚实八方面加以归纳，得出综合判断，或为阳虚，或为里热，或为阴虚，或为表实之类，并与脏腑、经络等部位联系起来，用药或用食就有了明确方向，可作相应调整。用药治疗可称“施治”；用食物治疗则无妨称为“施食”。

五、明辨食物的四气五味

在懂得以上辨证理论方法的基础上，进一步掌握各种食物的四气五味性质，那么对不同的人、不同的证型，采用不同的食疗方，基本上都能见效；反之则可能加重病情，不利于健康。关于食物的四气五味性质，历代医学著作多已指明，在此不一一说明了。

第二节 中医饮食疗法的起源及历史

食疗是中医药文化的重要组成部分，也是中华饮食文化中的一枝奇葩，其历史源远流长，缤纷灿烂。中华饮食文化的最大特点是精湛和美味，精湛包括食物的选择、烹调技术的复杂、炊具的多样化、食器的精美等等；美味也不仅仅指口味嗜欲，还包括饮食环境、饮食方式、饮食时的心理以及相互之间的酬答交流等等这些方面的内容，历代都有较详尽的分析与描述，而且是不断地推陈出新，而对于养生、保健、治病的食疗方法更是有精细的考究。

一、中医饮食疗法的历史

可以说，中医饮食疗法的最早基础是在《周礼》时代奠定的。早在《黄帝内经》中就指出："大毒治病，十去其六；常毒治病，十去其七；小毒治病，十去其八；无毒治病，十去其九。谷肉果菜，食养尽之，无使过之，伤其正也"。这既是食疗理论的长足进步，也是对食疗作用的高度评价。战国时期却是神仙方士勃盛之期，追求"长生不死"，注重饮食养生之道，此时期的西王母"不死之药"以及东海蓬莱仙岛的神仙故事成为人们神往的寄托，这样，一些无毒又具有强身、延年长寿功效的药物食物自然成为人们追求的目标，这为食疗开辟出一个新的天地，也为食疗的发展奠定了基础。传说中的寿星彭祖就为食疗之祖，秦始皇、汉武帝等均有注重食疗养生、祈求长寿的故事。

《黄帝内经》为食疗提供了理论根据，而历代医家有的既医术精湛，又堪称美食家，如华佗、张仲景、孙思邈等等。华佗的《食论》、张仲景的《伤寒杂病论》以及孙思邈的《千金方》（包括《千金要方》和《千金翼方》），书中不乏对食疗的精辟论述，尤其是孙思邈，他无愧是食疗理论及实践的集大成者，是一位兼容并蓄的伟大食疗专家，他认为长生不老的神仙之术是难以得到的，但大众化、人人可为的养生保健食疗法确是值得推广的；提出善于食疗者才是良医，在他的《千金方》中就有很多有关食治、养生、养性、补养、饮食宜忌等方面的论述。

具有划时代意义的就是《饮膳正要》一书的问世。该书为元代蒙古人忽思慧所著，他为宫廷御膳，主管宫廷饮食，药物补益，积十多年的饮膳经验，集诸家本草、名医方术、谷肉蔬果编撰而成此书。全书共分三卷，体例独特，一改既往“食疗本草”类书的以单品序列述其食疗功效的方法，而以大量篇幅叙论诸饮食菜点、主副食及点心的配膳和烹调方法，并据此而说明其食疗作用，既重视饮食的美味，又寓治疗价值于饮食之中，上至帝王，下至平民百姓，津津乐道，广为流传，影响面广。世界著名科技史家，英国剑桥大学的李约瑟博士（Dr. Joseph Needham）则称《饮膳正要》为中国在饮食治疗和保健食品领域中的一部最重要的经典著作。明清时期以及明清以后的药膳之风盛行正与《饮膳正要》的影响密不可分。

正是由于药膳的风行和发展，食疗与饮食文化的关系就显得更加密切和直接起来。所以，中医学认为之——医食同源，药食同源，就是这样形成和发展的。

在21世纪，人们积极寻求治未病、提高生活质量的方法，而中医药的食疗方法就是最值得人类采用的养生之道。另外，长期困扰着儿科服药难的大难题，也可以通过食疗而得以解决。小儿服药难，但喂食不难，选择合适的食物或药材，配合科学的烹调技术，制作出可口的食疗方，一样可以起到保健和治病的目的，所以，食疗在儿科显得更为重要。《黄帝内经》中说道：“天食人以五气，地食人以五味。五气入鼻，藏于心肺，上使五色修明，音声能彰；五味入口，藏于肠胃，以养五气，气和而生，津液相成，神乃自生。”其意就是说，天地大自然为人类提供了生命动力的来源，人们可以通过呼吸、饮食而获取它。由此可见，食疗寓意于日常生活的饮食之中，是顺理成章的。怎样才能进行合理的食疗呢？我们认为，既然医食同源，那么，食疗一样应该遵循中医药学的辨证论治法则，做到辨证施食。

二、药食同源话食疗

中药是中国的传统药物，饮食是人类生存之必需，人们用“药食同源”四个字来揭示他们之间的必然联系，认为中药与食物是同时起源的。我国素来有“药食同源”的说法。传统中医学认为食即是药，或者说相当于药。因为它们同源、同用、同效。食物的性能与药物的性能一致，包括“气”、“味”、“升降浮沉”、“归经”、“补泻”等内容，并在阴阳、五行、脏腑、经络、病因、病机、治则、治法等中医基础理论指导下应用。传统中医食与药并没有明确界限，因此药疗中有食，食疗中有药。

中医药食学说，即药物与饮食关系的学说。在中医中，药食同源，药食互补，药食互用，药与食之间并没有严格的界限，将二者配合起来，用来养生疗疾，是中医的一个显著特色。万物均为食，只有食用的方法得当，才能把万物变为食、药统一体，因地、因体、因病，经过万物的取己之长，配制得当，可食或冲服，迅速加强人体的正常需求与代谢。众多事实证明了万物均为药、万物均为食。

对于“药食同源”的理解，应从两个方面来看，一是中药与食物的产生方法相同，二是它们的来源相同。

中药的产生与食物一样来源于我们祖先千万年的生活实践，是与大自然、与疾病长期斗争的经验结晶。原始人最初的生产方式——尝试和寻找食物，往往在饥不择食的情况下，在吃的过程中，难免会误食一些有毒或有剧烈生理效应的动、植物，以致产生明显的药理作用，甚至死亡，经过无数次反复试验，对动、植物产生了第二认识，即产生了原始的中药。

古人认为，药与食物源于同一个根源。《黄帝内经》的《素问·生气通天论》中认为：“阴之所生，本在五味；阴之五宫，伤在五味。”提出了谨和无味调阴阳的观点，记载“酸、甜、苦、辛、咸”五味调和之摄取，使人们保持身体健康。隋朝时期的《黄帝内经太素》一书中写道“空腹食之为食物，患者食之为药物”，更是明确地提出了“药食同源”的观点。

中药与食物一样来源于自然中的动、植物，而且很多中药与食物，很难明确分类，既是药材又是食物，如粮食类中谷芽、麦芽、淮小麦、浮小麦等，蔬菜类中的荠菜、萝卜、芥菜、山药、百合、藕、冬瓜、南瓜等，果品类中的山楂、乌梅、龙眼、柑橘类、莲子、杏仁、无花果等，调味品类中的山柰、生姜、桂皮、丁香、花椒、胡椒、八角、茴香、小茴香、草果等，动物类中就更多了，包括蛇类、家畜类、水产类、野兽类等。药食同源，使中药具有了浓厚的生活气息，也强化了中药的实用性和经验性，更有利于我们的生活。

药食同源的形成，是有其历史原因的。在漫长的原始社会中，我们的祖先逐渐把一些天然物产分为食物、药物和毒物。到了奴隶社会，随着生产力的发展，烹饪技术逐渐形成，出现了羹和汤液，发明了汤药和酒，并进而制造了药用酒。饮酿酒业而衍生的醋、酱、豆豉、饴等，丰富了医药内容。周代已经有了世界最早的专职营养师——食医，《周礼》有“以五味、五谷、五药养其病”的记载，《山海经》载有食鱼、鸟治病的内容。战国时代出现了我国第一部医学理论专著《黄帝内经》，它不仅奠定了食疗的理论基础，而且收有食疗方剂。汉代的《神农本草经》是我国第一部药物专著，收有许多药用食物；张仲景的《伤寒论》、《金匮要略》载有“猪肤汤”、“当归生姜羊肉汤”等食疗方剂。唐代是我国食疗学发展的重要阶段。孙思邈的《备急千金要方》中专解“食治”篇，是现存最早的中医食疗专论，第一次全面系统地阐述了食疗、食药结合的理论。他在《千金翼方》中强调：“若能用食平疴，释情遣疾者，可谓良工，长年饵生之奇法，积养生之术也。夫为医者，当须先洞晓病源，知其所犯，以食治之，食乃不愈，然后命药”。宋、金、元时期，食疗理论与应用有较大发展。宋代《太平圣惠方》的“食治论”记载了28种疾病的食疗方；《养老奉亲书》记述了老人饮食保健与治疗。元代饮膳大臣忽思慧的《饮膳正要》，是一部完整的营养学专著。明清时期，有关饮食保健的著作大量涌现，还出现了一些野菜类著作，扩大了食物来源。李时珍的《本草纲目》中也收录有200多种药用食物。

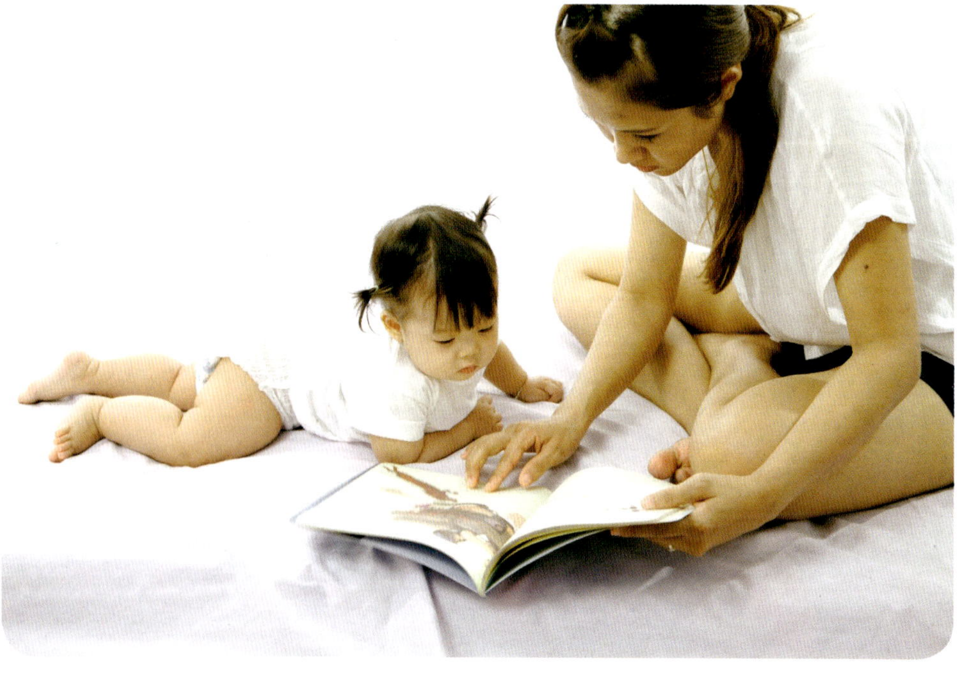

第三节 中医饮食疗法的特点

中医饮食疗法的特点，就在于“辨证施食”四个字上，它和中医临床辨证论治疾病一样，要在中医基础理论指导下进行，即需要遵循中医阴阳五行学说、气血津液理论、五脏六腑功能变化等中医理论的指导。只有这样，才能够在不知不觉、有意无意之间，发挥中医食疗的优势，较圆满地完成强身健体、治疗疾病的任务。这就是中医食疗的特点，也可以说是中医食疗方法的魅力所在。具体来说，以阴阳五行学说为指导：病有分阴阳，食疗之物也应辨其阴阳属性，才能对机体做有针对性的调节。从药食之味而言，“辛甘发散为阳，酸苦涌泄为阴；咸味涌泄为阴，淡味渗湿为阳。”而以药食之性而言，则偏热偏温为阳，偏寒偏凉为阴；按药食的动力功用趋势而言，升浮之品属阳，沉降之物属阴。具体来说，寒性病证，当用温热性质药食，例如葱白、饴糖、生姜、羊肉、狗肉之类；热性病证，当用寒凉药食调摄，如薏苡仁、莲子心、菊花、赤小豆、兔肉、龟肉之品。而五行学说在食疗学中体现为“五味”、“五入”和“五禁”学说。《黄帝内经》中载：“五味所入，酸入肝，辛入肺，苦入心，咸入肾，甘入脾，是谓五入”；“肝病禁辛，心病禁咸，脾病禁酸，肾病禁甘，肺病禁苦”，这是依据五脏各有所喜、所恶，以及五行生克的理论衍化出来的，食疗中的许多“食忌”之品，即与“五禁”有关；而针对某一脏腑病证用某药食治疗，则是依据“五入”理论为指导的。气血津液是人体的基础，它们流行、润泽、营养于全身，并转化成各种生理功能。所以，这些物质一旦匮乏或损伤就需要通过食物来补充。而脏腑功能的正常活动与否则是衡量人体是否健康的关键指标，而要维持脏腑功能的正常运转，也是可以通过药食来达到目的的。

一、无毒治病，十去其九——食疗文化与饮食文化的关系

中医食疗营养学不同于现代医学中的营养学和饮食学。它是在中医基础理论指导下，总结了历代食疗营养的宝贵经验而形成的具有东方营养学的鲜明特点的学科。

食疗文化是中国饮食文化不可分割的一部分，既融和于饮食文化的一般发展过程之中，又在历史的积淀中逐渐分离和结晶出来，成为中国饮食文化中的一枝奇葩。

前面提到，药物的本义是指有毒的东西，而食物是无毒的。用无毒的食物保护身体健康，祛除疾病，当然是最佳选择，也最符合回归自然的标准。《素问·五常政大论》说：“大毒治病，十去其六；常毒治病，十去其七；小毒治病，十去其八；无毒治病，十去其九。”从某种角度去理解，也可以说是无毒的食物疗治疾病，能达到最理想的疗效，这也可称为最早的食疗原则。《素问·六节藏象论》说：“天食人以五气，地食人以五味。五气入鼻，藏于心肺，上使五色修明，音声能彰；五味入口，藏于肠胃，味有所藏，以养五气，气和而生，津液相成，神乃自生。”天地大自然为人类提供了生命动力的来源，人通过呼吸、饮食来得到能量，故食疗寓于日常的饮食之中，是非常顺理成章的。

饮食文化中有“调和鼎鼐”的说法，大自然在不知不觉间为我们提供了最好的食养、食疗健康食品。这是因为“五味”代表着人体对各种各样营养物质的需求，人欲食杂，不应偏嗜。中国饮食文化不但菜品、食肴种类繁多，而且每种食品的烹制都有适当的五味调和。这样不仅适应了口味的美食享受，同时又合乎身体气血资生之源的需求，故它们作为健康食品所拥有的保健价值也是不言而喻的。中国传统的饮食烹调原则“调和五味”与中医学里的以四气五味原理指导用药的原则相同。

二、食物的性能特点

1. 食物与药物的区别

（1）应用方式的区别：食物是将果蔬肉谷等材料以饮食的形式运用，如蒸饭、炒菜、汤羹等。药物是将材料以药剂形式运用，如丸、散、汤剂等。

（2）应用范围的区别：食物的应用范围广，人们会主动接受食物。而药物的应用范围局限，病以药为治，一般是被动接受，只有当生病之后才服用。

（3）一般性能的区别：食物可以充饥，一般偏性较弱，多为平性，养生防病，宜用于慢性病、轻病的康复，

也可预防保健，久食不会给身体带来危害。药物则不能多食、久食，而且一般不能用来充饥，偏性较强，主要用来祛病疗疾。

（4）应用对象的区别：食物首先适用于所有健康人群，其次是有需要的患者，为药物或其他治疗措施的辅助手段。而药物主要适用于病人。

（5）食物与药膳的区别：食物是延续生命的物质，而药膳含有药物、食物、调料，是在食疗的基础上以中医理论为基础，将药物和食物相配合，通过烹调加工而成的一种防病治病、保健强身的特殊物质，通过吸收食物营养来获得药物的效果，既不同于单纯地以食物来扶正调理，又不同于单用药物来祛邪治病，其精华之处在于食借药力，药助食补，从而收到治病与食物营养的双重作用。

2. 食物的性能特点

食物的基本特点，在语言表达上和内涵方面与中药并无本质区别，中药、食物，在古代通称为本草。在研究食物作用时，也强调食物的性味。

（1）四气

含义 四气，又称四性，即指食物具有的寒热温凉四种药性。一般只分为寒凉性与温热性两大类，而介于两大类之间者则称为平性，即指寒热之性表达不明显者。所谓性，也称为气，一般也称四气或四性，即寒、热、温、凉以及平性。而在具体表述中又有大寒、寒、微寒、凉；大热、热、大温、温、微温及平性等不同术语。

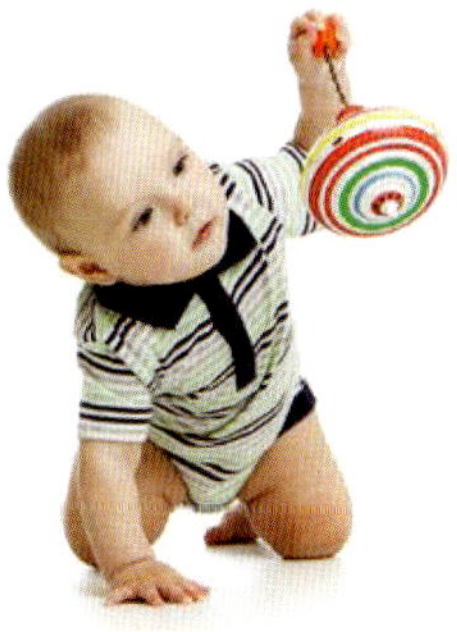

作用 寒凉性食物具有清热、泻火、利咽、解毒、解暑等作用，主治热证；温热性的食物具有温中补虚、散寒止痛等作用，主治寒证。如雪梨、苦菜、西瓜和荸荠等具有寒凉之性，羊肉、生姜、红糖水等具有温热之性。

（2）五味

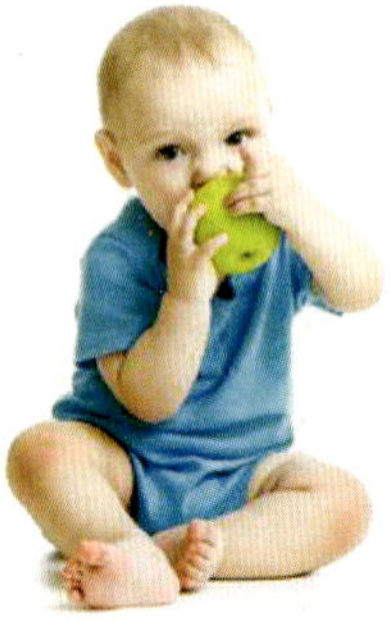

含 义 五味，即指食物因功效不同而具有辛甘酸苦咸等味，它既是药物作用规律的高度概括，又是部分药物真实滋味的具体表示。

依 据 五味学说是中医归纳解释食物效能的说理工具。五味既是食物的滋味，又超出食物的滋味，是食物作用规律的理论概括。

作 用 五味是食物对人体不同效用的概括，效用中又包括治疗作用和不良作用。

辛：能散、能行，有发散、行气、活血作用。如用于发散的葱、薄荷、姜等；用于散寒的辣椒；用于行气的洋葱；用于活血的酒等，都具有辛味。辛味食物大多能耗气伤阴，气虚阴亏者慎用。

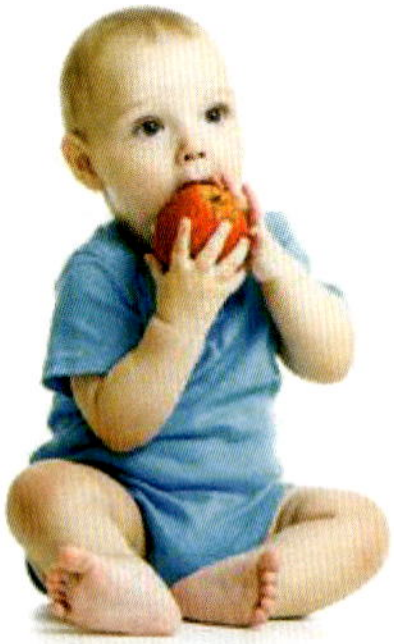

甘：能补、能缓、能和，有补虚、和中、缓急、调和等作用，如用于补虚的核桃仁、枸杞子、芝麻；用于和中缓急、解药食之毒的蜂蜜等。此外，甘味食物多质润而善于润燥。甘味食物大多能腻膈碍胃，令人中满，凡湿阻、食积、中满气滞者慎用。

酸：能收、能涩，有收敛固涩作用，如治自汗、盗汗、久咳的乌梅。另外，酸能生津、安蛔，如木瓜、醋等。酸味食物大多能收敛邪气，凡邪未尽之证均当慎用。

苦：能泄、能燥。如苦瓜味苦能清泄热邪，治火热内盛；橘皮味苦能燥，善治湿痰内阻之咳嗽咯痰。苦味药大多能伤津、伐胃，津液亏虚及脾胃虚弱者不宜大量用。

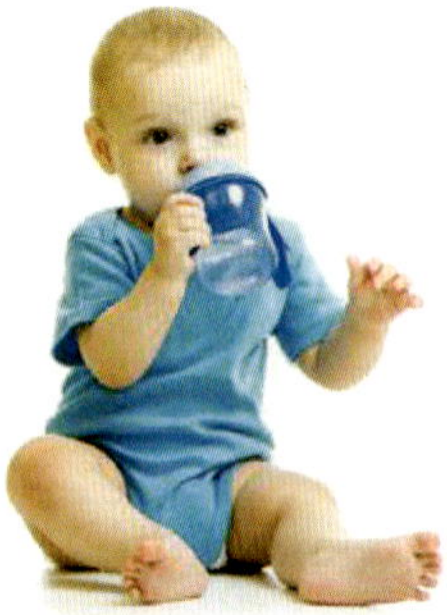

咸：能软、能下，有软坚散结、泻下通肠作用，如用于瘰疬、痰核的海带、海藻等。食盐类咸味食物不宜多食，脾虚便溏者慎用。

涩：能收、能敛，同酸味一样有收敛固涩作用，如用于小儿泄泻的苹果皮、治崩漏带下的石榴皮等。涩味食物大多能敛邪，邪气未尽者慎用。

淡：能渗、能利，有渗湿利水作用，如治水肿、小便不利的冬瓜、薏苡仁等。淡味食物食用过量，也会耗伤津液，阴虚津亏者慎用。

（3）归经

含 义 归，即归属，指食物作用的归属；经，即人体的脏腑经络。归经，即食物作用的定位。就是将食物的作用与人体的脏腑经络密切联系起来，以说明食物对机体某部位的选择性作用特性，从而为食疗的应用提供依据。

依 据

① 食物特性。每种药物都具有不同的形、色、气、味等特性，有些医家（特别是古人）有时也以此作为归经的依据，其中尤以五味多用。如萝卜味辛入肺；粳米味甘入脾。当然，根据这种方法来确定食物的归经往往带有片面性。

② 食物的效应部位。前人通过长期的临床观察，逐步认识到每种食物进入人体后，其主要作用部位是相对确定的，以此来确定食物的归经十分准确，所以这种方法使用的范围更广。如杏仁能治疗咳喘，而咳喘为肺脏功能失调所致，故归肺经；冬瓜能治水肿、小便不利，而小便不利多为膀胱之疾，故归膀胱经。

其他诸如升降浮沉、毒性理论等均与中药基本理论无区别。

三、中医食疗营养的特点

1. 预防为主

预防为主的思想，是东方营养学的重要特点之一。《素问·四气调神大论》指“圣人不治已病，治未病，不治已乱治未乱”。这种防患于未然的预防思想不仅贯彻在运用一般医疗方法（如药物、针灸等）防治疾病、消除各种致病因素方面，也充分体现在食疗营养方面。如《素问·痹论》中就指出“饮食自倍，肠胃乃伤”。《千金要方·食治》中说：“不知食宜者，不足以存生也”，“夫在身所以多疾此皆由……饮食不节故也”，都指出不注意饮食营养卫生，是多种疾病发生的直接原因，说明注意营养饮食卫生对保持健康具有重要意义。因而日常生活中必须要“食能以时”，“味不重珍，衣不燂热”，“凡食，无强厚味，无以烈味重酒”（《吕氏春秋·尽数》）。这样才能身无灾，保持健康。

中医的“预防”包括无病防病和有病防变两重意义，食疗也是如此。人体在患病之后，更需要注意营养卫生，并以饮食作为调治疾病、防止病情加重或并发其他严重疾病的重要手段，只有在饮食疗法效果不够满意或失效时，才诉诸药物治疗。

总之，注意饮食营养卫生，无病防病，有病防止疾病恶化加重，是中医的食疗营养的基本原则之一。

2. 辨证配膳

辨证论治是中医治疗学的一条基本原则，它是中医的精髓之一。辨证论治就是在临床治疗时要根据不同的病情，结合病人的精神、体质以及环境等各种因素，全面综合分析，从而正确地辨认出不同的“证”，然后针对不同的“证”，施以恰当的治疗，以达到治愈疾病的目的。这一原则贯穿于中医多种疗法的应用之中，同样也体现在饮食治疗之中。

多种疾病，都有其饮食宜忌，讲求饮食宜忌，是疾病早日痊愈的关键。

《黄帝内经》中提出了“虚者补之”、“实者泻之”、“寒者热之”、“热者寒之”等治疗原则，这些不仅是中药治疗的重要原则，也是食疗营养学的原则。辨证配膳时，首先要根据病证的阴阳、虚实、寒热，分别给予不同的饮食治疗。对虚证，应给予补养的食品。对实证，则要辨别是哪种实邪，如病由热邪引起，要给予清凉的饮食如西瓜、鲜藕等，如病由寒邪引起，就要用温热的饮食，如干姜、羊肉、红糖等。对虚证虽然都应该补益，但还要注意区别是阴虚还是阳虚。《黄帝内经》中说“形不足者，温之以气；精不足者，补之以味”，认为阳气虚弱的病证应该首先益气，以便阳气旺盛；而对于阴精亏损的患者，则要用厚味之品补益精血，以使阴精充足。对于阴虚火旺者与阳虚不足者，虽然都要用补法，但前者宜用甘凉清补，后者宜用辛甘温补，在选择滋补性食品时就要有所区别，不能混淆。

清补食品主要有：山药、莲子、百合、冰糖、桑葚、藕、豆腐、蜂蜜、赤小豆、绿豆、鸭、甲鱼、蚌肉、鸭蛋、面筋、牛乳、薏米、粳米、小麦芽。温补食品主要有：羊肉、牛肉、狗肉、鸡、鸽、鳝鱼、海参、淡菜、荔枝、桂圆、核桃、板栗、红糖、胡萝卜、糯米等。在应用补益的饮食时，必须加以区别。

其次，还要辨明疾病属于哪一脏腑，根据病症所在的脏腑，采用不同的饮食营养疗法。这种依据脏腑辨证进行配餐的饮食治疗，是以五行生克为其理论基础的。

此外，历代的医药学家及劳动人民，还在实践中总结了不少对某些疾病具有特殊效果的食疗方法，如葱白、豆豉驱散风寒，马齿苋治痢疾，鲤鱼、赤小豆利水等，都可以在临床上根据病情适当选用。

3. “三因”制宜

“三因”即因人、因地、因时。三因制宜，就是要根据病人、地域及天时的不同，而灵活运用不同的治疗方法。这不仅是中医治疗学的重要原则之一，也是食疗的重要原则之一。

不同人体的素质禀赋、体质强弱、性格类型各不相同，各人之嗜欲也不一样，即使在同一人体，于一生中各个时期，其体质及气血盛衰也有所变化。进行食疗时，必须充分考虑到这些的情况，区别对待，采取最适宜的食疗方案。不同性别、不同年龄的人，其饮食宜忌有所不同；不同形体的人，其饮食宜忌也有差异。例如体胖的人多痰湿，适宜多吃清淡化痰的食物；体瘦的人多阴虚，血亏津少，所以宜多吃滋阴生津的食物。此外，女性在妊娠、哺乳等特殊时期，也有不同的饮食宜忌。

人的生理功能随着四季气候的变化而改变，食疗也必须考虑到这一点，要根据天时的变化而作出相应的改变。四时的饮食宜忌，大致可以概括为：春为万物生发之始，春天阳气发越，此时不宜食油腻辛辣之物，以免助阳外泄，应多食清淡之菜蔬、豆类及豆制品；夏季气候炎热而又多雨，暑热夹湿，脾胃受困，食欲不振，饮食以清淡、少油为主，如绿豆汤、荷叶粥等解暑清热，西瓜为清暑解热之佳品，可常进食；秋季万物收敛，凉风初长，霜露乍降，早晚受凉易引起咳嗽或痰喘复发，此时可多食萝卜、杏仁、薏仁米粥等，以清肺、降气、化痰；冬季天寒地冻，万物封藏，此时最易感受寒邪，宜吃牛羊肉等温热性食品来御寒，但不要过量，以免助湿生痰。

我国地域广阔，各地的自然条件、人文情况都不一样，人们的饮食习惯、体质以至所患疾病亦各有异，不同地域生产的食品，可以对不同地域的人体产生不同的作用。所以，在选择应用食品时，必须充分考虑到其产地的不同，注意到由于产地互异对食物性味的影响等多方面的问题。

4. 贵在调和

既然食物有不同之性味，各种性味又各归于不同脏腑，那么，要想保持健康，就必须讲求食物的五味调和，注意食物营养的要求和宜忌，掌握其节制宜忌的规律，这样才能达到有病治病，无病强身防病及延年益寿的目的。

食物的宜忌和调和，其内容十分丰富，这正是中医食疗营养的特色之一。

首先，食物的宜忌与正常人体的生长发育和生理活动，以及患病情况下的阴阳调和、机体修复、扶正祛邪有着十分密切的关系。人体摄入的食物五味比例应协调，才能使体内的阴阳气血及脏腑机能协调，正气正盛，身体健壮。偏嗜五味中的某一味或某几味，五味失去调和，则可由于五味有所偏胜，导致脏腑机能失调，正气受损，引发疾病。对于病人来说，更要讲究五味调和，切忌偏嗜，否则将加重病情，变证丛生。

对于一个健康人来说，除了上述

五味应该调和及不宜有所偏嗜外，还应养成适时适量饮食的习惯。

饮食禁忌，指患者在病症过程及其恢复期，应当注意某些与疾病不相宜之食物禁忌。民间一般对外症疮疡忌食鱼类、海产等“发物”，否则将加重病情。饮食禁忌在疾病恢复期更有重要意义。人体病后邪气甫去、正气未充之时，肠胃不胜过度负担，如仍贪食厚味，饮食过饱，则肠胃复损，病邪复侵，病症可能复发，中医所谓“食复”、“病遗”，即指此而言。

还有，食物的搭配需要互相配合，将不同性味的食物适当搭配在一起食用，其食疗作用可以加强，并可产生协同作用，使其更好地发挥治疗作用。但是如果食物搭配不当，轻则使食疗作用被抵消，重则对机体产生有害作用。

除了上述食物之间的相互配伍外，在食疗中，还要十分注意药物与食疗的互相配合问题，即在药疗的同时，还要注意选择与药疗相宜的食品。中医书中提出了不少服药时的食物禁忌，值得我们参考，并进一步从临床上去验证。应当注意食物的性味与所服药物的性味有否矛盾。如服热药时应配用热性食物，若服食寒性食物，即能影响药物的疗效或引起不良反应，必须避免。服发汗解表药时，要禁忌生冷及酸性食物，因酸性食物有收敛作用，使药物的发散作用不能发挥，从而影响疗效。

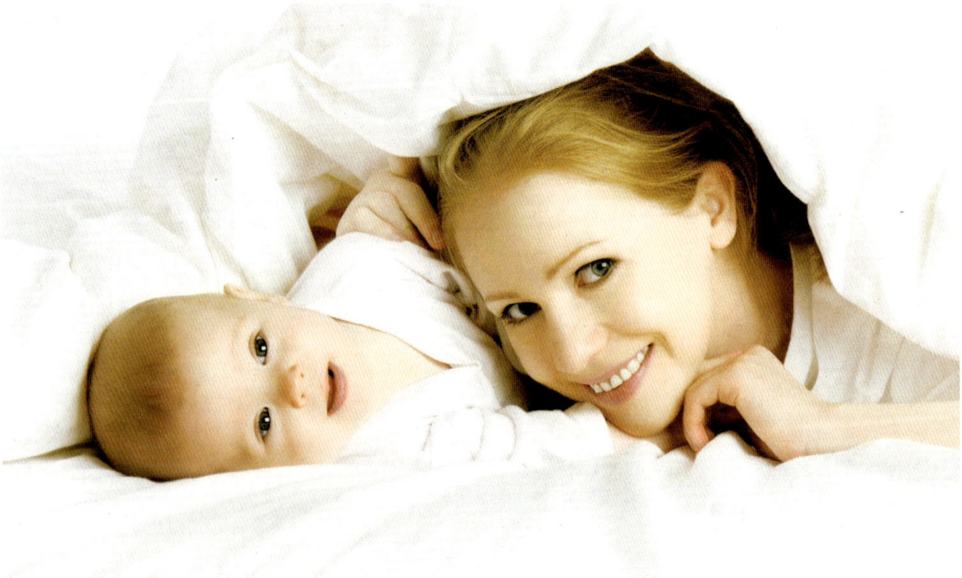

第四节 中医饮食疗法的使用要点及宜忌

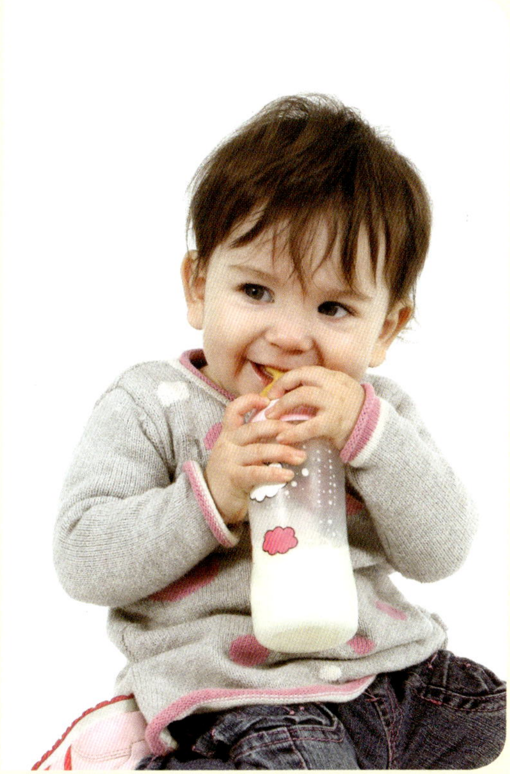

唐代著名医家孙思邈也是一位伟大的食疗大师，他对中医饮食的使用要点以及宜忌均作了精辟的论述，如曰：“人之当食，须去烦恼，如食五味，必不得暴嗔”；“久饮酒者，腐烂肠胃，清髓蒸筋，伤神损寿”；“夜无过醉饱”；“先饥而食，先渴而饮，食欲数而少，不欲顿而多。多则难消也。常欲令如饱中饥、饥中饱耳”；“每学淡食，食当熟嚼，使米脂入腹，勿使酒脂入肠”；“每食不用重肉，长须少食肉，多食饭”；“夫欲服食，当理性所宜，审冷暖之适。不可见彼得力，我便服之”；“食毕当漱口数过，令人牙齿不败，口香”；“每食讫以手摩面口腹，令精液流通”；“食毕当步踌躇……则食易消”；“饱食即卧，乃生百病。不消则成积聚”；“凡遇山水坞中，不可久居，常食作瘿病。又深阴地冷水不可饮，久饮则脾阳内损，痰湿凝聚，必作痰疟”。另外，《黄帝内经》中的五禁：“肝病禁辛，心病禁咸，脾病禁酸，肾病禁甘，肺病禁苦”，也值得我们在食疗中遵循。

一、中医饮食疗法的三大基本原则

1. 辨证施膳

辨证施治是中医治疗疾病的指导原则，即在临床治疗时要根据病情的寒热虚实，结合病人的体质给予相应的治疗。只有在正确辨证的基础上进行选食配膳，才能达到预期的效果。否则，不仅于病无益，反而会加重病情。

2. 全面膳食

所谓全面膳食，就是在饮食内容上尽可能做到多样化，讲究荤素食、主副食、正餐和零食等之间的合理搭配。

全面膳食是现代营养学中的基本观点，现代营养学认为人体所需要的各种营养素主要包括蛋白质、脂肪、糖类、维生素、矿物质、水和纤维素七大类物质。这几大类营养素分别存在于不同种类的食物中，如粮食类食物主要含有丰富的糖类；蔬菜、水果中含有大量的维生素、矿物质和纤维素；鱼、肉、奶、蛋类则是蛋白质的良好来源。为了保持身体健康，必须采用平衡膳食，全面膳食。

中医食疗学中也早有类似认识，如《黄帝内经》中曾经明确提出膳食配伍的原则：“五谷为养，五果为助，五畜为益，五菜为充，气味合而服之，以补精益气”。五谷，为米、麦及其他杂粮类食物的泛称，五果、五菜则分别指古代的五种果品和五种蔬菜，五畜泛指肉类食品。

3. 饮食有节

饮食有节是指每天进食宜定时、定量，不偏食，不挑食，主要有两层含义，一是指进食的时间，一是指进食的量。

定时：我国传统的进食方法是一日三餐，即早、中、晚三餐，这与饮食在胃中停留和传递的时间有关。医学研究证明，早、中、晚这三段时间内人体的消化功能特别活跃。按照相对固定的时间，有规律地进食，可以保证消化、吸收功能有节奏地进行活动，脾胃协调配合，肠胃虚实交替，有张有弛，食物则可有条不紊地被消化、吸收和利用。若不分时间，随意进食，零食不离口，就会使肠胃长时间工作，得不到休息，以致肠胃消化的正常规律被打破，胃肠虚实无度，时间长了后可能导致疾病发生。

定量：饮食定量，主要强调饮食要有限度，保持不饱不饥，尤其是不暴饮暴食，否则会使肠胃功能紊乱，导致疾病的产生。

在一日三餐中，有“早餐吃好，午餐吃饱，晚饭吃少”的说法，这有一定的科学性。早餐时，经过一夜的休息，胃中处于相对空虚状态，亟须补充营养，以满足上午的工作需要，所以要吃好；午餐处于一日当中，上午的工作、学习或劳动使身体消耗掉较多的能量，适当多进食，才能弥补损耗，满足下午劳动工作的需要；晚饭后，一般活动较少，消耗不多，所以要少吃。同样的道理，经常熬夜的人晚餐不仅要好，还要加夜宵，才能满足身体的需要。

二、食疗中食物的运用要点

1. 食物的应用原则

（1）整体原则：选择食物时要根据个体的差异、季节变化、地域特点来选择食物，即因时、因地、因人制宜。充分利用食物的各种性能，调节和稳定人体的内环境，使之与自然环境相适应，方能保持健康，祛病延年。

（2）辨证施食：即根据不同的病症选配食物，调节机体的脏腑功能，促进内环境趋向平衡、稳定。这也是中医食疗学的重要特点。

（3）辨病施食：食物所含有的物质成分决定一种食物往往对某一种或几种疾病具有特异性作用，辨病施食很有必要。在食疗实践中，辨证与辨病施食是提高食疗效果的两个重要原则，也就是说，在食物选配时，既要注意证的多样性，又要重视病的内在特殊本质，在病的诊断确立后，辨明其证是正确选用食物的前提，掌握每一食物的性能特点，有针对性施用，是保证治疗效果的重要基础。辨证与辨病，两者相辅相成，不可顾此失彼。

（4）平衡膳食：即在可能的情况下，尽量食用多种食物，而使种类齐全，数量充足，比例适当，避免偏食。

2. 食物的应用方式

（1）服用方法：在日常生活中，应用食物分食用和饮用两大类。

（2）应用类型：单用、联用、药食兼用。

（3）食品类型：主食如米饭、汤羹、菜肴；副食如汤料、饮料、酒、散、蜜膏、蜜饯、糖果、饼干等。

（4）加工方式：烤、焖、煨、蒸、炒、卤、炸、烧。

3. 食、药、毒的关系

在古代有食即药、药即食、药即毒、毒即药的说法。具体地说，食物饱腹，药物治病，毒物抗病。食、药、毒三者可以改变，关键在于能善于应用。

某些食物明显有毒（如酒、花椒、白果等），应用得当，不会对人体产生危害，反之会产生不良后果。如白扁豆有毒，生用可引起中毒，但久煮后毒性被消除，还可以用来治疗脾胃虚弱病证。

某些食物原来无毒，由于烹调技术不当而产生了一些有害物质，如经熏、炸、腌、烤的动物脂肪与蛋白质可产生多种致癌物质。

某种食物对于某种体质类型的人会产生毒副作用，吃对了有利于人，甚至可以治病；吃错了，有害于人，甚至可以致病。

4. 食物禁忌

食物禁忌俗称忌口，是指在某种情况下不能食用某些食物，否则会对身体产生不良影响，甚至引起病变。

（1）病中禁忌：指患有某种疾病期间不宜食用某些食物，如久患疮疡、皮肤疾患者不宜食公鸡、鲤鱼及辛辣之品，阴虚热盛者忌用辛辣动火之品，虚寒泄泻者不宜食生冷、寒凉之品。一般来说，患病期间凡属生冷、黏腻腥臭及不易消化之物均应避免食用。

（2）配伍禁忌：如柿子忌螃蟹，葱忌蜂蜜，鳖鱼忌苋菜等。

（3）胎产禁忌：除了自身的营养需要外，由于对孩子的身体也会产生影响，所以妇女胎前产后饮食应有不同，即所谓“产前宜凉”，“产后宜温”。

（4）时令禁忌：四季气候交替，人类必须顺应自然规律而不可违背。

（5）质变腐烂禁忌：食物必须干净卫生，无霉变腐烂，否则不能食用。有些食物还必须新鲜，如土豆发芽不能食。更有些食物必须是活的，如鳝鱼、河虾、螃蟹等，否则即发生变质，对身体有害。

（6）偏食禁忌：适时适量搭配食物有益于身体健康，偏食会导致营养不均衡，甚至引发疾病。

5. 食物颜色与营养价值的关系

现代营养学研究认为，食品的颜色与营养的关系极为密切，食品随着它本身的天然色素由浅到深，其营养价值越丰富，结构越合理。比如，蔬菜营养价值的高低由深到浅，为黑色—绿色—紫色—黄色—红色—无色（白色）。多吃颜色深的蔬菜更有利于健康。

（1）黑色食品：如黑木耳、黑米、黑芝麻、紫菜等。

特点：具有补虚扶弱的作用，有害成分少，营养成分齐全，能明显减少动脉硬化、冠心病、脑中风等疾病的发生率。

（2）绿色食品：这里指的是颜色为绿色的蔬菜，非专门机构所指的绿色食品，多为叶菜类，如芹菜、蕹菜、青辣椒、丝瓜、菠菜等。

特点：含有大量的维生素C，有助于增强身体抗病力和预防疾病，消除因紧张、长时间疲劳而引起的不适，对眼睛也有好处。长期不吃蔬菜的人，容易患眼疾。

（3）紫色食品：如紫茄子等。

特点：营养价值非常高。

（4）红色食品：如番茄、山楂、苋菜、红枣、草莓、红萝卜等。

特点：可促进人体巨噬细胞活力增强。巨噬细胞对感冒病毒等致病微生物有奇效，身体虚弱，受到病毒侵袭而患感冒时，吃红色食品大有益处。

（5）黄色食品：如南瓜、花生、红薯等。

特点：富含维生素A、维生素D。维生素A可保护胃肠黏膜，防止胃炎、胃溃疡等疾病发生。维生素D则可促进钙、磷两种元素的吸收，进而收到强筋壮骨的作用，对于儿童佝偻病、屈光性视力减退有一定的预防作用。

（6）白色食品：如冬瓜、大白菜、白萝卜、白茄子等。

特点：低热量，不会使人发胖，经常食用可调节视力，安定情绪，对高血压、心脏病，尤其是肥胖病有很好的辅助疗效。

同类蔬菜中，营养价值的高低也与颜色的深浅有关，如紫茄子的营养价值高于白茄子，黑木耳高于白木耳，大葱的绿色部分高于葱白部分。

6. 关于食物的酸碱特点

一般来说，少吃酸性食物，多吃碱性食物对于健康有利。酸性食物又被称为半健康食物，碱性食物则被称为健康食物。

区分食物的酸碱性时，不能以食物在口中的直觉反应或主观感觉来确定。食物中所含无机盐成分如硫、碘、氯、磷等较多者，可认定为酸性食物；含有钠、钙、钾、镁、铁、铜等成分较多者，可列为碱性食物；食物的酸碱性质直接关系到人体健康。常见的碱性食物有大豆、四季豆、豆腐、菠菜、莴苣、萝卜、竹笋、茄子、洋葱、土豆、黄瓜、凉瓜、海带、柑橘、阳桃、香蕉、苹果、葡萄、草莓等，酸性食物如肉食、鱼子、海鲜、面粉、面制品等。

现代科学研究认为，蔬菜、水果类食物大多数的最终代谢产物为碱性，而肉食、米谷类则呈酸性。因此，当人们在食用食物时，往往将蔬菜、水果和米谷、肉食、鱼类搭配食用，才感到有食欲，才觉得饭菜味道鲜美。反之，只吃米饭，少吃蔬菜，就容易患胃病。

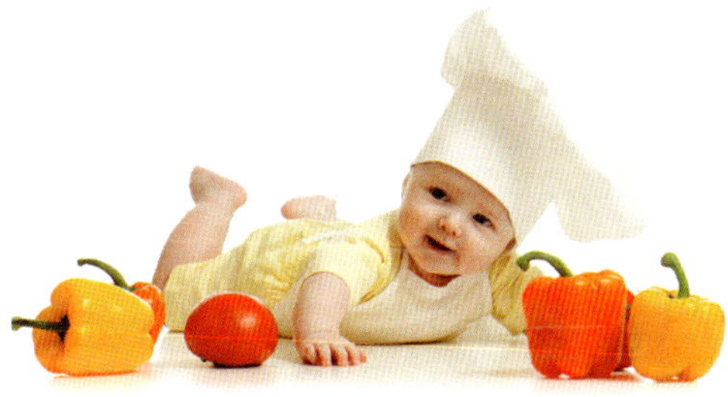

第五节 小儿食物养生

小儿处在生长发育的动态变化之中。生长是指小儿整体和各器官的长大，是量的增加。发育是指细胞、组织、器官功能的成熟，是质的改变。生长与发育两者紧密相关。合理的营养可以促进小儿生长发育，健康成长。营养状况良好的小儿可以达到理想的身高和体重，营养不足或缺乏的小儿则达不到理想的标准身高和体重，而营养过剩则会使小儿体重过重或肥胖。

为使小儿健康成长，保证其正常的生长发育，合理的食养是非常关键的。孩子年龄越小，越需要得到细致和全面的照顾，小儿各年龄阶段，尤其是婴幼儿时期的合理食养显得尤其重要。通常来说，小儿从出生到少年之前，可分为新生儿、婴儿、幼儿、学龄前儿童、学龄期儿童这五个阶段。由于每个年龄阶段中小儿的生长发育的特点不同，所以他们对营养的需求也不同。

一、健康小儿与营养

1. 幼儿期的生长发育特点及保健

1 周岁到满 3 周岁之前为幼儿期。幼儿期也是生长发育的重要阶段，饮食上以辅食逐渐代替母乳而转为主食。幼儿能独立行走，活动范围增大，运动量增加，此时一定要保证多种营养素及能量的合理供给。

（1）生长发育特点

幼儿的大脑皮质功能进一步完善，语言表达能力也逐渐丰富，模仿性增强，智力发育快，自身要求增多，见识范围迅速扩大，但缺乏自我识别能力，发生感染性疾病和传染性疾病的机会也增多，需要格外注意。

体格发育：幼儿的发育速度并不平衡，通常是年龄越小，增长越快。从总体上看，幼儿期体重、身长的增长速度是减慢的。躯干部较长，下肢相对短，从外表看，不像婴儿期那么胖，这是正常现象。1 岁以后直到学龄期，小儿体重每年平均增加 2 公斤左右。通常 3 岁以前的小儿体重增长较多，3 ~ 7 岁小儿身高比体重增加得快些。

脑和神经系统的发育：大脑发育速度已经显著减慢，但并未结束，神经细胞间的联系也逐渐复杂。

消化系统发育：幼儿的口腔黏膜柔嫩，血管丰富，牙齿处在生长过程中，咀嚼功能还没有完善，消化酶活性接近成人水平。

骨骼发育：幼儿的骨骼富有弹性，容易弯曲。到1岁至1岁半时，幼儿的囟门完全闭合。脊柱的变化反映椎骨的发育，1岁会走时，脊柱出现第三个弯曲，这一弯曲的形成有利于保持身体的平衡。幼儿时期胸骨骨骺尚未愈合，维生素D缺乏、呼吸器官疾病和坐姿不正确等都会影响胸骨的正常发育。

（2）饮食营养

脾胃功能薄弱，消化功能还不健全，乳牙逐渐出齐，但牙齿的咀嚼功能仍较差，生长发育迅速，新陈代谢旺盛，活动量增大，需要的热量和营养逐渐增多。

①能量

1～3岁的幼儿仍在不断生长发育中，为了保证该年龄阶段小儿的健康成长，应保证足够的热能和营养素的摄入，且各营养素之间的比例要恰当。总热量需要每日每千克体重376～418kJ，蛋白质每日每千克体重2～3克，脂肪每日每千克体重3.5克，糖每日每千克体重12克。蛋白质中优质蛋白质应占50%以上。

②微量元素

幼儿必需而又容易缺乏的矿物质和微量元素主要有钙、铁、锌。

钙：我国推荐幼儿钙的每天适宜摄入量为600毫克，可以食用奶及其制品、大豆制品、牛乳粉、蛋类、虾皮、绿叶菜等富含钙的食物。

铁：幼儿期缺铁性贫血很常见，我国推荐1～3岁幼儿铁的适宜摄入量为12毫克，幼儿应补充含铁食物，如蛋黄、猪肝、猪肉、牛肉和豆类等。

锌：我国对1～3岁幼儿每天的锌推荐摄入量为9毫克，锌最好的食物来源是蛤贝类、动物内脏、蘑菇、坚果类、豆类、肉和蛋。

③维生素

维生素A、维生素D的摄入对幼儿的生长发育也较为关键。

维生素A：1～3岁幼儿每天维生素A的推荐摄入量为500μg，可从动物性食物如肝、肾、蛋类和奶油等，以及胡萝卜、红薯、黄瓜、西红柿、菠菜、橘子、香蕉等食物中获得。但是要避免维生素A过量引发中毒。

维生素D：幼儿是维生素D缺乏的易感人群。维生素D的膳食来源较少，主要来源于户外阳光照射皮肤，由7-脱氢胆固醇转变为维生素D。我国幼儿每天维生素D的参考摄入量为10μg（400 IU），为了防止维生素D

缺乏，幼儿也可适量补充含维生素 D 的鱼肝油。

此时食物宜细、软、烂、碎，避免吃有刺激性的食物或调料，每日要保证饮用 200 ～ 400 毫升的牛乳或豆浆，外加鱼、肉、蛋、豆、菜、水果等多样化的膳食。每日三餐正餐，加一两次点心。

1 ～ 3 岁幼儿的一日食物量

食物	一日量
牛乳	1 ～ 2 瓶（1 瓶牛乳为 227 毫升）
蛋	1 个
禽、鱼、肉	1 ～ 2 份
蔬菜与水果	2 份（1 份相当于 50 克）
谷与豆	2 ～ 3 份

（3）饮食调理原则

①营养均衡

幼儿的饮食中必须有足够的热能和各种营养素，各种营养素之间应保持平衡关系。蛋白质、脂肪与碳水化合物供给量的比例要保持 1:1.2:4，不能失调。有些幼儿很少吃蔬菜、水果，会引起钙、铁等矿物质和维生素缺乏。总之，幼儿的饮食应数量足、质量高、品种多、营养全。

②烹调合理

要照顾到幼儿的进食和消化能力，选择恰当的烹调方式。首先要做到细、软、烂。面条要软烂，面食以发面为好，肉、菜要斩末切碎，鸡、鱼要去骨刺。花生、核桃要制成泥、酱，瓜果去皮、核。含粗纤维的食物及油炸食物要少吃，刺激性食品不能吃。其次是给幼儿制作的饮食要小和巧，让幼儿好奇喜爱，刺激其食欲，促进消化液的分泌，增进消化吸收功能。再次是保持食物的营养素。如米饭蒸或焖要比捞饭少损失蛋白质、维生素，蔬菜先洗后切、急火快炒，以免维生素大量丢失。

③幼儿饮食要定时、定量

每餐间隔 4 ～ 5 小时为宜，3 岁以上幼儿每日可进餐三次，三餐两点。不要加餐或给点心，不要随意吃糖果和零食。

早餐要热量充足、营养丰富。午餐比早餐和晚餐更丰富一些。晚餐则宜少吃高糖和肥厚的动物性食品，以免热量蓄积导致肥胖，或蛋白质过量刺激神经系统使睡眠失常，而应多吃些植物性食品，特别是多吃些蔬菜、水果。每晚应饮 1 杯牛奶，促进睡眠。

要培养幼儿多吃多样化食物的习惯，避免偏食及只吃几种食物。不要在饭前或吃饭时责备孩子。幼儿一顿两顿吃不饱不要紧，这顿没吃下顿自然会好好吃。不要因为这顿没吃，就在正餐之外给零食吃，以免孩子养成正餐不好好吃，专吃零食的坏习惯。

2. 学龄前期儿童的生长发育特点及保健

从世界范围看，各国对儿童入学年龄的规定各有不同，一般为6岁或5岁，因此，学龄前儿童的年龄界限也不尽相同。中国目前儿童的入学年龄规定为6岁半，所以，0～6岁半前的儿童即为学龄前儿童，也叫幼童，幼儿在此时由体格的迅速发育转到了神经、精神的快速发育。

（1）生长发育特点

学龄前期的儿童，生长发育不如幼儿阶段那么迅速，呈稳定增长。智力发育迅速，求知欲强，是逐渐形成个性和习惯的阶段。

身体发育：身高和体重的发育速度变慢，头围接近成人，但四肢增长较快。体重增长落后于身高增长，使身体显得细长。乳牙开始脱落，恒牙开始萌出。学龄前儿童乳牙患龋齿率较高，龋齿不仅使儿童感到疼痛，而且影响食欲、咀嚼和消化功能。因此，防治学龄前儿童的龋齿很重要。学龄前儿童的消化功能已发育成熟，各种消化酶发育完全，肠道吸收功能良好。

智力发育：这一时期是人的智力发展的关键期。学龄前期儿童具有极强的模仿力，其活动形成仍以游戏为主。他们通过游戏认识客观环境，增加与他人的交往，并积累许多知识和经验。孩子出现了独立的愿望，开始自行其是，变得不听话了，心理学称之为“第一反抗期”。这对家长和幼教工作者如何因势利导，做好这段关键期的教育是个挑战。如果做得不好，将会影响这一时期儿童最重要的生活、学习习惯的培养和建立，对个性的发展也将产生影响。

（2）饮食营养

学龄前期儿童的营养要能维持每日的消耗，还要满足生长的需要。营养素供给不足，则会影响生长发育致生长缓慢；但若膳食供给过多，热能在体内堆积而转为脂肪，则引起体重过重或肥胖。此外，养成良好的饮食习惯在此时期特别重要，要养成不偏食不挑食，各种各样食物都吃的良好饮食习惯。

学龄前儿童的消化功能已发育成熟，各种消化酶发育完全，肠道吸收功能良好。由于学龄前儿童一天的活动量很大，消耗能量与营养素也多，所以需要的营养也较多，但每餐的进食量不大，容易饥饿，尤其当早餐进食量少时，易发生低血糖症。

总热量需要每日每千克体重376kJ，但热能的需要还要考虑年龄、性别、体重以及活动量的不同。蛋白质、脂肪、糖三者之比例宜1:1.1:6。此外，维生素和矿物质的供给应满足需要，尤其应注意钙、铁、锌与维生素A、维生素B_1的供给。

4～6岁儿童的一日食物量

食物	一日量
牛乳	1～2瓶（1瓶牛乳为227毫升）
蛋	1个
禽、鱼、肉	2份
蔬菜与水果	3～4份（1份相当于50克）
谷与豆	4～5份

（3）饮食调理原则

学龄期儿童饮食的安排基本接近成人，已可以与父母家人同桌进餐，饭菜内容也大致相同。但4～6岁儿童的饭量仍应该比少年或成人略少，而且需要继续保证优质蛋白质如蛋、乳、肉等动物性食物的供给。

饮食安排要特别注意平衡膳食，食物花色品种多样化，粗细粮交替，荤素菜搭配，有干有稀，软硬适中。

烹调仍应注意食物新鲜，防止在烹调过程中损失过多的营养素。儿童饮食口味仍以清淡为佳，避免过咸和过分油腻。油炸食物不易消化，不宜过多进食，应尽量少吃刺激性食物。要讲究色、香、味、形，以引起孩子对食物的兴趣。可让孩子主动参与食物挑选和制作，这不仅能丰富孩子的烹调知识，学会力所能及的本领，也使孩子心理上对食物产生兴趣，从而吃得津津有味，食欲大增。切忌食物品种单调，每餐雷同，使小儿产生厌恶心理。避免养成零食吃得太多、偏食、挑食等不良习惯，保证每日三餐食欲旺盛。

给孩子安排零食时需要注意的地方：

学龄前儿童，由于处于生长发育阶段，胃的容积有限且消耗量大，仅靠一日三餐难以满足其每日的营养需要，因此在两餐之间合理安排一些零食可以起到补充正餐营养素摄入不足的作用。但是，需要注意：①为了不影响孩子一日三餐的食量，每次给予零食的数量不宜太多。②孩子在吃饭之前不要喝饮料，不要养成以饮料代替水或代替汤的习惯，也不宜用甜饮料给孩子解渴。③少食含糖量高的零食，例如巧克力、甜点心和冷饮，这样的食物通常比主食更容易引起肥胖；为孩子多选些新鲜水果或纯果汁、果干、坚果、牛奶等营养价值较高的食物。④不要受广告的宣传误导，例如有些家长误认为“钙奶”或“果奶”之类的饮料为奶制品，能给孩子增加营养，实际上这类产品主要成分是水分和糖，其营养价值远远不能和牛奶相比，孩子长期饮用这样的饮料对健康无益。

3. 学龄期儿童的生长发育特点及保健

从上小学（6～7岁）到青春期（女孩12岁、男孩13岁左右）开始前，这段时期称为学龄期。这一时期儿童的体格还是继续稳步地增长，除生殖系统外，其他器官和系统，包括大脑已经逐渐接近成人。

（1）生理发育特点

体格发育：学龄期儿童体格发育稳步前进。在进入青春期前，学龄期儿童的体重每年增加 2 公斤，身高增长 5 ~ 7 厘米。肌肉发育较快，肌力明显增强。淋巴系统发育加快，扁桃体增殖明显。恒牙渐次替换乳牙，易出现牙齿暂时性排列不齐。脊柱胸曲在 7 岁以后形成并固定。除生殖系统外，各器官、系统功能逐渐发育成熟。

心理智能发育：学龄期儿童大脑的形态结构基本完成，心理智能逐渐成熟，认知能力、求知欲望和情绪行为控制能力明显增强。儿童由形象思维阶段逐步进入逻辑思维阶段，能够运用概念进行思维，能分析事物的特性、相互关系和数量概念；高级神经活动的兴奋—抑制过程趋于稳定；具有一定的意志能力、自我和集体意识，能够接受较系统的知识教育。社会活动日益广泛，易受环境等各种因素的影响。

疾病特点：学龄期儿童感染性疾病进一步减少，以免疫性疾病为常见，如肾炎、肾病综合征、风湿热等；各种外伤、车祸、溺水等意外也较为常见。如果学习习惯、姿势和环境不良，易发生近视及脊柱侧弯、后突等异常。如果不注意饮食卫生，容易出现龋齿、肠道蛔虫症等。

（2）饮食营养

7 ~ 12 岁是小学生年龄段，在小学高年级生长发育又进入加速期，智力发育非常迅速。营养供给要结合这种生长发育特点以及学习、体力活动状况等适当安排。此外，这个年龄段骨骼生长迅速，尚需供给充足的钙、磷与镁，并保证足量的铁、锌和维生素。小学生一日所需的食物量见表如下。

小学生的一日食物量（克）

年龄（岁）	粮食	豆类与豆制品	畜肉与禽	蛋	奶	蔬菜与水果
7 ~ 9	350	25	100	50	250	300
10 ~ 12	400 ~ 450	25 ~ 30	100	50	25	400

特别提醒

蔬菜应有一半为深色菜，水果可给予 50 克左右。

（3）饮食调理原则

到了学龄期阶段，儿童的成长速度较为一致，对于食物的摄取也较为固定，但是由于儿童对食物的喜好有所不同，不是多吃，就是少吃，以致发生偏食及过胖的现象，必须引起家长的高度注意。

一般而言，9岁以前对热量的摄取并无性别的差异，不过到了9岁以后，由于男女儿童的生长情况开始有所不同，相对地对热量的摄取也有所不同。

女生在9～12岁之间生长发育较为快速，而男生则是在10岁以后的活动力开始加重。这个时期的父母应注意膳食中要含有丰富的蛋白质、维生素、矿物质，以供给学龄期儿童生理的需要。

为了满足学龄期儿童各阶段的营养素需要，在饮食供应上应注意如下事项：

①饮食的供应量力求平衡，营养素应依比例分配在三餐之中。

②每天至少喝2杯牛乳（每杯约240毫升），以便于供给适量的维生素 B_2、蛋白质、钙质等营养素。

③每日要摄取适量的深色蔬菜，以获得B族维生素及铁质等营养素。

④一定要重视早餐。现在许多学龄期儿童由于早晨要上学或有不良习惯，父母又忙于工作，往往不吃早餐或随便应付一下，这是对健康十分不利的，早餐一定要吃饱、吃好。

⑤除正餐外，其间可供应一两次点心。点心应含有丰富营养素，避免高热量食品。可选择豆浆、水饺、面条、三明治、馄饨等食物。

根据调查，目前造成学龄儿童营养不良的原因大致有：

①早餐吃得不好，甚至干脆不吃早餐。

②午餐吃得太差。

③平时吃太多零食。

④不喝牛奶或不吃东西。

⑤因为害怕长胖，强迫自己不吃东西。

⑥父母陪伴孩子吃饭的时间太少，小孩只好自己随便乱吃。

还有一个问题，就是学龄期儿童经常有偏食或拒食的行为出现，对此可采取如下方法进行调适：

①先观察其活动量的大小，再判断其食量的多寡。

②明了其偏食或拒食的原因。有些孩子是因为要引起家长的注意而产生拒食的现象，这种情况的解决方法是准备他喜欢吃的食物，让他无法拒绝。事实上，父母没有时间照顾、关心小孩的饮食，是造成许多小孩偏食或拒食的原因。

二、小儿饮食宜忌

儿童正处于生长发育时期，注意健康饮食十分重要，在平常生活中，由于不注意饮食的健康，招致疾病，甚至带来终生的病患也是常有的事。儿童饮食中除供给足够的蛋白质、脂肪、碳水化合物、维生素等外，对有些应列为禁忌的食物也应引为注意。这里将日常生活中儿童禁忌的食物列于下面，以供参考。

1. 果品方面

（1）不宜多吃罐头。儿童以吃新鲜水果为好，少吃或不吃罐头食品。

（2）不宜多吃糖。

2. 饮料方面

（1）不宜多食冷饮。冷饮会导致腹疼，减弱消化食物的能力，引发呕吐、停食等症状。

（2）忌在牛奶中加米汤。米汤、米粥这些以淀粉为主的食物里，含有一种脂肪氧化酶，会破坏牛奶中含量很高的维生素A，而儿童维生素A的摄取主要依靠乳类食品，如维生素A长期不足，会导致儿童发育迟缓，体弱多病。

（3）忌给儿童饮浓茶。浓茶会引起胃功能失调，妨碍肠道对铁质的吸收，引起缺铁性贫血，特别是儿童肠道发育还不十分健全，饮浓茶则更有害。

3. 蔬菜方面

（1）不宜多吃菠菜。菠菜中铁的含量虽高，但难以吸收，相反，菠菜会妨碍儿童发育所需的钙质吸收。

（2）忌让儿童吃生马蹄与菱角。因为马蹄与菱角均生长于池塘、水塘或沼泽之中，极易受姜片幼虫侵染，进入体内后寄居于肠中，引起肠黏膜炎，危害健康，尤其是儿童，还会因此导致全身性发育不良。

4. 调味品方面

（1）忌多食动物油。动物油所含的脂肪酸多数是饱和脂肪酸，会在血管壁沉积，为血管硬化打下基础。

（2）忌食过咸的食物。食盐对婴儿或儿童的危害是钠元素过多摄入，由于儿童的肾脏还没有发育成熟，无力排出血中过多的钠，因而容易使钠盐潴留。儿童食盐过多，也会发生高血压，而且盐分过多的摄入，还会引起体内钾质的丧失（主要从尿中排出），而钾在人体活动时，对肌肉（包括心肌）的收缩、舒张起重要作用。如果钾丧失过多，会引起心肌衰弱，甚至死亡。

5. 营养食物

（1）忌过多吃鸡蛋。儿童所需的鸡蛋每天1只就足够了，超过需要量肠胃便难以负担，导致消化吸收功能的障碍，引起消化不良与营养不良。

（2）忌食含人参的食品。人参有促进性激素分泌的作用，儿童吃了会发生性早熟，严重影响儿童的正常发育，故切忌随便给儿童吃含有人参的食品。

三、小儿食疗的原则

食疗是中医治疗学的重要组成部分，在古医籍中就有很多关于食疗的记载。

《黄帝内经》："毒药攻邪，五谷为养，五果为助，五畜为益，五菜为充，气味合而服之，以补精益气。"强调人的饮食应该注重营养搭配的均匀、平衡，不可挑食，才能令机体精气旺盛。

《黄帝内经》还指出："寒者热之，热者寒之，虚者补之，实者泻之。"说明了辨证食疗的原则性。

《金匮要略》认为："所食之味，有与病相宜，有与身为害。若得宜则益体，害则成疾。"强调了辨证食疗的重要性。

《景岳全书》："小儿饮食有任意偏好者，无不致病。"强调偏食的危害性。

《育婴秘诀》："小儿无知，见物即爱，岂能节之？节之者，父母也。父母不知，纵其所欲，如甜腻粑饼、瓜果生冷之类，无不与之，任其无度，以致生疾。虽曰爱之，其实害之。"指出父母在孩子饮食调护上的重要作用。

总之，食疗应遵循因人择食、因地择食、因时择食、因病择食的原则。

因人择食就是应该根据孩子的年龄、性别、体质、种族、胖瘦等的不同，而选择不同的饮食。如婴儿期多以易消化又营养均匀的流质食物为主，严格遵循添加辅食的原则；幼儿期及幼童期就当以稀、软、烂而营养均匀的食谱为主，兼顾到孩子虽乳牙长齐但消化功能未强的特点；儿童期的饮食结构可以与成人基本相同，因此时期的孩子消化功能已经成熟，但需要注意防止偏食、挑食、过饥、过饱等不良饮食习惯的养成。

因地择食就是应根据所居地区的饮食习惯、地理环境、气候变化、水源土质等特点结合孩子自身特点而选择日常的食谱，并养成规范习惯。

因时择食就是根据孩子的生理特点，结合一年四季的不同节气、一日四时的不同特点制定食谱。《黄帝内经》有"春夏养阳，秋冬养阴"之训。

因病择食就是要根据疾病的寒热虚实结合自身体质特点而有针对性地进行食疗。

尚应遵循中国营养学会公布的《我国的膳食指南》中所提出的合理膳食"八要"——饮食要多样，饥饿要适当，油脂要适量，粗细要搭配，食盐要限量，甜食要少吃，饮酒要节制，三餐要合理。

第二篇

儿科常用于食疗方的食物介绍

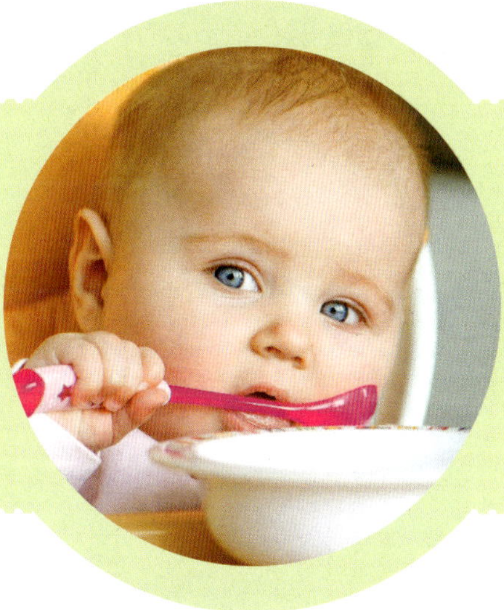

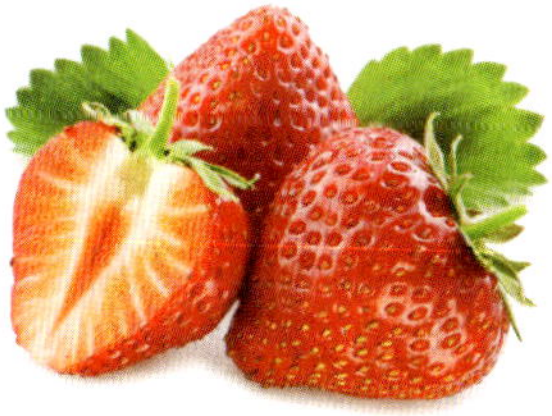

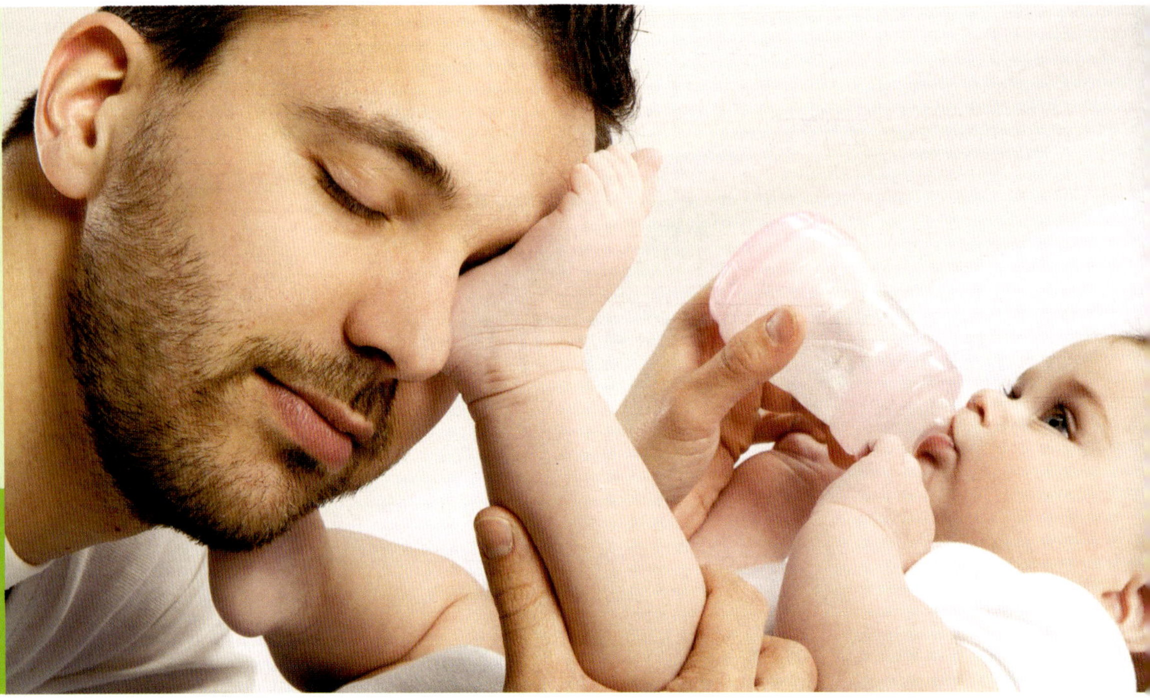

第一章

中药类食物

中药类食物有太子参、西洋参、党参、白术、白芍、淮山、茯苓、土茯苓、黄芪、当归、芡实、扁豆、薏米、麦芽、谷芽、鸡内金、山楂、杏仁、川贝母、麦冬、石斛、沙参、玉竹、百合、葛根、杜仲、桑寄生、海马、冬虫夏草、灵芝、丹参、佛手、生地、三七、益母草、夏枯草、芦根、白果、枸杞子等。

太子参

性味：性平，味甘、微苦。 常用量：5～15克

功能：益气健脾，补肺养胃。

常用于治疗脾虚食少、肺虚咳嗽、倦怠乏力、气虚自汗、头晕心悸、疳积或病后体弱等。现代常用治儿童反复呼吸道感染、反复性口腔溃疡、大便秘结等。

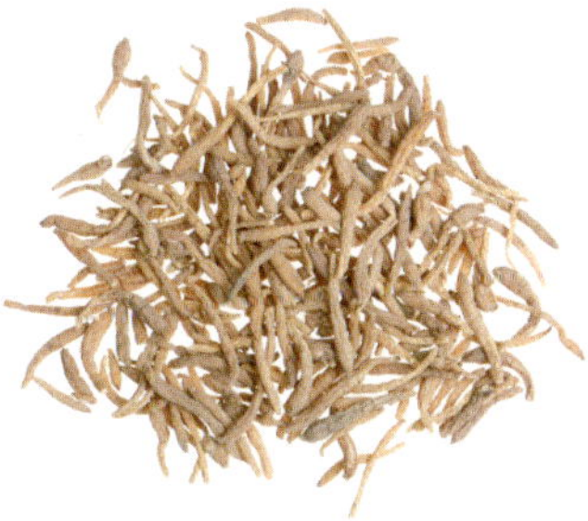
● 太子参

党 参

性味：性微温，味甘。 常用量：5～10克

功能：补中益气，安神益智，有升高血糖、抗癌、抗菌、抗炎及镇痛等作用。

常用于治疗肺脾气虚、心悸乏力、咳嗽虚喘及内热消渴等证。现代常用治小儿贫血病及其他造血系统疾病、胃溃疡及胃手术后、冠心病及急性高山反应等。

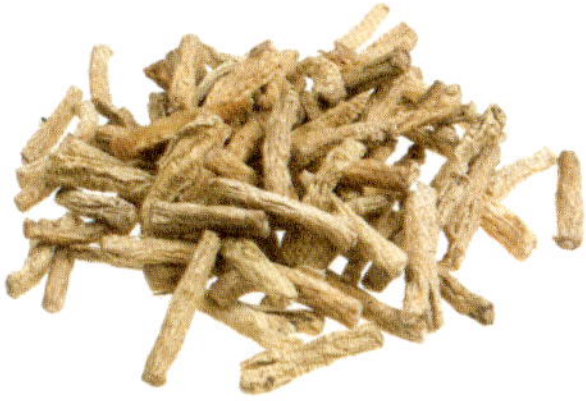
● 党参

西洋参

性味：性凉，味甘、微苦。 常用量：3～5克

功能：益气健脾，补肺养胃。

常用于治疗咽干口渴、低热烦倦、喘咳痰血以及失血劳伤等。现代常用治儿童反复呼吸道感染、体质虚弱、重病久病后调理。

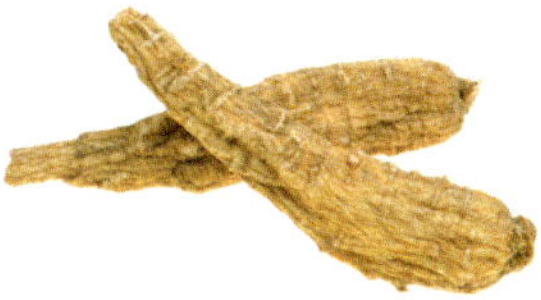
● 西洋参

白 术

性味：性温，味甘、苦。 常用量：10～15克

功能：健脾补气，利水消肿，益气安胎，抗诱变，延缓肾脏衰老等。

常用于治疗脾虚食少、泄泻腹胀、痰饮眩悸、自汗、水肿以及胎动不安等证。现代常用治小儿反复呼吸道感染、小儿流涎症、肝病等。

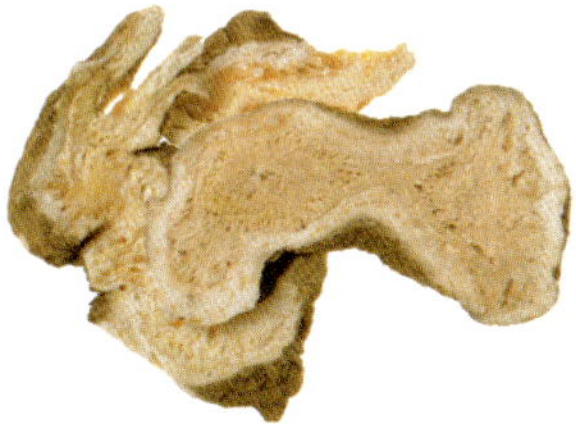
● 白术

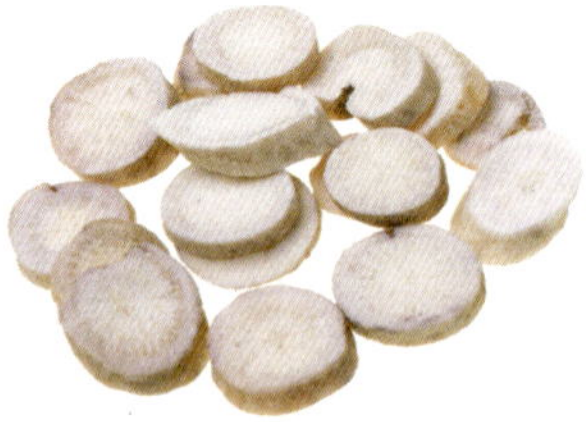

● 白芍

白芍

性味：性微寒，味苦、酸。 常用量：5～10克

功能：平肝止痛，敛阴止汗，养血调经，补血和脉，固腠理，抗应急、抗菌、抗病毒等。

常用于治疗头痛眩晕、胁痛、腹痛、四肢挛痛、虚汗以及血虚萎黄、月经不调等证。现代常用治儿童多动综合征、乙型病毒性肝炎、类风湿性关节炎、肌肉痉挛、偏头痛、颈椎骨质增生及习惯性便秘等病症。

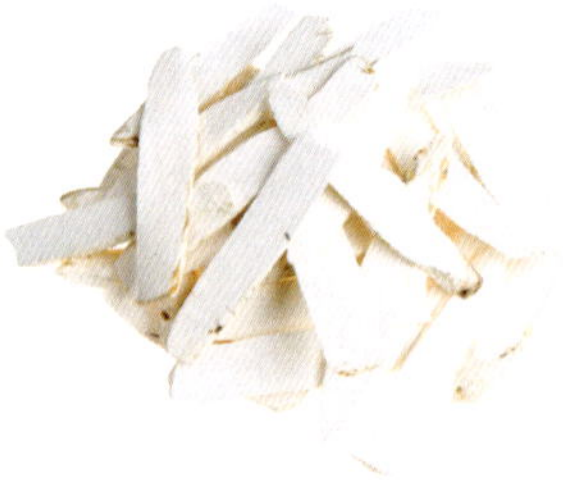

● 山药

山药

性味：性平，味甘。 常用量：10～15克

功能：健脾养胃，补益肺气，补肾涩精，抗衰老。

常用于治疗脾虚食少、久泻不止、肺虚咳喘、肾虚遗精、带下、尿频以及虚热消渴等证。现在常用治小儿疳积、婴幼儿腹泻以及溃疡性口腔炎等。

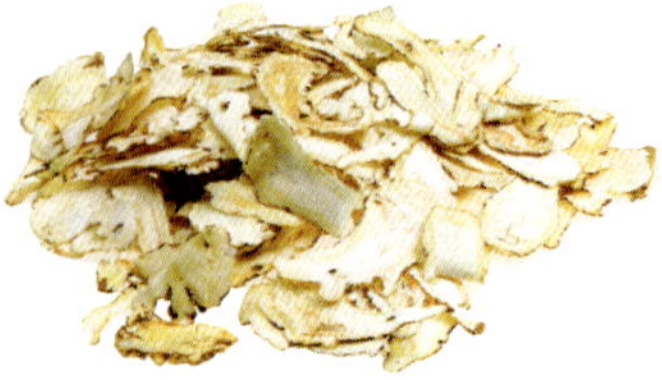

● 当归

当归

性味：性温，味甘。 常用量：5～10克

功能：补血活血，调经止痛，润燥滑肠，补五脏，生肌肉，还有抗炎、镇痛等作用。

常用于治疗血虚萎黄、眩晕心悸、虚寒腹痛、风寒湿痹、肠燥便秘以及月经不调、经闭痛经、跌打损伤、痈疽疮疡等证。现代常用治心律失常、血栓闭塞性脉管炎、肝硬化门脉高压及上消化道出血、腰腿痛、肩周炎及妇科疾病等。

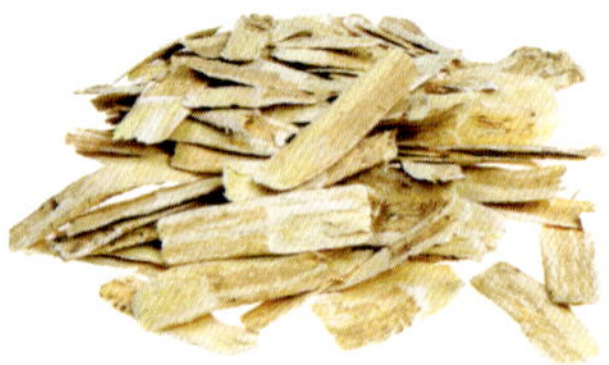

● 黄芪

黄芪

性味：性微温，味甘。 常用量：10～15克

功能：补中益气，益卫固表，生血行滞，还有强身延年、抗肿瘤、防治骨质疏松等作用。

常用于治疗表虚自汗、气虚乏力、食少便溏、中气下陷、久泻脱肛、久溃不敛、血虚萎黄以及内热消渴等证。现代常用治儿童反复呼吸道感染、消化性溃疡、肝炎等。

茯 苓

性味：性平，味甘、淡。 常用量：10～30克

功能：健脾利水，宁心安神，还有抗肿瘤、保肝护肝、抗中毒性耳损害、抗菌、促进造血功能等作用。

常用于治疗水肿尿少、痰饮眩悸、脾虚食少、便溏泄泻、心神不安以及惊悸失眠等证。现代常用治水肿、急性胃肠炎、精神分裂症、斑秃、心悸等。

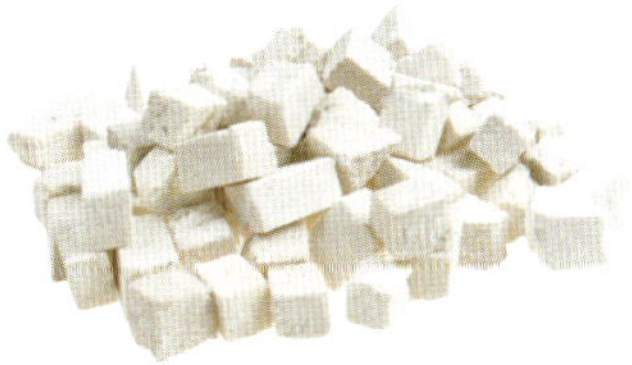

茯苓

土茯苓

性味：性平，味甘、淡。 常用量：10～15克

功能：祛湿解毒、利关节，还有免疫调节、抗癌等作用。

常用于治疗脾虚湿困、关节酸痹、皮肤湿毒等证。现代常用治小儿湿疹、天疱疮、皮癣、顽固性偏头痛、膝关节积液等。

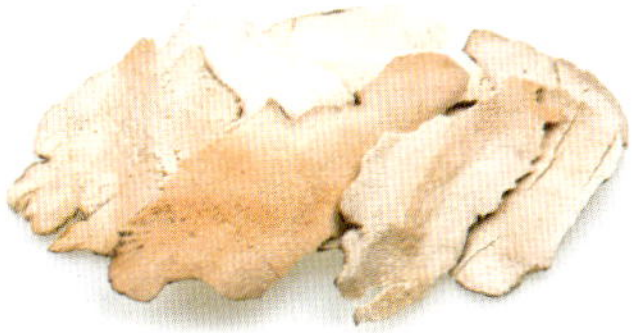

土茯苓

山 楂

性味：性微温，味酸、甘。 常用量：5～10克

功能：消食健胃，活血散瘀，还有抗氧化、增强免疫功能、抗菌、抗癌、利尿等作用。

常用于治疗肉食积滞、胃脘胀痛、泻痢腹痛、疝气疼痛以及瘀血经闭、产后瘀阻、心腹刺痛等证。现代常用治消化不良、急性肠炎、心律失常、呃逆、冠心病心绞痛、高血脂、高血压病、肾盂肾炎、肝炎及下肢软组织损伤等。

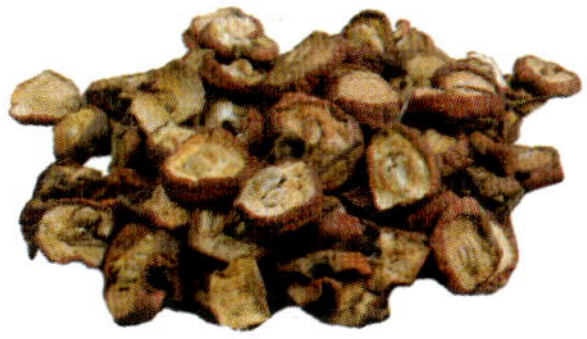

山楂

薏 米

性味：性凉，味甘、淡。 常用量：5～10克

功能：健脾渗湿，清热排脓，除痹止泻，还有降压、呼吸兴奋、降血钙、抑制胰蛋白酶以及诱发排卵等作用。

常用于治疗水肿、脚气、小便不利、湿痹拘挛、脾虚泄泻以及肺痈、肠痈等证。现代常用治扁平疣、肿瘤、传染性软疣、各类型湿疹以及慢性阑尾炎、各科疼痛等。

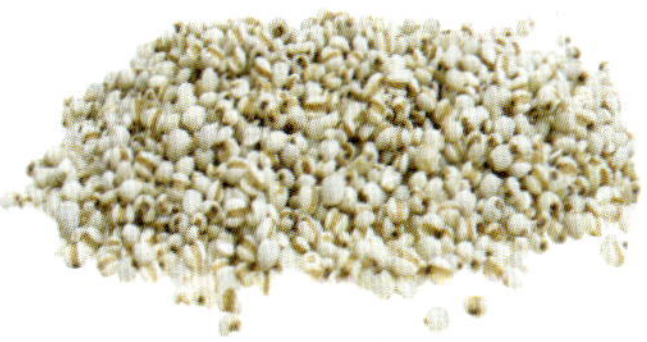

薏米

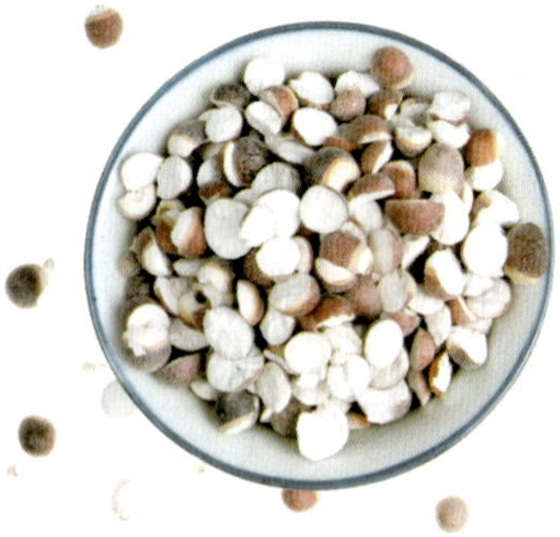

● 芡实

芡 实

性味：性微温，味甘。 常用量：10～15克

功能：补脾胃、涩精、止带、止泻。还有抗衰老、抗坏血等作用。

常用于治疗脾胃虚弱以及肾气不固、遗精尿频和带下等证。现代常用于病后调治、体弱易病、夜尿频等症。

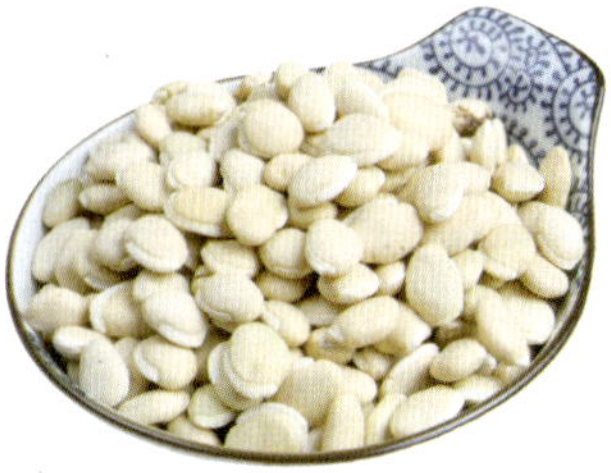

● 扁豆

扁 豆

性味：性平，味甘、淡。 常用量：10～15克

功能：健脾化湿、消暑，还有增加脱氧核糖核酸和核糖核酸的合成、抑制免疫反应等作用。

常用于治疗脾胃虚弱及暑湿困脾所致的食欲不振、胸腹胀满、呕吐、腹泻以及暑热感冒等。

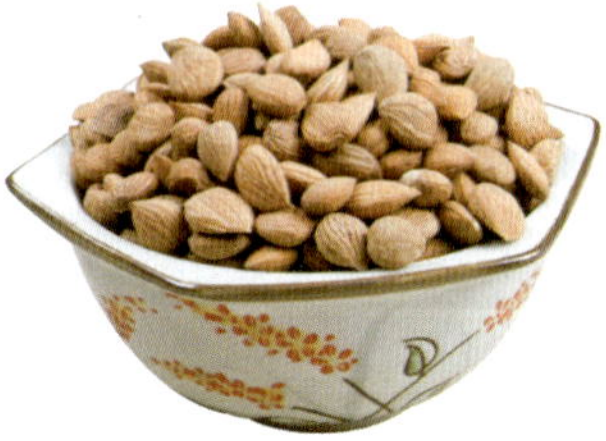

● 苦杏仁

苦杏仁

性味：性微温，味苦，有小毒。 常用量：5～10克

功能：止咳平喘，润肠通便，还有抗炎、镇痛、抗肿瘤、抗诱变及免疫调节等作用。

常用于治疗咳嗽气喘、胸满痰多、肠燥便秘以及血虚津枯等证。现代常用治小儿支气管炎、肺炎、哮喘、小儿痉挛性喉炎、外阴瘙痒、蛲虫病等。

备注：甜杏仁，又称南杏仁，性平，味甘，无毒性，功用同苦杏仁而略弱，食疗常用。

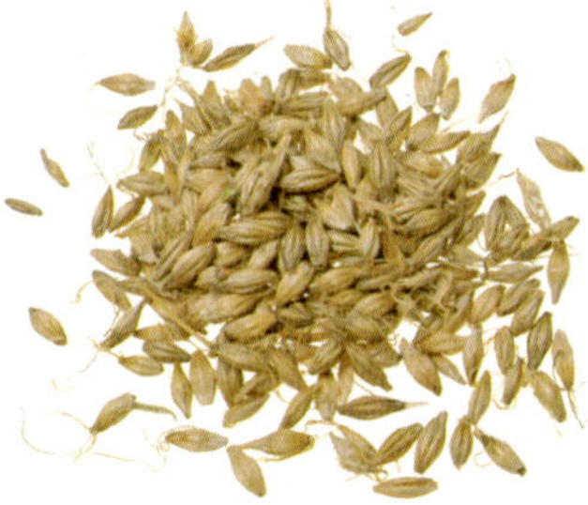

● 麦芽

麦 芽

性味：性平，味甘。 常用量：5～10克

功能：消食导滞（尤消面食），还有乳腺分泌的双向调节（小剂量催乳，大于30克回乳）、降血糖以及抗真菌等作用。

常用于治疗食积不消、脘腹胀痛、呕吐泄泻、食欲不振以及乳汁郁积、乳房胀痛等证。现代常用治小儿泄泻、消化不良、病毒性肝炎、真菌感染等。

谷 芽

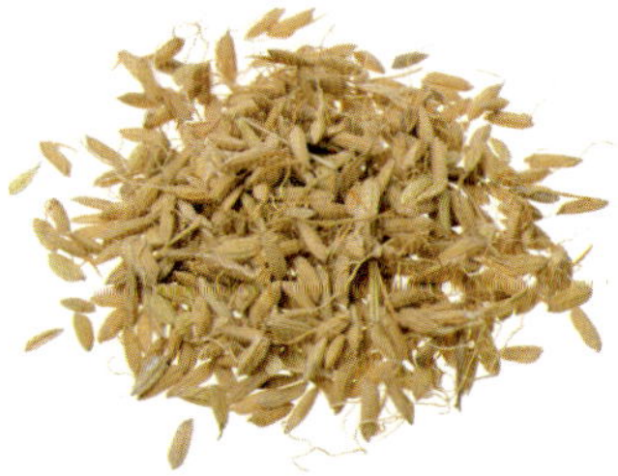

● 谷芽

性味：性平，味甘。 常用量：8～15克

功能：消食健胃。

常用于治疗食积胀满、脾虚厌食等病证。现代常用于病后调护、消化不良等。

鸡内金

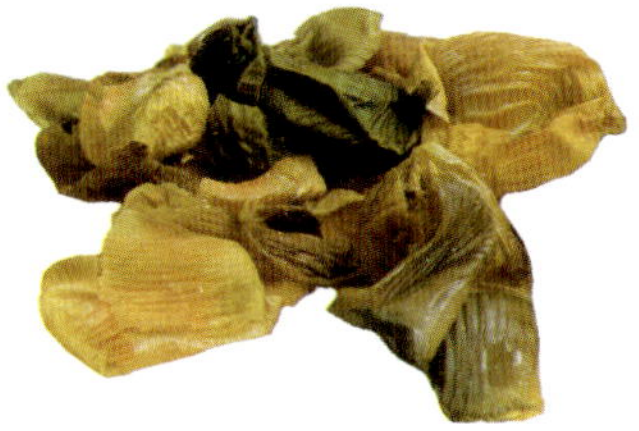

● 鸡内金

性味：性平，味甘。 常用量：3～10克

功能：消食积、止遗尿、化结石，还有促进胃排空及胃腺分泌等作用。

常用于治疗消化不良之反胃吐酸、脾虚疳证、遗尿、结石等病证。现代常用治各类结石病、小儿佝偻病等。

川贝母

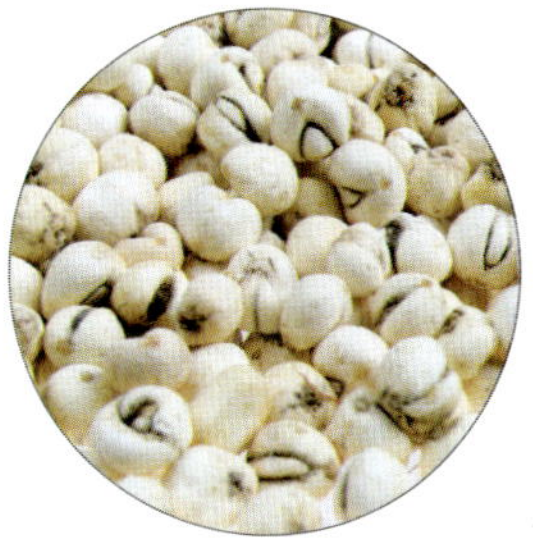

● 川贝母

性味：性微寒，味苦、甘。 常用量：2～5克

功能：清热润肺、化痰止咳、泄热开郁等，还有胃肠道解痉、抗溃疡以及可升高血糖等作用。

常用于治疗肺热燥咳、阴虚劳嗽以及咯痰带血等证。现代常用治呼吸系统疾病、百日咳、小儿慢性咳嗽、消化性溃疡以及单纯性甲状腺肿等。

麦 冬

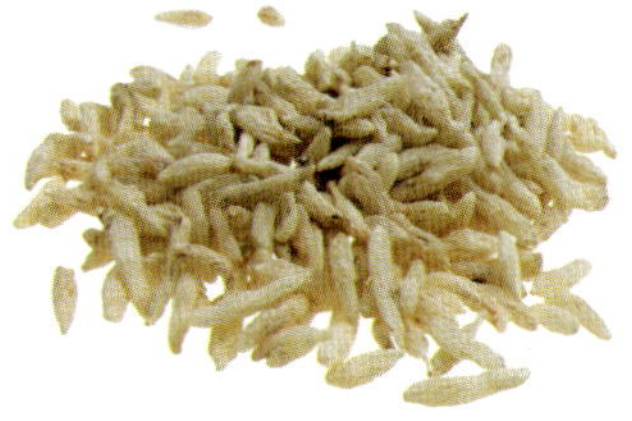

● 麦冬

性味：性微寒，味甘、微苦。 常用量：10～20克

功能：滋阴益精，养阴益气，清心除烦，还有调节血糖、清除氧自由基、促进胃肠道推进以及促进泪腺、唾液腺分泌等作用。

常用于治疗肺燥干咳、虚劳咳嗽、津伤口渴、心烦失眠、肠燥便秘以及咽干鼻燥、内热消渴等证。现代常用治呼吸系统疾病、干燥综合征、慢性咽炎、冠心病、急性心肌梗死、原发性低血压、高黏血症及肿瘤等病症。

石 斛

性味：性微寒，味甘、微酸。　常用量：5～15克

功能：养阴清热，益胃生津，还有解热镇痛、促进胃液分泌、助消化、增强新陈代谢、抗衰老等作用。

常用于治疗热伤津液、低热烦渴、舌红少苔、胃阴不足、口渴咽干、呕逆少食、胃脘隐痛以及肾阴不足、视物昏花等证。

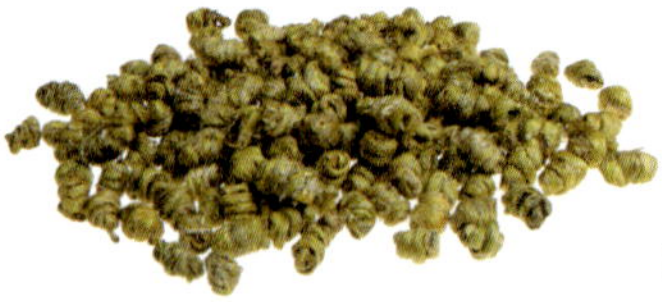

石斛

南沙参

性味：性微寒，味甘。　常用量：10～15克

功能：养阴润肺，祛痰止咳，还有调节免疫平衡、强心、抗真菌等作用。

常用于治疗肺热燥咳、阴虚劳嗽、气阴不足以及烦热口干等证。现代常用治慢性气管炎、迁延性肺炎、冠心病以及心肌炎等。

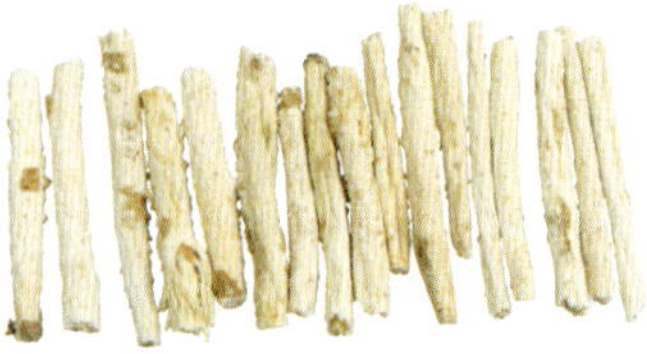

南沙参

玉 竹

性味：性微寒，味甘。　常用量：10～15克

功能：滋阴润肺，生津养胃，还有保护心肌、降血压、降血脂、抗衰老、增强免疫功能等作用。

常用于治疗阴虚感冒、燥咳、阴虚肤燥、热病后伤阴以及小儿厌食等证。现代常用治皮肤干燥综合征、糖尿病等。

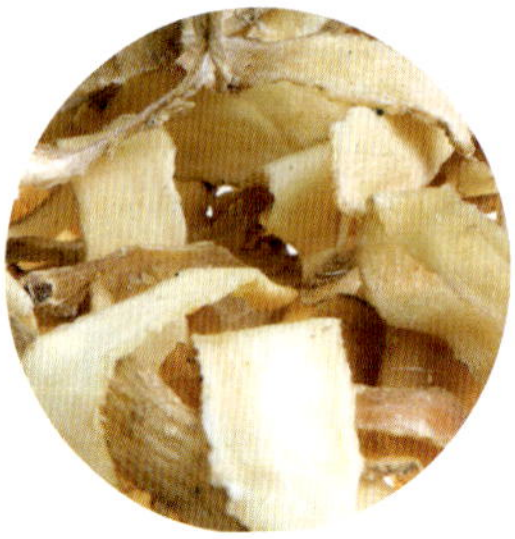

玉竹

百 合

性味：性微凉，味甘。　常用量：5～10克

功能：养阴，润肺，止咳，清心安神。

常用于治疗肺阴虚的燥热咳嗽、劳嗽久咳及热病余热未清之虚烦惊悸、失眠多梦等证。

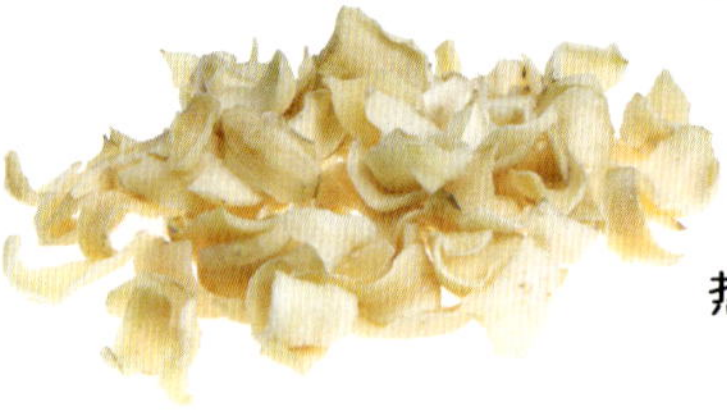

百合

葛根

性味：性凉，味甘、辛。 常用量：10～30克

功能：解肌退热，生津止渴，活血通脉，还有益智、降压、抗氧化、抗肿瘤、抗缺氧等作用。

常用于治疗外感发热头痛、项强、口渴、消渴、疹出不透以及热痢、泄泻等证。现代常用治高血压病、冠心病、偏头痛、心绞痛、心肌梗死、糖尿病、脑血栓以及慢性单纯性青光眼等。

葛根

杜仲

性味：性温，味甘。 常用量：8～15克

功能：补益肝肾，强筋壮骨，调理冲任，还有降压、镇静、增强细胞免疫功能、促进肾上腺皮质功能以及强壮肌体、促进代谢、防止衰退等作用。

常用于治疗肾虚腰痛、足痿乏力、腰膝酸痛、跌打扭伤以及腰痛等证。现代常用治高血压病、系统性红斑狼疮以及坐骨神经痛等。

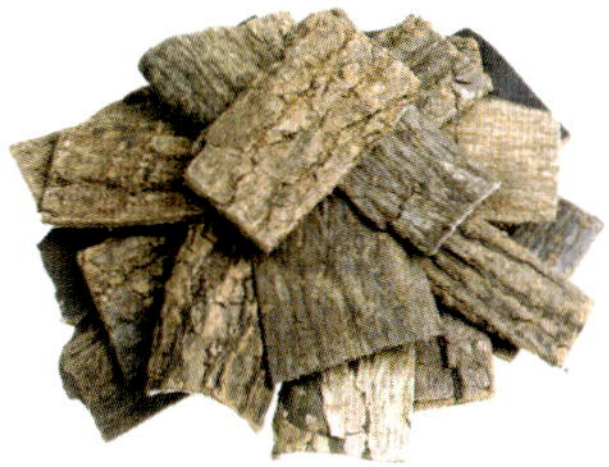

杜仲

桑寄生

性味：性微温，味甘。 常用量：5～10克

功能：祛风湿，益肝肾，强筋骨。

常用于治疗风湿痹痛、腰膝酸软等证。现代常用治高血压病、降血脂等。

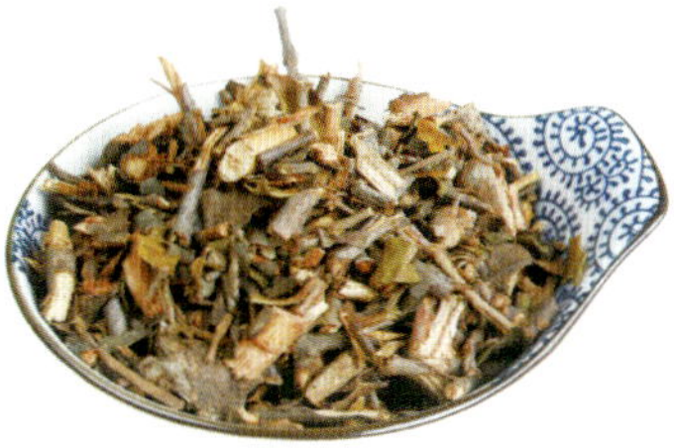

桑寄生

冬虫夏草

性味：性温，味甘。 常用量：0.5～10克

功能：益精壮阳，扶正益气，补肺平喘，强身延年，还有抗肾脏损伤、抗肿瘤、调节血管阻力、抗惊厥、护肝、抗炎、抗应激、抗炎杀菌以及改善能量代谢等作用。

常用于治疗久咳虚喘、劳嗽咯血、阳痿遗精以及腰膝酸软等证。现代常用治性功能低下症、肾功能衰竭、心律失常、慢性肝炎等。

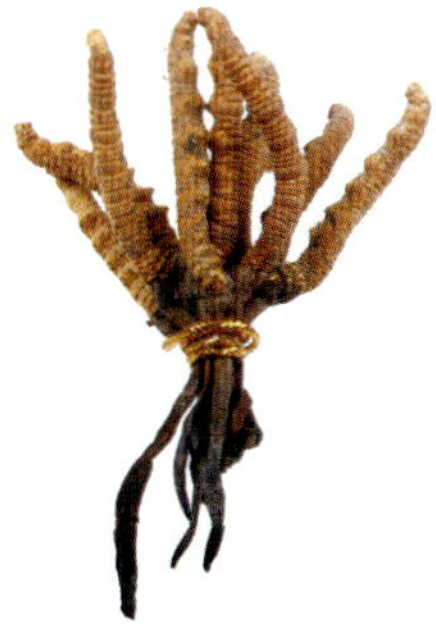

冬虫夏草

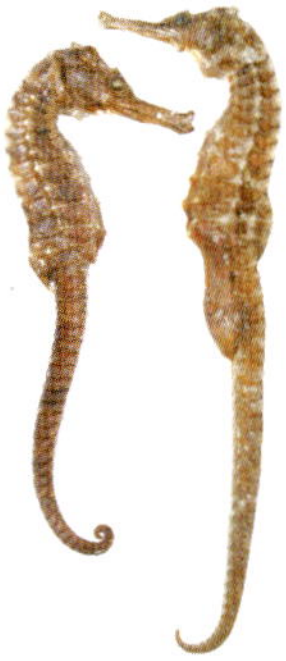
海马

海　马

性味：性微温，味甘。　常用量：5～10克

功能：补肾壮阳，活血散结，消肿止痛，还有抗血栓、抗衰老等作用。

常用于治疗肾虚作喘、阳痿精少、遗尿、尿频以及癥瘕、跌扑损伤、外伤出血等证。

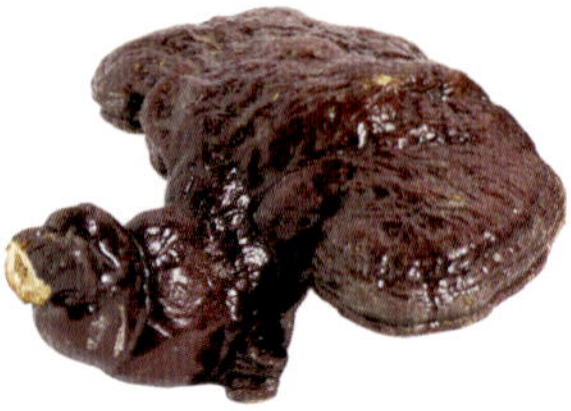
灵芝

灵　芝

性味：性平，味甘。　常用量：5～15克

功能：滋补强壮，养心安神，保肝益肺，解毒，还有抑制血小板聚集与抗血栓形成、对肌肉损伤的保护、降血糖、抗肿瘤及抗炎镇痛等作用。

常用于治疗虚劳、失眠、咳嗽、气喘以及消化不良等证。现代常用治慢性支气管炎、神经衰弱、急性高原不适应症、病毒性肝炎、白细胞减少症、克山病、冠心病及高脂血症等。

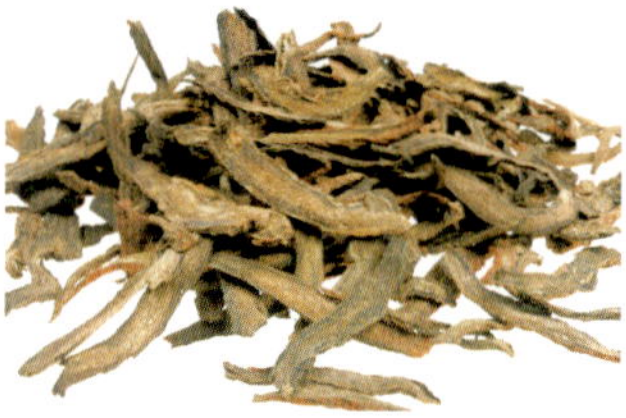
丹参

丹　参

性味：性微寒，味苦。　常用量：10～15克

功能：活血化瘀、养心安神、凉血消痈及排脓生肌等，还有耐缺氧、护肝及促进肝细胞再生、抗肝纤维化、护肺肾、抗消化性溃疡以及抗肿瘤等作用。

常用于治疗心烦失眠、胸腹或肢体瘀血疼痛、痈肿疮毒以及月经不调、痛经等证。现代常用治肺心病、冠心病、急性心肌梗死、肝炎、脑血管病、消化性溃疡等。

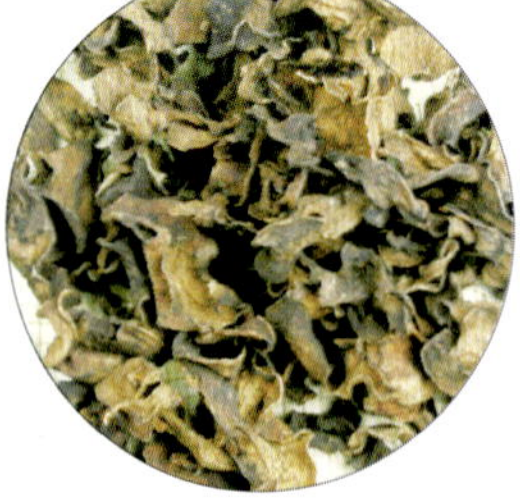
佛手

佛　手

性味：性微温，味甘。　常用量：5～10克

功能：疏肝解郁，理气和中，燥湿化痰，还有平喘、抗过敏、预防心律失常、催眠、镇痛、抗惊厥等作用。

常用于治疗肝郁气滞证以及脾胃气滞、痰湿壅肺等证。现代常用治消化系统疾病。

生 地

性味：性寒，味甘、苦。 常用量：10～15克

功能：清热凉血、养阴生津、生血等，还有增强机体免疫功能、抗肿瘤、利尿强心、镇静催眠、保肝、抗炎以及抗氧化等作用。

常用于治疗热风伤阴、舌绛烦渴、发斑发疹、吐血衄血以及咽喉肿痛等证。现代常用治免疫低下性疾病、血小板减少性紫癜、高血压病、糖尿病等。

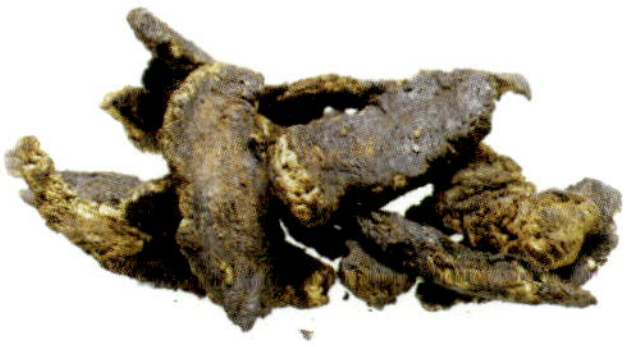

生地

益母草

性味：性微寒，味苦、辛。 常用量：10～15克

功能：活血祛瘀、利水消肿、活血调经等，还有直接兴奋呼吸中枢的作用。

常用于治疗尿少水肿、月经不调、产后瘀阻腹痛、痛经以及闭经等证。现代常用治小儿急性肾炎、慢性支气管炎、肺气肿、慢性肾炎、冠心病、心绞痛以及多种妇科疾病等。

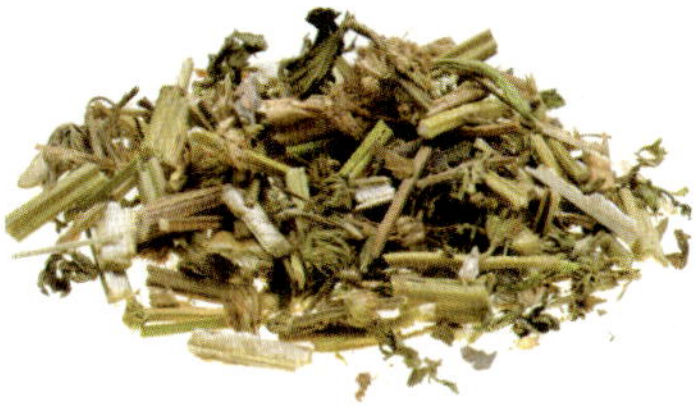

益母草

夏枯草

性味：性寒，味苦、辛。 常用量：10～15克

功能：清肝泻火，散结化瘀，还有降血压、降血糖、抗菌抗病毒、减少心律失常以及一定的免疫系统抑制等作用。

常用于治疗肝火上炎证、肝阳上亢证、瘿瘤、瘰疬以及乳痈等证。现代常用治小儿肺门淋巴结核、血压病、糖尿病以及肺结核等。

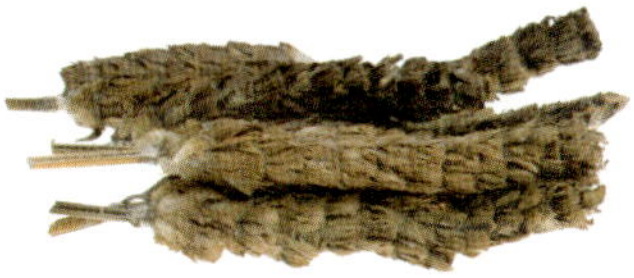

夏枯草

芦 根

性味：性寒，味甘。 常用量：5～10克

功能：清热生津，除烦止呕，利尿，还有镇吐、镇咳等作用。

常用于治疗热病烦渴、胃热呕吐以及肺热咳嗽、肺痈咳吐脓血、热淋涩痛等证。现代常用治呼吸系统伴发热等疾病。

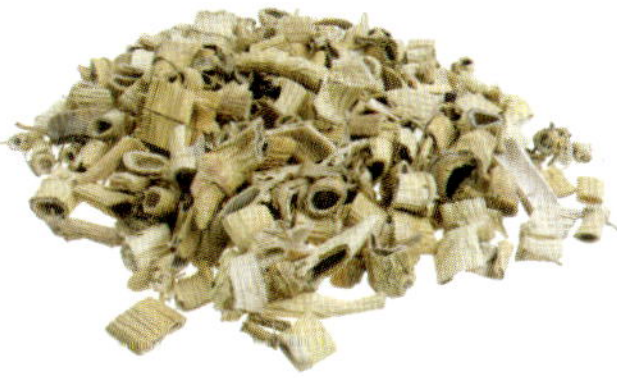

芦根

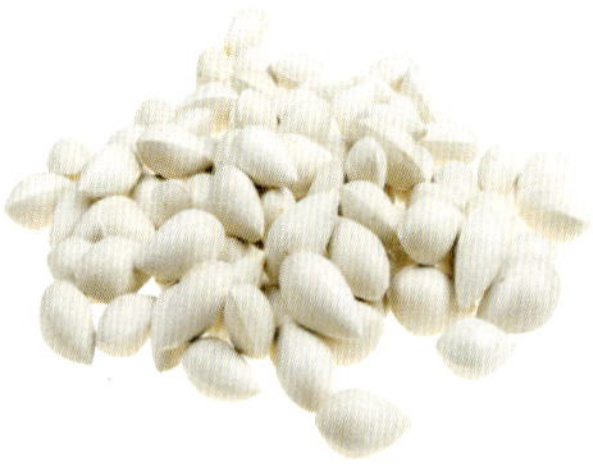

● 白果

白　果

性味：性平，味甘、微苦、涩，有小毒。　常用量：10克

功能：润肺益脾，止咳平喘，缩小便、止泻以及止带浊等。含有氨基酸、蛋白质、脂肪、胡萝卜素、维生素B_2、钙磷铁成分，尚含有微量氢氰酸。

常用于治疗肺虚喘咳、哮喘、肾气不固之遗尿、尿频、脾肾两虚之腹泻等。

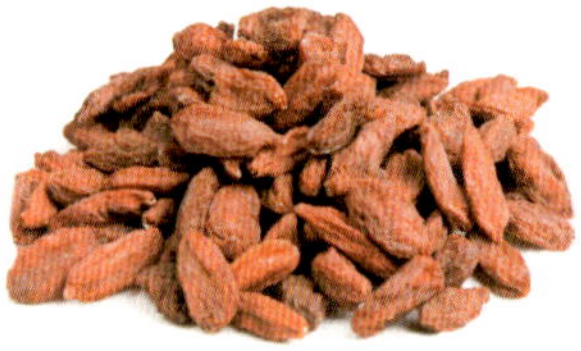

● 枸杞子

枸杞子

性味：性平，味甘。　常用量：10克

功能：补肝肾，明目，润肺。含有氨基酸、果糖、蛋白质、有机酸、葡萄糖等成分，尚含有钙、磷、铁、锌等。

常用于治疗肝肾不足的小儿手足心热、腰酸、头晕目眩、视力减退、内障目昏、消渴、阴虚劳嗽等。

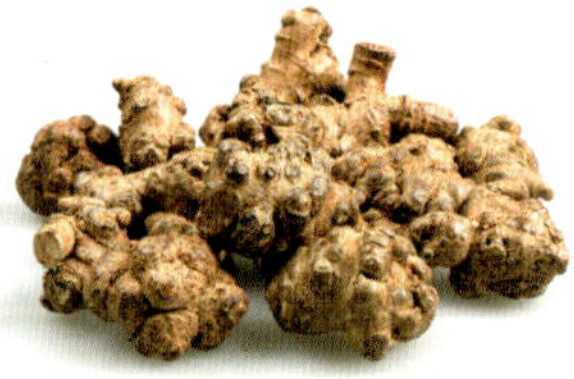

● 三七

三　七

性味：性温，味甘、微苦。　常用量：3～8克

功能：化瘀止血、补血活血、消肿镇痛、滋补强壮、扶正祛邪等，还有改善心脏功能、增强肾上腺皮质功能、抗休克、抗肿瘤、保肝利胆、兴奋中枢、松弛平滑肌以及利尿等作用。

常用于治疗吐血、衄血、咯血、外伤出血、跌打损伤、瘀滞肿痛、痈疡疮毒以及崩漏、血痢等证。现代常用治出血症、小儿急性肾炎、急性坏死性小肠炎、冠心病、跌打损伤、慢性肝炎、高血压病以及高血脂等。

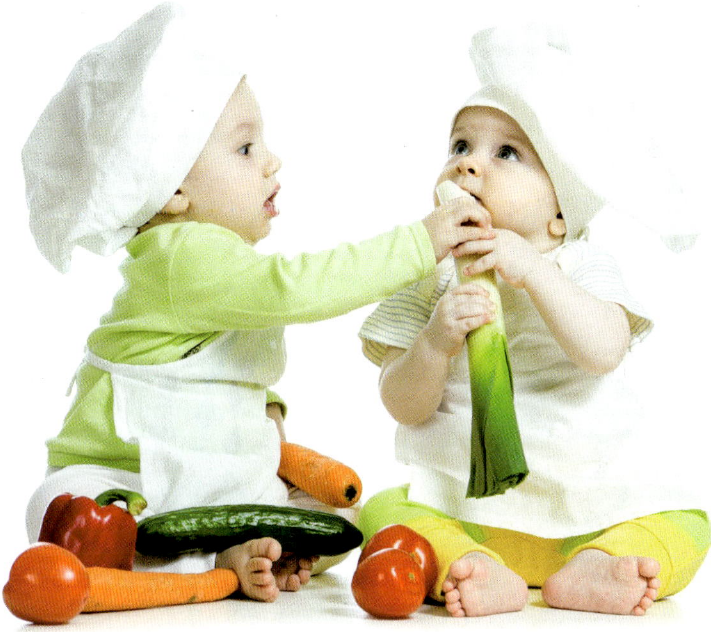

第二章

五谷杂粮类食物

有粳米、糯米、粟米、高粱、小麦、大麦、燕麦、荞麦、番薯、马铃薯、西谷米、青稞、芝麻、黄豆、赤小豆、扁豆、刀豆、豌豆、红豆、绿豆、黑豆、蚕豆等。

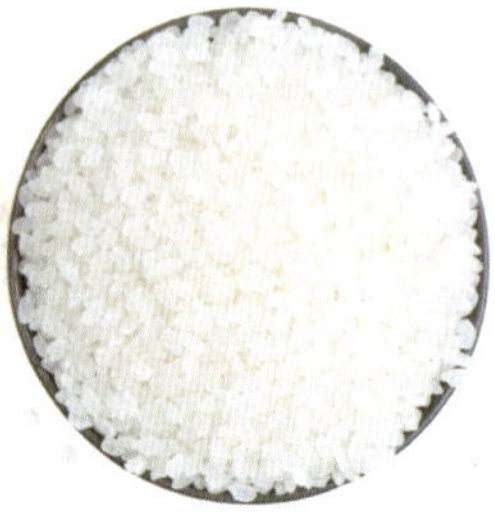

● 粳米

粳　米

性味：性平，味甘。　常用量：30~50克

功能：有补中益气、健脾和胃、除烦渴、止泻痢、壮筋骨之功效。含有淀粉、蛋白质、脂肪、多种有机酸、无机盐以及少量的B族维生素等成分。

常用于婴儿吐乳、脾虚烦闷、消渴、小便不畅、尿频、消瘦、泄泻以及下痢便血等。

食法：煮粥、煲汤、煎饼、做包子等。

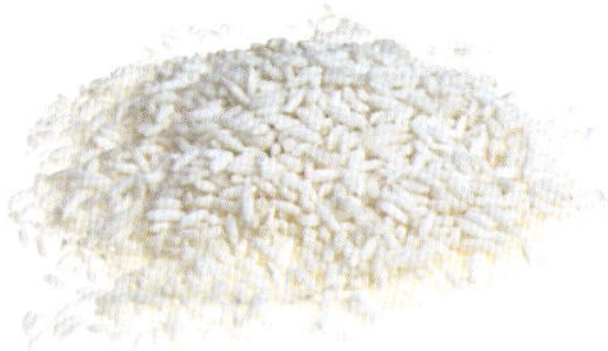

● 糯米

糯　米

性味：性温，味甘。　常用量：30~50克

功能：补中益气，健脾暖胃，养肺止汗。含有蛋白质、脂肪、糖类、磷铁钙、维生素B_1、维生素B_2、淀粉等成分。

常用于虚劳脱力、胃脘痛、腰痛、消渴、自汗、泄泻以及妊娠恶阻等。

食法：煮粥、煲汤、煎饼、做包子等。

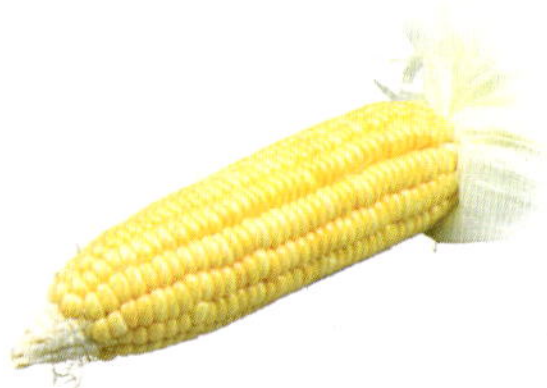

● 粟米

粟　米

性味：性凉，味甘、咸。　常用量：30~100克

功能：补中益气，健脾和肾，滋阴退热，解毒止痢。干品含有脂肪、总氮、蛋白氮、多种氨基酸以及蛋白质；新鲜植物并含有更多种的氨基酸、少量的胡萝卜素、叶黄素等。

常用于小儿肝吸虫病、脾胃气弱、食不消化、反胃呕吐、消渴口干、腰膝酸软、小便不利、腹痛泻痢以及水火烫伤等。

食法：煮粥、煲汤、煎饼等。

高 粱

性味：性温，味甘、涩。 常用量：30~50克

功能：益气温中，健脾和胃，渗湿止痢，涩肠。含有葡萄糖、粗纤维、蛋白质、脂肪、磷、铁、钙、烟酸、维生素B_1、维生素B_2等成分。

常用于消化不良、鹅口疮、脾胃虚寒、腹痛腹泻、湿热吐泻、小便不利、杖疮、霍乱吐泻等。

食法：煮粥、煲汤、煎饼等。

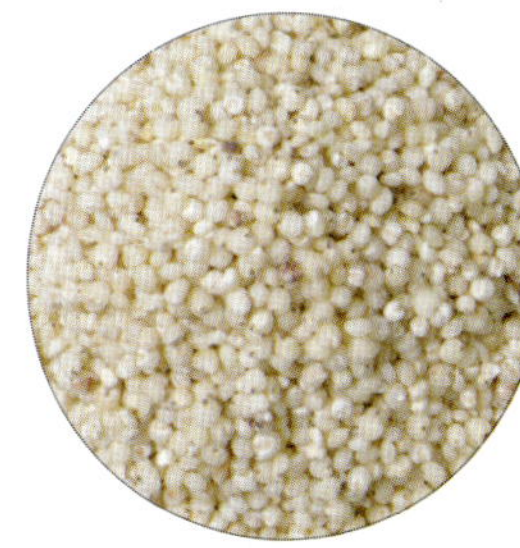

高粱

荞 麦

性味：性凉，味甘。 常用量：10~50克

功能：有开胃宽肠、下气消积、清热解毒、除湿祛风、解酒杀虫之功效。含有蛋白质、脂肪、对人体有益的油酸、芸香苷以及少量的芦丁等。

常用于肠胃积滞、腹痛泄泻、绞肠痧、噤口痢、齿游丹、痈疽发背、火烫伤、瘰疬、自汗、鸡眼、高血压、偏头痛、紫癜以及妇女白带等。

食法：煲汤、做包子、研末外用等。

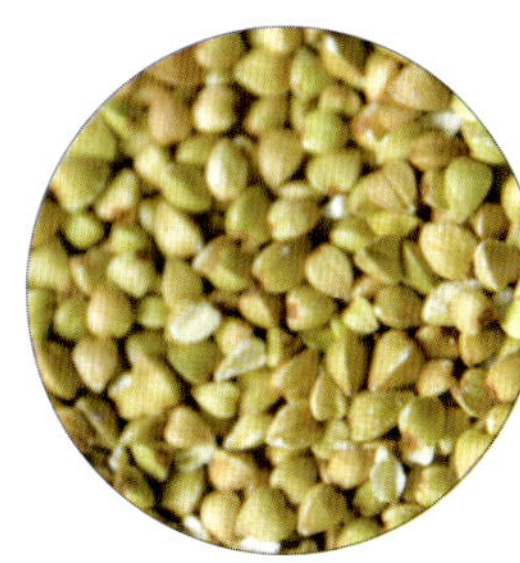

荞麦

大 麦

性味：性凉，味甘、咸。 常用量：10~50克

功能：有益气健脾、和胃调中、消渴除热、宽肠利水、消食回乳之功效。含有脂肪、蛋白质、碳水化合物、钙、磷、铁、B族维生素等成分，还有少量的淀粉酶、水解酶、蛋白质分解酶、尿囊素等。

常用于治疗小儿积滞、疳积、腹泻、脘腹闷胀、小便淋痛、烫伤、浮肿、顽固性溃疡、慢性骨髓炎、急性咽喉炎等。

食法：煮粥、煲汤、煎饼、做包子等。

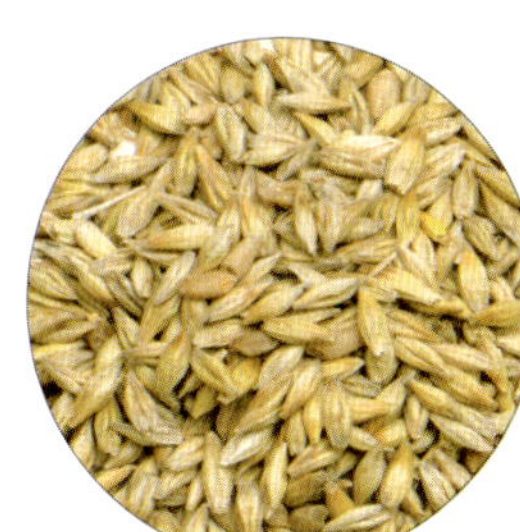

大麦

小 麦

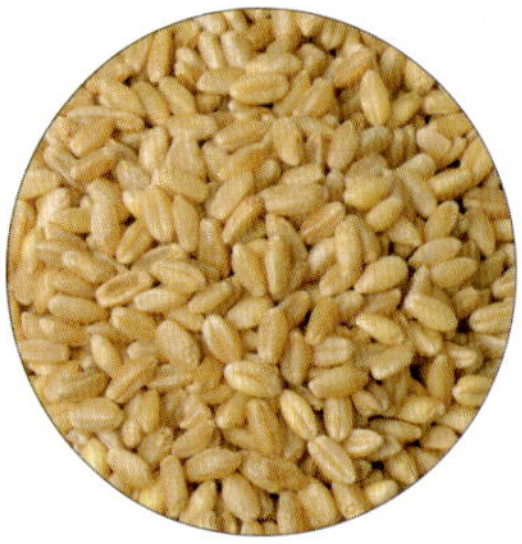

● 小麦

性味：性凉，味甘。 常用量：20~50克

功能：有养心安神、解渴止汗、滋阴清热、益肾补虚之功。含有较多的淀粉、糖、粗纤维、蛋白质、脂肪酸，还含有少量的B族维生素、维生素E、谷甾醇、卵磷脂等成分。

常用于胃痛、腹泻、小儿口腔炎、失眠、多汗、浮肿、烫伤、外伤出血、妇女脏燥等。

食法：煮粥、煲汤、煎饼、做包子等。

燕 麦

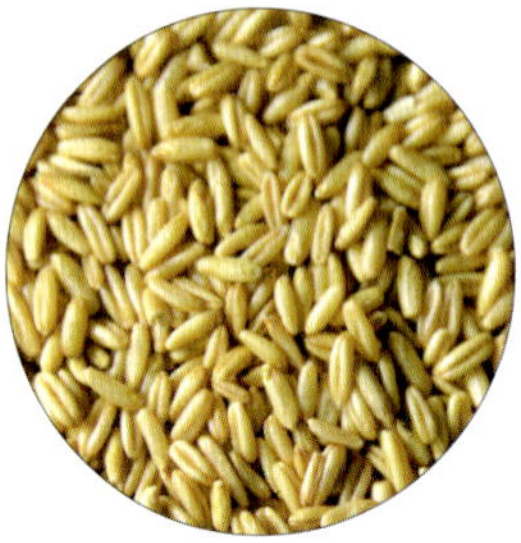

● 燕麦

性味：性平，味甘。 常用量：10~30克

功能：有补益脾胃、敛汗止血、滑肠催产之功。含有淀粉、蛋白质、脂肪、维生素等成分，特别是其脂肪、蛋白质含量为大米的20倍。

常用于病后体虚、自汗、盗汗、纳差、便秘、出血、难产等。

食法：煮粥、煲汤、煎饼、做包子等。

番 薯

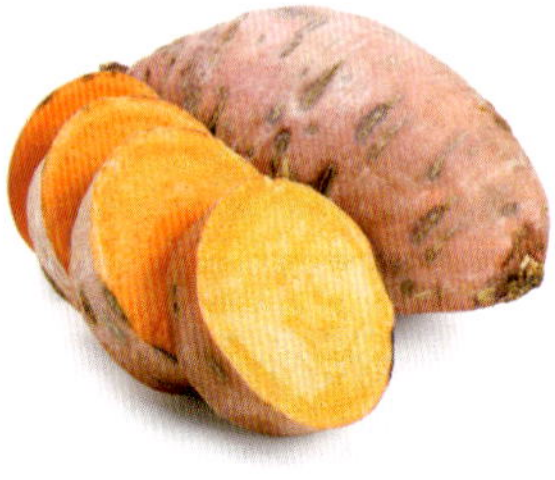

● 番薯

性味：性平，味甘。 常用量：30~200克

功能：有补中和血、益气生津、宽肠通便、解毒利尿、健胃通乳、消痈肿之功。含有糖类、蛋白质、钙、磷、淀粉、纤维素以及多种维生素，其中维生素A、维生素C的含量超过胡萝卜素及某些水果。

常用于大便秘结、压食、生疮等。

食法：煮粥、煲汤、煎饼、做包子、蒸熟食用等。

马铃薯

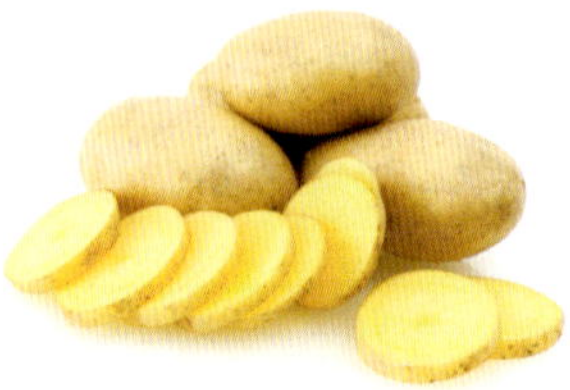

● 马铃薯

性味：性平，味甘。 常用量：20~150克

功能：有和胃调中，健脾益气，消炎解毒，祛湿止痛，健身补肾之功。含有糖类、粗纤维、蛋白质、脂肪、磷、铁、钙、胡萝卜素以及维生素C等成分。

常用于胃及十二指肠溃疡、腮腺炎、皮肤湿疹、水火烫伤、习惯性便秘、寻常疣及疮疖红肿等。

食法：煮、炒、煎食、煲汤、磨泥等。

芝 麻

性味：性平，味甘。　常用量：15~30克

功能：有补肝肾、益精血、润肠燥之功。含有大量脂肪油、芝麻素、芝麻酚、叶酸、维生素E、果糖、蛋白质、有机酸、葡萄糖等成分，尚含有多量的钙。

可用治肝肾虚损、精血不足、须发早白、眩晕耳鸣、腰膝酸软、四肢无力、产后血晕、乳汁不足、血虚津亏、肠燥便秘等。

食法：生食、榨油、磨粉、炒食、煲汤等。

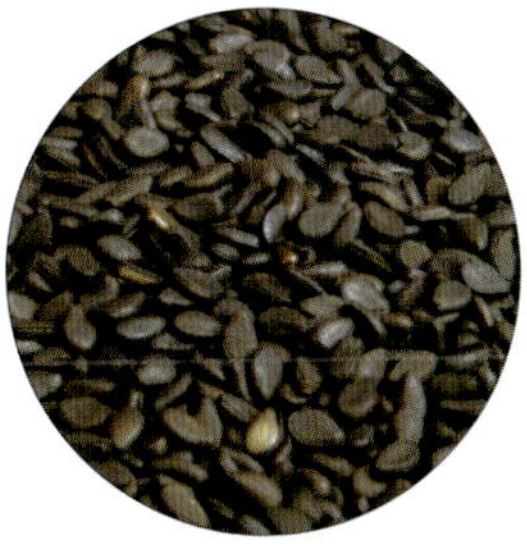
芝麻

西谷米

性味：性平，味甘。　常用量：30~50克

功能：有健脾养胃、补肺化痰之功。含有淀粉、糖类、蛋白质等物质。

常用于脾胃虚弱、消化不良、肺气不足以及慢性咳喘等。

食法：煮粥、煲汤、饮品、做糕点等。

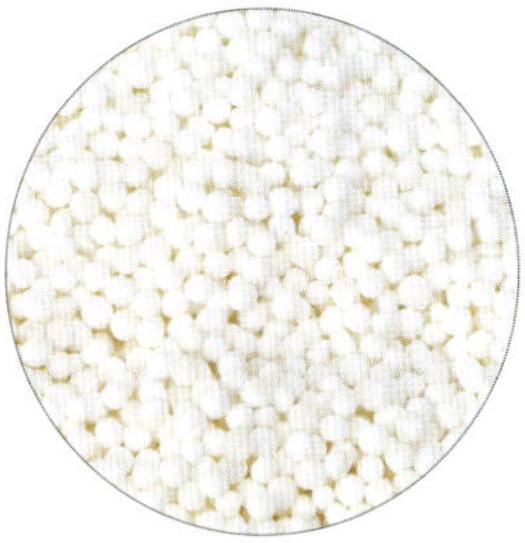
西谷米

青 稞

性味：性温，味甘。　常用量：15~30克

功能：有补脾养胃、壮筋益力、除湿发汗之功。含有蛋白质、淀粉、脂肪以及维生素B等成分。

常用于脾胃气虚、倦怠无力及腹泻便溏等。

食法：煮粥、煲汤、煎饼、酿酒等。

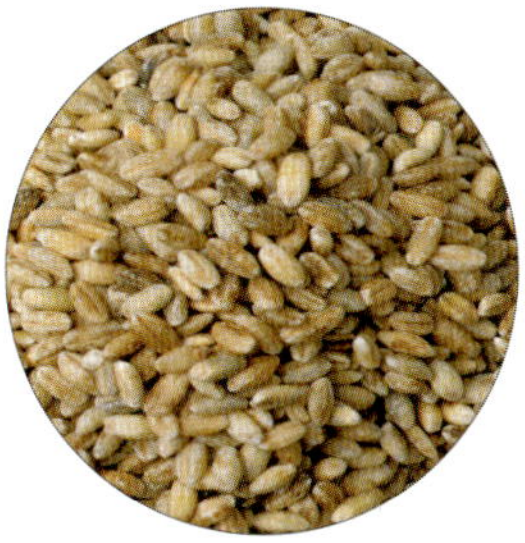
青稞

黄 豆

性味：性平，味甘。　常用量：20~50克

功能：有健脾宽中、润燥消水、解毒排脓、祛湿利尿、利肠催乳之功。含有大量蛋白质、不饱和脂肪酸、亚油酸、卵磷脂、钙、磷、铁、多种维生素、叶酸、烟酸、生物素以及大豆黄酮甙等成分。

常用于疳积泻痢、腹胀消瘦、疮痛肿毒、单纯性消化不良、骨质疏松、贫血萎黄以及高血压、高脂血症等。

食法：煮粥、煲汤、煎饼、做包子、榨汁等。

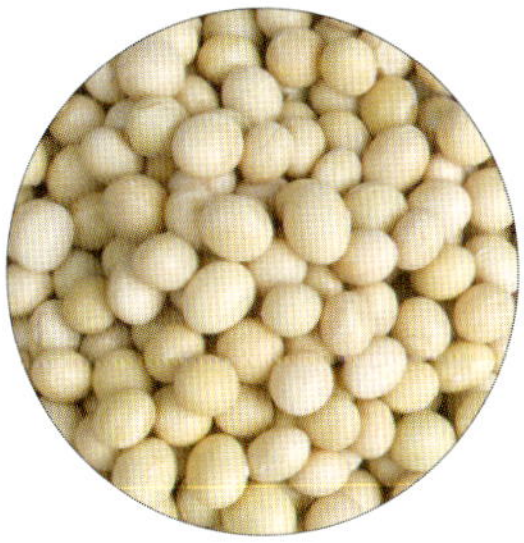
黄豆

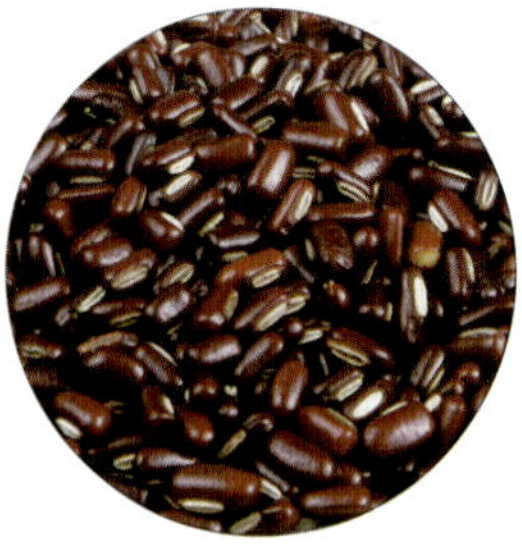

● 赤小豆

赤小豆

性味：性微凉，味甘、微酸。　常用量：30~150克

功能：有利水除湿、和血排脓、解毒消肿、宽肠理气及调经通乳之功。含有蛋白质、脂肪、碳水化合物、粗纤维、钙、磷、铁、B族维生素、烟酸等成分。

常用于水肿、脚气、疮肿恶血不尽、肠痈腹痛、泻痢、痔疮出血以及妇女经闭或经水淋漓不尽等。

食法：煮粥、煲汤、煎饼、榨汁做饮品等。

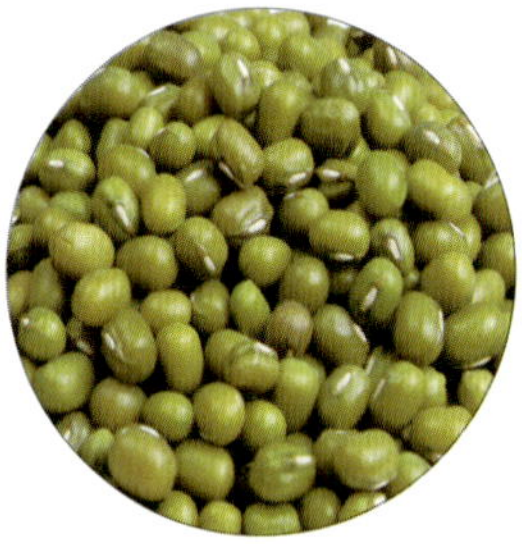

● 绿豆

绿　豆

性味：性微寒，味甘。　常用量：15~30克

功能：有清热解毒、消暑利水、止渴除烦、明目降压、利咽润肤及祛脂保肝之功。含有丰富的蛋白质，主要为球蛋白、卵磷脂，还有少量的钙、磷、铁、烟酸、胡萝卜素及核黄素等成分。

常用于暑热烦渴、肾炎水肿、丹毒、疮疡肿毒、外感发热、痱子、胃肠炎、高血压以及诸毒中毒等。

食法：煮粥、煲汤、煎饼、榨汁等。

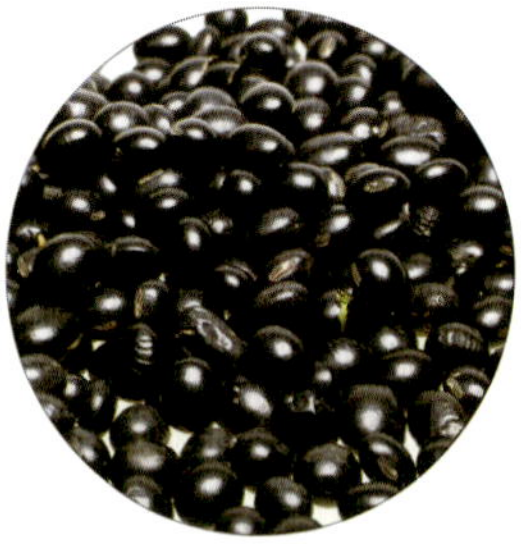

● 黑豆

黑　豆

性味：性平，味甘。　常用量：20~100克

功能：有活血解毒、清热解毒、祛风利水、滋阴补肾、健脾止汗以及养肝明目之功。含有丰富蛋白质，还有脂肪、糖类、胡萝卜素、多种微量元素、维生素A、维生素B_1以及生物碱等。

常用于水肿胀满、风毒脚气、黄疸浮肿、风痹痉挛、口噤、遗尿盗汗、婴儿湿疹以及消渴腰痛、耳鸣耳聋等。

食法：煮粥、煲汤、榨汁做饮品等。

刀 豆

性味：性温，味甘。 常用量：10~30克

功能：有温中下气、益肾补元、健脾利肠、降气止呃、散寒止呕之功。含有尿素酶、血球凝集素、刀豆氨酸、蛋白质、脂肪及淀粉等。

常用于虚寒呕吐、虚寒呃逆、百日咳、痰喘、小儿疝气、肾虚腰痛、腹胀腹泻、鼻炎、消化性溃疡及头风痛等。

食法：炒菜、蒸熟食用等。

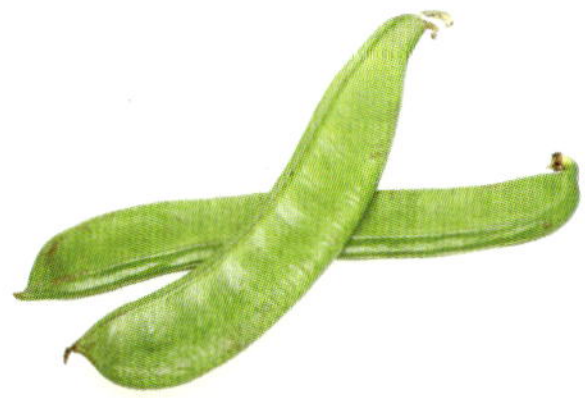

● 刀豆

蚕 豆

性味：性平，味甘。 常用量：10~20克

功能：有健脾化湿、补中益气、止血降压、利尿消肿，以及涩精实肠、解毒止带之功。

常用于小儿脓疱疮、腹泻、高血压、水肿、胃炎、咯血、衄血以及动脉硬化、高胆固醇等。

食法：煮粥、煲汤等。

备注：蚕豆病者禁用。

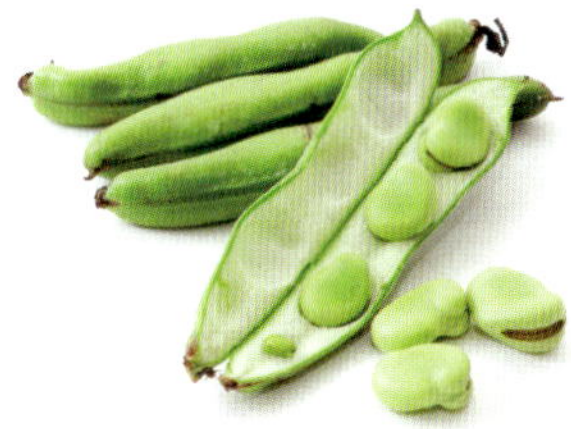

● 蚕豆

豌 豆

性味：性平，味甘。 常用量：15~150克

功能：有调和营卫、补益中气、利尿止泻、消肿痈之功。含有植物凝集素、止杈素、赤霉素A20和蛋白质、脂肪、胡萝卜素、核黄素、烟酸等。

常用于痘疮、霍乱转筋、脚气、痈肿、呃逆呕吐以及高血压、糖尿病等。

食法：煮粥、煲汤等。

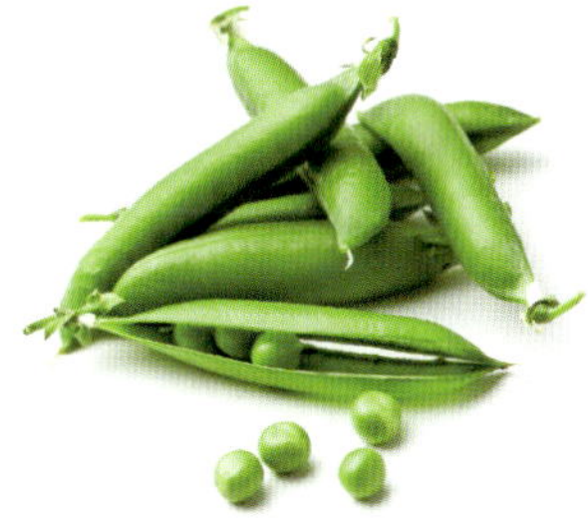

● 豌豆

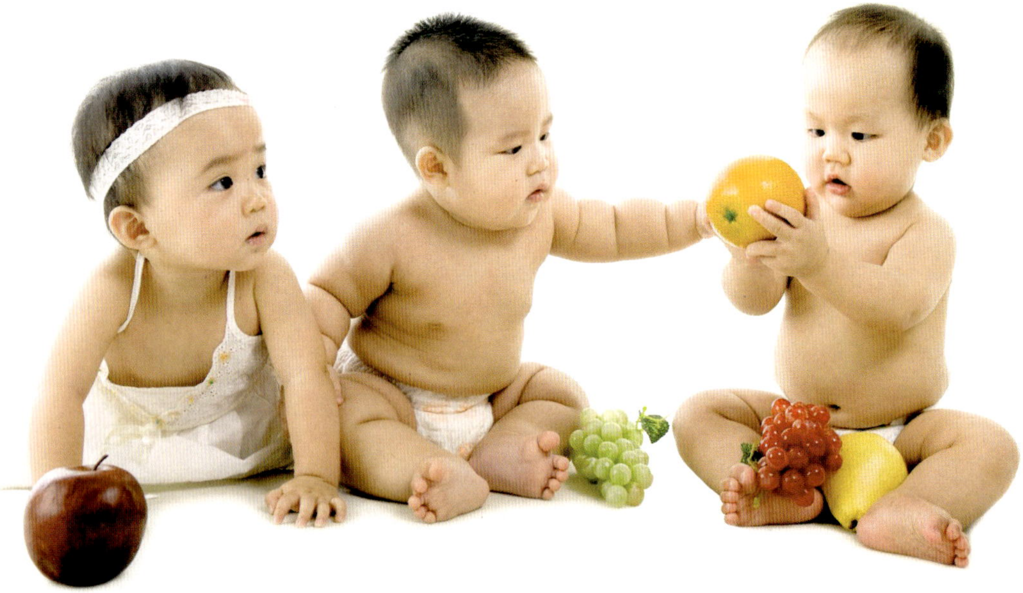

第三章

水果、干果类食物

水果、干果类食物有菠萝、梅子、葡萄、橄榄、椰子、菱角、榧子、林檎、榛子、莲子、樱桃、红枣、杨梅、荔枝、桃子、苹果、梨、橘子、草莓、芒果、西瓜、番茄、香蕉、柚、柠檬、猕猴桃。

第一节 性平水果、干果

菠萝、梅子、葡萄、橄榄、椰子、菱角、榛子、林檎、莲子等。

菠 萝

性味：味甘、微酸。

功能：生津止渴，助消化。含有氨基酸、果糖、蛋白质、有机酸、葡萄糖等成分，尚含有一种可以分解蛋白质的酵素。

用途：可用治积滞所致之腹泻、消化不良、胃阴不足之口干烦渴等。

食法：生食、绞汁、炒食、煲汤等。

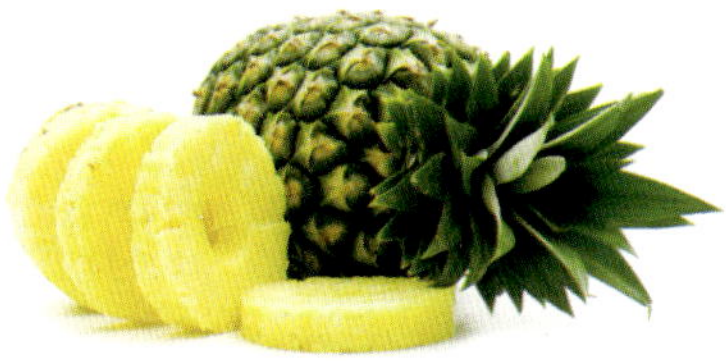

菠萝

梅 子

性味：味甘、微酸。

功能：收敛生津，安蛔驱虫。含有柠檬酸、苹果酸、琥珀酸、碳水化合物、维生素C、铁、钙、磷等成分，尚含有较高量的钾，而含钠量低。

用途：可用治久咳、虚热烦渴、久泻、尿血、蛔厥腹痛、呕吐等。

食法：煎汤、浸酒、生食、绞汁、蜜饯，可入丸、散剂等。

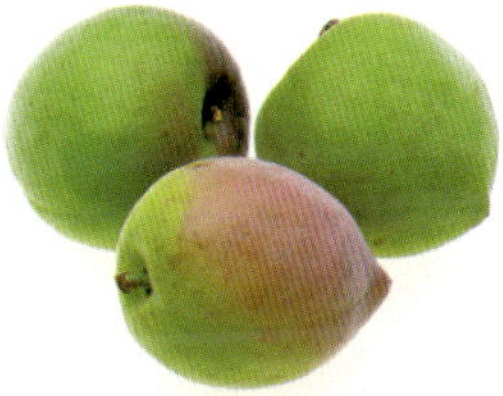

梅子

林 檎

性味：味甘、酸。

功能：生津止渴、助消化、止泻。含有氨基酸、果糖、蛋白质、有机酸、葡萄糖等成分，尚含有胡萝卜素、矿物质。

用途：可用治小儿腹泻、暑热烦渴等。

食法：生食、绞汁、炒食、煲汤等。

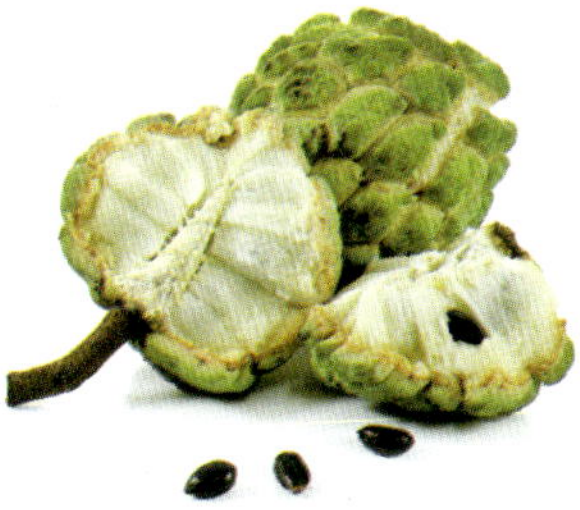

林檎

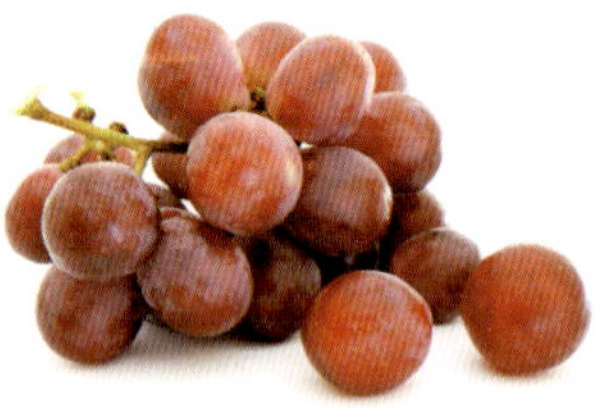

● 葡萄

葡 萄

性味：味甘、微酸。

功能：补肝肾，益气血，生津液，利小便。含有葡萄糖、多种氨基酸、果糖、蛋白质、胡萝卜素、多种维生素、烟酸、钙、铁、磷等成分。

用途：可用治肝肾虚损之腰酸背痛，气血不足之心悸、头晕，胃阴不足之咽干口渴，水湿内困之小便不利等。

食法：生食、绞汁、煎汤、凉拌、浸酒等。

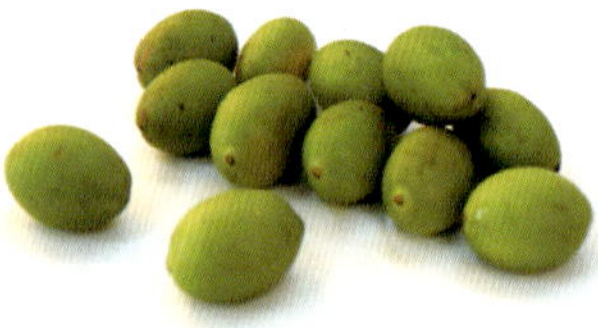

● 橄榄

橄 榄

性味：味甘、酸、涩。

功能：清肺、利咽、生津、解毒。含有碳水化合物、多量维生素C、蛋白质、脂肪、糖类、钙、钾、磷、铁等成分，尚含有挥发油。

用途：可用治咽喉肿痛、烦渴、咳嗽吐血、菌痢、癫痫、解河豚毒及酒毒等。

食法：含服、绞汁、炖汤、熬膏服等。

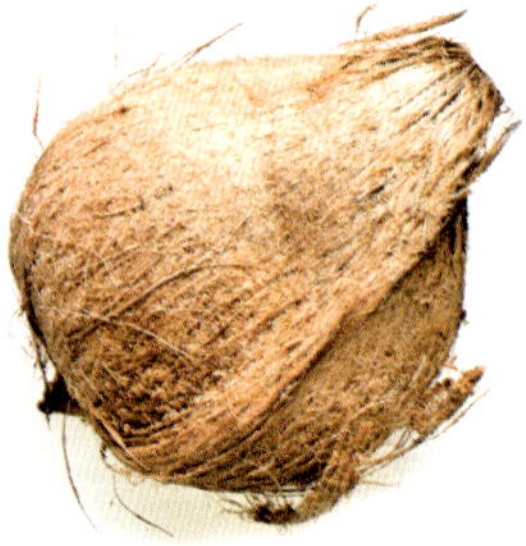

● 椰子

椰 子

性味：味甘。

功能：益气生津、利尿、杀虫。含有葡萄糖、果糖、蔗糖、脂肪、蛋白质、B族维生素、维生素C等成分，尚含有高量的钾、镁等。

用途：可用治暑热烦渴、吐泻伤津、浮肿尿少、寄生虫病以及疮疾、皮炎等。

食法：椰子浆直接饮用或为饮品配料，椰子肉生食、绞汁、煲炖汤等。

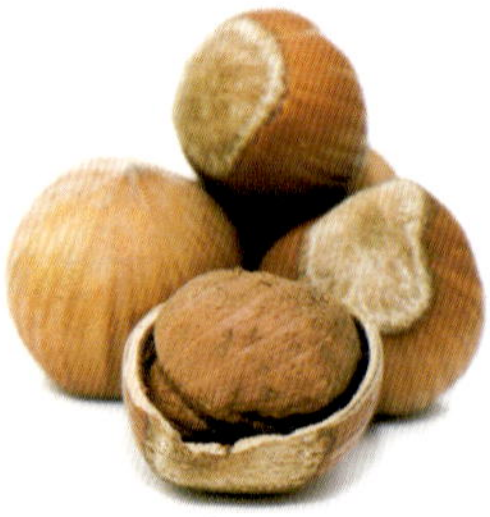

● 榛子

榛 子

性味：味甘。

功能：补脾益气、润肠止泻。含有脂肪、蛋白质、淀粉、糖类、多种维生素等成分，尚含有脂肪酶。

用途：可用治脾胃虚弱、少食乏力、便溏腹泻等。

食法：生食、煨、炒食、煲汤等。

菱角

性味：味甘。

功能：生食能清暑解热，除烦止渴；熟食能益气健脾。含有淀粉、蛋白质、糖、脂肪等成分，尚含有多种维生素和矿物质（钙、磷、铁）等。

用途：可用治小儿头疮毒、头面黄水疮、暑热伤津以及老年人胃肠虚弱等。

食法：生食、烧、炖、煨、煮等。

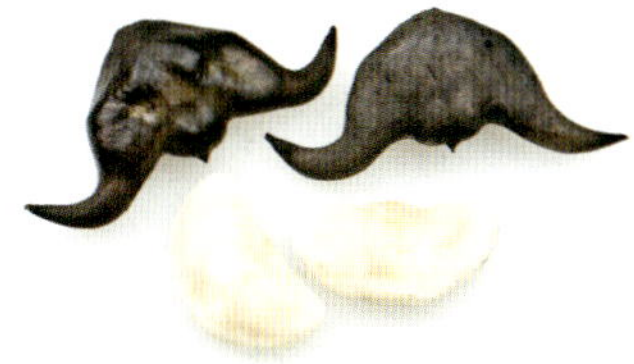

菱角

莲子

性味：味甘、涩。

功能：补脾益胃、涩肠固肠，养心安神。含多量淀粉，并含棉籽糖、蛋白质、脂肪、天门冬素、钙、铁等。

用途：用于脾胃虚弱、食欲减退，或泻痢不能食、脾虚腹泻，或小便淋浊、妇女带下、肾虚遗精及尿频、心失所养、虚烦不眠等。

食法：以熟为主，或入丸、散。

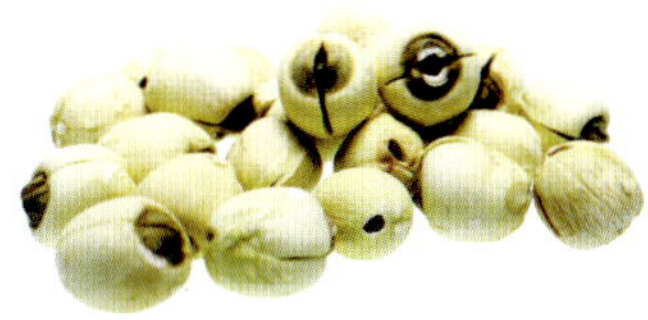

莲子

第二节 性温水果、干果

波罗蜜、金橘、山楂、龙眼、荔枝、樱桃（车厘子）、大枣、杏子、桃子、杨梅、芒果、槟榔、无花果、栗子、胡桃、松子、花生等。

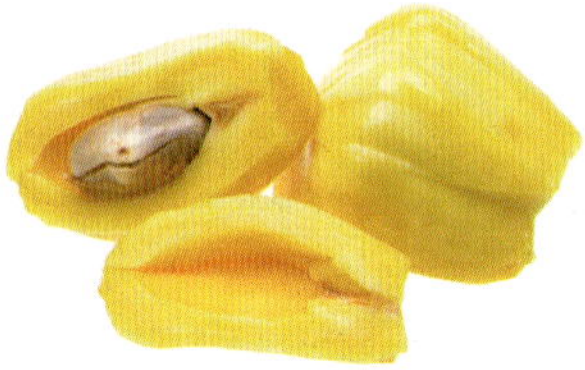

波罗蜜

波罗蜜

性味：味甘。

功能：益胃生津，止渴。果肉含糖、有机酸、维生素C、钙、磷、铁、钾、菠萝蛋白酶等成分。

用途：可用于胃阴不足、口中干渴等。

食法：生食，绞汁等。

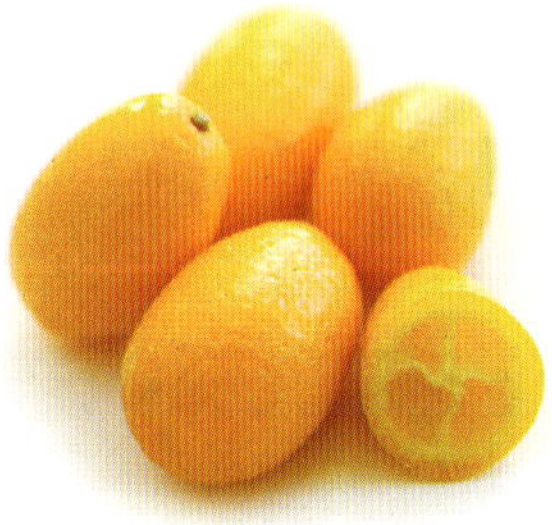

金橘

金 橘

性味：味辛甘酸。

功能：行气解郁，生津消食，化痰利咽。含有金柑苷及丰富的维生素C。

用途：可用于脘腹胀满、咳嗽痰多、烦渴、咽喉肿痛、胸闷郁结、不思饮食者或伤食饱满、急慢性气管炎、肝炎、胆囊炎，可增强机体的抗寒能力及减缓血管硬化。

食法：带皮吃，可用糖或蜜腌渍后食。

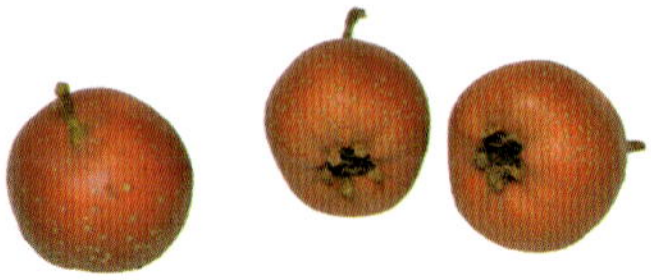

山楂

山 楂

性味：味酸、甘。

功能：健胃消食，活血化瘀。含酒石酸、枸橼酸、山楂酸、齐墩果酸、黄酮类、胡萝卜素、维生素C、烟酸、糖类、蛋白质、脂肪、解脂酶、钙、铁等成分。

用途：用于肉食或乳食积滞、胀满腹痛或腹泻、疝气偏坠胀痛等。

食法：生食，煎汤，熬膏，作丸、散。

龙 眼

性味：味甘。

功能：补脾益胃，养血安神。含葡萄糖、蔗糖、蛋白质、脂肪、维生素C、磷、钙、铁、酒石酸、腺嘌呤、胆碱等成分。

用途：用于脾胃虚弱、食欲不振，或气血不足、体虚乏力、心脾血虚、失眠健忘、惊悸不安。

食法：生食，煎汤，熬膏，或浸酒服。

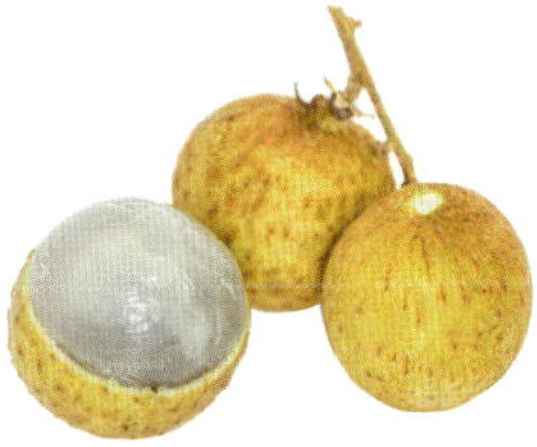

龙眼

荔 枝

性味：味甘、微酸。

功能：生津止渴，补脾益血。荔枝肉含葡萄糖、蔗糖、蛋白质、脂肪、胡萝卜素、维生素C、叶酸、柠檬酸、苹果酸、钙、磷、铁、精氨酸、色氨酸等成分。

用途：用于胃阴不足、口渴咽干、脾虚少食或腹泻、血虚心悸。

食法：生食，煎汤，浸酒服。

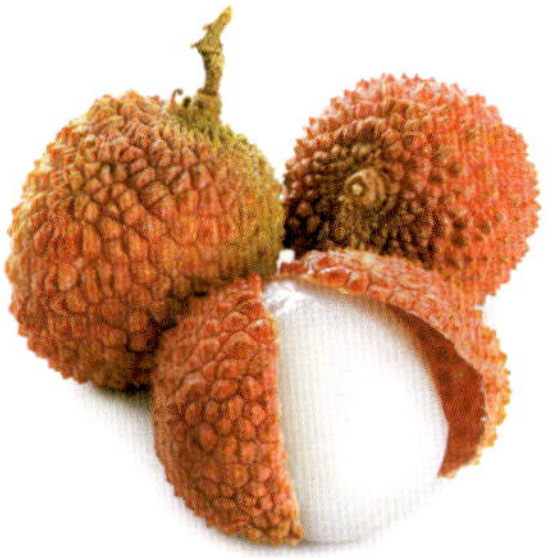

荔枝

樱 桃

性味：味甘、酸。

功能：益脾养胃，滋养肝肾，涩精，止泻。含糖、枸橼酸、酒石酸、胡萝卜素、维生素C、铁、钙、磷等成分。

用途：用于脾胃虚弱、少食腹泻、脾胃阴伤、口舌干燥、肝肾不足、腰膝酸软、四肢乏力、遗精、血虚、头晕心悸、面色不华。

食法：生食，煎汤，浸酒，蜜渍服。

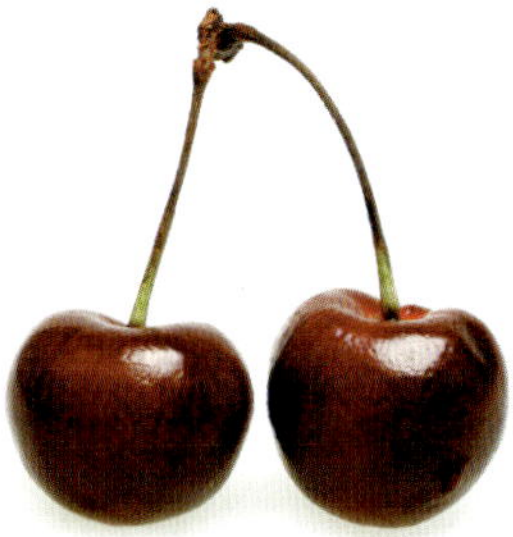

樱桃

大 枣

性味：味甘。

功能：补脾益气，养血安神。含糖类、蛋白质、脂肪、有机酸、胡萝卜素、维生素C、钙、磷、铁等成分。

用途：用于脾胃虚弱、中气不足、体倦无力、食少便溏、血虚萎黄及消瘦、妇女脏燥、精神不安。

食法：生食，煎汤，煮粥，作丸等。

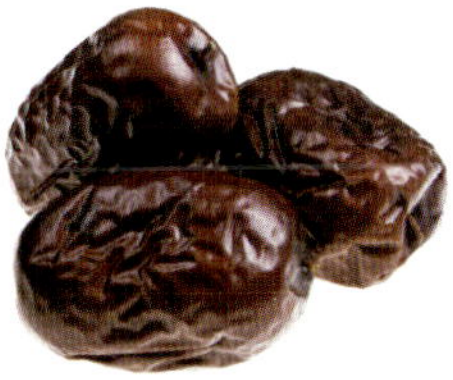

大枣

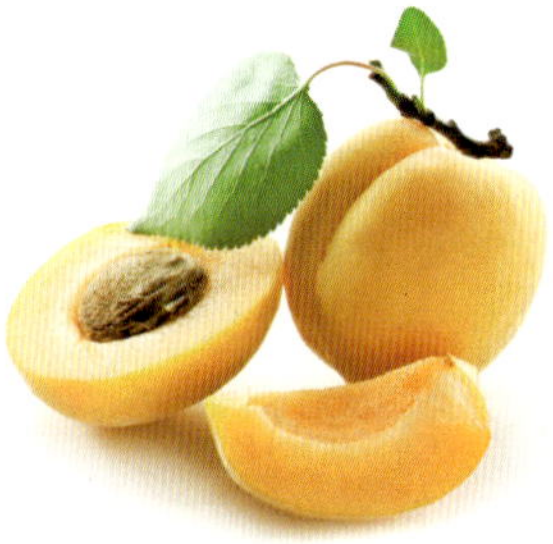

● 杏子

杏　子

性味：味酸、甘。

功能：生津止渴，润肺止咳。含糖、微量蛋白质、钙、磷、胡萝卜素、维生素C、苹果酸、柠檬酸、番茄烃等成分。

用途：用于胃阴不足、口中干渴、肺经燥热、咳嗽咽干。

食法：生食，作果脯。

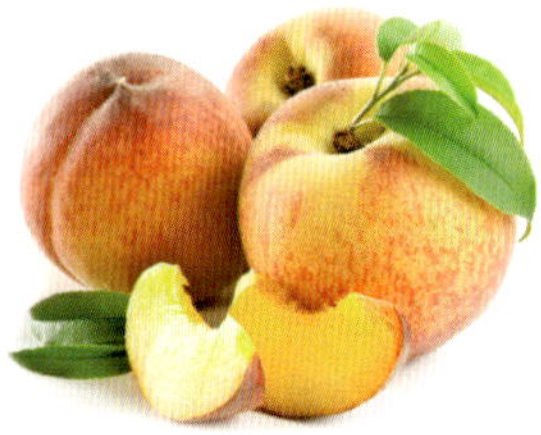

● 桃子

桃　子

性味：味甘、酸。

功能：养阴生津，润肠燥。含葡萄糖、果糖、蔗糖、维生素C、烟酸、苹果酸、柠檬酸、钙、磷、铁、钾、钠等成分。

用途：用于胃阴不足、口中干渴、肠道燥热、大便干结不利。

食法：生食、蒸食，作果脯等。

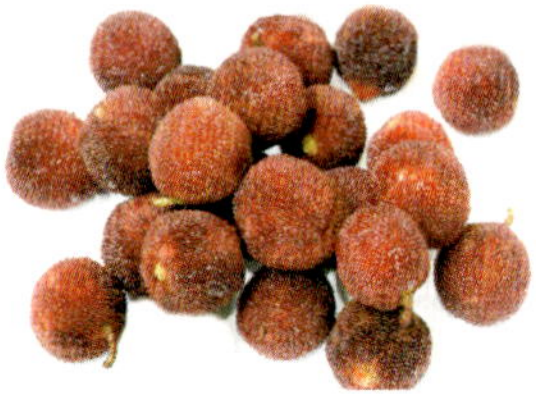

● 杨梅

杨　梅

性味：味甘、酸。

功能：生津止渴，和胃止呕。含葡萄糖、果糖、柠檬酸、苹果酸、草酸、乳酸和丰富的维生素C等成分。

用途：用于胃阴不足、饮酒过度、口中干渴、胃气不和或饮食不消、呕逆少食、腹泻或痢疾。

食法：生食，浸酒，煎汤服。

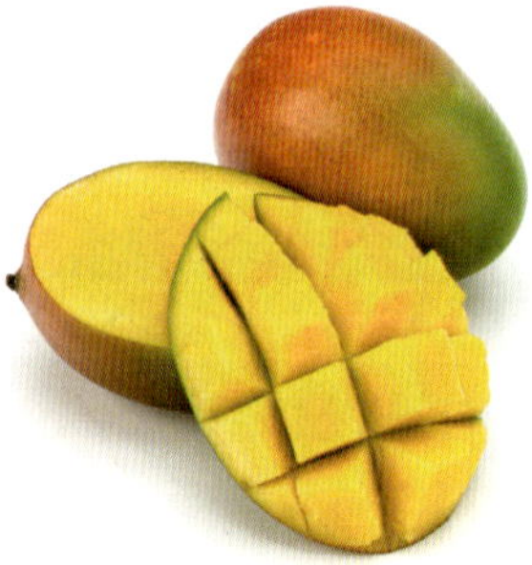

● 芒果

芒　果

性味：味甘、微酸。

功能：益胃生津，止渴，止呕。含蔗糖、葡萄糖、果糖、蛋白质、胡萝卜素、维生素B_1、维生素B_2、维生素C、叶酸、阿波醇酸、酒石酸、柠檬酸、没食子酸、没食子鞣质、槲皮素、钙、铁等成分。

用途：用于胃阴不足、口渴咽干、胃气虚弱、眩晕呕逆。

食法：生食，作果脯。

槟 榔

性味：味苦、辛。

功能：驱虫消积，行气利水。含生物碱、脂肪油、儿茶素、无色花青素及皂苷。

用途：用于多种肠道寄生虫病、食积气滞、泻痢后重、小儿疳积、水肿、脚气肿痛等。

食法：煎水服。

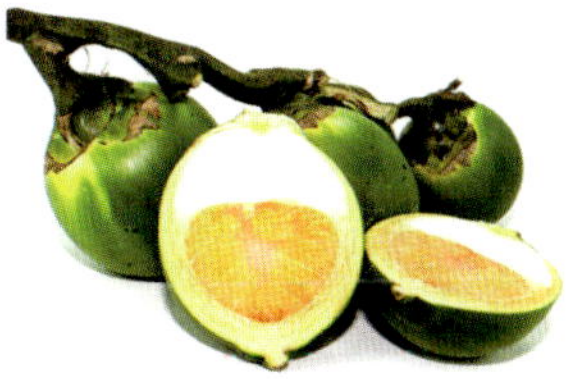

槟榔

无花果

性味：味甘。

功能：补脾益胃，润肺利咽，润肠通便。含葡萄糖、果糖、蔗糖、蛋白质、柠檬酸、琥珀酸、丙二酸、草酸、苹果酸、植物生长激素、淀粉糖化酶、脂肪酶、胶质、甾类、维生素C、钙、磷等成分。

用途：用于脾胃虚弱、消化不良、产后缺乳、肺经燥热、咽喉疼痛或咳嗽、肠燥便秘或痔疮出血、脱肛。

食法：生食，煎汤，炖食。

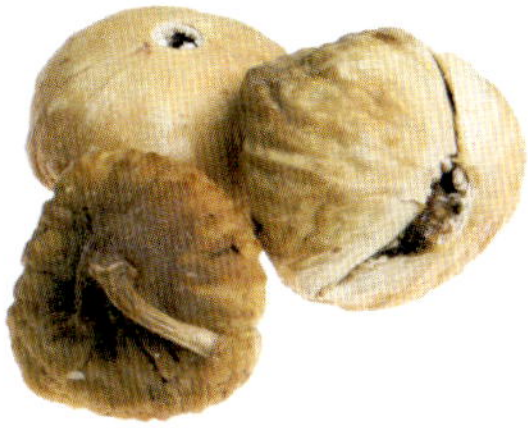

无花果

栗 子

性味：味甘、咸。

功能：补肾强腰，益脾胃，止泻。含蛋白质、脂肪、淀粉、糖类、脂肪酶等成分。

用途：用于肾气虚亏、腰脚无力、脾胃虚弱或脾肾阳虚、便溏腹泻、久泻不止或便血。

食法：生食或熟食。

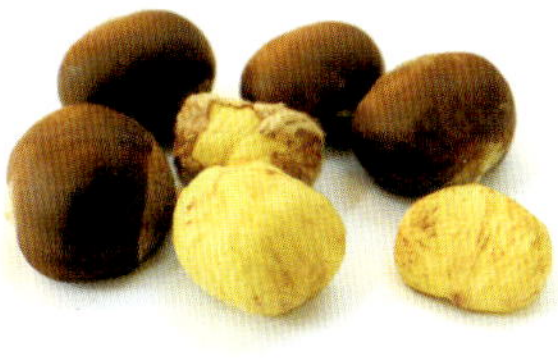

栗子

胡 桃

性味：性甘。

功能：补肾固精、温肺定喘、润肠。含有脂肪酸、蛋白质、碳水化合物及钙、磷、铁等矿物质。

用途：用于肾虚喘嗽、腰痛脚弱、阳痿遗精、小便频数、皮肤湿疹、大便干结等。

食法：生食、煎水、煲汤、研末吞服等。

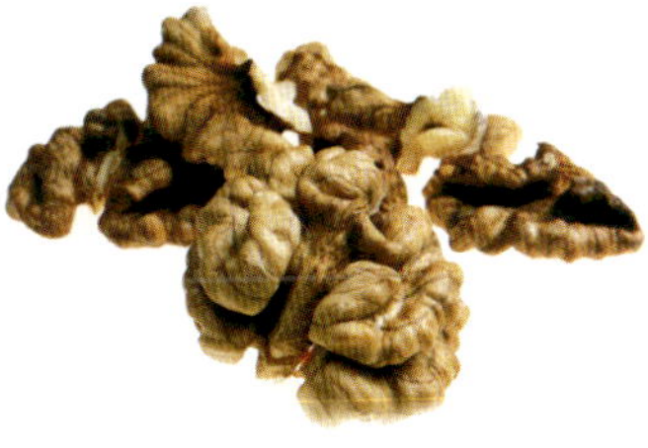

胡桃

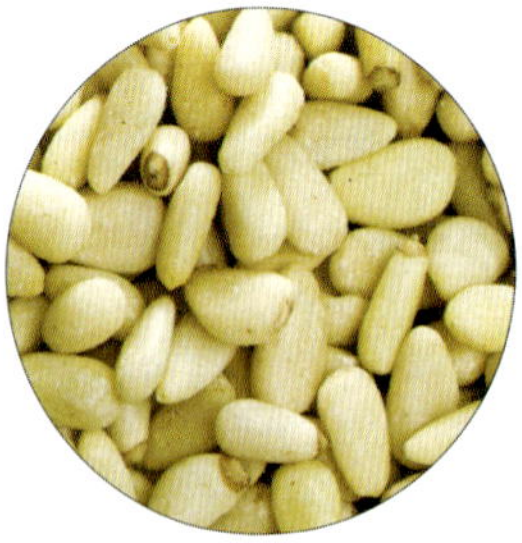
松子

松子

性味：味甘。

功能：补虚益血，润肺滑肠。含大量脂肪油（油酸、亚油酸酯）、棕榈碱、蛋白质、挥发油等成分。

用途：用于血虚阴亏，虚羸少气；肺燥咳嗽，干咳痰少；肠燥便秘等。

食法：生食，或熟食，亦宜作丸剂。

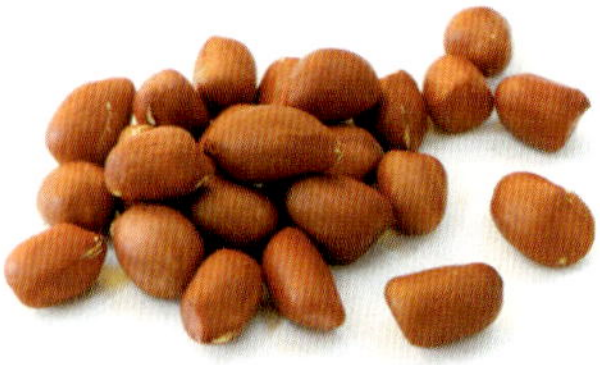
花生

花生

性味：味甘。

功能：补脾益气，润肺化痰，催乳，滑肠，止血。种仁含丰富的脂肪油，油中含多种脂肪酸的甘油酯，其不饱和脂肪酸占80%以上，含丰富的蛋白质、氨基酸、卵磷脂、嘌呤、胆碱、胡萝卜素、泛酸、钙、磷、铁、甾醇、三萜皂苷、纤维素；种皮含脂质、甾醇、鞣质等。

用途：用于脾虚少食，消瘦乏力或小儿营养不良；久咳肺虚或肺痨咳嗽；产后缺乳而气血不足者；脾气虚弱，脚气，两胫肿大，步履沉重；大便燥结；紫癜。

食法：生食，生研冲服，炒熟食，或煮熟食等。

第三节 性凉水果

苹果、梨、橘子（北方产）、甜橙、草莓、枇杷、李子、番木瓜、罗汉果、阳桃、番茄、油柑子、柚、香蕉等。

苹果

性味：味甘、微酸。

功能：生津止渴，清热除烦，助消化，益脾止泻。含蔗糖、还原糖、苹果酸、柠檬酸、酒石酸、奎宁酸、醇类、果胶、维生素C、钾、钠等成分。

用途：用于烦热口渴，或饮酒过度；消化不良或脾阴不足，少食腹泻。

食法：生食、绞汁，熬膏，或以干品研末、煎汤。

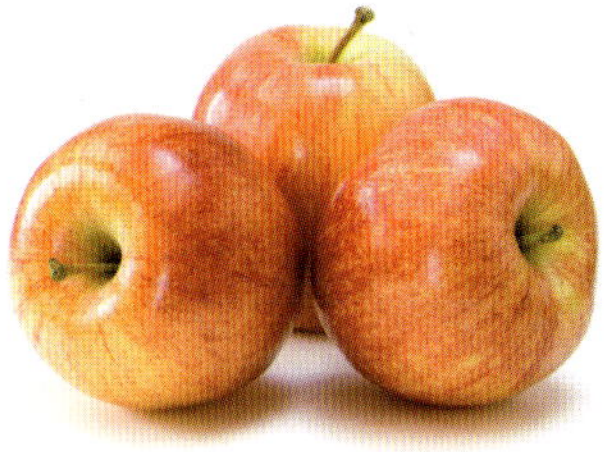

苹果

梨

性味：味甘、微酸。

功能：清热生津，润燥化痰，解酒毒。含苹果酸、柠檬酸等有机酸及葡萄糖、蔗糖、果糖、烟酸等成分。

用途：用于热病津伤，心烦口渴，或消渴口干，或噎膈反胃，大便干结；肺热或痰热咳嗽；饮酒过多。

食法：生食或熟食，绞汁或熬膏、煎汤。

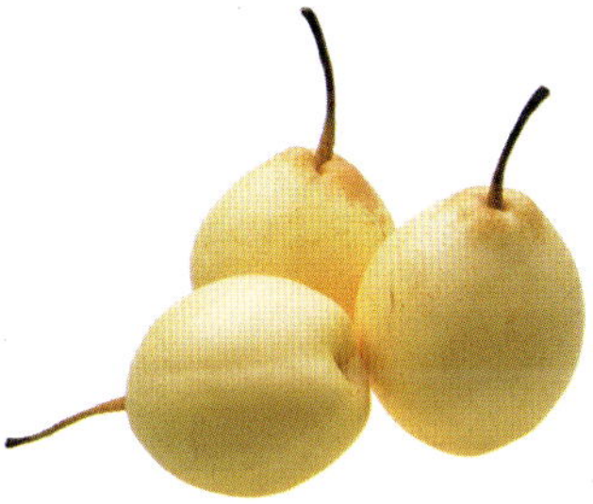

梨

油柑子

性味：味甘、微苦涩。

功能：清肺利咽，化痰止咳，生津，解毒。含丰富维生素C、鞣质、余甘子酸、余甘子酚等。

用途：用于咽喉肿痛，喉痹；肺热或感冒风热，咳嗽咽干；烦热口渴；食河豚所致的中毒或肠胃不适。

食法：噙服，煎汤服。

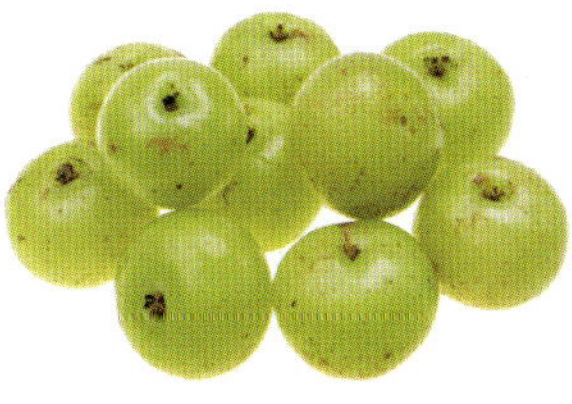

油柑子

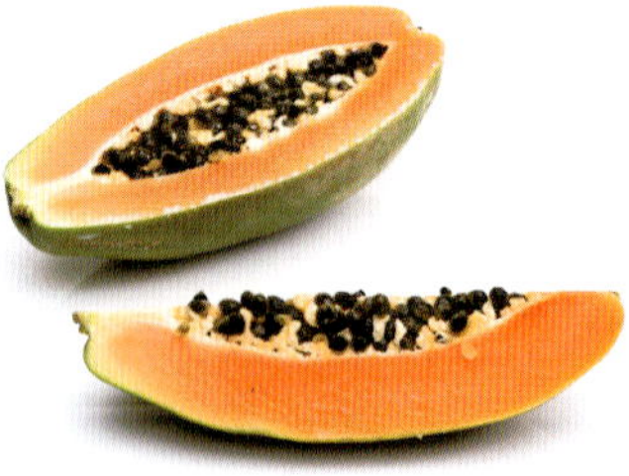
● 番木瓜

番木瓜

性味：味甘。

功能：补益脾胃，催乳，消食，驱虫。成熟果实含葡萄糖、果糖、蔗糖、胡萝卜素、维生素C、酒石酸、枸橼酸、苹果酸等，未成熟果实的汁液含番木瓜蛋白酶、脂肪酶。

用途：用于脾胃虚弱，食欲不振，产后缺乳；消化不良，饮食积滞，脘腹疼痛；绦虫、蛔虫等寄生虫病。

食法：生食，煮食，煎汤，绞汁饮。

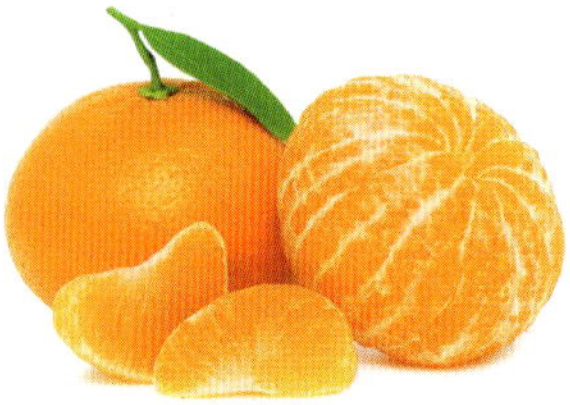
● 橘子

橘子（北方产）

性味：味甘、酸。

功能：生津止渴，助消化，和胃，润肺。含橙皮苷、柠檬酸、苹果酸、葡萄糖、果糖、蔗糖、维生素B_1及维生素C和胡萝卜素等成分。

用途：用于胃阴不足，口中干渴，或饮酒过度，消化不良，呕逆少食；咳嗽。

食法：生食，绞汁饮。

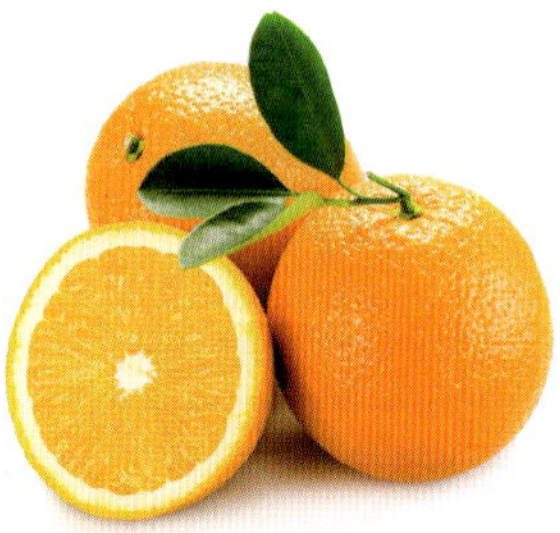
● 甜橙

甜 橙

性味：味甘、酸。

功能：生津止渴，助消化，和胃。含柠檬酸、苹果酸、琥珀酸、糖类、果胶、维生素C等成分。

用途：用于胃阴不足，口渴心烦，饮酒过度，消化不良，胃气不和，恶心呕逆。

食法：煎汤，生食，绞汁饮。

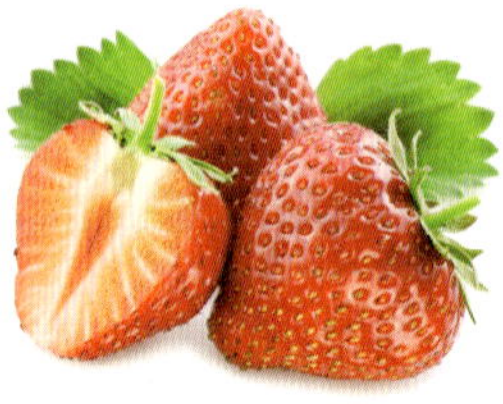
● 草莓

草 莓

性味：味甘、酸。

功能：润肺生津，健脾和胃，补血益气，凉血解毒。含果糖、蔗糖、葡萄糖、氨基酸、柠檬酸、苹果酸、胡萝卜素、各种维生素及钙、磷、钾等成分。

用途：用治干咳，烦渴，咽喉灼痛，小便短涩，久病体虚，营养不良以及多种皮肤疮疖等。

食法：煎汤，生食，绞汁饮。

枇杷

性味：味甘、微酸。

功能：润肺止咳，生津止渴，和胃降逆。含糖、果胶、胡萝卜素、维生素B_1、维生素C、酒石酸、苹果酸、柠檬酸等成分。

用途：用于阴虚肺燥，咳嗽，咯血；胃阴不足，咽干口渴，或气失和降，干呕不欲食。

食法：生食，熬膏，煎汤。

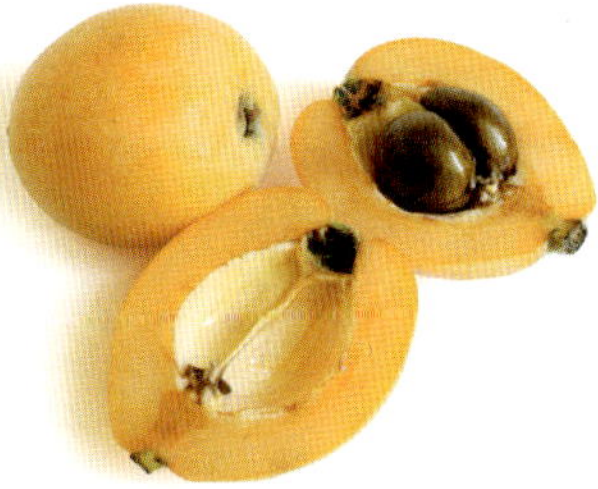

枇杷

李子

性味：味甘、酸。

功能：清肝热，生津液。含糖、胡萝卜素、维生素B_1、维生素B_2、维生素C、烟酸、钙、磷、铁、天门素、谷酰胺、丝氨酸、甘氨酸、脯氨酸、苏氨酸、丙氨酸等成分。

用途：用于肝虚有热，虚劳骨蒸；胃阴不足，口中干渴。

食法：生食，绞汁，以干品煎汤服。

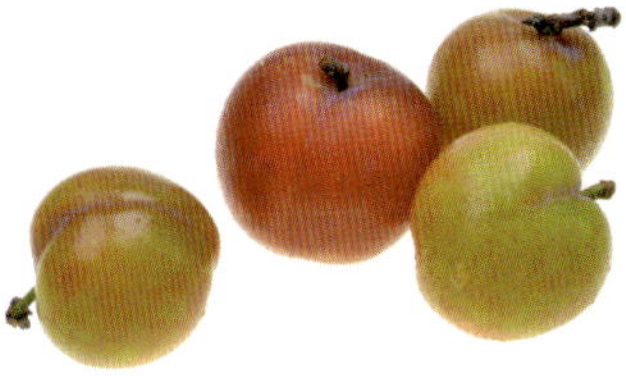

李子

阳桃

性味：味甘、酸。

功能：清热利咽，生津止渴，利小便。含蔗糖、果糖、葡萄糖、苹果糖、柠檬酸、草酸、维生素B_1、维生素C等成分。

用途：用于肺热或风热所致的咳嗽、咽喉痛；胃热伤津或饮酒过度，烦热口渴；热结膀胱，小便不利；久患疟疾，脾脏肿大。

食法：生食，煮汤，绞汁饮。

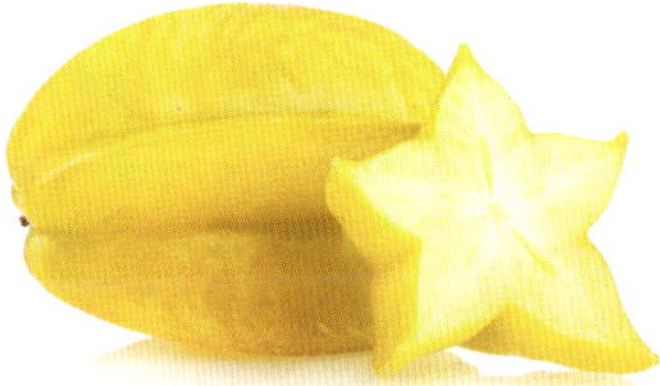

阳桃

罗汉果

性味：味甘。

功能：清肺止咳，利咽喉，润肠燥。含大量葡萄糖和三萜苷类。

用途：用于肺热咳嗽，百日咳，咽喉痛或失音；肠道燥热，大便秘结。

食法：煎汤，沸水浸泡等。

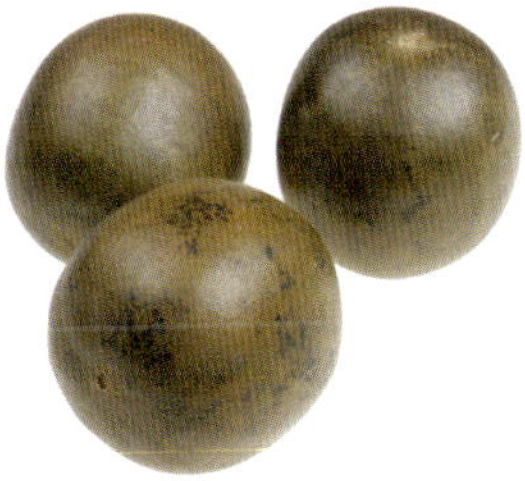

罗汉果

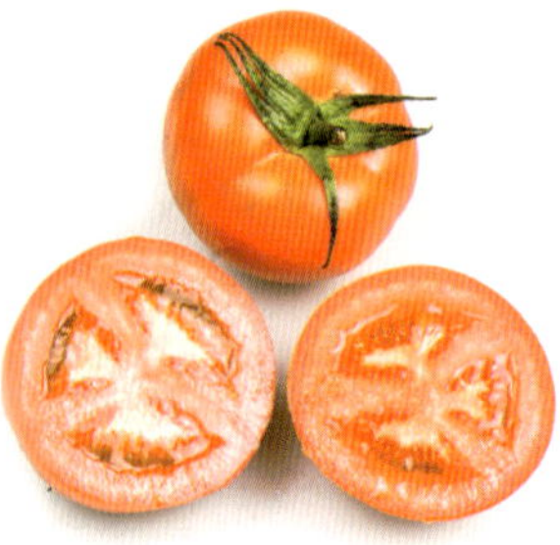

● 番茄

番　茄

性味：味甘、酸。

功能：清热止渴，养阴，凉血。含糖类、苹果酸、柠檬酸、胡萝卜素、维生素B_1、维生素B_2、维生素C、烟酸、钙、磷、锌、铁、硼、锰、铜、碘、腺嘌呤、葫芦巴碱、胆碱、番茄碱等成分。

用途：用于热病烦渴，或胃热口渴、舌干；肝阴不足，目昏眼干或夜盲；阴虚血热，鼻衄、牙龈出血；高血压。

食法：生食，炒食或煎汤服。

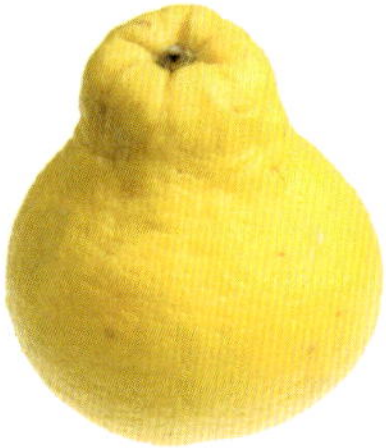

● 柚

柚

性味：味甘、酸。

功能：生津止渴，利小便，助消化。含糖、维生素C、柠檬酸、钾、钙、磷等。

用途：用于胃阴不足，咽干口渴，或饮酒过度；小便不利；饮食喜酸，消化不良。

食法：生食，绞汁饮。

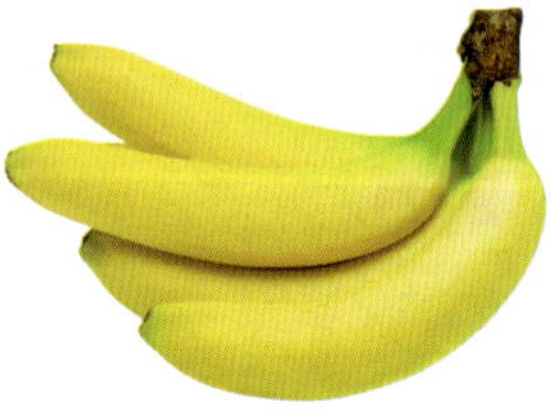

● 香蕉

香　蕉

性味：味甘。

功能：养阴润燥，生津止渴。含果糖、葡萄糖、胡萝卜素、维生素B_1、维生素B_2、维生素C、维生素E、烟酸、果胶、钙、磷、铁、5－羟色胺、去甲肾上腺素、二羟基苯乙胺等成分。

用途：用于胃阴不足，咽干口渴，或热伤津液，烦渴喜饮；肠燥便秘，或痔疮便血。

食法：生食、蒸熟食或连皮煮熟食。

第四节 性寒水果

荸荠、白甘蔗、柠檬（微寒）、柿子、猕猴桃、桑葚、西瓜等。

白甘蔗

性味：味甘。

功能：清热除烦，生津止渴，和中润燥。含糖类、钙、磷、维生素B_1、维生素B_2、维生素B_6、维生素C、多种氨基酸及有机酸等。

用途：用于热伤津液，心烦口渴或饮酒过度；阴液不足，胃气不和，反胃呕吐，大便秘结，肺燥咳嗽。

食法：生食（嚼汁），绞汁饮、煲汤或煮粥食。

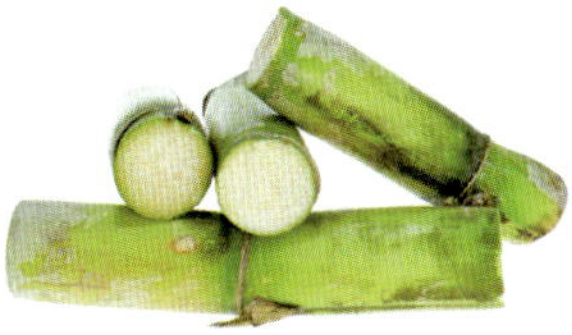

白甘蔗

柠檬

性味：性微寒，味酸。

功能：生津止渴，清热解暑，和胃降逆，化痰止咳。含糖类、柠檬酸、苹果酸、枸橼酸、橙皮苷、柚皮苷、维生素B_1、维生素B_2、维生素C、烟酸、钙、磷、铁等成分。

用途：用于暑热烦渴，胃热伤津，口渴喜饮；胃气不和，呕哕少食；痰热咳嗽。

食法：生食，绞汁，煎汤服或以盐腌食。

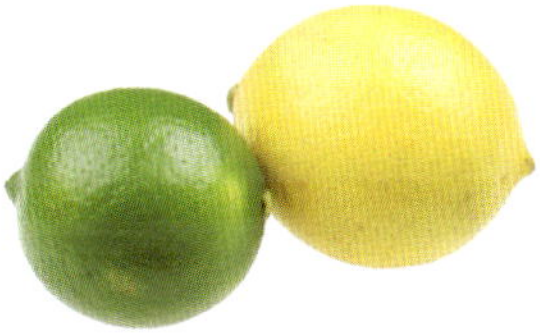

柠檬

荸荠

性味：性微寒，味甘。

功能：清热生津，凉血解毒，化痰消积，明目退翳。含淀粉、蛋白质、脂肪、钙、磷、铁、维生素C和荸荠素等成分。

用途：用于温热病，热伤津液，烦热口渴或大便秘结；血热便血，痔疮或痢疾便血，妇女崩漏；阴虚肺燥，痰热咳嗽或咽喉不利；痞块积聚或食积不消；目赤障翳。

食法：生食，绞汁，煎汤，浸酒，研末服。

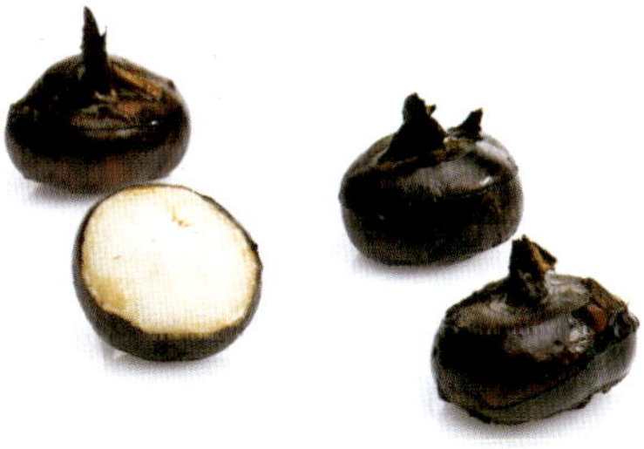

荸荠

猕猴桃

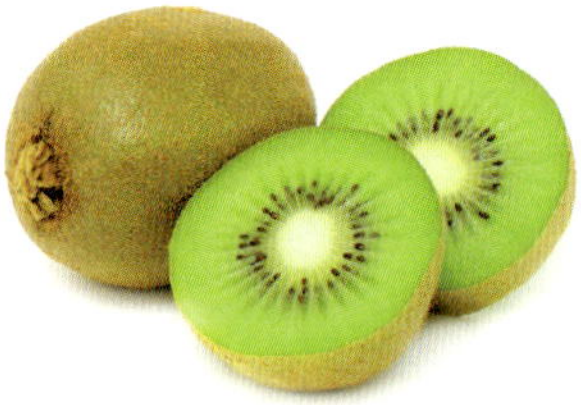

猕猴桃

性味：味甘、酸。

功能：清热止渴，和胃降逆，利尿通淋。含糖类、蛋白质、脂肪、有机酸、维生素B_1、丰富的维生素C、磷、钙、铁、钾、镁和猕猴桃碱等成分。

用途：用于热病烦渴或胃热口渴，热壅反胃呕逆或食欲减退，热湿小便不利或石淋。

食法：生食，绞汁，煎汤，浸酒服等。

桑葚

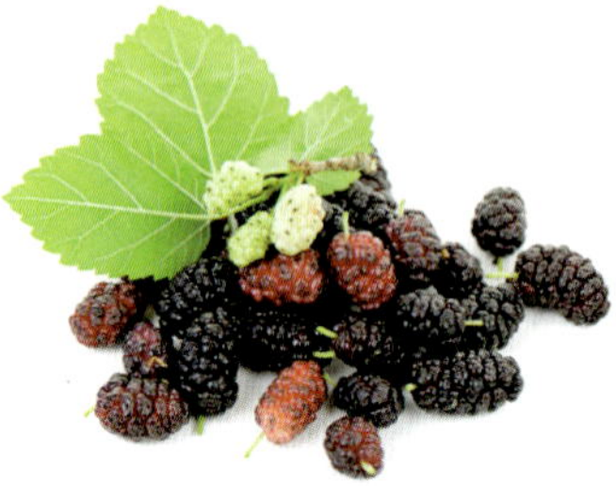

桑葚

性味：味甘、酸。

功能：补血滋阴，生津止渴，润肠燥。含葡萄糖、蔗糖、胡萝卜素、维生素B_1、维生素B_2、维生素C、烟酸、苹果酸、琥珀酸、酒石酸等成分。

用途：常用于治疗脾胃虚弱，食欲不振，产后缺乳；消化不良，饮食积滞，脘腹疼痛；绦虫、蛔虫等寄生虫病。

食法：生食，煎汤，熬膏，浸酒服。

柿子

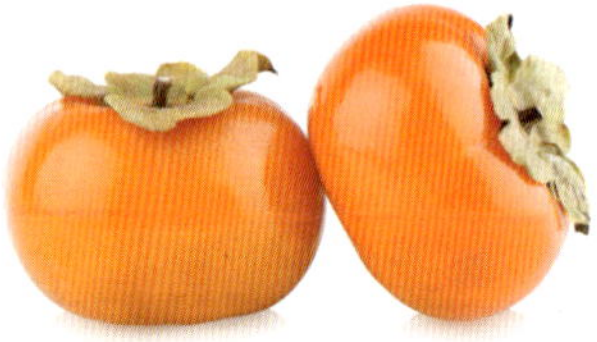

柿子

性味：味甘、微涩。

功能：清热润肺，化痰止咳，生津止渴。含蔗糖、葡萄糖、果糖、胡萝卜素、维生素C、瓜氨酸、碘、钙、铁等成分，未成熟果实含鞣质。

用途：用于燥热咳嗽；肠道燥热或痔疮出血，胃热伤阴，口干口渴或吐血。现又用于甲状腺肿。

食法：生食，绞汁等。

西瓜

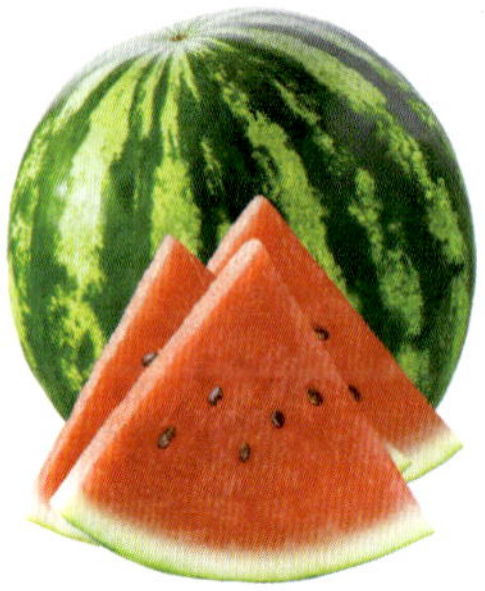

西瓜

性味：味甘。

功能：清热解暑，除烦止渴，利小便。含苹果酸、磷酸、果糖、葡萄糖、蔗糖、瓜氨酸、丙氨酸、谷氨酸、精氨酸、胡萝卜素、丙酸、丁酸、B族维生素、维生素C和甜菜碱、腺嘌呤、钙、磷、铁等成分。

用途：用于暑热、湿热病热盛津伤，心烦口渴或饮酒过度；心火上炎，舌赤、口疮；湿热蕴结下焦，小便黄赤不利。现代又用于肾炎水肿和高血压。

食法：生食，绞汁饮，煎汤，熬膏服。

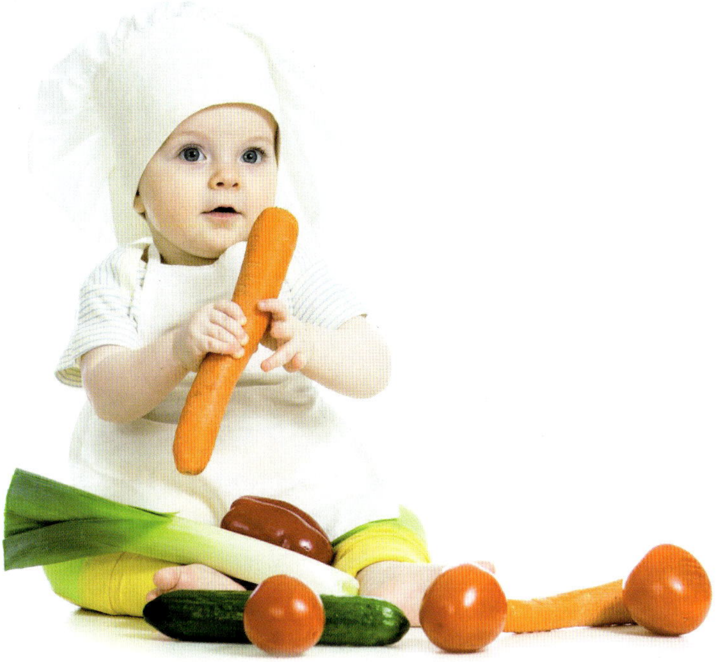

第四章

蔬菜类食物

蔬菜类食物有韭菜、葱、大葱、包菜、辣椒、南瓜、芋头、香菇、胡萝卜、菜心、莲藕、苋菜、木耳、猴头菇、白菜、生菜、菠菜、莴笋、西洋菜、竹笋、茄子等。

第一节 性温（热）蔬菜

韭菜、葱、洋葱、大蒜、大芥菜、芫荽、薤白、辣椒、南瓜等。

韭 菜

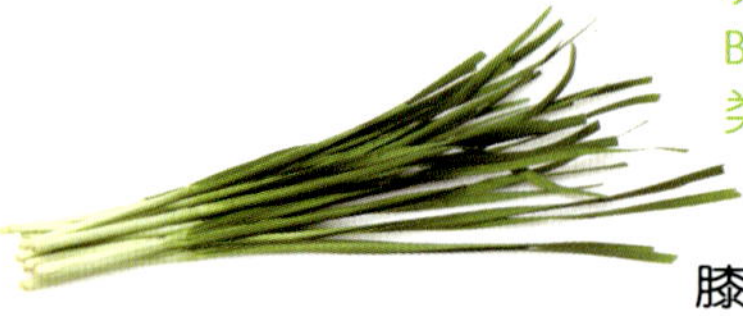

● 韭菜

性味：味辛、甘。

功能：温中开胃，补肾助阳，降逆散瘀。含有胡萝卜素、B族维生素、维生素C、纤维素、钙、铁、磷和挥发油、苷类、硫化物等。

用途：常用于胃寒泛酸、打嗝，肾阳不足所致之腰膝酸软、遗尿以及胸痹痛内有血瘀者。

食法：捣汁饮、炒菜、作馅、煮汤等。

大 蒜

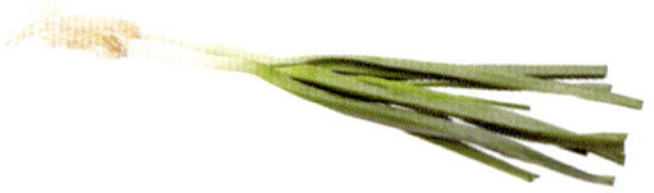

● 大蒜

性味：味辛、甘。

功能：温中健胃，消食理气，解毒杀虫。含有钙、磷、铁、维生素B_1、维生素C、胡萝卜素、挥发油、大蒜苷。

用途：用于脘腹冷痛，饮食积滞，饮食不洁或食物中毒，呕吐腹泻，肠胃不和，痢疾；蛲虫病，钩虫病；肺痨，百日咳。现代又用于高血压病，高脂血症，流感，流脑等。

食法：生食、煨食、煮粥、煎汤，捣泥、作丸服。

葱

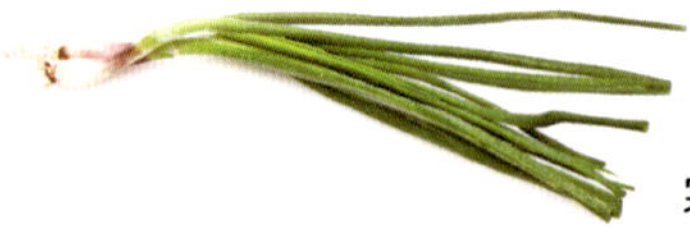

● 葱

性味：味辛。

功能：发表，通阳，解毒。含有挥发油，油中主要成分为蒜素，含二烯丙基硫醚、草酸钙、维生素C、维生素B_1、维生素B_2、烟酸、胡萝卜素、多糖、钙、镁、铁等成分。

用途：用于感冒风寒，恶寒发热，无汗，头痛；阴寒内盛的腹痛，二便不通，虫积内阻；痢疾等。

食法：煎汤，煮粥，作调味品。

南 瓜

性味：味甘。

功能：补中益气，化痰排脓，驱蛔虫。含有瓜氨酸、精氨酸、腺嘌呤、胡萝卜素、B族维生素、维生素C、淀粉、葡萄糖、蔗糖、戊聚糖、甘露醇、钙、铁等成分。

用途：用于脾虚气弱或营养不良，肺痈咯脓痰，蛔虫病。

食法：蒸食，煮食。

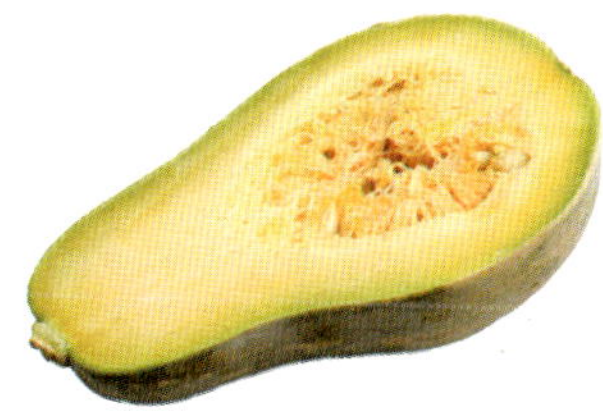

南瓜

大芥菜

性味：味辛。

功能：利气祛痰，温中健胃，散寒解表。含有钙、铁、维生素B_1、维生素B_2、维生素C、胡萝卜素、烟酸等成分。

用途：用于寒痰咳嗽，胸膈不利；胃寒少食；感冒风寒，头痛，咳嗽等。

食法：煎汤，绞汁或炒食。

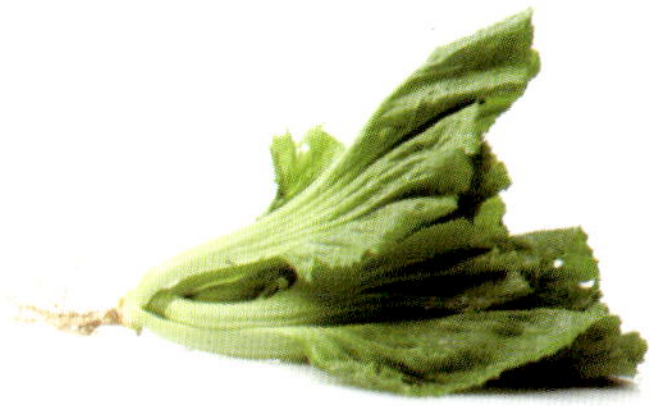

大芥菜

芫 荽（香菜）

性味：味辛。

功能：健胃理气，发汗透疹。含有维生素C、钾、钙和挥发油、苹果酸钾、甘露醇、黄酮类等。

用途：用于脾胃不和，食欲不振，感冒风寒，发热无汗，麻疹透发不畅。

食法：煎汤，拌食，或作调味品。

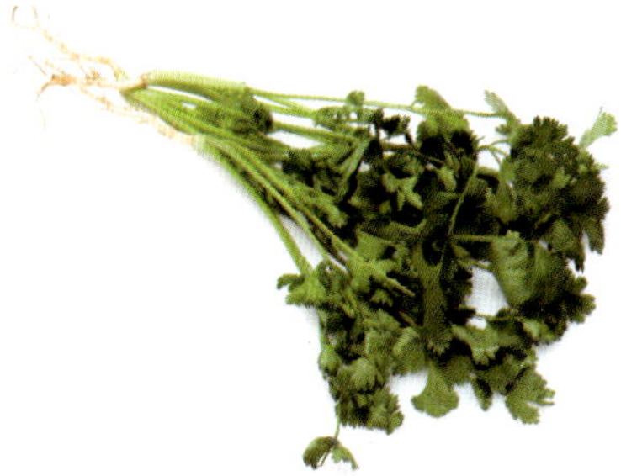

芫荽

洋 葱

性味：味甘、微辛。

功能：健胃消食，理气宽中。含有维生素B_1、维生素B_2、维生素C和胡萝卜素、钙、磷、铁、咖啡酸、桂皮酸、芥子酸、原儿茶酸、槲皮素、多糖；含挥发油、前列腺素及激活血溶纤维蛋白活性成分。

用途：用于饮食减少，腹胀或腹泻。现代又用于高血压病、高脂血症、冠心病等。

食法：捣汁饮，炒菜吃等。

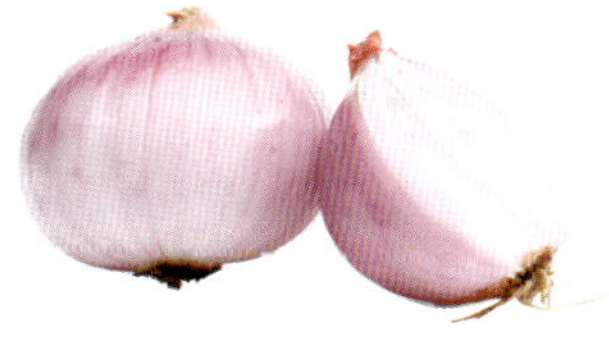

洋葱

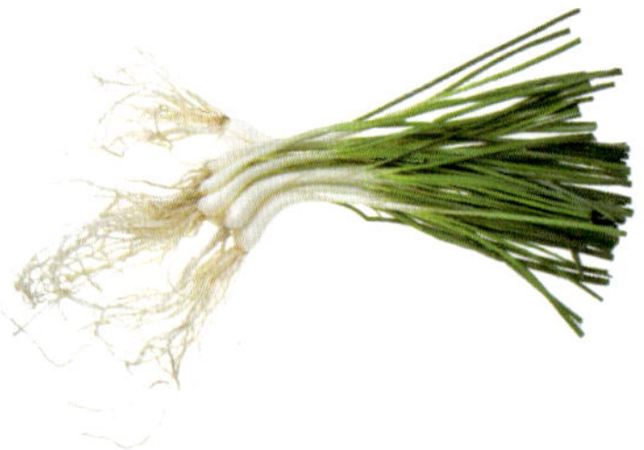

● 薤白

薤白

性味：味辛、甘。

功能：通阳散结，健胃消食，下气导滞。含大蒜氨酸、甲基大蒜氨酸、大蒜糖。

用途：用于胸痹，胸闷疼痛；饮食不消，脘腹胀满疼痛，腹泻或痢疾，泻而不畅。

食法：煎汤、绞汁服或煮食。

辣椒

性味：味辛。

功能：温中健胃，散寒燥湿，发汗。含有辣味成分，主要为辣椒碱、二氢辣椒碱；另含挥发油、钙、磷、丰富的维生素C、胡萝卜素、辣椒红素。

用途：用于脾胃虚寒，食欲不振，腹部有冷感，泻下稀水；寒湿郁滞，少食苔腻，身体困倦，肢体酸痛；感冒风寒，恶寒无汗。

食法：煎炒，煮食，研末服或生食。

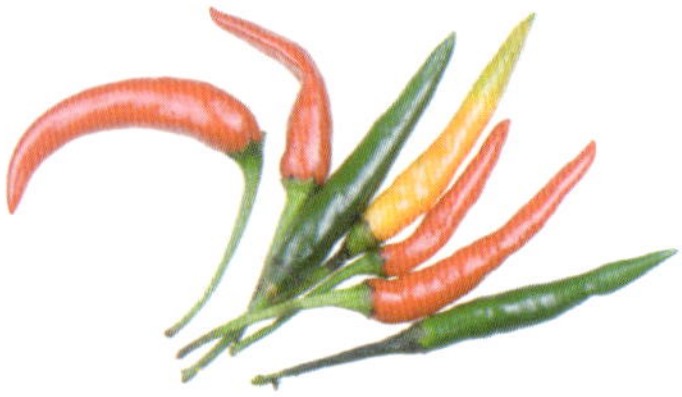

● 辣椒

第二节 性平蔬菜

芋头、香菇、芹菜、苋菜、枸杞叶、油菜、大头菜、茼蒿、莲藕、木耳、银耳、猴头菇等。

苋菜

性味：味甘。

功能：清热解毒，利尿除湿，通利大便。含有赖氨酸、维生素C、铁、钙等成分。

用途：用于痢疾便血或湿热腹泻、热淋、小便短赤等症。

食法：煎汤，煮粥，绞汁服。

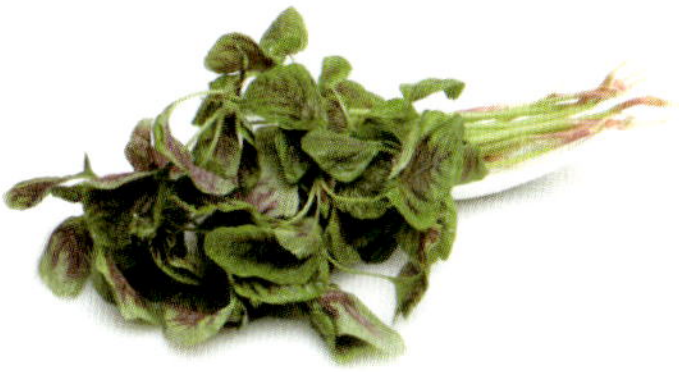

苋菜

香菇

性味：味甘。

功能：补脾益气。含有氨基酸、粗纤维、维生素B_1、维生素B_2、维生素C、烟酸、钙、磷、铁等成分。又含有香菇素、香菇酸、丁酸、天门冬素、胆碱、腺嘌呤、亚油酸、麦角甾醇、菌甾醇、甘露醇、香菇多糖、LC－11、等。

用途：用于脾胃虚弱，食欲减退，少气乏力。现代又用于佝偻病、高脂血症、肿瘤等。

食法：煎汤，煮食。

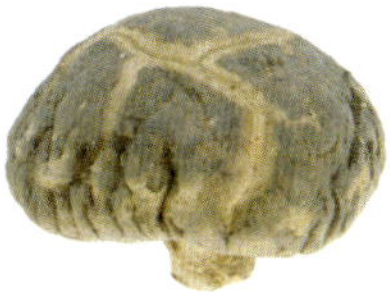

香菇

大头菜

性味：味辛、甘、苦。

功能：健胃下气，利水除湿。含有钙、铁、胡萝卜素、维生素B_1、维生素B_2、维生素C和烟酸等成分。

用途：用于消化不良，腹胀满，少食；湿热发黄，小便不利。

食法：绞汁饮或煮食。

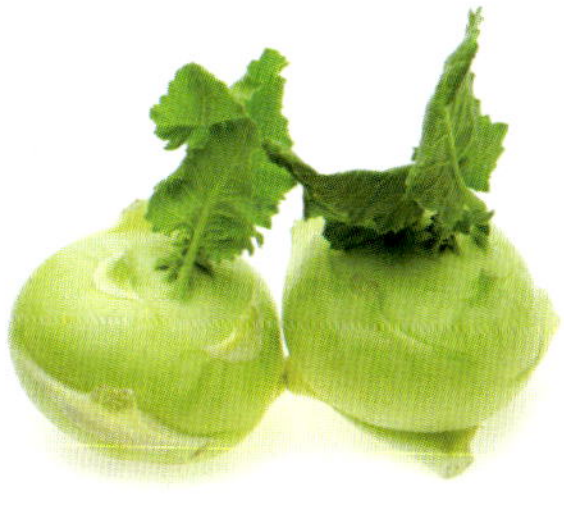

大头菜

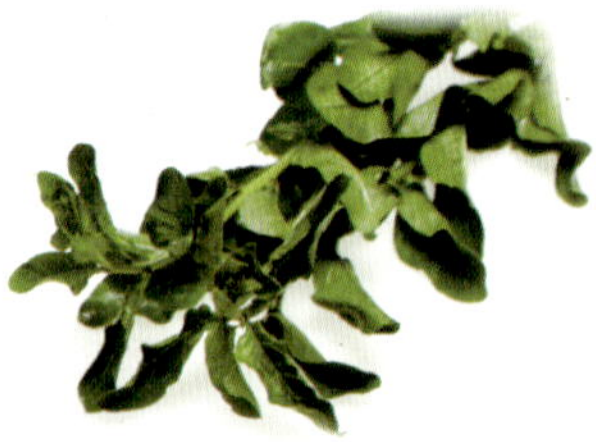

● 枸杞叶

枸杞叶

性味：味微苦、甘。

功能：清热、明目。含有甜菜碱、鞣质、芸香苷、维生素、多种氨基酸以及枸杞甾酮等。

用途：用于肝阴虚或肝热所致的目昏、夜盲或目赤涩痛、翳膜；虚烦发热，消渴口干；虚火牙痛。

食法：煎汤、凉拌或炒食。

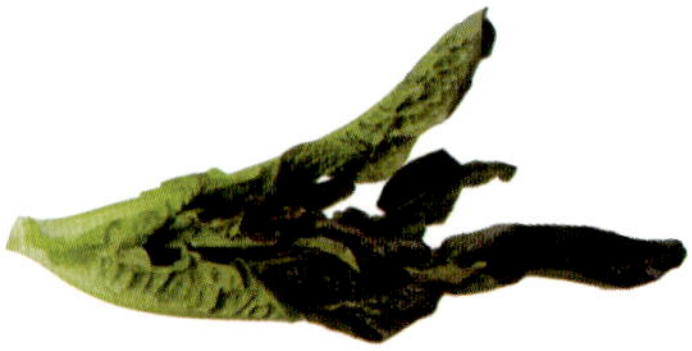

● 油菜

油 菜

性味：味甘、辛。

功能：活血散瘀，利肠道，止血。含有维生素K、多糖、少量槲皮苷。

用途：用于妇女产后，瘀血腹痛；吐血，痢疾便血；大便秘结。

食法：煎汤，绞汁，炒熟食。

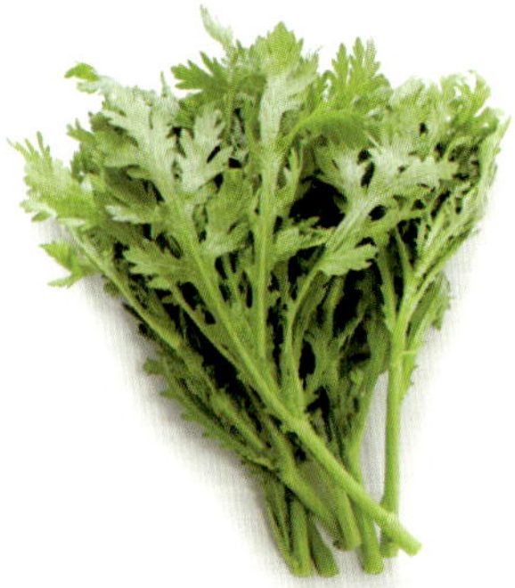

● 茼蒿

茼 蒿

性味：味辛、甘。

功能：化痰止咳，清利头目，和中健胃，利小便。含挥发油、胆碱、多种氨基酸、丰富的胡萝卜素等成分。

用途：用于痰热咳嗽；肝热头昏目眩；脾胃不和，饮食减少；膀胱有热，小便不利。

食法：煎汤，凉拌，炒食。

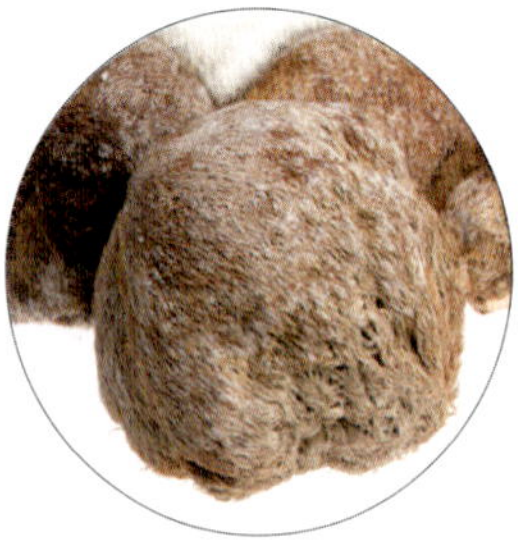

● 猴头菇

猴头菇

性味：味甘。

功能：补脾益气，助消化，抗肿瘤。含有挥发油、多糖类、氨基酸等成分。

用途：用于脾胃虚弱，消化不良。

食法：煎汤，煮食等。

莲 藕

性味：味甘。

功能：清热生津，凉血止血，散瘀血。熟用微温，能补益脾胃，止泻，益血，生肌。含有淀粉、蛋白质、天门冬素、维生素C和焦性儿茶酚、新绿原酸等酚类化合物。

用途：常用于热病心烦，口渴，喜饮；胃阴不足，噎膈反胃；衄血、吐血，便血；产后血晕，烦闷欲呕。脾胃虚弱，消化不良，少食腹泻；痢疾便血，不欲饮食；血虚或失血。

食法：生食，绞汁服，煮食或加工成藕粉用。

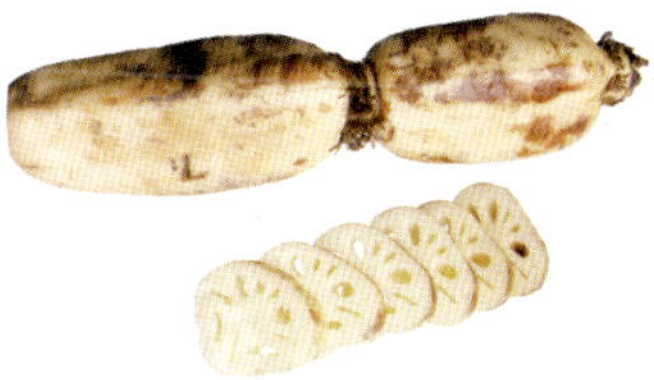

● 莲藕

木 耳

性味：味甘。

功能：凉血止血，润肺益胃，利肠道。含有糖、蛋白质、粗纤维、磷、钙，酸、胡萝卜素、维生素B_1、维生素B_2、麦角甾醇、卵磷脂、脑磷脂、鞘磷脂、黑刺菌素等。

用途：用于吐血、便血或血痢、痔疮出血、崩漏，肺燥咳嗽，或胃阴不足、咽干口燥。

食法：煎汤，煮食，研末服。

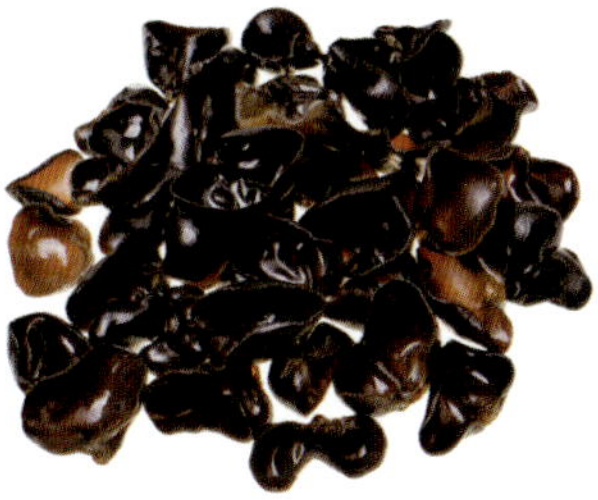

● 木耳

银 耳

性味：味甘。

功能：滋阴润肺，益胃生津，止血，利肠道。含有蛋白质、粗纤维、钙、硫、磷、铁、镁、钾、钠、B族维生素、木糖、岩藻糖、甘露醇、葡萄糖醛酸、葡萄糖和抗肿瘤多糖A等。

用途：用于肺热咳嗽或肺燥咳嗽，痰黏或无痰，或痰中带血，胃阴不足，咽干口燥，大便秘结，咯血，吐血，便血，妇女崩漏。

食法：煮熟食或研末服。

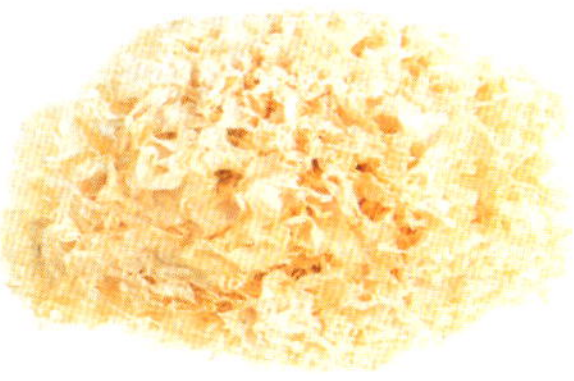

● 银耳

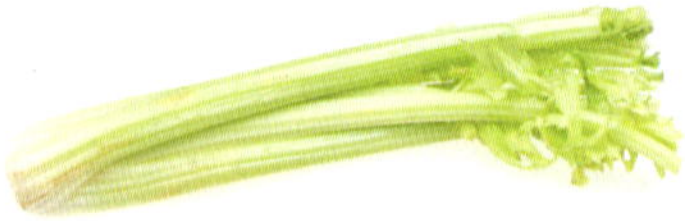

芹菜

芹 菜

性味：味辛、甘。

功能：清热平肝，利小便，止血，健胃。含有芹菜素、挥发油、香柠檬内酯、绿原酸、咖啡酸、芸香苷、胡萝卜素、维生素C、烟酸、多种氨基酸、糖类、蛋白质、钙、磷、铁等成分。

用途：用于肝经有热，肝阳上亢，烦热不安，眩晕；热淋，尿浊，小便不利或尿血；月经先期；胃热呕逆，饮食减少。现代用于高血压病、乳糜尿等。

食法：绞汁，煎汤，凉拌或炒食。

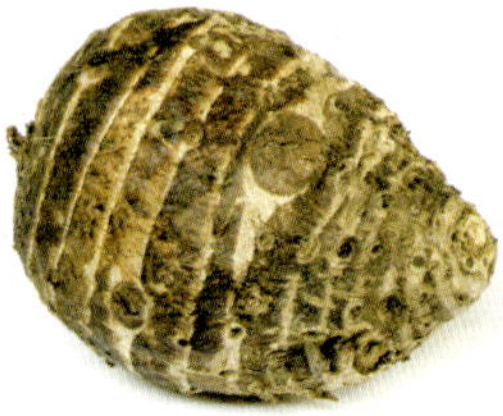

芋头

芋 头

性味：味甘、辛，有小毒。

功能：益脾胃，消瘰散结。含蛋白质、淀粉、钙、磷、铁、维生素C、皂苷等成分。

用途：用于中气不足，虚弱乏力，瘰疬结核。

食法：煎汤，煮食或作丸、散。

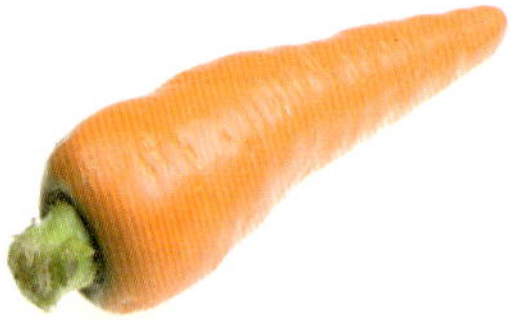

胡萝卜

胡萝卜

性味：味甘。

功能：补脾消食，利肠道，补肝明目，清热解毒，下气止咳。含有丰富的蔗糖、胡萝卜素、维生素B_1、维生素B_2、叶酸、多种氨基酸（以赖氨酸含量较多）、甘露醇、木质素、果胶、槲皮素、山柰酚、少量挥发油、咖啡酸、没食子酸、对羟基苯甲酸及硼、钙、磷、铜、铁、氟、锰、钴等成分。

用途：用于消化不良，食积胀满或大便热结；肝虚目暗，夜盲或小儿疳疾目昏；小儿麻疹发热；百日咳。现代又用于老年性心血管疾患、癌症的防治。

食法：煎汤、煮熟、炒菜食或生食，绞汁服。

第三节 性凉（寒）蔬菜

白菜、菠菜、莴笋、白萝卜、西洋菜、鱼腥草、马齿苋、竹笋、茭白、百合、茄子、冬瓜、黄瓜、丝瓜、苦瓜、蘑菇、草菇、紫菜、慈姑等。

白 菜

性味：性微寒，味甘。

功能：益胃生津，清热除烦，利小便，利肠道。含有维生素B_1、维生素B_2、维生素C、烟酸、胡萝卜素、钙、磷、铁、蛋白质、脂肪、粗纤维等成分。

用途：常用于烦热口渴；小便或大便不利；感冒发热或痰热咳嗽。

食法：煮食，煎汤，绞汁服。

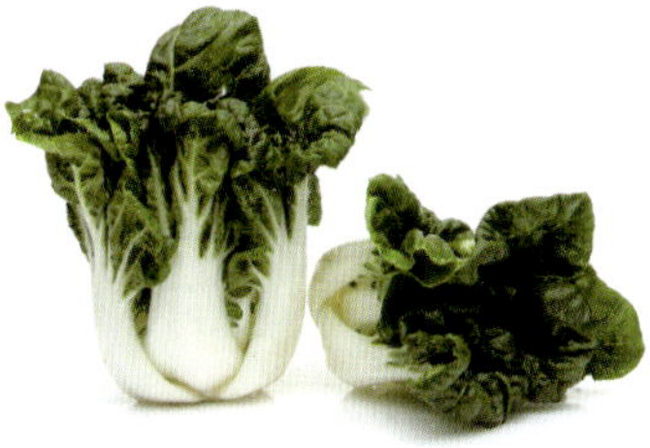

白菜

菠 菜

性味： 性凉，味甘。

功能：润燥滑肠，清热除烦，生津止渴，养肝明目。含有叶绿素、草酸、胡萝卜素、维生素B_1、维生素B_2、维生素C、叶酸、蛋白质、氨基酸、钙、磷、铁、锌等成分。

用途：用于虚火、老人大便涩滞不畅，肠燥便秘或痔瘘；胃热烦渴、消渴多饮；肝经有热，头昏烦热，眼目昏花或夜盲症。

食法：煎汤，煮食，炒食或凉拌食。

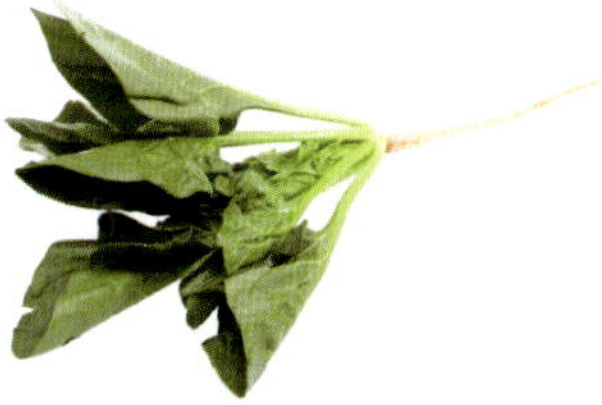

菠菜

慈 姑

性味：性凉，味甘。

功能：清热利尿，通淋，化痰止咳。含有碳水化合物、蛋白质、多种氨基酸、脂肪、B族维生素、维生素C及胰蛋白酶抑制物、钙、磷、镁等。

用途：用于湿热小便不利，或热淋、砂淋，肺热咳嗽，肺虚咳嗽痰血等。

食法：煎汤，蒸食，炖肉服。

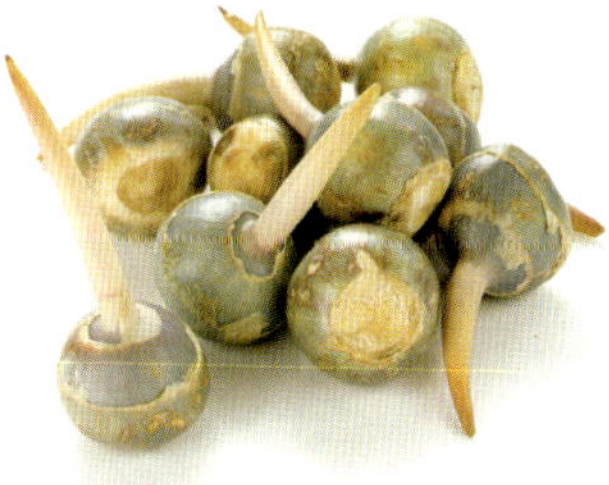

慈姑

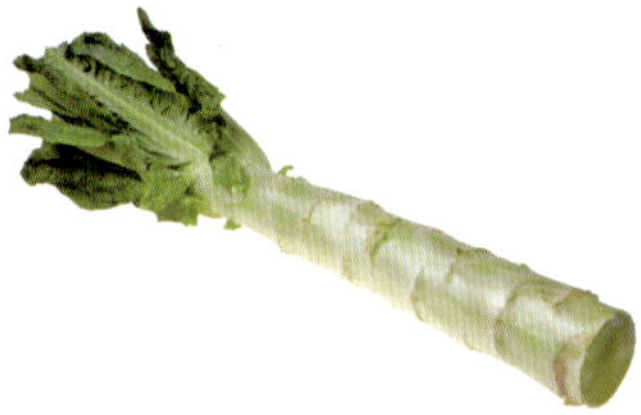

● 莴笋

莴 笋

性味：性凉，味甘、微苦。

功能：通乳汁，清热利尿。含糖类、钙、磷、铁、维生素C等。

用途：用于产后乳汁不下；小便短赤不利。

食法：煎汤，生食，煮食，炒食。

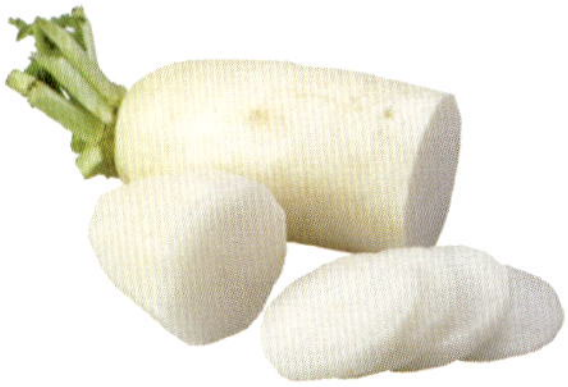

● 白萝卜

白萝卜

性味：性凉，味辛、甘。

功能：清热生津，凉血止血，化痰止咳，利小便，解毒；熟食偏于益脾和胃，消食下气。含有葡萄糖、蔗糖、果糖、腺嘌呤、精氨酸、胆碱、淀粉酶、钙、磷、锰、硼等成分。

用途：用于消渴口干；鼻衄，咯血；痰热咳嗽，咽喉痛，失音；痢疾或腹泻，腹痛作胀；脾胃不和，饮食不消，反胃呕吐；热淋，石淋，小便不利或胆石症。

食法：生用，可绞汁饮、生吃；熟用，煎汤或煮食。

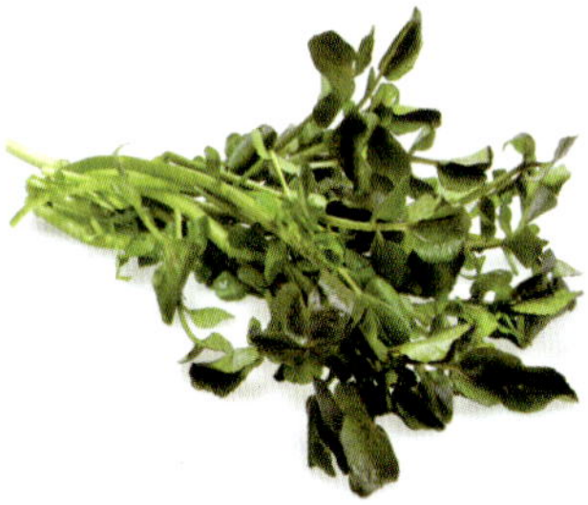

● 西洋菜

西洋菜

性味：性寒，味甘、酸。

功能：润燥滑肠，清热凉血。含有胡萝卜素、B族维生素、维生素C和糖类、有机酸、色素等。

用途：用于胸膈烦热，大便秘结；血热鼻衄、便血或发斑疹。

食法：煎汤，煮食。

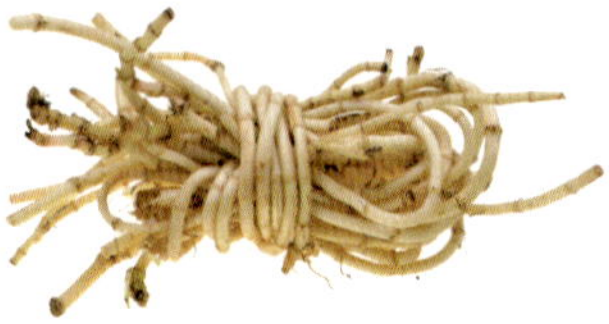

● 鱼腥草

鱼腥草

性味：性微寒，味辛。

功能：清解热毒，利尿通淋，开胃消食。含有挥发油，主要为癸酰乙醛、月桂醛、甲基正壬酮、香叶烯等，还有蕺菜碱、钾盐、槲皮苷、异槲皮苷等成分。

用途：用于肺痈，肺热咳嗽，百日咳；痢疾，痔疮及痈肿疮疡；热淋，小便不利，水肿；食欲不振，消化不良。

食法：煎汤，生食，绞汁服。

马齿苋

性味：性寒，味甘、酸。

功能：清热解毒，利尿通淋，止血。含有大量去甲肾上腺素、多量钾盐、枸橼酸、草酸、氨基酸、胡萝卜素、维生素B_1、维生素B_2、维生素C、烟酸、糖类、钙、磷、铁等成分。

用途：用于痢疾或湿热腹泻；痈肿恶疮，肠痈；热淋，小便不利，妇女湿热带下；妇女月经过多，崩漏，产后出血或尿血、便血等症。

食法：煎汤、研末、煮食、炒食。

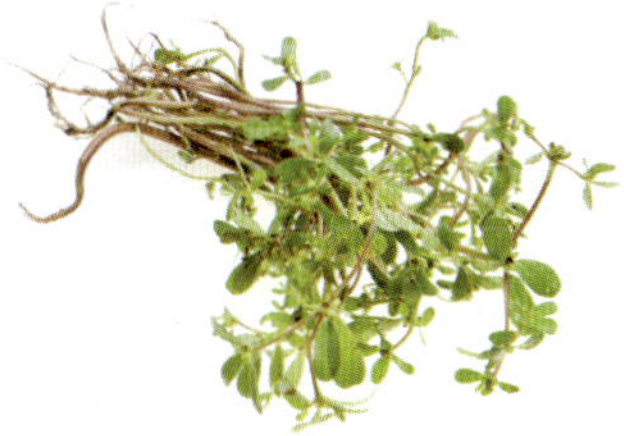

马齿苋

竹笋

性味：性寒，味甘、微苦。

功能：化痰下气，清热除烦，通利二便。含有蛋白质、氨基酸、糖类、钙、磷、铁、胡萝卜素和维生素B_1、维生素B_2、维生素C等成分。

用途：用于热痰咳嗽，胸膈不利；心胃有热，烦热口渴；小便不利，大便不畅。

食法：凉拌，煮食，炒食。

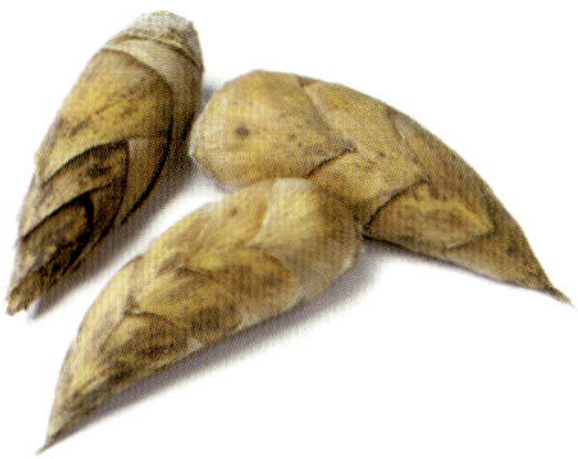

竹笋

茭白

性味：性凉，味甘、淡。

功能：清热止渴，利尿除湿。含有糖类、维生素B_1、维生素B_2、维生素C、微量胡萝卜素、烟酸、钙、磷、铁等成分。

用途：用于烦热口渴；下焦湿热，小便不利；湿热腹泻。

食法：煎汤，生食，炒食。

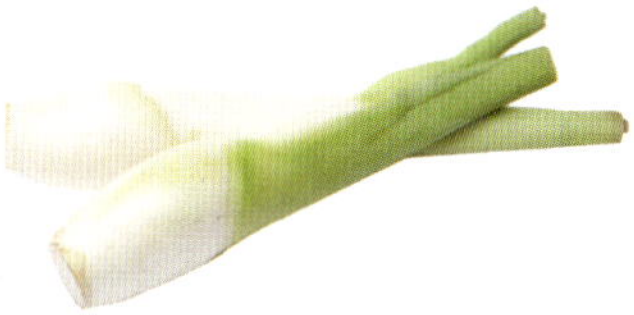

茭白

百合

性味：性微寒，味微甘。

功能：润肺止咳，清心安神。含有淀粉、蛋白质、多种生物碱、钙、磷、铁等成分。

用途：用于肺燥咳嗽，肺虚久咳，痰中带血；温热病后，余热未尽，神思恍惚，虚烦失眠。

食法：煎汤，煮食或蒸食。

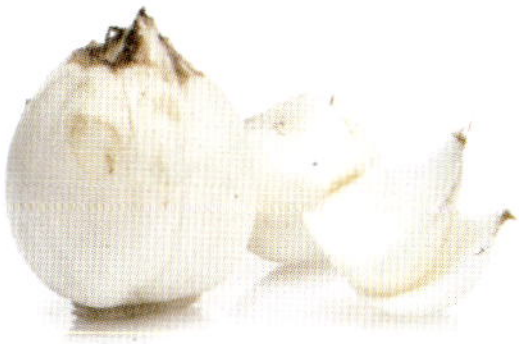

百合

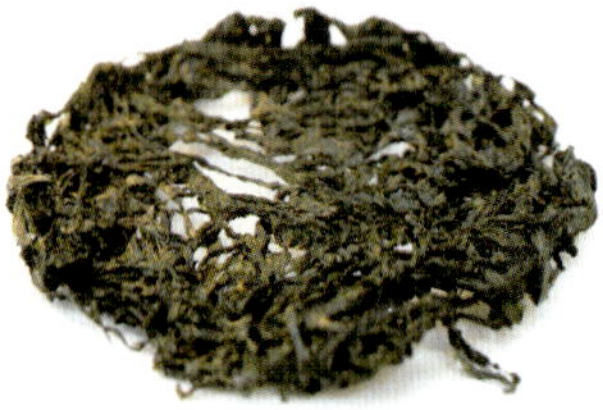

● 紫菜

紫 菜

性味：味甘、咸。

功能：软坚散结，清热化痰，利尿。含有蛋白质、胡萝卜素、维生素B_1、维生素B_2、维生素B_{12}、维生素C、烟酸、胆碱、氨基酸、碘、钙、磷、铁等。

用途：用于瘿瘤，瘰疬，咳嗽痰稠，饮酒过多，烦热不安，脚气，水肿，小便不利。

食法：煎汤，煮食，研末。

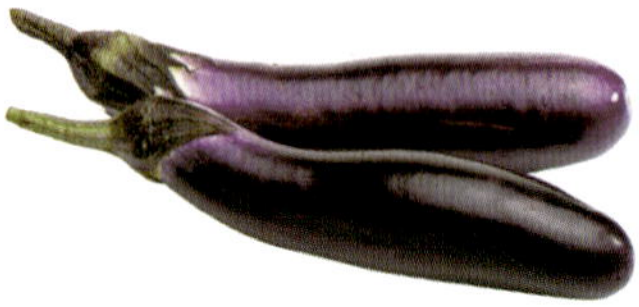

● 茄子

茄 子

性味：性微寒，味甘。

功能：清热凉血，利大肠，散血消肿。含有葫芦巴碱、水苏碱、胆碱、龙葵碱、B族维生素、维生素C、烟酸、胡萝卜素、糖、钙、磷、铁等。

用途：常用于治疗痰热咳嗽；血热便血、痔疮出血或秘结；跌扑肿痛。

食法：煎汤，绞汁，浸酒服或熟食。

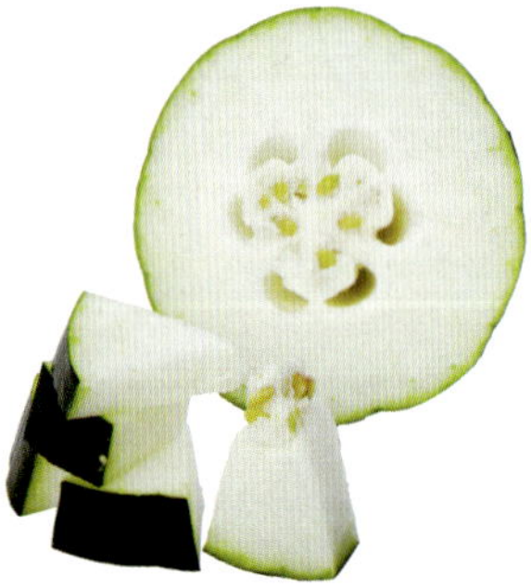

● 冬瓜

冬 瓜

性味：性寒，味甘、淡。

功能：清热化痰，除烦止渴，利尿消肿。含有糖类、粗纤维、胡萝卜素、维生素B_1、维生素B_2、维生素C、烟酸等成分。

用途：用于痰热喘咳；热病烦渴或消渴；水肿，小便不利。现代又用于肥胖病。

食法：煎汤，绞汁，熟食。

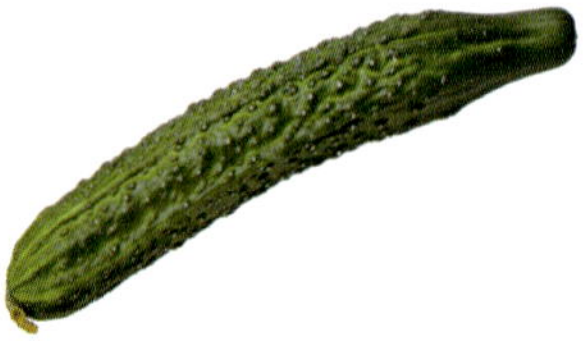

● 黄瓜

黄 瓜

性味：性微寒，味微甘。

功能：清热止渴，利水消肿，清火解毒。含有糖类、苷类、咖啡酸、绿原酸、多种氨基酸、维生素B_2、维生素C、挥发油、葫芦素A等成分。

用途：用于热病烦热、口渴，水肿，小便不利，湿热泻痢。

食法：生食或煮食。

丝 瓜

性味：性凉，味甘。

功能：清热，化痰，凉血，解毒。含有皂苷、丝瓜苦味质、瓜氨酸、木聚糖、维生素C等。

用途：用于温热病，发热烦渴；痰热咳嗽，痰黄稠，咽喉肿痛，痔疮出血。

食法：绞汁，煎汤，煮食等。

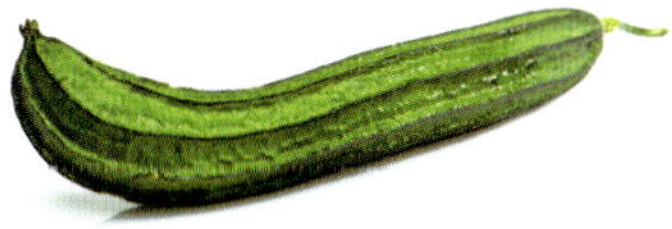

丝瓜

苦 瓜

性味：性寒，味苦。

功能：清热解暑，明目，解毒。含有苦瓜苷、5－羟色胺、谷氨酸、丙氨酸、脯氨酸、α－氨基丁酸、瓜氨酸、半乳糖醛酸、果胶等。

用途：用于热病或暑热烦渴，肝热目赤或疼痛，痢疾。

食法：煎汤，绞汁，作菜食。

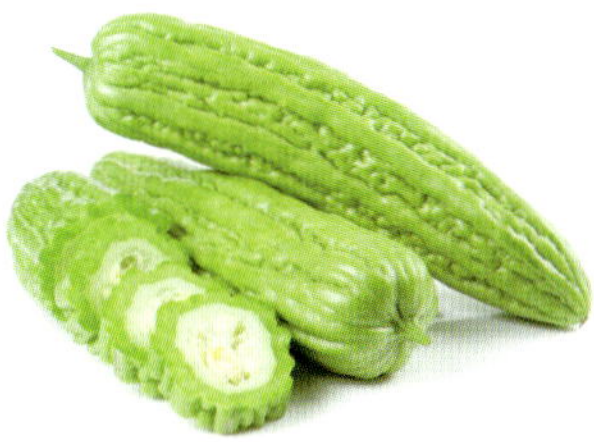

苦瓜

蘑 菇

性味：性微寒，味甘。

功能：补脾益气，润燥化痰。含有蛋白质、糖类、粗纤维、钠、钾、钙、磷、铁、铜、锌、锰、氟、多糖、叶酸、烟酸、胡萝卜素、生物素、多种维生素及氨基酸。

用途：用于脾胃虚弱，食欲不振，体倦乏力或妇女乳汁减少，咳嗽气逆。现代可用于传染性肝炎、白细胞减少症。

食法：煎汤，煮食，研末服。

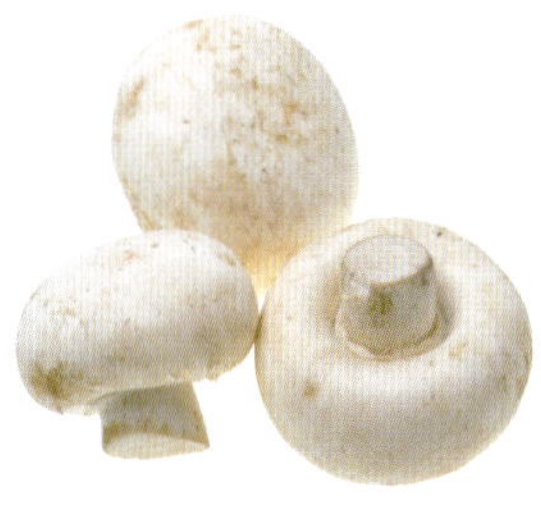

蘑菇

草 菇

性味：性凉，味甘。

功能：补脾益气，清暑热。含有蛋白质、维生素C、对氨基苯甲酸、D－甘露醇、D－山梨醇和多种氨基酸。

用途：用于脾虚气弱，抵抗力低下，伤口愈合缓慢，夏季暑热，心烦。

食法：煮食，炒食。

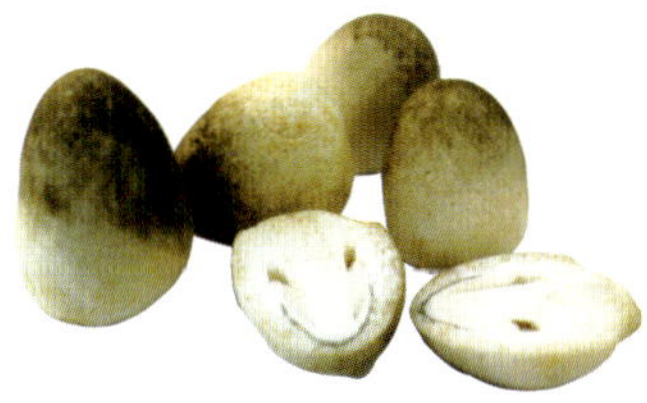

草菇

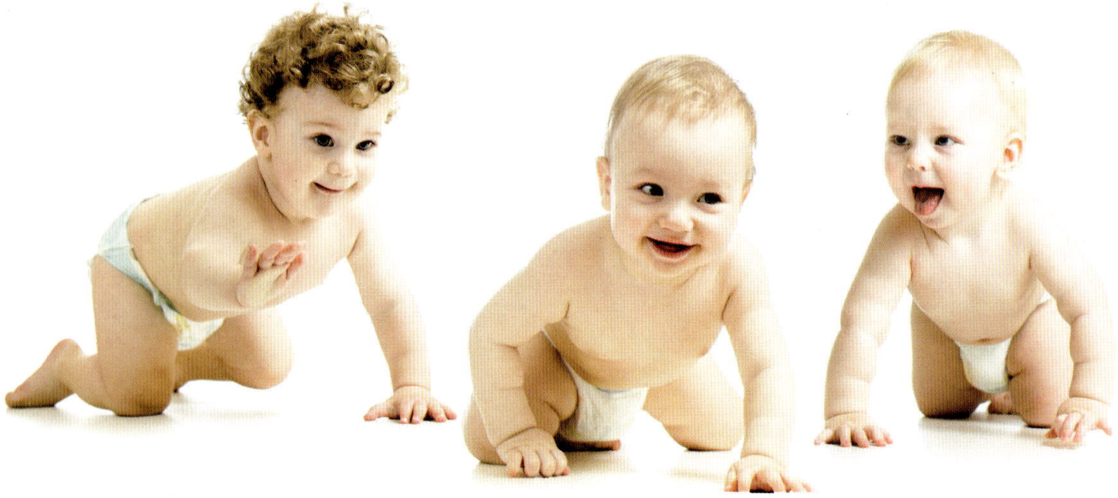

第五章

禽畜类、药用动物食物

禽畜类、药用动物食物有鸡肉、鹅蛋、鸭蛋、猪肚、羊肉、狗肉、鹿肉、乌骨鸡、鹅肉、鸽肉、猪肉、牛肉、鸭肉、猪皮、兔肉、野鸭肉、鸭血等。

第一节 性温（热）类禽畜、药用动物食物

鸡肉、牛肉、鹅蛋、猪肚、羊肉、蛤蚧、蝗虫（蚱蜢）等。

鸡 肉

性味：味甘。

功能：温中健脾，益气养血，补肾填精等。多含蛋白质、多种微量元素及维生素、烟酸，少量脂肪等。

用途：常用于病后调补、脾胃虚弱、气血不足等证。但实证、热证、邪毒未清者不宜用。

食法：煮、炒、蒸、炖、煎等。

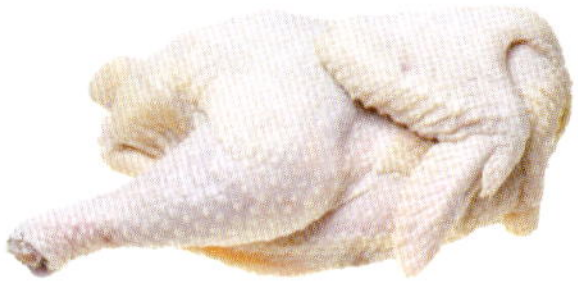

鸡肉

羊 肉

性味：味甘。

功能：补血益气，温中暖肾。含有丰富的蛋白质、脂肪、磷、钙、铁，维生素B_1、维生素B_2、烟酸、胆甾醇等。

用途：用于气血不足，虚劳羸瘦；脾胃虚冷，腹痛，少食或欲呕，肾虚阳衰，腰膝酸软，尿频，阳痿。

食法：煮食，入菜肴。

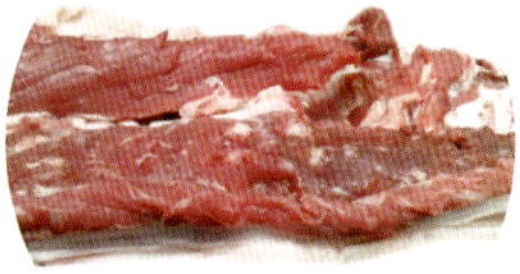

羊肉

猪 肚

性味：味甘。

功能：补益脾胃，助消化。含蛋白质、脂肪等。

用途：用于小儿脾胃虚弱，饮食不化，食欲减退。

食法：熟食。

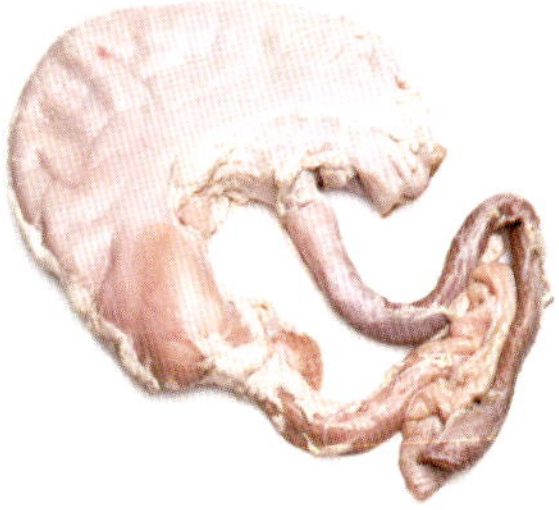

猪肚

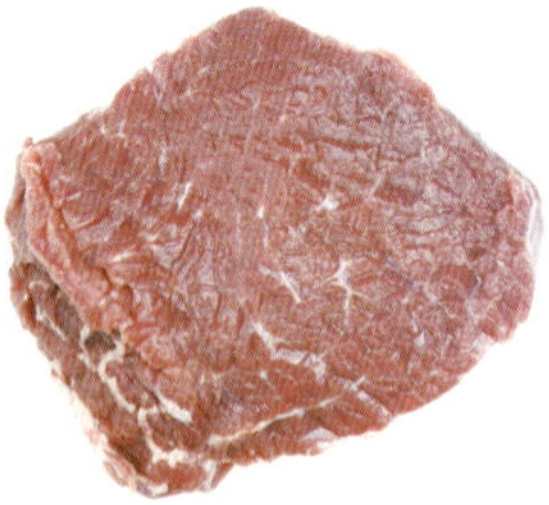

● 牛肉

牛 肉

性味：味甘。

功能：补脾胃，益气血，强筋骨。含蛋白质、脂肪、维生素，磷、钙、铁、胆甾醇、多种氨基酸等。

用途：用于虚损羸瘦，脾虚少食，水肿，筋骨不健，腰膝酸软。

食法：煮汤，入菜肴。

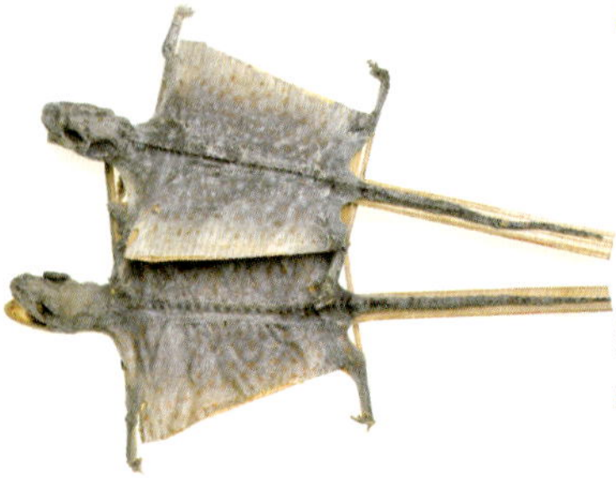

● 蛤蚧

蛤 蚧

性味：性平，味甘、咸。

功能：补肺气，平喘咳，益精血，助阳道。含有蛋白质、脂肪、动物淀粉等，有雄性激素及雌性激素样作用。

用途：用于肺痨咳嗽，咯血或虚劳喘咳，行动气短，面目、四肢浮肿，肾虚阴衰，精血不足，阳痿精少等。

食法：浸酒，研末，入菜肴。

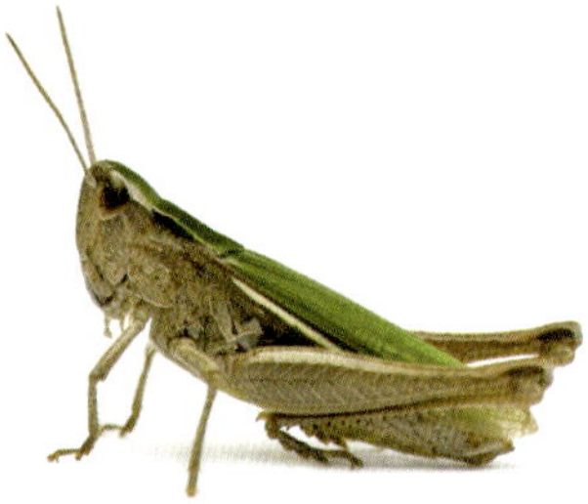

● 蝗虫

蝗 虫（蚱蜢）

性味：味甘、辛。

功能：健脾消食，息风止痉，止咳平喘，通络。含丰富的蛋白质、脂肪、钙、磷、铁、铜、锰、维生素A、B族维生素。

用途：用于脾虚少食或营养不良，急慢性惊风、抽搐痉挛，百日咳、支气管哮喘、喘咳气急。

食法：煎汤，炒食或研末。

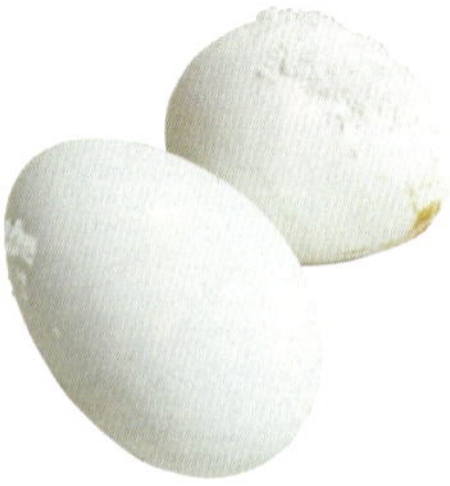

● 鹅蛋

鹅 蛋

性味：味甘。

功能：补中益气。含有蛋白质、脂肪、卵磷脂、维生素、钙、铁、镁等。

用途：常用于治疗慢性肾炎、肝炎、久病体虚等证。

食法：煎汤，煮粥。

第二节 性平类禽畜、药用动物食物

鸡蛋、乌骨鸡、鹌鹑肉、燕窝、鹅肉、鸽肉、猪肉、猪肝、猪脾、猪腰、蚕蛹等。

鸡蛋

性味：味甘。

功能：补阴益血，除烦安神，补脾和胃。含蛋白质、多种氨基酸、脂肪、铁、钙、多种维生素、烟酸。

用途：用于血虚，眩晕，夜盲，病后体虚，营养不良，阴血不足，失眠烦躁，心悸，肺胃阴伤，失音咽痛或呕逆等。

食法：煎、炒、蒸、煮、冲或煮蛋花。

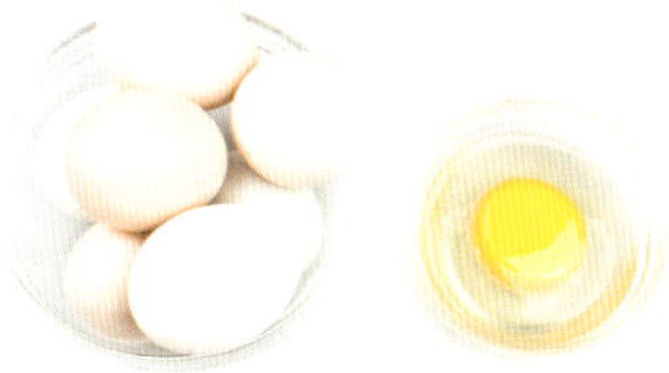

● 鸡蛋

乌骨鸡

性味：味甘。

功能：补肝肾，清虚热，益脾补中。含有丰富的蛋白质、多种氨基酸、多种维生素、烟酸、多种微量元素、少量脂肪。

用途：用于肝肾阴虚，骨蒸潮热，盗汗，口渴，脾胃虚弱，中气不足，腹泻或久痢，饮食减少。

食法：煮食，蒸食，作丸或散。

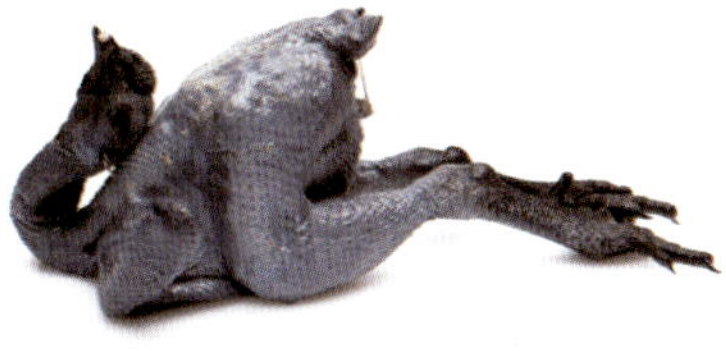

● 乌骨鸡

鸽肉

性味：味甘、咸。

功能：补肝肾，益气血。含有蛋白质、脂肪等。

用途：用于久病体虚，肝肾不足，气血虚亏，消渴喜饮。

备注：炒食，入菜肴。

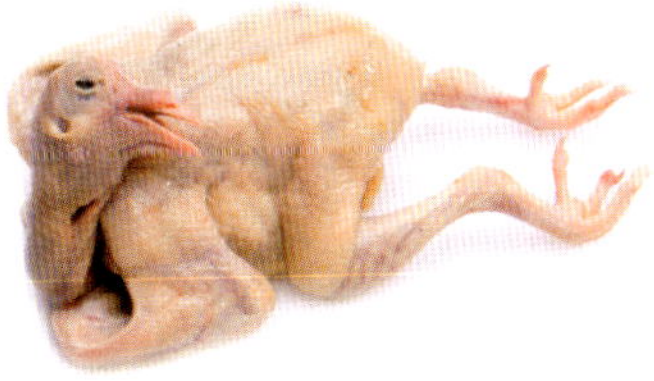

● 鸽肉

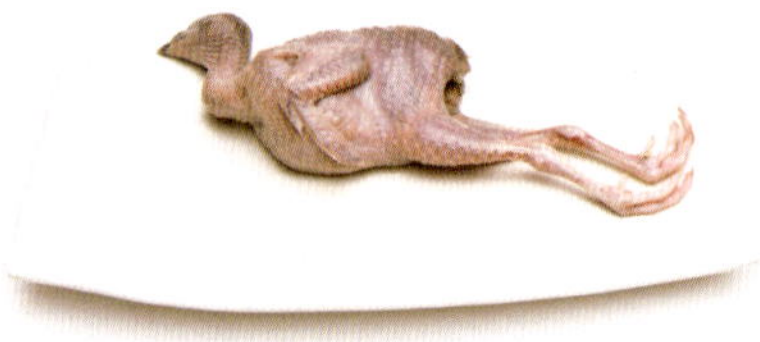

● 鹌鹑肉

鹌鹑肉

性味：味甘。

功能：补脾益气，健筋骨，利水除湿。含大量蛋白质、脂肪较少。

用途：用于脾胃虚弱，体倦，少食或腹泻，小儿疳疾，营养不良，脾虚水肿，肝肾不足，筋骨不健，腰膝酸软等。

食法：炒食，煮汤等。

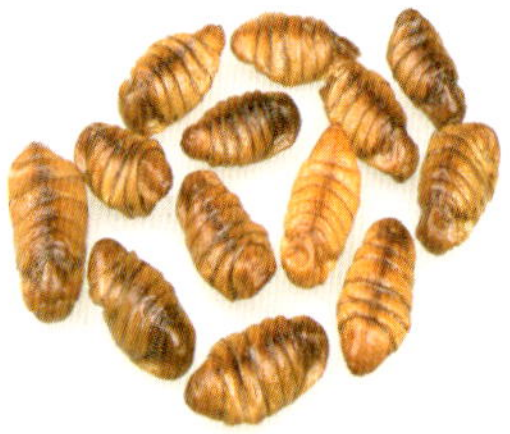

● 蚕蛹

蚕 蛹

性味：味甘、咸。

功能：益脾补虚，除烦止渴。含蛋白质、脂肪、维生素（A、B_2、D）和麦角甾醇等。

用途：用于脾虚气弱或营养不良，消瘦乏力，脾虚，消渴口干，虚烦发热。

食法：炒食，煎汤或研末。

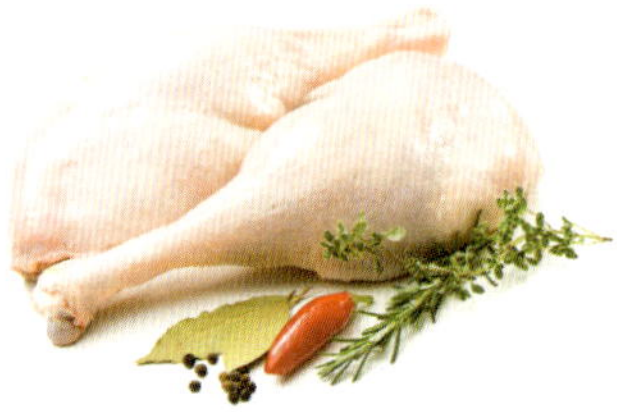

● 鹅肉

鹅 肉

性味：味甘。

功能：补虚益气，益胃止渴。含蛋白质、脂肪、钙、磷、铁、铜、锰和多种维生素等。

用途：用于身体虚弱，营养不良，脾虚气弱，口渴少津。

食法：入菜肴。

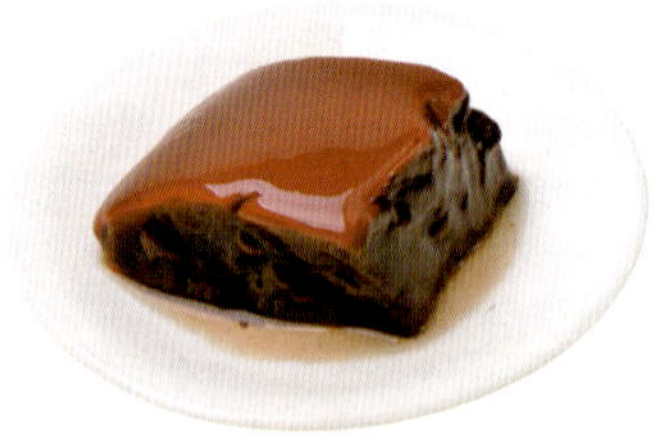

● 鹅血

鹅 血

性味：味咸。

功能：补血，活血，解毒。

用途：用于血虚发热，骨蒸潮热，血色素低等。

食法：炒食，入菜肴。

猪 肉

性味：味甘。

功能：滋阴，润燥，补血。肥肉主要含脂肪，少量蛋白质、磷、钙、铁等；瘦肉主要含蛋白质、脂肪，维生素B_1、维生素B_2、磷、钙、铁等。

用途：用于温热病后，热退津伤，口渴喜饮，肺燥咳嗽，干咳痰少，咽喉干痛，肠道干燥，大便秘结，气血虚亏，羸瘦体弱。

食法：煮汤，入菜肴。

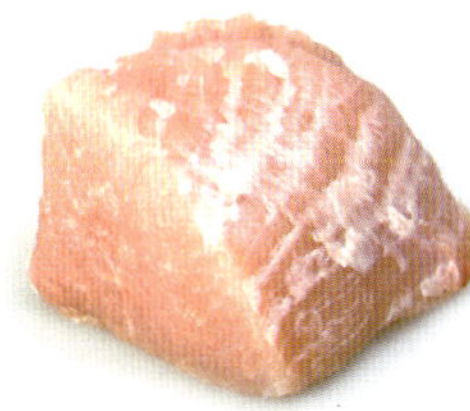

猪肉

猪 肝

性味：味甘。

功能：补肝养血，明目。

用途：用于贫血萎黄，肝血不足，目昏眼干，夜盲。

食法：炒食，煮食。

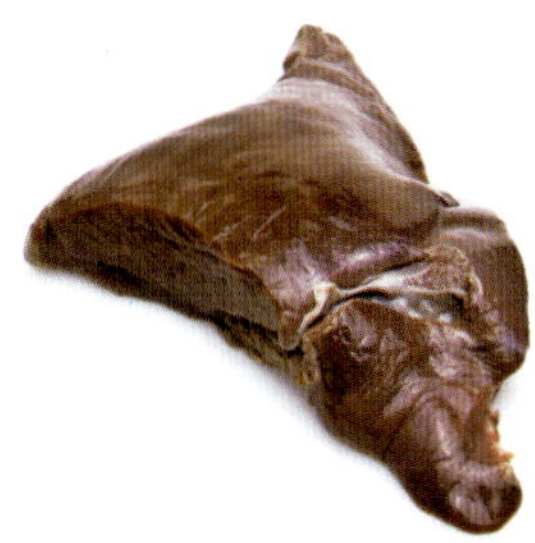

猪肝

猪 腰

性味：味甘、咸。

功能：补肾气，利水，作用缓和。

用途：用于肾虚腰痛，肾虚久泻。

食法：熟食。

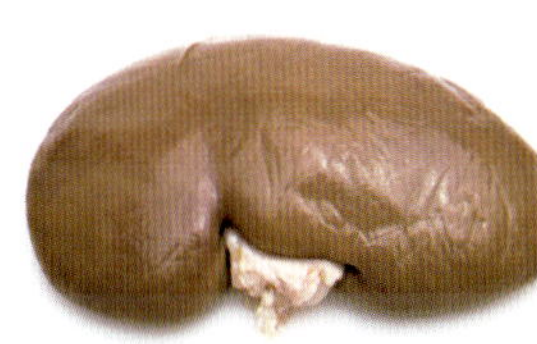

猪腰

猪 脾

性味：味甘。

功能：益脾胃，助消化。

用途：多用于小儿脾胃虚弱，饮食不化，食欲减退。

食法：熟食。

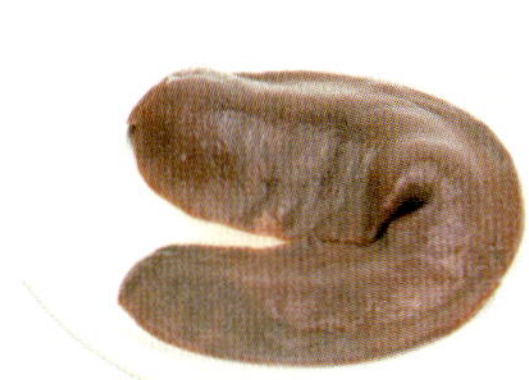

猪脾

第三节　性凉（寒）类禽畜食物

鸭肉、鸭血、鸭蛋、猪皮、猪蹄、兔肉等。

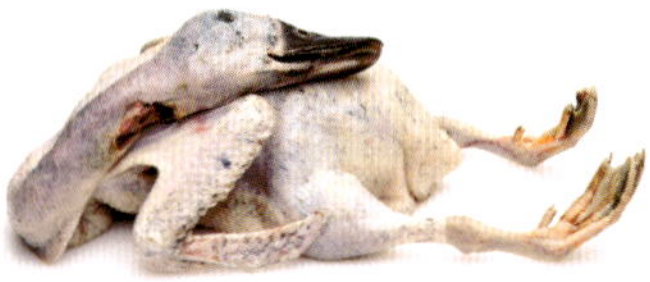

鸭肉

鸭　肉

性味：味甘、咸。

功能：补阴益血，清虚热，利水。含蛋白质、脂肪、钙、磷、铁、烟酸。

用途：常用于虚劳骨蒸发热，咳嗽痰少，咽喉干燥，血虚或阴虚阳亢，头晕头痛，水肿，小便不利等。

食法：入菜肴。

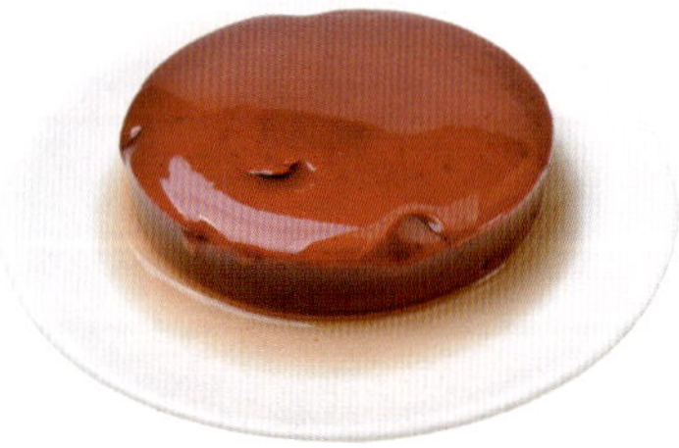

鸭血

鸭　血

性味：味咸。

功能：补血，清热解毒等。

用途：用于小儿白痢，中风眩晕，药物中毒等。

食法：热饮。

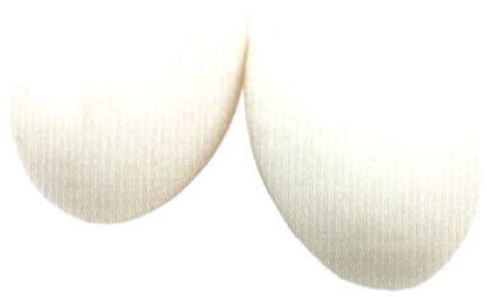

鸭蛋

鸭　蛋

性味：味甘。

功能：补阴，清热。

用途：用于阴虚肺燥，咳嗽、痰少、咽干，肺胃津伤，口渴、大便干结。

食法：沸水冲服，或煎汤，煮食。

猪 皮

性味：味甘。

功能：清热润燥，利咽喉。

用途：用于肺燥阴伤或阴虚火盛，咽喉干燥、疼痛，心烦。

食法：浓煎服，加蜂蜜、米粉混匀煎成膏服用。

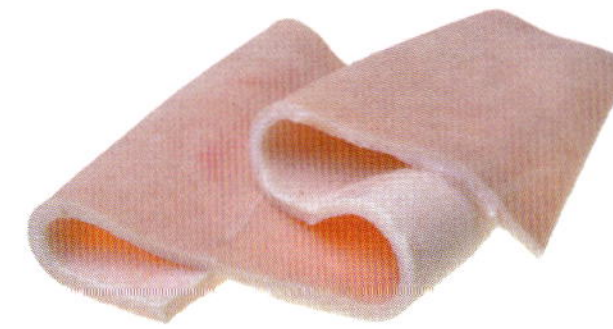

猪皮

猪 蹄

性味：味甘、咸。

功能：作用较多，“填肾精而健腰脚，滋胃液以滑皮肤，长肌肉可愈漏疡，助血脉能充乳汁。”

用途：常用于治疗虚伤羸瘦，产后乳少，面皱少华，痈疽疮毒。

食法：熟食。

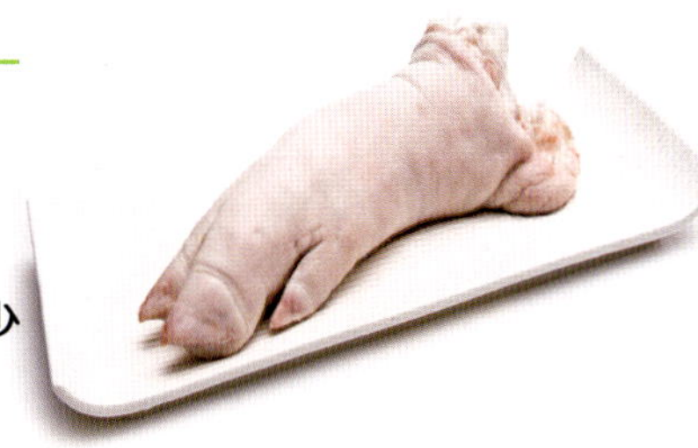

猪蹄

兔 肉

性味：味甘。

功能：补脾益气，止渴清热。含有丰富的蛋白质、较多的糖类，少量脂肪及硫、钾、磷、钠、维生素B_1、卵磷脂等。

用途：用于脾虚气弱或营养不良，体倦乏力，脾胃阴虚，消渴口干，胃肠有热，呕逆，便血。

食法：煮汤，入菜肴。

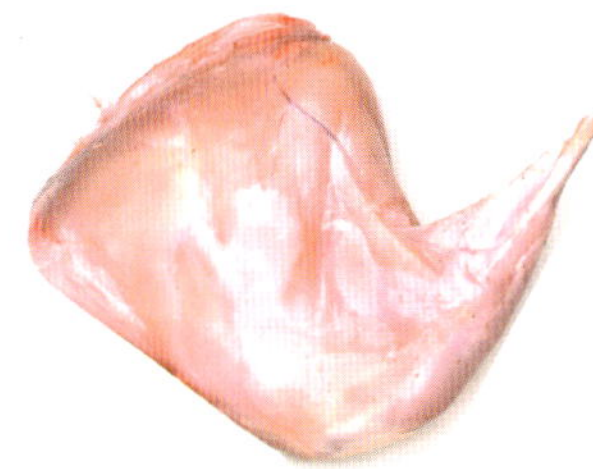

兔肉

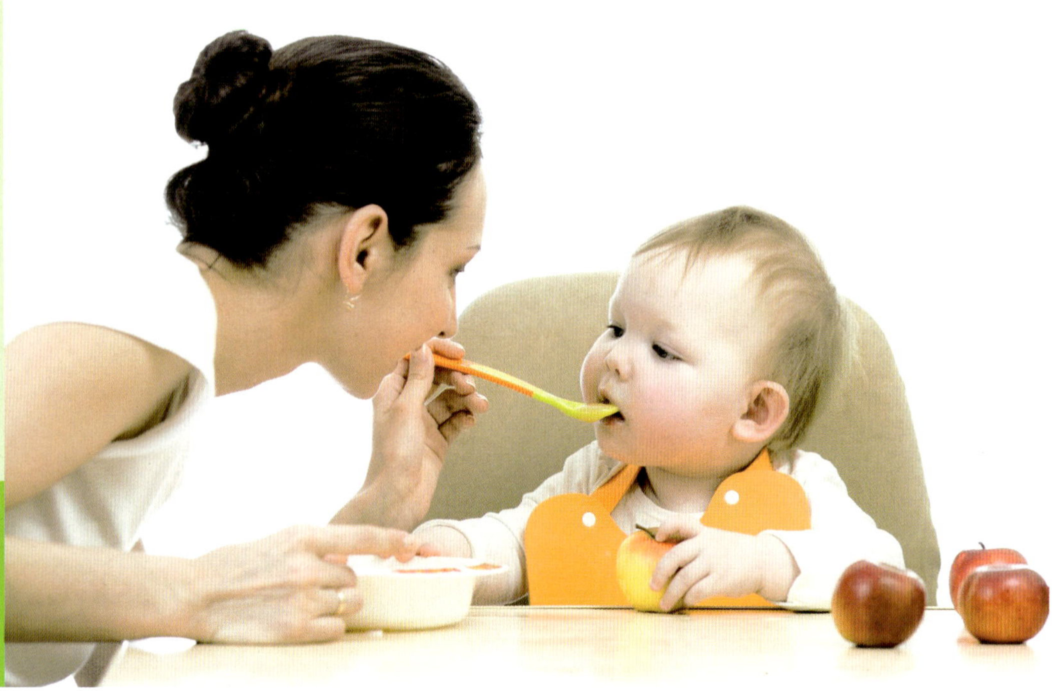

第六章

水产类食物

水产类食物有鲢鱼、草鱼、鲫鱼、黄鳝、带鱼、海虾、鲤鱼、桂花鱼、墨鱼、章鱼、龟肉、鲍鱼、白鳝、泥鳅、鲈鱼、海蜇、螃蟹、蚌肉、蛤蜊、田螺、海螺、牛蛙肉等。

第一节 性温（热）水产类食物

草鱼（青鱼）、鲫鱼、黄鳝、带鱼、海参、河虾、海虾等。

黄 鳝

性味：味甘。

功能：补气益血，强筋骨，除风湿，止血。含蛋白质、脂肪、钙、磷、铁、维生素A、烟酸等。

用途：用于气血不足，虚羸瘦弱或出血而气虚血亏者，风寒湿痹，肢体酸痛，腰脚无力。

食法：熟食，炖煮、炒食、煎、烧皆可。

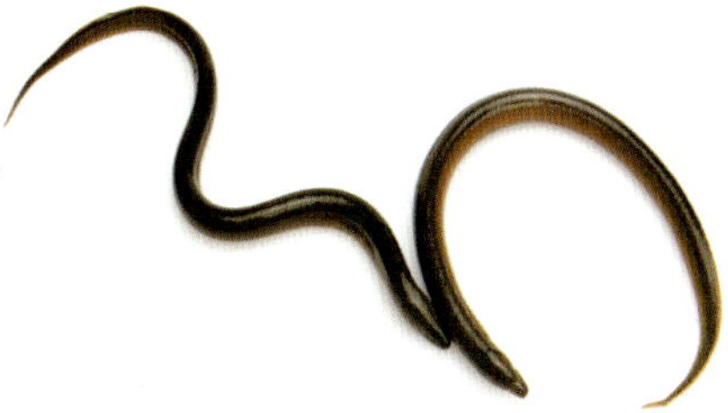

黄鳝

鲩 鱼

性味：味甘。

功能：补脾暖胃。重在补虚，扶正祛邪。

用途：常用于治疗虚劳、风虚头痛、肝阳上亢、高血压、头痛、久疟。

食法：煎汤，煨食，入菜肴。

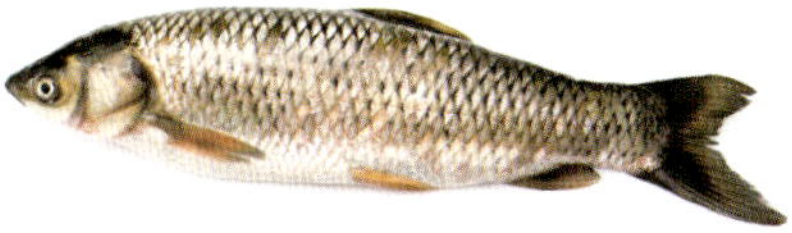

鲩鱼

鲫 鱼

性味：味甘。

功能：补脾开胃，利水除湿。含蛋白质、脂肪、维生素、烟酸、钙、磷、铁等成分。

用途：用于脾胃虚弱，少食乏力，呕吐或腹泻；脾虚水肿，小便不利，气血虚弱，便血，痔疮出血。

食法：煎汤，煨食，蒸食，入菜肴。

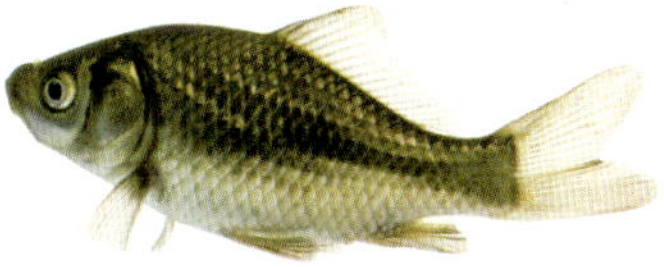

鲫鱼

带 鱼

性味：味甘。

功能：补脾益气，益血补虚。含蛋白质、脂肪，维生素B_1、维生素B_2和烟酸、钙、磷、铁、碘等。

用途：用于营养不良，毛发枯黄或产后乳汁减少，病毒性肝炎，食欲不振，恶心，体倦。

食法：蒸或煎熟食。

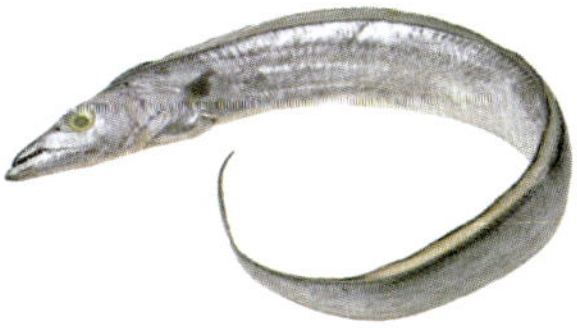

带鱼

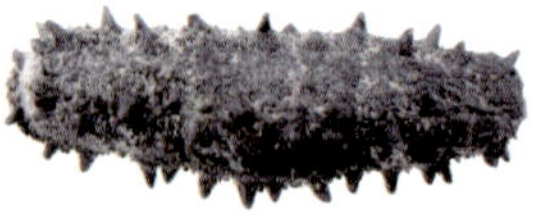

● 海参

海 参

性味：味甘、咸。

功能：益精血，补肾气，润肠燥。含蛋白质、脂肪、糖类、钙、磷、铁、碘，维生素B_1、维生素B_2和烟酸等。

用途：用于精血亏损，虚衰瘦弱，妇女经闭，肾虚不固，遗精，尿频，肾虚阳痿，阴血虚亏，肠燥便结，失血血虚。

食法：煎汤，入菜肴，入丸剂。

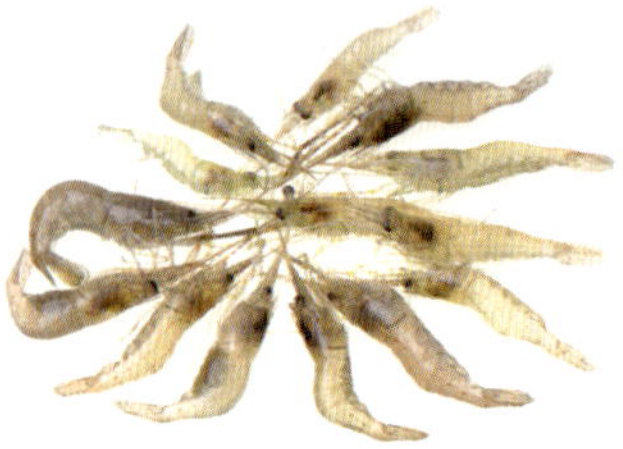

● 河虾

河 虾

性味：味甘。

功能：补肾壮阳，下乳汁，托毒。含有蛋白质、脂肪、维生素A、维生素B_1、维生素B_2、烟酸、钙、磷、铁等成分。

用途：用于肾虚阳痿，气血虚弱，乳汁减少。

食法：煮汤，油炸，烧菜，研末。

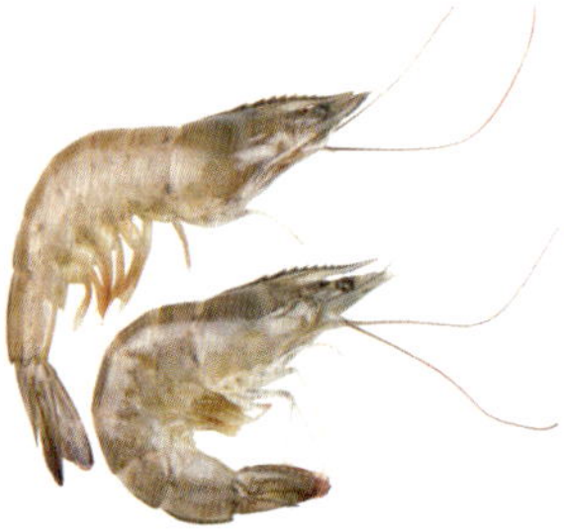

● 海虾

海 虾

性味：味甘、咸。

功能：补肾壮阳，下乳汁，益脾胃。含蛋白质、脂肪、维生素A、维生素B_1、维生素B_2和烟酸、钙、磷、铁等。

用途：用于肾虚阳痿，产后气血不足，乳汁不下。

食法：炒食，煮汤，浸酒，或作虾酱。

第二节 性平水产类食物

鲤鱼、桂花鱼、鲳鱼、鲈鱼、银鱼、白鳝、泥鳅、塘虱鱼（胡子鲶）、墨鱼、章鱼、海蜇、龟肉、鲍鱼等。

鲤 鱼

性味：味甘。

功能：补脾健胃，通乳汁，利水消肿。含蛋白质、脂肪、多种氨基酸、烟酸、维生素及钙、磷、铁等。

用途：用于脾胃虚弱，饮食减少，食欲不振，脾虚水肿，小便不利，脚气，黄疸，气血不足，乳汁减少。

食法：煎汤，煨食，入菜肴。

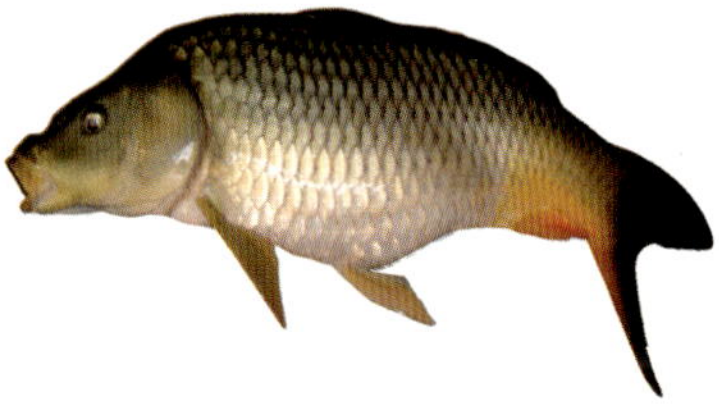

鲤鱼

桂花鱼

性味：味甘。

功能：健脾益气，开胃消食。含蛋白质、脂肪、维生素B_1、维生素B_2和烟酸、钙、磷、铁、碘等。

用途：用于脾胃虚弱，少食腹泻，营养不良，脾虚水肿。

食法：煎汤，入菜肴。

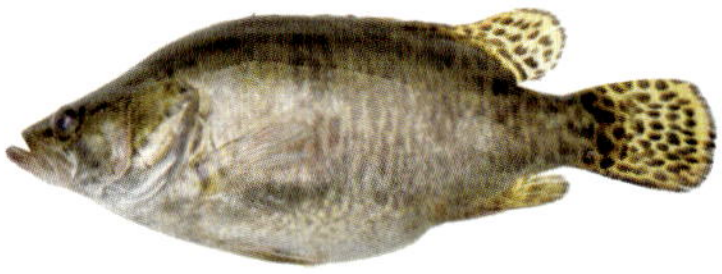

桂花鱼

鲳 鱼

性味：味甘。

功能：补脾益气。

用途：用于脾胃虚弱、气血不足等证。

食法：煎汤，入菜肴。

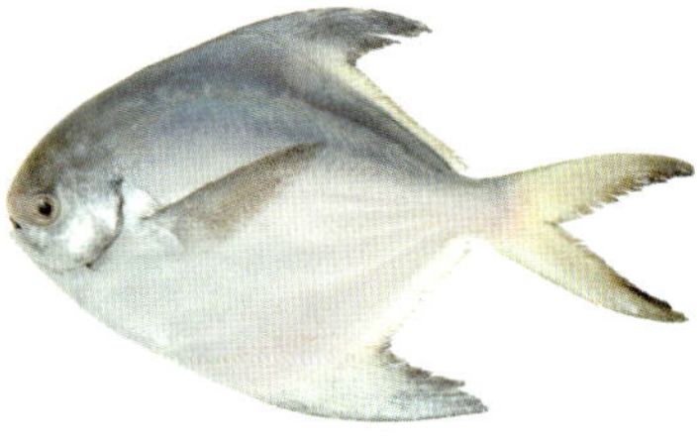

鲳鱼

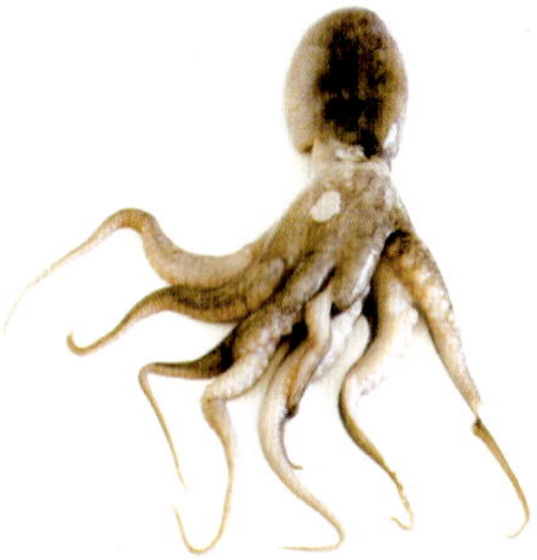

● 章鱼

章　鱼

性味：味甘、咸。

功能：补血益气，催乳生肌。

用途：用于气血虚弱，头昏体倦，产后乳汁不足。

食法：煮食、炖食、炒食。

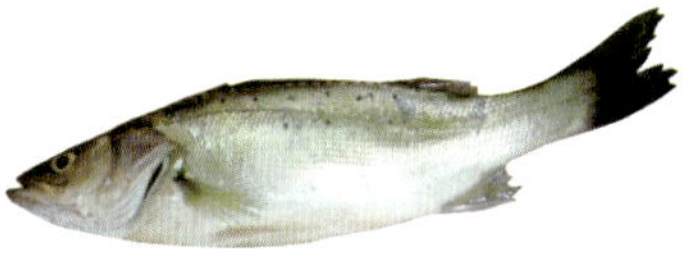

● 鲈鱼

鲈　鱼

性味：味甘。

功能：益脾胃，补肝肾。含蛋白质、脂肪、钙、磷、铁、铜、维生素A、维生素B_1、维生素B_2和烟酸等。

用途：用于脾胃虚弱，食少体倦或气血不足，伤口久不愈合，脾虚水肿，肝肾不足，筋骨不健，胎动不安等。

食法：煎汤，入菜肴。

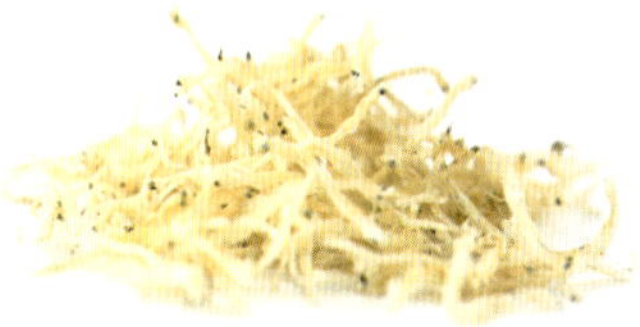

● 银鱼

银　鱼

性味：味甘。

功能：益脾胃，补气润肺。含蛋白质、脂肪、钙、磷、铁，维生素B_1、维生素B_2、烟酸等。

用途：用于脾胃虚弱，消化不良，小儿疳积，营养不良，虚劳咳嗽，干咳无痰。

食法：煮汤，入菜肴。

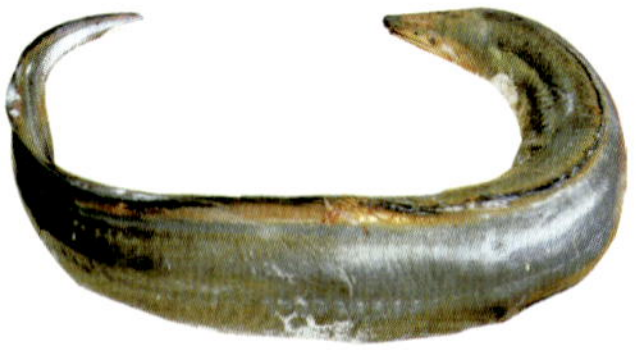

● 白鳝

白　鳝

性味：味甘。

功能：补虚益血，祛风湿。含蛋白质、脂肪、钙、磷、铁、维生素A、维生素B_1、维生素B_2、维生素C和烟酸、多糖等。

用途：用于虚损劳瘵，骨蒸发热，消瘦体倦，小儿疳积，风湿痹痛，脚气肿痛。

食法：煮食，煎汤，研末。

泥鳅

性味：味甘。

功能：补脾益气，除湿，兴阳。含蛋白质、脂肪、钙、磷、铁、维生素A、维生素B_1、维生素B_2和烟酸等。

用途：用于脾虚瘦弱，黄疸，小便不利，肾气不足，阳痿，痔疮，疮癣瘙痒等。

食法：煎汤，入菜肴。

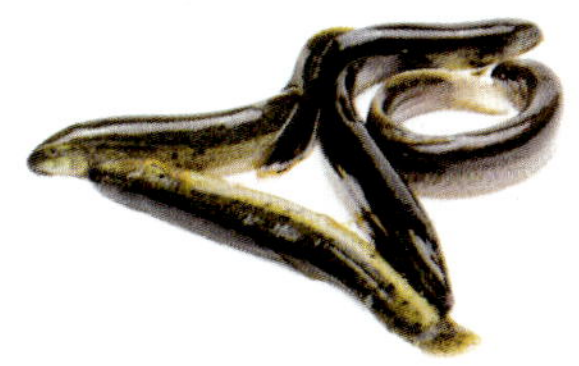

泥鳅

塘虱鱼（胡子鲶）

性味：味甘。

功能：补脾益气，益肾兴阳。

用途：用于身体虚弱，小儿疳积，黄疸，慢性肝炎等。

食法：煎汤，煮粥。

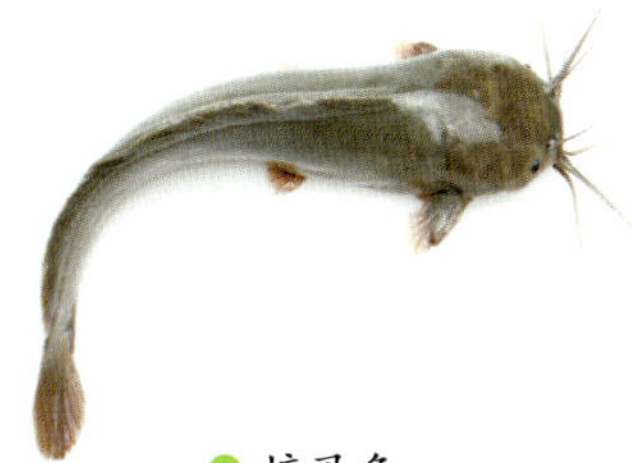

塘虱鱼

龟肉

性味：味甘。

功能：滋阴补血，止血。含蛋白质、脂肪、无机盐等。

用途：用于虚劳发热，潮热骨蒸，咳嗽上气，阴虚血热，咯血、吐血、便血；肝肾阴虚，经闭。

食法：煮汤，蒸食，入菜肴。

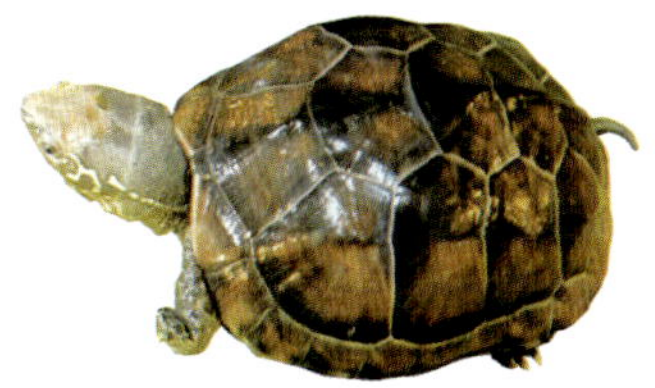

乌龟

海蜇

性味：味甘、咸。

功能：清热化痰，消积，润肠，降血压。含蛋白质、脂肪、维生素B_1、维生素B_2和烟酸、钙、磷、铁、碘、胆碱等成分。

用途：常用于阴虚肺燥，热痰咳嗽、喘息，瘰疬痰核，食积痞胀，大便燥结。

食法：煎汤，煮食，凉拌。

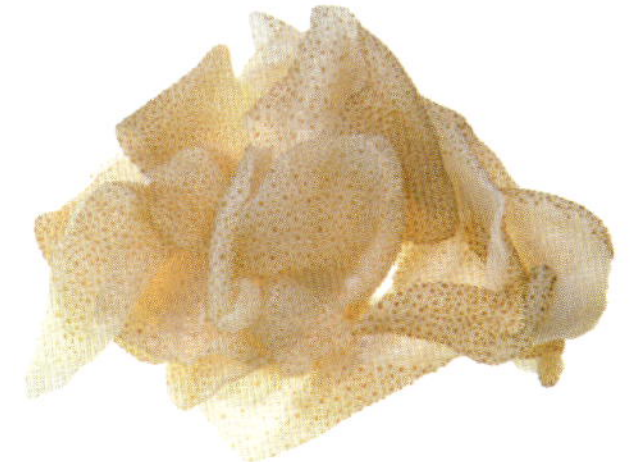

海蜇

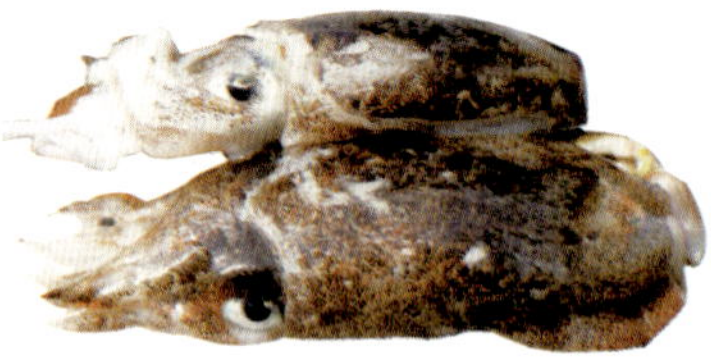

● 墨鱼

墨 鱼

性味：味甘、咸。

功能：补肝肾，养血滋阴。含蛋白质、脂肪、维生素B_1、维生素B_2和烟酸、钙、磷、铁等成分。

用途：用于肝肾两虚或血虚所致的经闭、崩漏、产后乳汁不足等。

食法：煮食或鲜用炒食。

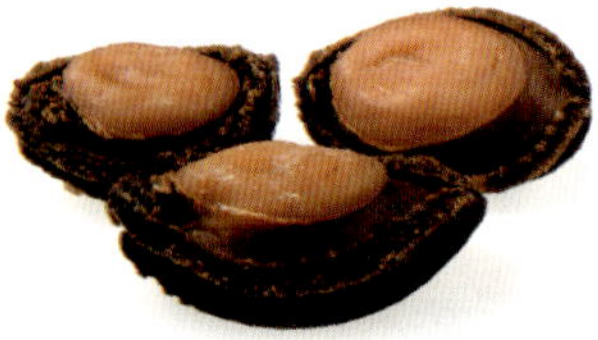

● 鲍鱼

鲍 鱼

性味：味甘、咸。

功能：滋阴清热，补肝明目。含蛋白质、脂肪、无机盐等成分。

用途：用于肝肾阴虚，骨蒸劳热，咳嗽，肝阴虚，视物昏暗。

食法：煎汤，煮食。

第三节 性寒（凉）水产类食物

螃蟹、蚬肉、蛤蜊、田螺、海螺等。

田螺

性味：味甘、咸。

功能：清热止渴，利尿通淋，明目，退黄。含蛋白质、脂肪、维生素A、维生素B_1、维生素B_2、维生素D、烟酸、钙、磷、铁等成分。

用途：用于消渴喜饮，水肿，小便不利，热淋，目赤热痛，黄疸等。

食法：煎汤，炒熟，煮食。

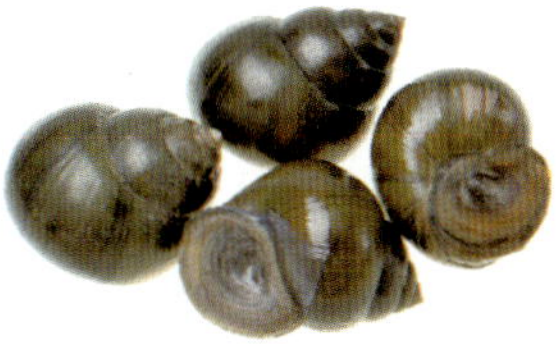

田螺

海螺

性味：味甘。

功能：清胃热，清肝明目。

用途：用于胃热口渴，脘腹热痛，肝热目赤疼痛。

食法：煎汤，炒食，煮食。

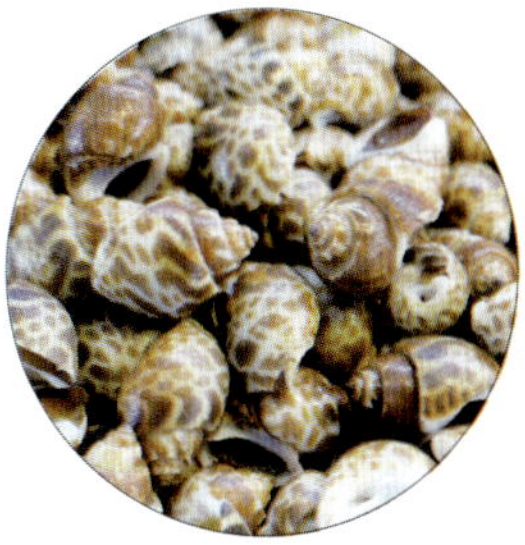

海螺

螃蟹

性味：味咸。

功能：续筋接骨，活血行瘀，利湿退黄，解漆毒。含蛋白质、脂肪、维生素A、维生素B_1、维生素B_2、钙等。

用途：用于跌打损伤，损筋折骨，血瘀肿痛，产后血瘀腹痛，湿热黄疸。

食法：酒浸，油炸，煎汤，入丸或散。

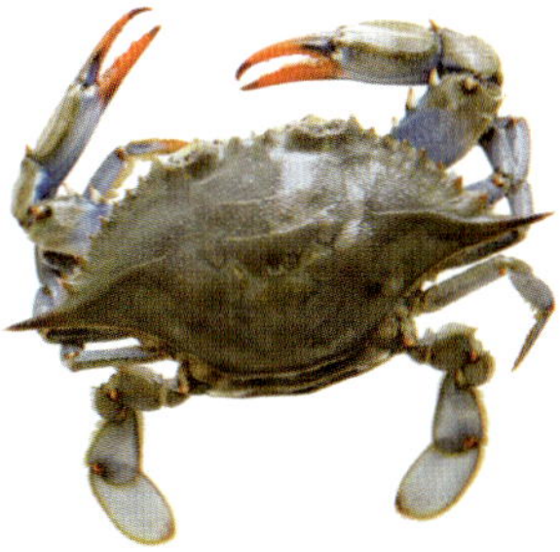

螃蟹

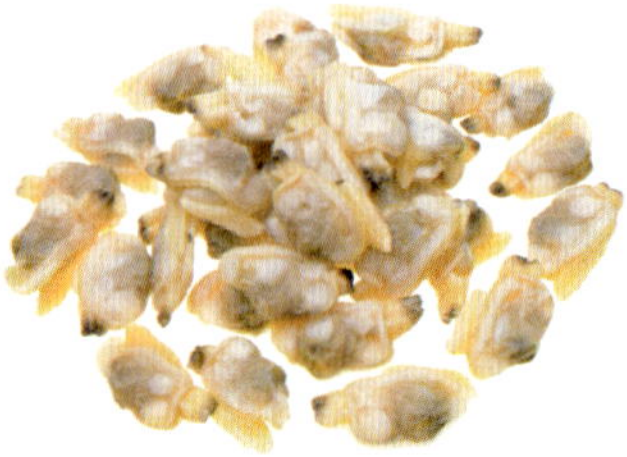

● 蚬肉

蚬 肉

性味：味甘、咸。

功能：滋阴养肝，明目，清热。含钙和蛋白质、脂肪、糖类、磷、铁、维生素A、维生素B_1、维生素B_2等成分。

用途：用于肝肾阴虚、烦热消渴、眩晕等。

食法：煮食，煎汤。

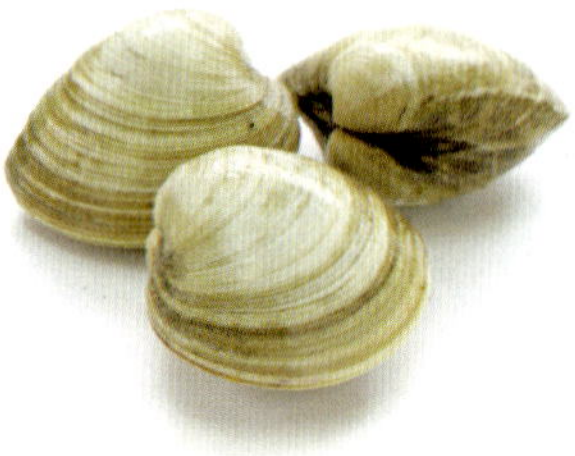

● 蛤蜊

蛤 蜊

性味：味甘、咸。

功能：滋阴生津，软坚散结，利小便。含蛋白质、脂肪、维生素A、维生素B_1、维生素B_2、烟酸、碘、钙、铁等。

用途：用于肝肾阴虚，烦热盗汗，消渴，瘿瘤、瘰疬，痞块，水肿，小便不利。

食法：煮食，煎汤等。

第三篇

儿科常见疾病的食疗

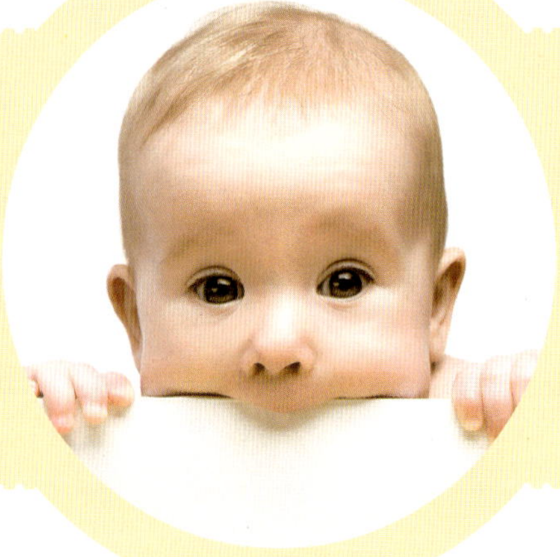

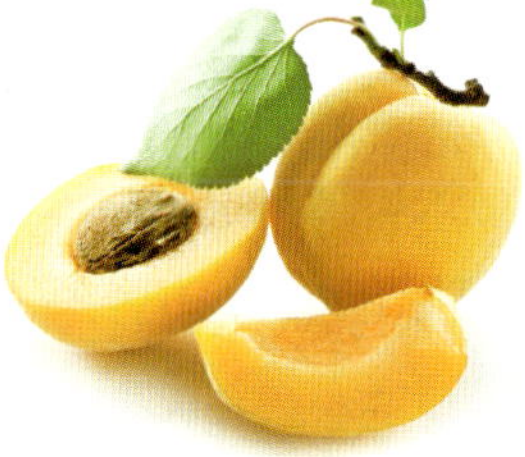

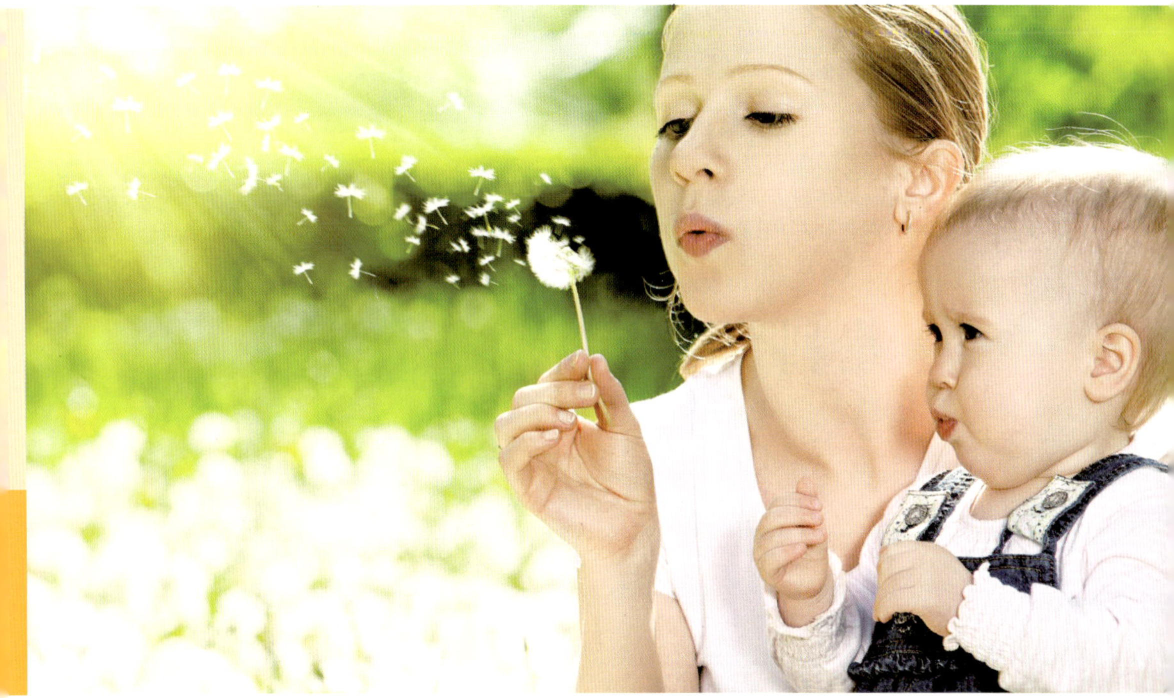

第一章

呼吸系统疾病

呼吸系统属中医“肺系”范畴。小儿呼吸系统的解剖、生理及免疫学特点与小儿时期易患呼吸道疾病密切相关。呼吸系统以环状软骨下端为界划分为上、下呼吸道。上呼吸道包括鼻、鼻窦、咽、咽鼓管、会厌及喉；下呼吸道包括气管、支气管、毛细支气管、呼吸性毛细支气管、肺泡管及肺泡。小儿呼吸系统疾病是儿科常见病、多发病，占儿科门诊病人的第一位。其中以上呼吸道感染、支气管炎、支气管肺炎的发病率为高，病情也较严重。据世界卫生组织统计，急性呼吸道感染患儿占儿科门诊总量的60%。以下介绍儿科常见呼吸系统疾病的食疗方法。

第一节 感冒

感冒，西医称为“上呼吸道感染（包括咽炎、喉炎、鼻炎、扁桃体炎等）”，证候分为风寒感冒、风热感冒、暑热感冒、虚人感冒、时行感冒（即流行性感冒，简称流感）。主要表现可有：发热、咽痒、咽痛、咳嗽、鼻塞、流涕、喷嚏等。

本病一年四季均可发生，但以气候突变时多发，在儿科，感冒还多夹滞、夹湿、夹惊。经常患感冒的人，机体抵抗力再度下降，可继发多种疾病，如并发急性肾炎、心肌炎或风湿病等。另外，某些急性传染病的早期表现与上呼吸道感染的症状非常相似，如麻疹、小儿麻痹症、流行性脑脊髓膜炎等，因而容易误诊。同时，小儿患感冒也容易合并一些急性传染病。因此，对于感冒绝不能轻视，须积极预防，及时治疗，在小儿患感冒的治疗过程中更应细心观察，防止变生他病。

对感冒的治疗以疏风解表为基本原则，辨证辅以辛凉、辛温、清暑、化痰、消导、镇静之法。

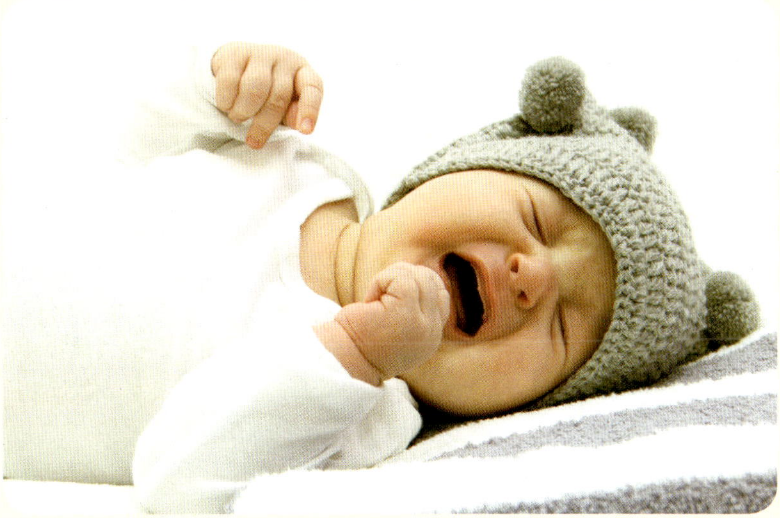

一、日常护理

1. 让患儿卧床休息，保障足够睡眠，因为睡眠有天然杀伤感冒病毒的作用。

2. 室内环境要保持一定的温、湿度，注意通风，同时减少患儿体力活动的量，让其尽量不要外出，尤其是去人多的地方。

3. 感冒时常伴有高热，因此应让患儿多喝水，保持体内水分，促使病毒从小便排出，有利于恢复健康。

4. 不能过早给患儿进补，荤食一般应在其病情明显改善后 1 周才能从少量开始逐渐增加。

5. 不能随便服用中成药，因中成药须辨证使用。

二、饮食原则

感冒期间的饮食注意易消化、清淡，可多吃米粥、新鲜蔬菜、水果等，忌过食肉食、辛辣、冷饮、油腻食物。每天给患儿准备的食物中至少包括两次水果和蔬菜，以保证其能吸收到足够的营养，提高免疫力。感冒见大便稀溏时，应少量多餐。

风寒感冒者要忌食生冷、寒凉食物，包括冰镇汽水、冰酸奶、冰淇淋、冰棍或冰箱里存放的饮料等；忌食寒凉性的瓜果，如西瓜、梨、香蕉、猕猴桃等；忌食酸味、涩味的食物，如食醋、酸白菜、泡菜以及山楂、乌梅、酸枣、酸橘、酸柑等果品。应吃带有温性的食品，如生姜、白葱、豆豉等，可多食橘子、甜橙等水果。

风热感冒者要忌食酸涩、辛热食物，还要忌食肥甘厚味的食物。中医有“热病少愈，食肉则复，多食则遗”一说，指热病患者或热病刚退时，吃肉食则病迁延不愈，且能使病反复发作或出现后遗症，故风热感冒不尽者不宜食肉。应吃辛凉清淡的食品，如菊花、茶叶、白菜、白萝卜、甜梨、甜橙等，可多食生梨、哈密瓜等水果。

三、对症食疗方

1. 姜汤苏叶汁

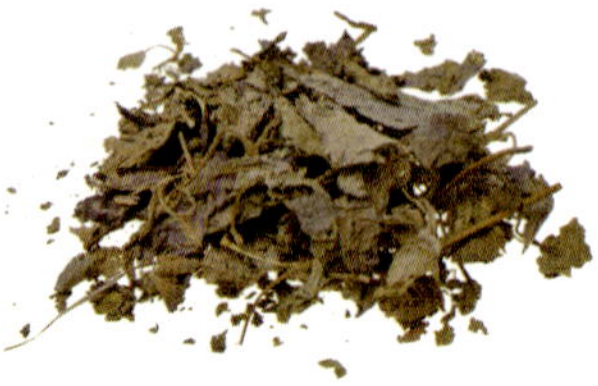

● 苏叶

组　成　生姜 6 克，苏叶 5 克，红糖适量。

用法用量　将生姜洗净，切成薄片，与苏叶同放入锅中，加清水 300 毫升，煎煮 20 分钟，去渣取汁，加入红糖适量，待糖溶化即成。分次温服。

功能主治　用于外感风寒型。

2. 葱白红糖饮

组　成　葱白 50 克，粳米 50 克，红糖适量。

用法用量　将葱白洗净，切成片。粳米淘洗干净入锅，加清水 800 毫升，武火煮沸，改文火煮成稠粥，粥将成时加入葱白及红糖，煮二沸即成。分次温服。

功能主治　用于外感风寒型。

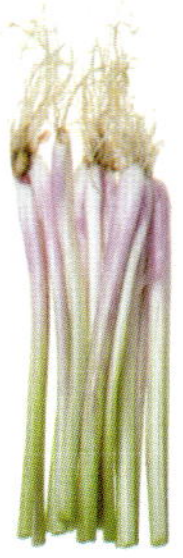

葱白

3. 金银花山楂汁

组　成　金银花 10 克，山楂 10 克，蜂蜜 15 毫升。

用法用量　将金银花、山楂洗净，入锅，加清水 500 毫升，煎煮 20 分钟，去渣取汁，待药汁转温后调入蜂蜜即成。分次凉服。

功能主治　用于外感风热型。

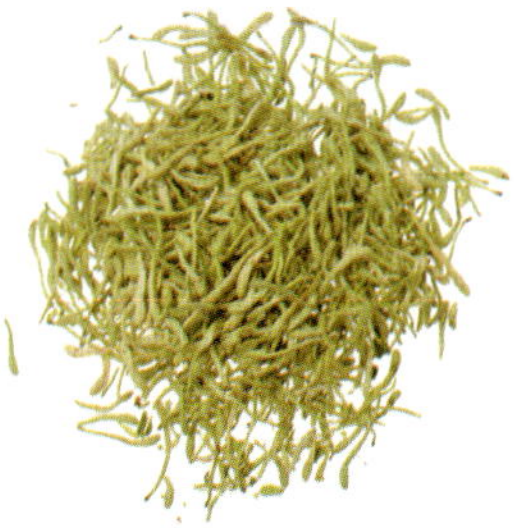

金银花

4. 双绿饮

组　成　绿茶 5 克，绿豆 20 克，白糖适量。

用法用量　将绿茶用纱布包好，与绿豆一起放入砂锅中，加清水 500 毫升，文火煮至 150 毫升，去茶叶包，加糖适量。分次凉服。

功能主治　用于外感风热型。

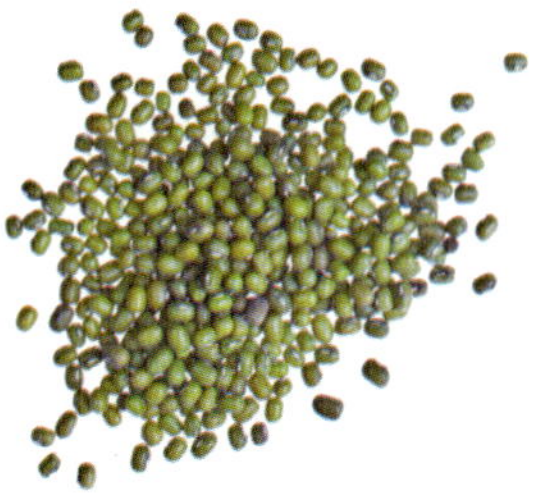

绿豆

5. 菊花芦根茶

组　成　杭菊 5 克，鲜芦根 20 克。

用法用量　将鲜芦根洗净，切成小段，与拣去杂质的杭菊花同放入砂锅，加清水 500 毫升，中火煎煮 20 分钟，取汁即成。

功能主治　用于外感风热型。

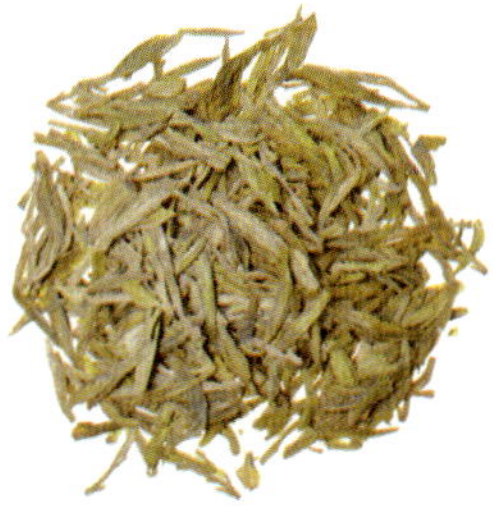

绿茶

6. 菊花粳米冰糖粥

组　成　菊花 10 克，粳米 20 克，冰糖屑适量。

用法用量　将菊花拣去杂质后碾成细粉。粳米淘洗干净后入锅，加清水 800 毫升，煮成稠粥，粥将成时调入菊花粉及冰糖屑，再煮二沸即成。分次凉服。

功能主治　用于外感风热型。

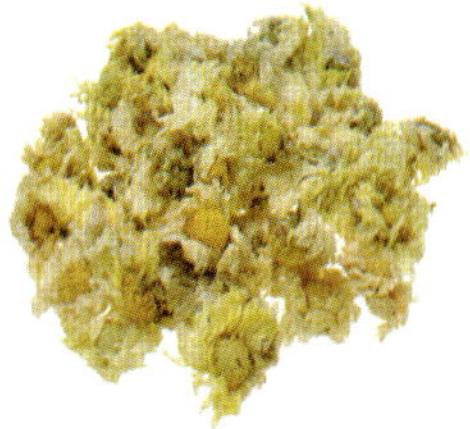

菊花

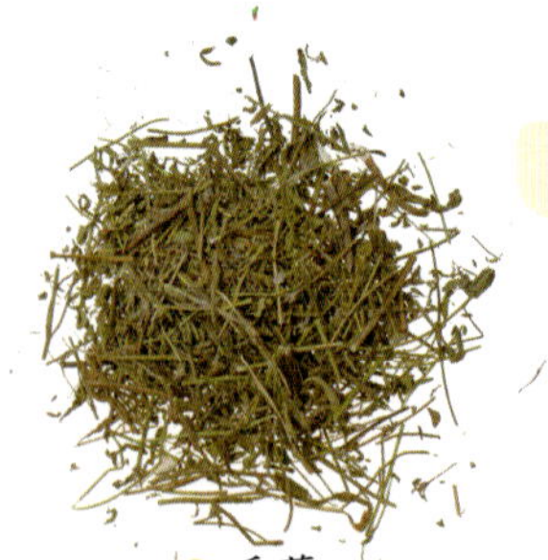

香薷

7. 香薷饮

组　成　香薷10克，厚朴5克，白扁豆15克，白糖10克。

用法用量　将香薷、厚朴剪碎，将白扁豆捣碎，置保温杯中，以沸水浸泡30分钟，即可饮用。

功能主治　用于外感暑热型。

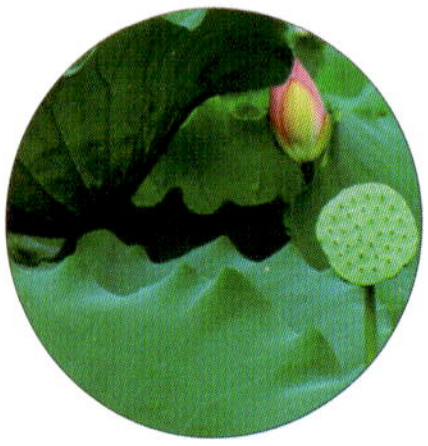

荷叶

8. 西瓜皮荷叶茶

组　成　新鲜西瓜皮250克，鲜荷叶30克。

用法用量　将西瓜皮、荷叶洗净后同入锅中，加清水800毫升，煎煮30分钟。取汁即成。分次饮用。

功能主治　用于外感暑热型。

西瓜

9. 西瓜番茄汁

组　成　西瓜1000克，番茄500克。

用法用量　将西瓜剖开，取瓢去籽，以洁净纱布绞取汁液。番茄用沸水冲烫，剥皮去籽，用洁净纱布绞取汁液，然后与西瓜汁合并即成。分次饮用。

功能主治　用于外感暑热型。

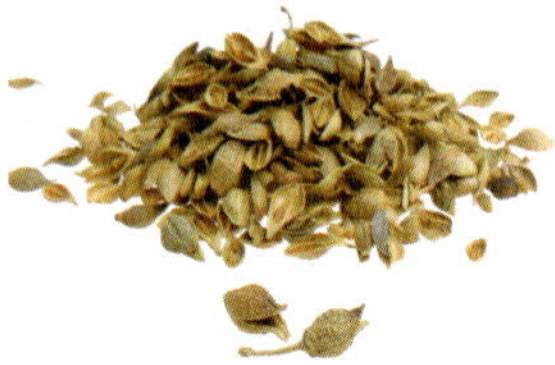

连翘

10. 双花薄荷饮

组　成　金银花50克，连翘50克，板蓝根15克，甘草10克，薄荷1.5克，白糖少许。

用法用量　将金银花、连翘、板蓝根、甘草同放入砂锅中，加清水1000毫升，煎至150毫升，出锅前放入薄荷煮至略沸即可。分次饮用。

功能主治　用于时行感冒型。

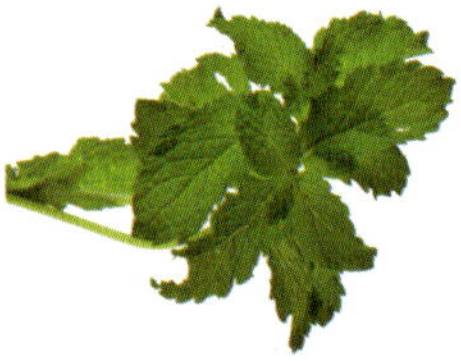

薄荷叶

11. 金银花蒲公英汁

组　成　鲜金银花20克，鲜蒲公英60克。

用法用量　将鲜金银花、鲜嫩蒲公英分别洗净，用温开水浸泡片刻，捞出后捣烂取汁即成。分次饮用。

功能主治　用于时行感冒型。

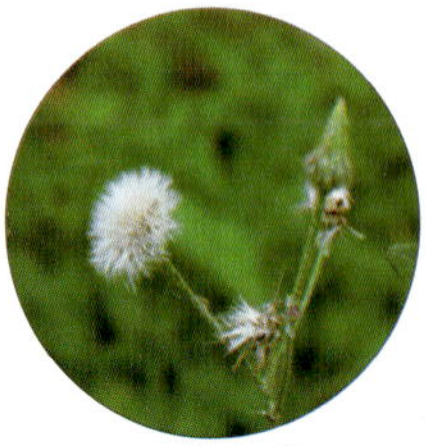

蒲公英

第二节 反复呼吸道感染

小儿反复呼吸道感染，简称“复感儿”，是指体质较弱的孩子在较长时间内反复不断地发生感冒、发热、咳嗽、流涕、咽喉肿痛等呼吸道感染。这主要与孩子免疫功能低下，营养不良或不合理，吸入了烟尘、粉尘，虫螨等有关。

中医认为，这是孩子先天不足、后天失调、脾失健运所致，可用食疗和药膳加以调理，以健脾补肺、固护肌表为治。

本病以虚证为主，尤以气虚多见，食疗当以补虚为要，但该证患儿消化功能较差，切不可心急补益过度，须以调补为法。

一、日常护理

1. 让孩子多锻炼身体。注意保暖，多晒太阳，这是预防呼吸道感染的最好方法。还要让孩子经常到室外活动，晒太阳和呼吸新鲜空气。

2. 合理饮食。

3. 正确治疗，按医嘱足量全程用药。必要时测定体内微量元素水平和免疫指标，如果微量元素缺乏，要进行有针对性的补充。如果有免疫功能缺陷，则要配合免疫调节治疗。

二、饮食原则

要注意加强营养，应常吃一些健脾益气的蔬菜和食物，如芥菜、油菜、白萝卜、胡萝卜、南瓜、笋、山药、蘑菇等，花生、芝麻、核桃、橄榄、大枣等也可多食，但要顾及小孩的虚寒特点，注意补益时机的合理性。

三、对症食疗选方

1. 谷芽鸡汤

组　成 鸡肉 100 ~ 150 克，谷芽 10 克，生姜 2 片。

用法用量 鸡肉洗净切块，与谷芽、生姜一起放置锅中，加水 3 碗，慢火煲 1 小时即可服用。可分次饮汤吃肉。

功能主治 适用于肺脾气虚者。用于阳气亏虚型。

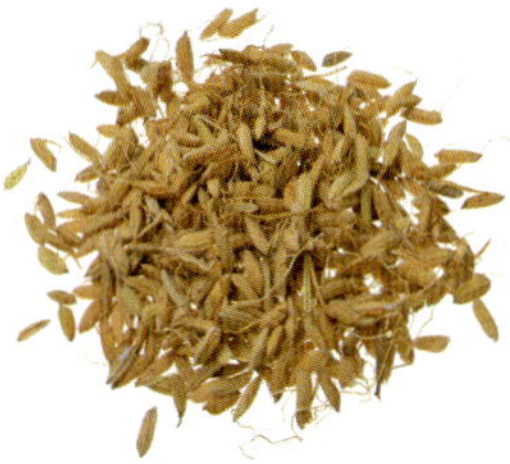

谷芽

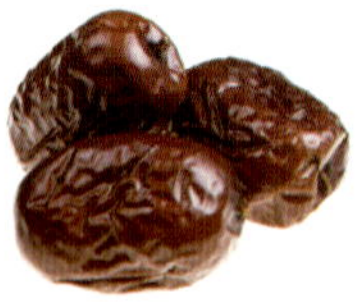

红枣

2. 红枣粥

组　成　大米 50 克，红枣 3 ~ 5 枚（大便干结者去枣核），太子参 6 克。

用法用量　大米洗净，放入红枣、太子参，加清水 6 碗，文火煮 40 分钟就可食用。

功能主治　适用于血虚者。

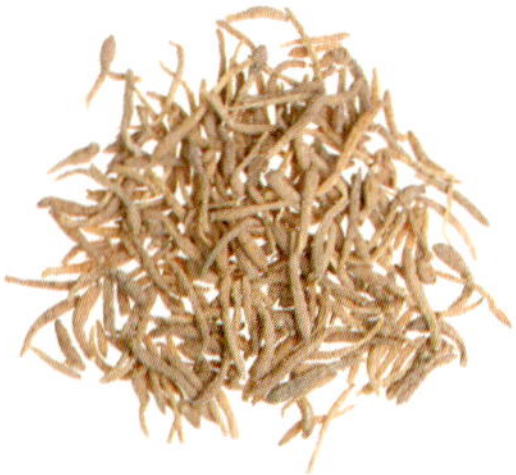

太子参

3. 芪参鹌鹑汤

组　成　黄芪 10 克，太子参 10 克，谷芽 10 克，鹌鹑 1 只。

用法用量　以上材料处理洗净，加清水 6 碗，慢火煲 1 ~ 2 小时，喝汤，食肉。

功能主治　适用于气阴两虚者。

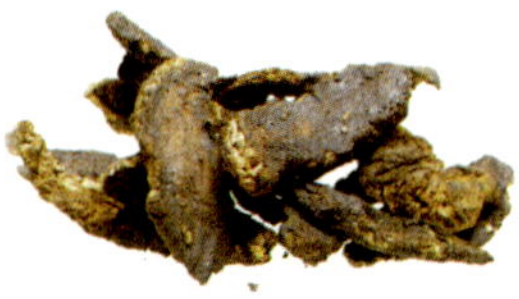

生地

4. 茭白太子参炒鳝丝

组　成　茭白、鳝鱼丝各 150 克，土豆 50 克，太子参、生地各 10 克，生姜 5 克，调味品适量。

用法用量　太子参、生地水煎半小时去渣取汁；茭白、土豆洗净，切丝，放入豆油锅内煸炒，倒入药汁，煮熟起出待用；生姜切丝与鳝丝共炒，放入黄酒、土豆、茭白同炒至熟，调入食盐、味精后服食，每周 3 剂，连续 7 ~ 10 周。

功能主治　可补虚疗损。适用于小儿反复呼吸道感染时低热、咳嗽、纳差食少等。

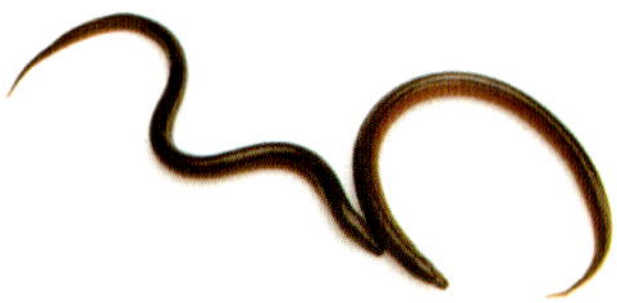

黄鳝

5. 黄鳝猪肉黄芪汤

组　成　黄鳝 1 条，瘦猪肉 250 克，黄芪 10 克，调味品适量。

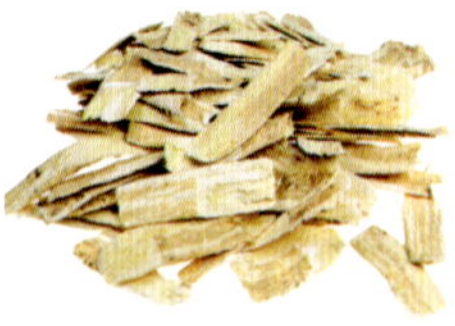

黄芪

用法用量　黄鳝去头杂，切段；猪肉洗净，切丝；黄芪用纱布包好，加清水适量煮沸后，入鳝段、猪肉，煮至熟后去药包，加食盐调味即可。

功能主治　可补益气血。适用于气虚乏力、动则汗出者。

6. 参芪山药鱼

组 成 党参、黄芪各10克，山药50克，鳝鱼150克，五花肉100克，调味品适量。

用法用量 参、芪切片；鳝鱼去骨杂，洗净，切段；猪肉洗净，切片；同放碗中，加调味品拌匀，放清汤少许，置笼中蒸熟服食，每周3剂，连续7～10周。

功能主治 可补益脾肺。适用于小儿反复呼吸道感染时低热咳嗽、动则汗出、面色苍白等。

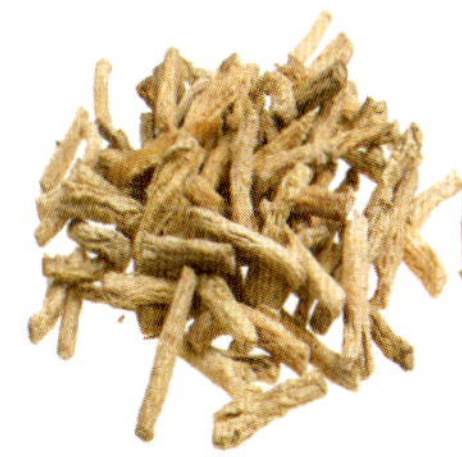

党参

7. 五黄百合粥

组 成 五味子6克，黄芪15克，百合干25克，粳米40克。

用法用量 五味子、黄芪两药一同煎汁备用。将百合干、粳米加上前面的药汁和适量水煮成粥。一日内服完，可常吃。

功能主治 有补肾、益气、润肺、固卫作用，可防治反复呼吸道感染。

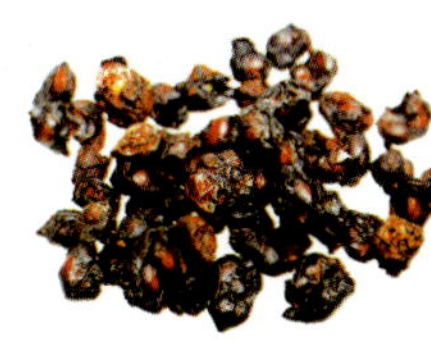

五味子

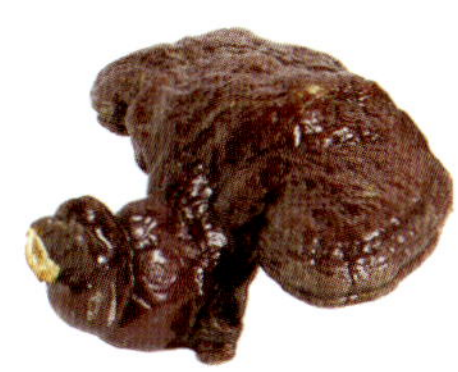

灵芝

8. 灵芝杏枣汤

组 成 灵芝片3克，银杏（白果去壳衣）20克，红枣30克。

用法用量 以上各物加水煮汤，不要加糖，吃汤及银杏和枣，灵芝渣可弃去。

功能主治 补气益卫，润肺止咳，可常吃。

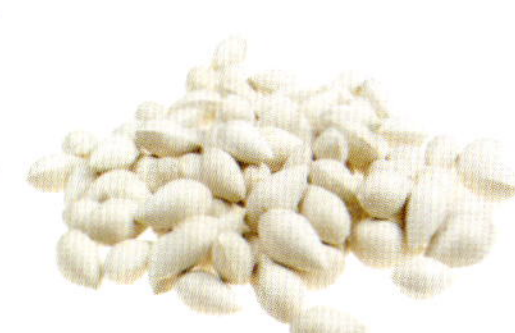

银杏

9. 银耳香莲羹

组 成 银耳15克，香菇15克，莲子25克，冰糖少量。

用法用量 银耳、香菇均泡发洗净切小。莲子泡软去皮及芯，与前两味加水煮稠，再加少量冰糖调味即成。

功能主治 润肺固卫、养心安神。对小儿反复呼吸道感染、情绪不稳、睡眠不良者均有益。

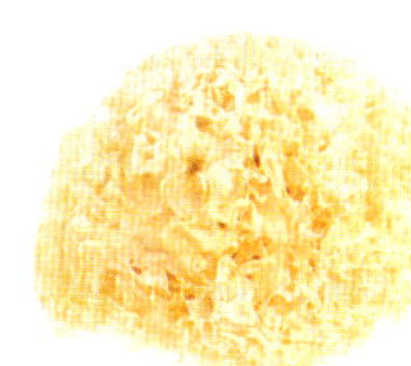

银耳

第三节 咳 嗽

咳嗽其实是一种保护性反射，可以促使呼吸道的痰液或异物排出体外，起着清洁呼吸道使其畅通的作用，只要将痰液排出，咳嗽往往便会自行缓解。止咳药之所以能止咳，是因为它能抑制咳嗽反射，痰液不易排出。因此，对于小儿咳嗽，只要不是过于频繁、剧烈的咳嗽，千万不要盲目止咳，要及早求助于呼吸专科医生。

小儿咳嗽初发时，饮食一般不宜过饱，不宜过补，更不宜饮食生冷、寒凉之品，比如冰淇淋、雪糕、寒性水果等。

一、需要赶紧就医的咳嗽

1. 孩子突然咳得很严重，并且呼吸困难，可能有异物堵住了气管。容易误吞的东西有花生、铅笔套、药丸、纽扣、硬币等，这类情形非常危险，应及时去医院。

2. 发高烧、咳嗽、喘鸣并伴有呼吸困难，需立即送医院紧急处理。

3. 患儿脸色不好，常发紫，或者呼吸增快，加上吸气时胸壁下部凹陷，也应及时送医院救治。

二、父母可以先观察，不急于送医院的咳嗽

1. 孩子虽有咳嗽、发烧，但精神好，大多是感冒或扁桃体炎。

2. 感冒、发烧和退烧后一直咳嗽。

3. 咳嗽、痰多，但不发热，精神好。

4. 只发生在清晨的咳嗽。

5. 紧张时或运动后的轻微咳嗽。

以上5种咳嗽父母不必过于担心，可以通过较简单的止咳药物或食疗的方法缓解症状，治疗咳嗽。

三、日常护理

预防儿童咳嗽，一定要做好日常防护。

（1）注意气候变化，及时添减衣服，不要让孩子和衣而睡。同时，要进行耐寒锻炼，游泳对于咳嗽患者来说是一项很好的体育运动。

（2）由于很多慢性咳嗽与过敏有关，因此咳嗽患儿不要接触过敏原，如烟雾、尘埃、宠物、花粉、冷空气、油漆及过敏性的药物、食物等。

（3）保持居室环境空气清新。尤其是秋冬季节天气寒冷，父母要鼓励孩子多休息。睡觉时应用枕头撑起孩子的后背和头部，以防咽喉黏液滞留喉咙内。

（4）如果孩子生病，最好不要洗澡。因为洗澡会使人体血液循环加快，从而增加咽喉分泌物的产生，更容易引起咳嗽，若要洗澡就应该选择风不大的时候，动作要快，时间以中午为宜。

（5）注意饮食调理，平时尽量不要给孩子吃酸、辣、冷等刺激性食物。咳嗽时产生的急速气流会带走呼吸道黏膜上的水分，造成缺水，所以秋冬季节还要注意给孩子多喝水，多吃水果。

（6）中成药的选用当根据病性的寒热虚实。

四、饮食原则

以清淡为主，不要吃甜食、冷饮等。虾、蟹、冰冻海鱼等含大分子蛋白，容易导致过敏，不宜多吃，但如果对这些食物不过敏就不要太过忌口，以免营养不良。不宜吃补品，否则不利于疾病康复，甚至会加重病情。此外，不要随便喝凉茶，否则容易破坏免疫系统。

五、对症食疗选方

1. 陈皮粥

组　成 大米 50 克，陈皮 5 克。

用法用量 共煮烂粥食用。

功能主治 用于风寒咳嗽。

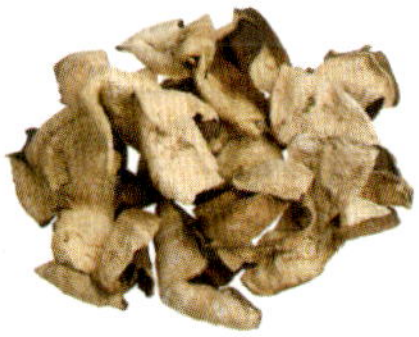

陈皮

2. 腐竹粥

组　成 腐竹 100 克，大米 50 克。

用法用量 共煲成稀烂粥食用。

功能主治 用于风热咳嗽。

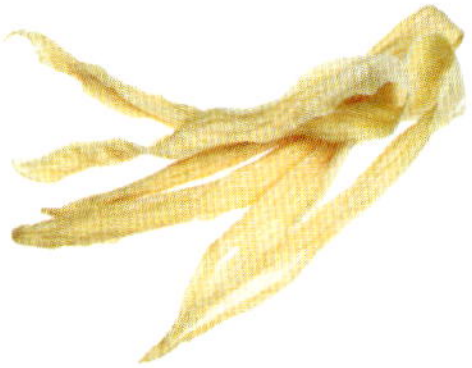

腐竹

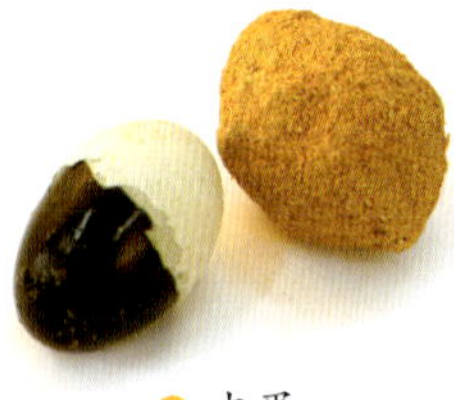
皮蛋

3. 皮蛋瘦肉粥

组　成 皮蛋1只，瘦肉100克，大米75克，陈皮2克。

用法用量 共煲成稀烂粥食用。

功能主治 可用于各型咳嗽。

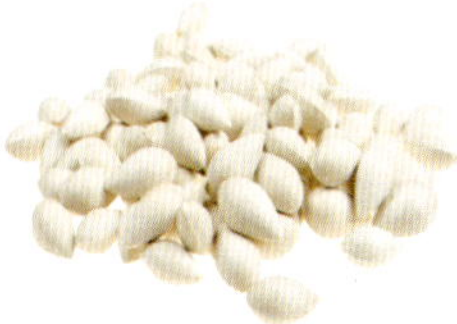
白果

4. 陈皮白果薏米粥

组　成 陈皮5克，白果5个，炒薏仁15克，大米50克。

用法用量 共煲成粥食用。

功能主治 用于痰湿型。

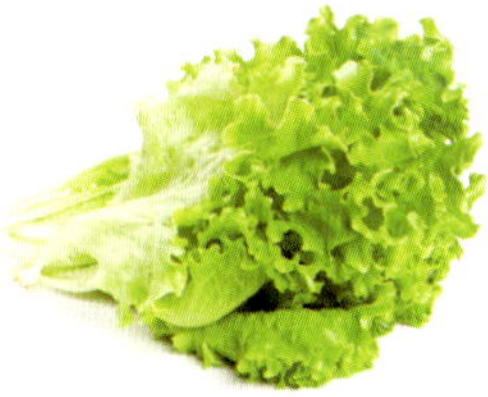
生菜

5. 生菜瘦肉粥

组　成 生菜150克，瘦肉100克，大米75克。

用法用量 共煲成粥食用。

功能主治 用于风热、痰热型。

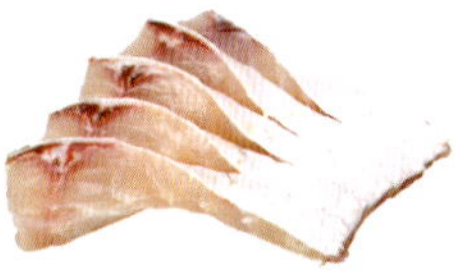
鱼片

6. 芫荽鱼片汤

组　成 芫荽25克，鱼片50克。

用法用量 共煮成汤食用。

功能主治 用于干咳寒燥型。

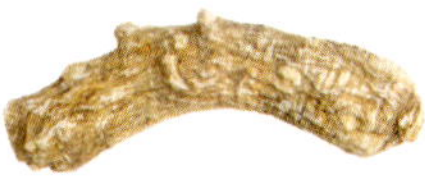
西洋参

7. 二参瘦肉汤

组　成 西洋参3克，红参5克，瘦肉50克。

用法用量 共煲成汤饮用。

功能主治 用于气虚型。

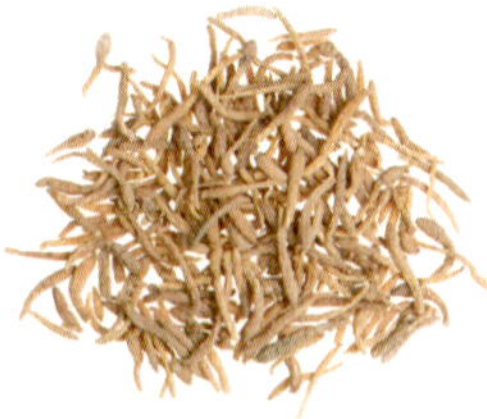
太子参

8. 太子参兔肉汤

组　成 太子参10克，兔肉250克。

用法用量 共煲成汤饮用。

功能主治 用于阴虚燥咳。

第四节 乳 蛾（扁桃体炎）

乳蛾是以发热、咽痛、喉核红肿胀大形如蚕蛾或表面呈黄白色脓血或喉核肿大、质硬、暗红等为主要表现的喉核疾病，见于现代医学的急慢性扁桃体炎、急慢性咽炎。发于一侧者为单乳蛾，发于两侧者为双乳蛾。

本病是临床常见病、多发病之一，以儿童及青年多见。多发于春秋两季；病程迁延、反复发作者，多为虚证或虚实夹杂证。本病可诱发喉痈及痹证、水肿、心悸、怔忡等全身疾病。

本病有急慢性之分，急性者的食疗方与发烧后食疗方相同，多为热证，宜清淡饮食；而慢性者，多为肺脾气虚证，食疗当以健脾益气为法。

一、日常护理

扁桃体有肿大，也有不肿大的，肿大有急慢性之分，慢性肿大的一般在调节好消化的前提下可以不用治疗，它在20多岁以后逐渐会萎缩，急性肿大的要积极处理。因此儿童时期的扁桃体炎也是防治的重点。

（1）患儿应注意休息，室内温度不宜过高，以不感觉冷为宜，空气要新鲜。家长不要在室内抽烟，减少对患儿咽部的刺激。

（2）患儿要加强身体锻炼，特别是冬季，要多参与户外活动，使身体对寒冷的适应能力增强，减少扁桃体发炎的机会。

（3）让患儿保持口腔清洁，多喝开水或适量不要过凉的果汁，以补充体内水分，吃东西后要漱口。

（4）预防各类传染病、流行病。不要带患儿到影院、商场等人口密集的场所，特别是在呼吸系统、消化系统疾病流行之际。

（5）注意加强饮食营养，特别要注意孩子的消化状态是否良好，所以要注重饮食的合理搭配，以增强体质，提高机体抵抗力。

二、饮食原则

饮食宜清淡，易消化，营养丰富，以流质或半流质为主，忌吃煎炸辛辣、燥热肥滞食物，如辣椒、肉类、生姜、大蒜等等。急性期儿童宜吃含水分多又易吸收的食物，如稀米汤（加盐）、果汁、蔗水、马蹄水（粉）、绿豆汤等。慢性期儿童宜吃新鲜蔬菜、水果、豆类及滋润的食品，如青菜、番茄、胡萝卜、黄豆、豆腐、豆浆、梨子、冰糖、蜂蜜、百合汤等。

三、对症食疗选方

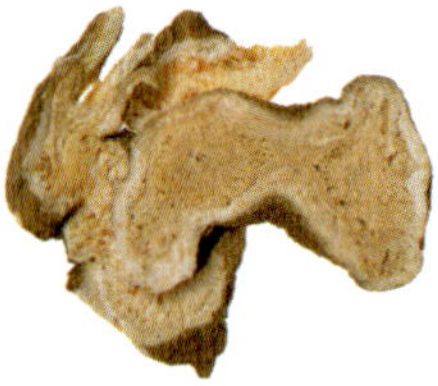

● 白术

1. 术参汤

组　成　白术 15 克，太子参 10 克，瘦肉 50 克。

用法用量　煲汤服用。

功能主治　健脾益气。

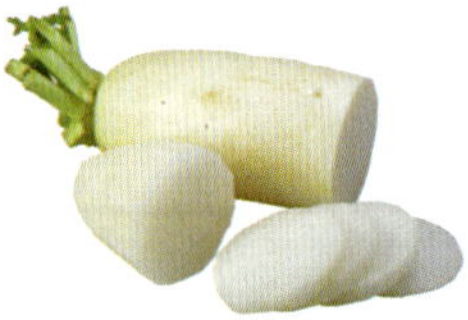

● 萝卜

2. 生姜萝卜汁

组　成　生姜、生萝卜汁、红糖各适量。

用法用量　共煎频服。

功能主治　小儿虚火乳蛾。

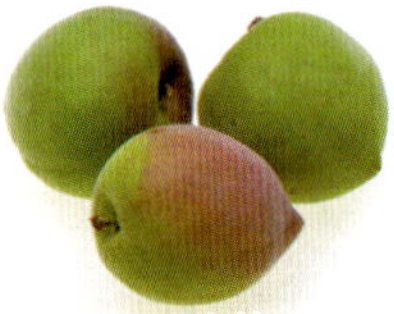

● 酸梅

3. 橄榄酸梅汤

组　成　生橄榄 30 克，酸梅 10 克，冰糖适量。

用法用量　生橄榄、酸梅水煎去渣，加白糖调味食用。

功能主治　清热解毒，生津止渴。可治急性咽炎、急性扁桃体炎、咳嗽痰稠、酒毒烦渴等症。

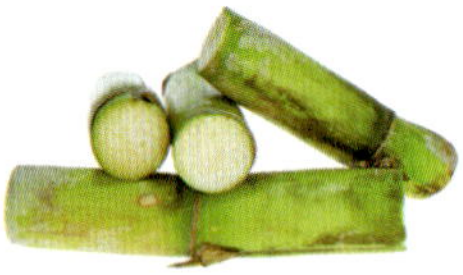

● 甘蔗

4. 萝卜甘蔗汁

组　成　鲜萝卜汁 30 毫升，甘蔗汁 15 毫升，冰糖适量。

用法用量　鲜萝卜汁、甘蔗汁加适量白糖，温开水冲服，每日 2 次。可辅治急性咽喉肿痛。

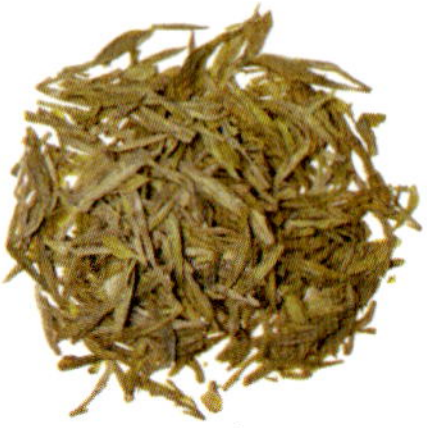

● 绿茶叶

5. 金银花茶

组　成　绿茶叶、金银花各 6 克。

用法用量　沸水冲泡，代茶饮。

功能主治　可治急性扁桃腺炎、咽喉炎。

第五节 肺 炎

患儿的食物应以清淡、富于营养、易于吸收为基本原则，小婴儿以流质或半流质饮食为主。“鱼生火，肉生痰”是人人皆知的道理。因此患儿患病期间，尤其是在患病的早期与极期，最好不食鱼和肉等肥甘滋腻之品。

“节戒饮食，乃祛病之良方”。患儿患病期间，由于消化能力下降，应避免进食肥甘厚味等大补之品，以适当地减少饮食的量而又能保证基本的营养供给为原则。

“饮冷伤肺”在《黄帝内经》和《难经》中早已阐明。所以小儿患肺炎时应少喝、最好不喝冷饮，少食或不食寒凉食品。因发热、咳喘均使不显性失水增加，因此，应适量勤喂温开水。

一、日常护理

1. 要让患儿多休息。有发热、气急的患儿要卧床休息，气喘的孩子可采取半卧位。经常给患儿变换体位，可防止肺炎瘀血，促进痰液排出，有利于康复。

2. 居室环境要舒适。室温维持在18℃～22℃，相对湿度保持在50%～60%左右。有些家长总怕孩子受凉，让卧室密不透风，空气混浊，反而对孩子极为不利。

3. 注意饮食调养，避免刺激性饮食。

4. 注意观察孩子的精神、面色、呼吸、体温及咳喘等体征的变化。如果儿童肺炎有严重喘憋或突然呼吸困难加重、烦躁不安的话，必须尽快送医院做进一步检查，以采取相应的治疗措施。

二、饮食原则

应注意少食多餐，食物要易消化而富含营养。发热时，可鼓励孩子多喝水。儿童肺炎因消化功能减弱，有时进食时会因气急而影响呼吸，加重呼吸困难，所以不要勉强患儿进食，也忌过早进补。

三、对症食疗选方

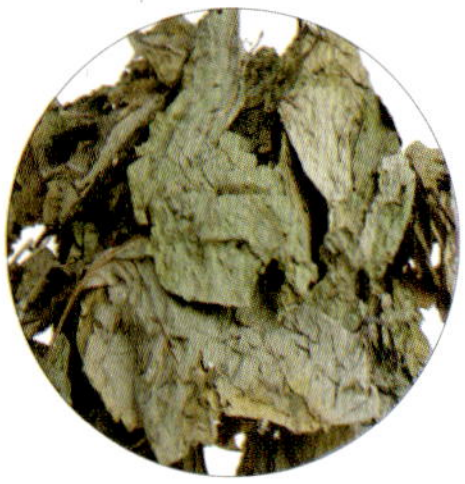
桑叶

1. 桑菊薄竹饮

组　成　桑叶、菊花各 5 克，淡竹叶、白茅根各 30 克，薄荷 3 克。

用法用量　所有材料放入茶壶内，沸水冲泡温浸 10 分钟。频饮。

功能主治　用于肺炎发热。

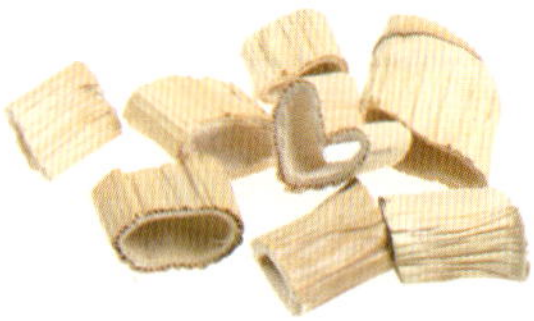
芦根

2. 芦根梨粥

组　成　芦根 10 克，鸭梨 3 个，大米适量。

用法用量　鸭梨洗净，切碎，与芦根加水适量煎煮半小时，捞去梨渣，再加入淘净的大米煮烂成粥。趁热食用。

功能主治　用于小儿肺炎之发热、咳嗽。

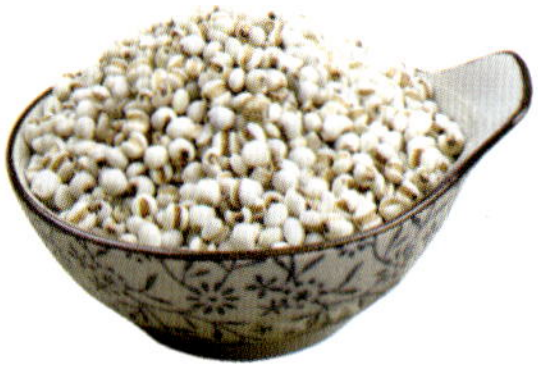
薏苡米

3. 猪肺粥

组　成　猪肺 500 克，薏苡米 50 克，大米 100 克，调料适量。

用法用量　猪肺洗净，加水适量，煮七成熟，捞出，改刀切成丁备用。将薏苡米、大米、猪肺加猪肺汤适量，煮成粥。可加葱、姜、五味调料。

功能主治　治肺虚久咳、多痰、咯血等。

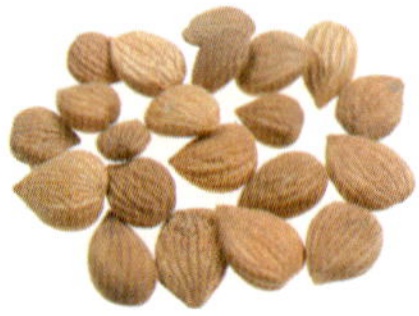
北杏仁

4. 南北杏猪肺汤

组　成　南杏仁 8 个，北杏仁 5 个，洗净猪肺 100 克。

用法用量　将上述材料加水 1500 毫升，文火煮 1 小时后分多次内服。

功能主治　用于肺炎之咳嗽较甚者。

5. 杏仁粥

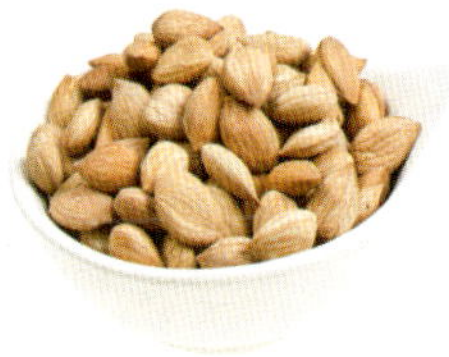

● 南杏仁

组　成 南杏仁 10 克，粳米 50 克。

用法用量 将杏仁加水煮 15 分钟，去渣留汁，加粳米煮粥食用。

功能主治 宣肺化痰，可用治小儿肺炎各型。

6. 参枣粥

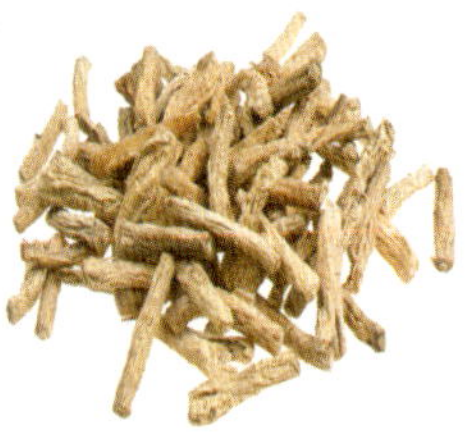

● 党参

组　成 党参 10 克，红枣 5 枚，粳米 50 克。

用法用量 以上加水煮粥食用。

功能主治 益气健脾，长期服用，对恢复期小儿肺炎效果良好。

7. 银耳冰糖梨

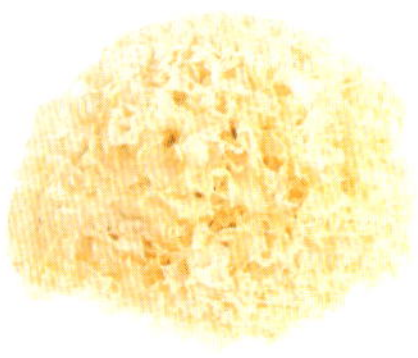

● 银耳

组　成 银耳 12 克，梨 1 个，冰糖 6 克。

用法用量 将梨去皮及核，切成块。银耳用清水洗净，与梨同放入锅中，小火煮 30 分钟，加入冰糖溶化后食用。

功能主治 润肺止咳。

8. 罗汉果猪肺汤

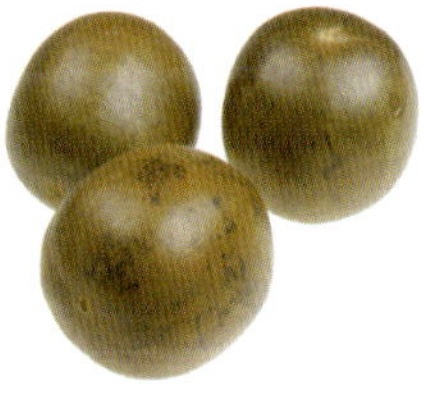

● 罗汉果

组　成 罗汉果 1 个，北杏仁 6 克，猪肺 250 克。

用法用量 用清水将猪肺洗净，切成块状并挤出泡沫。杏仁用水浸洗去皮。将二者与罗汉果加水煲汤，加盐调味后食用。

功能主治 补肺，止咳，化痰。

9. 核桃粥

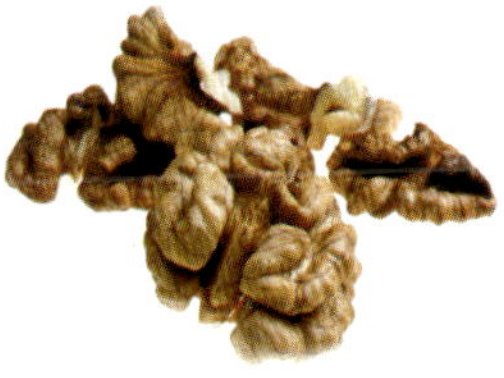

● 核桃肉

组　成 核桃肉 15 克，大枣 3 枚，桂圆肉 10 克，粳米 50 克。

用法用量 将核桃肉打碎，大枣去核，以上所有材料加水煮粥食用。

功能主治 补肾健脾，此方适合小儿肺炎后期气阴受损者。

第六节 哮喘

哮喘是儿童常见的慢性呼吸道疾病，常反复发作，不容易根治。据统计，有70%以上的儿童哮喘首发在3岁以内，因此婴幼儿、学龄前儿童反复发作咳喘时要引起家长重视，应积极诊治，早诊断，早治疗，避免日后发生严重的哮喘，甚至发展为成人哮喘，成为终身疾病。

儿科患病率以1～6岁较高，于学龄期后逐渐下降，初发年龄3岁以内者占84.8%。因此，哮喘防治应从儿童期开始，其防治原则是：消除病因，控制急性发作，预防复发。

一般来说，只要了解哮喘的起因，掌握正确的预防和控制方法，就能有效地减少哮喘的发病次数和降低发病程度，逐渐摆脱哮喘的困扰。

本证发作期饮食宜清淡，宜食易消化食物，忌食生冷寒凉肥厚之品；缓解期宜适当增加营养，避免吃易过敏食物，如虾、蟹及其他海鲜食物。

一、引发哮喘的各种因素

引起哮喘发病的原因有很多，如感冒、天气变化、运动过度、劳累、某些食物及药物、被动吸烟、油漆、油烟等。此外，小动物的皮毛、室内尘螨、霉菌、蟑螂、花草、花粉等，也是某些哮喘儿童的诱发因素。其中感冒是引起儿童哮喘发作的最常见因素。

二、不当饮食最易诱发小儿哮喘

在诱发哮喘的众多因素中，饮食占有较高比例，在儿童，尤其是婴幼儿中尤其明显，年龄越小，饮食导致哮喘的例子越多见。易诱发哮喘的食物有牛奶、蛋类、海产品、豆类、某些水果、辣椒以及调味品，如胡椒、八角、茴香，还包括食用色素、香精、啤酒、汽水和冷饮等。因此，在婴幼儿期要减少这些食品的摄入，特别是婴儿期（0～1岁）要以母乳喂养为主，添加辅食时，坚持由少到多，由稀到稠，由细到粗及由一种到多种的原则，以便发现不耐受或可诱发哮喘的食物时能及时进行调整。

三、日常护理

1. 吩咐孩子卧床休息，并抬高床头使孩子半卧以利于孩子呼吸；让孩子多喝水，并轻拍孩子的背部以帮助孩子咳出痰液，避免痰液堵塞器官而发生窒息。患儿的衣被、床上用品应少用丝绵及羽绒制品。窗帘、枕套、被套、床单等须勤换洗。最好使用55℃以上的热水洗涤。

2. 患儿卧室既要保持一定的温度和湿度，又要保持空气流通。

3. 注意气候变化，随时增添衣服，以防受寒发病。

4. 与孩子一起开展一些轻松、舒缓的娱乐活动，帮助孩子分散注意力，保持心情平静、愉快；并鼓励孩子多做一些深呼吸。

5. 及时与医生联系，遵照医嘱给孩子服药。

6. 如果孩子病情加重，应及时送孩子到医院急诊。

四、积极预防

1. 积极查找过敏原。如果自己查不清，可到有条件的医院进行过敏原测验。一旦明确病因，立即避开过敏原，螨虫过敏者积极进行脱敏治疗（因螨虫过敏很难避开）。

2. 家中装修要选用环保建材，装修后不要急于入住，开窗除味后再入住。家中最好不铺地毯或贴壁纸，不养宠物。

3. 经常打扫所住的房屋，注意清除垃圾和灰尘。

4. 家长不在室内吸烟，并经常注意通风换气。

5. 平时注意让孩子预防感冒，不要做剧烈的体育运动。

6. 避免情绪过激或压力过大。

五、饮食原则

1. 食物宜清淡，不宜过咸、过甜、过腻、过于刺激。具体视个人过敏情况而定。

2. 镁、钙有减少过敏的作用。可多食海带、芝麻、花生、核桃、豆制品、绿叶蔬菜等含镁、钙丰富的食品。

3. 补充足够的优质蛋白质（对蛋白质不过敏者），如蛋类、牛奶、瘦肉、鱼等。脂肪类食品不宜进食过多。

4. 增加含维生素多的食品，如各种水果、蔬菜，以增强机体抗病能力。

5. 哮喘发作时出汗多，进食少，使患儿失去较多的水分。所以患儿要多饮水，水有利于稀释痰液，使痰易排出。

6. 患儿可多吃一些润肺化痰的食物，如百合、白木耳、柑橘、萝卜、梨、鲜藕、蜂蜜、猕猴桃等。但寒性哮喘者不宜。

六、对症食疗选方

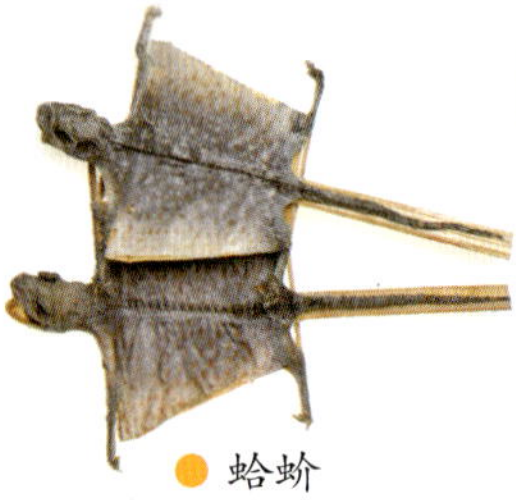
蛤蚧

1. 蛤蚧散

组　成 蛤蚧1对。

用法用量 蛤蚧去头足烘干研末，瓶装保存，每天1～3次，每次服0.5～1.5克。

功能主治 敛肺固肾。用于本病缓解期。

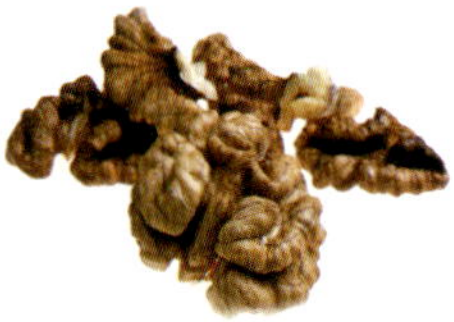
核桃

2. 核桃瘦肉汤

组　成 核桃15克，瘦肉100克。

用法用量 炖服，2～3天1次。

功能主治 用于本病中后期。

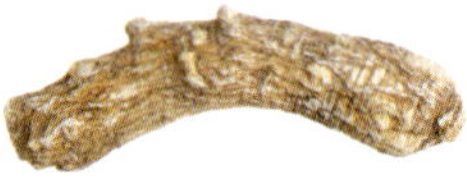
西洋参

3. 二参汤

组　成 西洋参3克，红参5～10克，瘦肉100克。

用法用量 煲汤饮用，每周1次。

功能主治 用于本病缓解期。

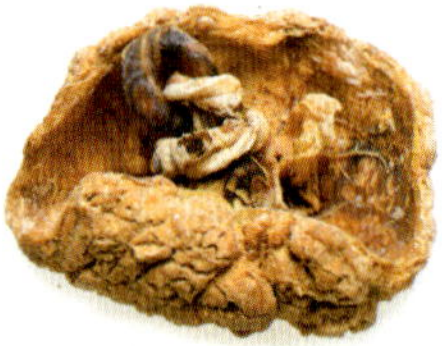
胎盘

4. 冬虫草胎盘汤

组　成 胎盘1个，冬虫夏草3克，陈皮2克。

用法用量 煎汤食用，2周1次。

功能主治 用于本病缓解期。

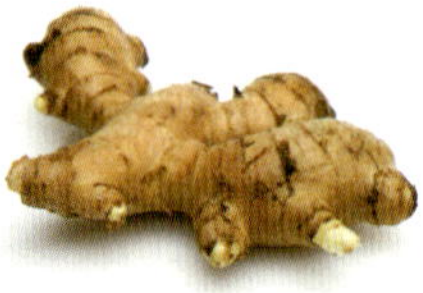
生姜

5. 蜂蜜生姜汁

组　成 生姜20克，蜂蜜30克。

用法用量 将生姜捣烂取汁，与蜂蜜混匀，分3次用温水冲服。

功能主治 适用于寒性哮喘。

6. 红糖白果仁

组 成 白果仁 10 克，红糖（或蜂蜜）适量。

用法用量 将白果仁炒后去壳，加水煮熟，加入红糖（或蜂蜜），连续服食。

功能主治 用于缓解期的治疗。

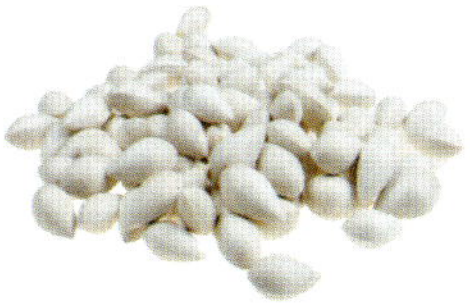

白果仁

7. 姜醋糯米粥

组 成 糯米 60 克，生姜 2 片，米醋 5 毫升，连须葱茎适量。

用法用量 将生姜捣烂，加入糯米、连须葱茎、米醋一起煮粥，趁热服用，温覆取汗。

功能主治 适用于小儿寒性哮喘发作期。

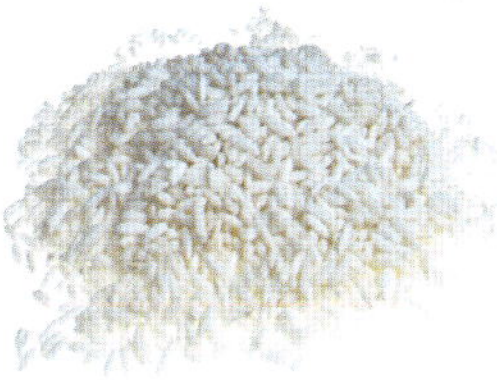

糯米

8. 柚子炖老鸭

组 成 柚子 1 个，核桃肉 30 克，老鸭 1 只，盐、酒、姜少许。

用法用量 将柚子去皮留肉，老鸭去毛及内脏，洗净。将柚子肉及核桃肉放入老鸭肚子内，加水、盐、酒、姜，用文火炖熟食用。

功能主治 有化痰滋阴平喘作用，适用于肾阴虚哮喘。

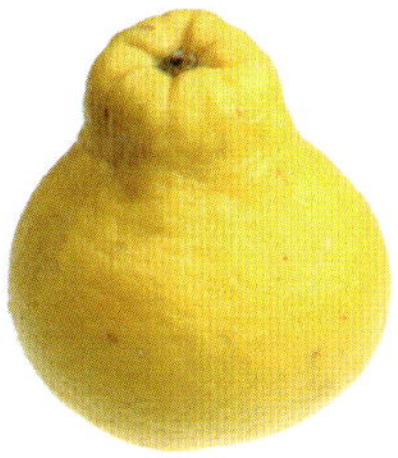

柚子

9. 银耳麦冬羹

组 成 银耳 10 克，麦冬 12 克，冰糖 20 克，淀粉 30 克。

用法用量 将银耳用温水泡 2 小时，待发涨后去蒂洗净。将麦冬加水煮 20 分钟，去渣留汁；将银耳加入汁中用小火炖烂，加淀粉及冰糖调匀煮沸食用。

功能主治 润肺养阴，适用于肺阴虚哮喘。

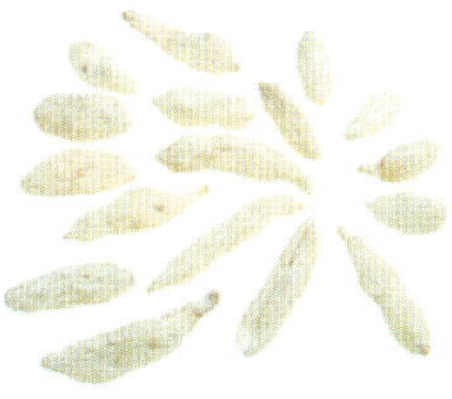

麦冬

第七节 发烧

小儿发烧，多因食滞后感受外邪所致。孩子在退烧后，胃肠道功能尚未完全恢复正常，消化酶的分泌也较少，如果勉强多食，反而有可能引起厌食，故烧退后切不可急于滋补。

患儿的饮食当以清淡为主，佐以清除余邪。对发烧时食欲不振的孩子，千万不要勉强其进食，应顺其自然，待有饥饿感时再吃，但要注意补充水分。对食欲较差的孩子，家长要有耐心。如果小儿在退烧后一星期仍无食欲，应去医院检查，看是不是有其他疾病。

一、日常护理

1. 多补水。患儿多补水既有利于降温，又能使毒素及时排出体外。可酌情给患儿多喝些富含维生素的饮料，如米汤、牛奶、果汁、绿豆汤等。

2. 多休息。发烧的孩子应卧床休息，监测体温。患病期间最好不去上学，以保证孩子的休息，也避免和其他孩子之间的交叉感染。当然，也不建议上体育课，以避免孩子过度劳累，对身体恢复不利。

3. 少油腻。患儿发烧时，饮食应以清淡为主，便于消化及吸收，以半流质为宜，如营养粥和鸡蛋面汤之类的饮食，多吃蔬菜及水果，尤其要吃些含维生素C的新鲜果蔬；忌吃难以消化的荤腥食物。

4. 发烧时要给患儿减衣服，不要采取捂汗的办法降体温，因为汗水流失过多会使患儿感到疲惫无力，反而对患儿康复不利。

5. 保持室内空气清新，定时开窗通风，室温不要过高，保持在18℃～20℃为宜，同时，不要让过堂风直接吹到患儿，空调及风扇不能直接吹到患儿头面部。

特别提醒

积极预防

平时要保持室内空气流通，冬天室内外温度相差不宜太大，孩子的衣着要适宜，不要捂得太热。我国古代著名的医学家钱乙提出“四时欲得小儿安，常须两分饥和寒”，这是很有道理的。要让孩子从小多在户外活动，晒晒太阳，这样能增强身体的抵抗力，有效地预防感冒的发生。另外，感冒的细菌或病毒，还可以由大人直接接触引起局部感染，所以，家长感冒时，护理孩子前要洗净双手，最好戴上口罩，保证居室空气流通良好。

二、饮食原则

总体原则是易消化、富有营养、少量多次和增加饮水。

小儿发热后易消化不良，因此宜食清淡易消化的食物。在孩子病愈初期，可少量多次地给他们吃容易消化的软食和新鲜水果，如牛奶、豆浆、橙汁、粥等。食物应含有较多的维生素，避免油脂或糖分过多的食品，并尽可能给小儿喜欢的食物。

患儿忌吃油腻食物，如油炸糕、炸猪排、油煎馒头、奶油蛋糕，肥腻的猪肉、羊肉，带油的鸡汤、鸭汤及用油煎油炸的各类食物；忌吃过甜的食物，如各种甜饮料、冰淇淋、果汁、水果罐头、蜂蜜、水果糖、巧克力等，以免胃肠湿热而影响食欲，或者是引起腹胀导致消化不良，使疾病难以痊愈。在炒蔬菜时也不宜放太多油。

三、对症食疗选方

1. 二芽猪脾汤

组　成 谷芽15克，麦芽15克，猪脾1条。

用法用量 加水1000毫升，快煲，水开后15分钟即可。每次喝汤50毫升，一天1次，连用3天。

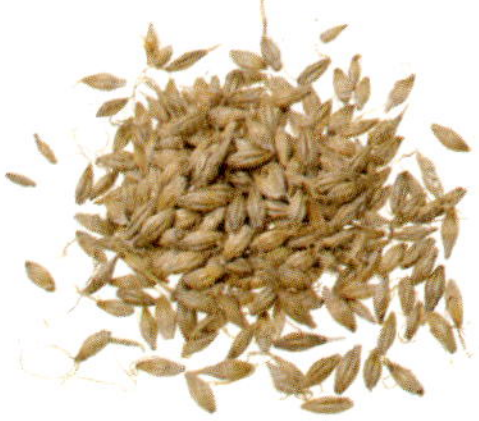

麦芽

2. 灯芯花粥

组　成 灯芯花3～5扎，粳米50克。

用法用量 加水慢煲，分次食用。

功能主治 消食导滞，清除余热。

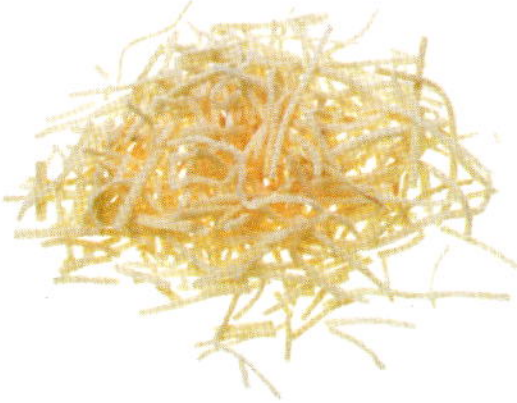

灯芯花

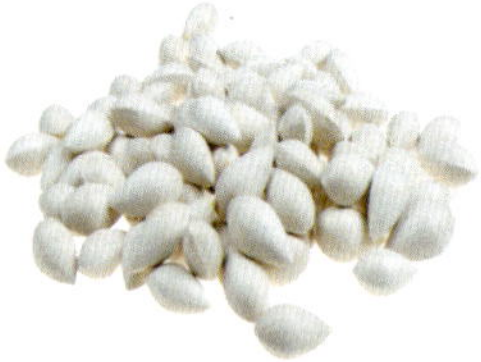

白果

3. 白果薏米粥

组 成 白果（去壳皮）5颗，炒薏米12克，粳米50克。

用法用量 加水慢煲，分次服用。

功能主治 养胃化湿。

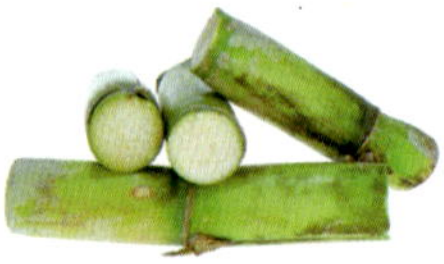

甘蔗

4. 蔗浆粥

组 成 青色新鲜甘蔗1节，粳米100克。

用法用量 将青色新鲜甘蔗洗净后榨汁100毫升，与粳米加水煮成粥，每天分2～3次食用。服用2～3天即可。

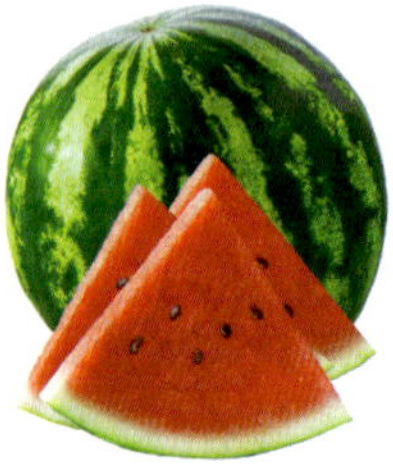

西瓜

5. 西瓜汁

组 成 西瓜适量。

用法用量 新鲜西瓜去籽取瓤，榨汁，代茶频服。

备 注 如发烧时不伴有其他症状，吃少量冰西瓜之类的冷饮，能帮助降温、利尿。服用2～3天即可。

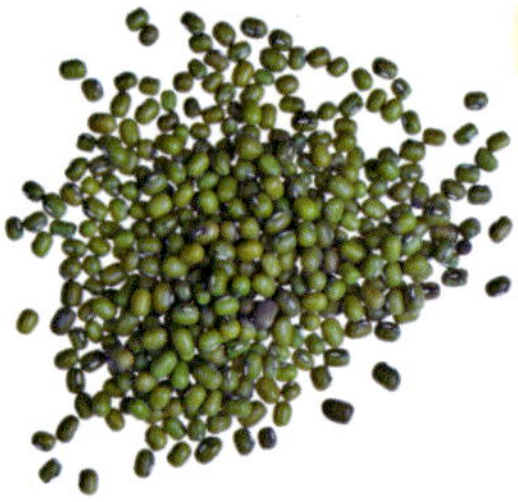

绿豆

6. 绿豆汤

组 成 绿豆、冰糖（或盐）各适量。

用法用量 将绿豆加水煮烂，再加适量的糖（或盐）便可。

备 注 绿豆具有清热、解毒、祛暑的作用，既能补充营养，又有利于宝宝体内毒素的排出，可以帮助宝宝退热。发热时服用2～3天即可。

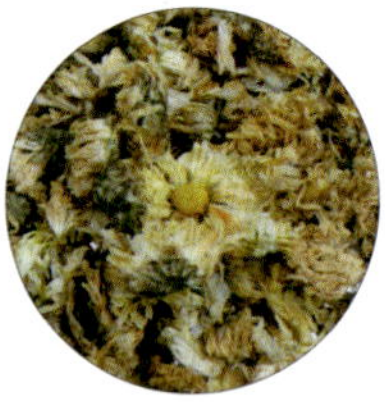

菊花

7. 双花饮

组 成 金银花10克，菊花10克。

用法用量 将金银花、菊花加水煮15分钟，取汁当茶饮。

功能主治 清热解毒。

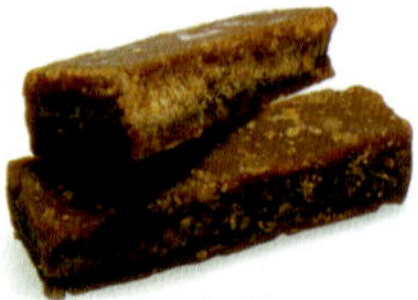

红糖

8. 生姜红糖粥

组 成 生姜3片，红糖12克，粳米50克。

用法用量 将米加水煮粥，再将生姜、红糖加入滚粥中，热服。

功能主治 发汗，祛风寒。

第八节 慢性支气管炎

小儿慢性支气管炎，临床较少见。偶有发者，常从虚证论治，据临床观察，小儿多以肺脾两虚为主，故本病的食疗，多以健脾益气为原则。慢性支气管炎多在气候寒冷的冬季发病，夏季较少，故可采用中医冬病夏治的方法，以“扶正固本”的原则治疗，即通过扶助正气来增强患儿的抗病能力，驱除病邪，从而使小儿得到康复。

奶制品易使痰液变稠，使感染加重，患儿应避免食用。由于奶制品是钙的主要来源，在不食用奶制品时，应注意每天给患儿适量补钙。为增加患儿的机体免疫功能，减轻呼吸道感染症状，促进支气管黏膜修复，还应给患儿补充足够的维生素A和维生素C。

一、日常护理

1. 保暖：寒冷的刺激会降低支气管黏膜局部的抵抗力，加重支气管炎病情，所以家长要随气温变化及时给患儿增减衣物，尤其是睡眠时要给患儿盖好被子。

2. 多喂水：小儿患支气管炎时有不同程度的发热，水分流失较多，应注意给患儿多喂水。可用糖水或糖盐水补充，也可用米汤、蛋汤补给。

3. 营养充分：小儿患支气管炎时营养物质消耗较大，加上发热及细菌毒素影响胃肠功能，导致消化吸收不良，因而要及时补充营养。对此，家长对患儿要采取少量多餐的方法，给予清淡、营养充分、均衡易消化吸收的半流质或流质饮食，如稀饭、煮透的面条、鸡蛋羹、新鲜蔬菜、水果汁等。

4. 翻身拍背：每1～2小时1次，使患儿保持半卧位，有利痰液排出。

5. 退热：如果患儿体温过高，较大儿童可予物理降温，即用冷毛巾头部湿敷或用温水擦澡。幼儿不宜采用此方法，必要时应用药物降温。

6. 保持良好的家居环境：患儿所

处居室要温暖、通风、采光良好，并且空气中要有一定湿度，防止过分干燥。家中的吸烟者最好戒烟或去室外吸烟，防止烟害对患儿的不利影响。

二、积极预防

加强小儿的营养，让其积极参加各种体育活动，锻炼身体，预防感冒。

三、饮食原则

慢性支气管炎患儿，病程较长，呈持久性咳嗽，体质多较差，故在用中西药治疗的同时，饮食调养也是一个重要的环节。

（1）患儿饮食宜清淡，多吃新鲜蔬菜，不仅可补充多种维生素和无机盐，还能清痰去火。但要依据病情的寒热选择不同的食物。如属寒者用生姜、南杏仁、包菜等；属热者用白菜、萝卜、竹笋、柿子、梨子等；体虚者可用枇杷、百合、胡桃仁、红枣、蜂蜜、猪肺等。

（2）忌生冷及咸食。生冷食物会使症状加重；咸食可加重支气管黏膜水肿充血，加重咳嗽、气喘症状。

（3）忌吃腥发及肥腻之物。海腥类，如黄鱼、带鱼、角皮鱼、蟹、虾等，除会助湿生痰外，还可引起过敏；油炸排骨、熘肉段、烤羊肉串、肥肉、动物内脏、动物油等，多食损伤脾胃，易助湿生痰。疑有对鱼、虾、蛋清等过敏者，要减少或禁止食用。

（4）忌吃辛辣刺激性食物，如辣椒、咖喱、芥末、胡椒、大葱、白酒等。

四、对症食疗选方

淮山

1. 红枣淮山鸡汤

组　成 红枣 5 枚，淮山 15 克，去皮鸡肉 500 克。

用法用量 红枣、淮山、鸡肉加水 3000 毫升，文火煲汤为 500 ~ 800 毫升，每天温饮 50 ~ 100 毫升，3 ~ 7 天为一疗程。

功能主治 扶正养胃。

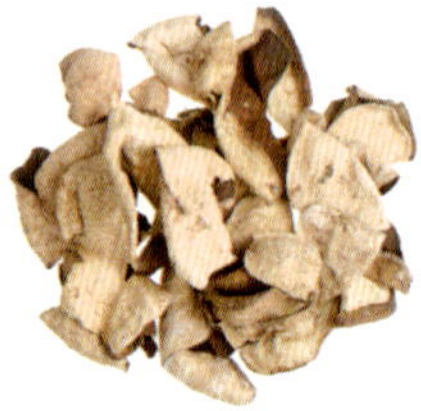

陈皮

2. 陈皮白果糯米粥

组　成 陈皮 3 ~ 5 克，白果 5 个，糯米 30 ~ 50 克，红糖少许。

用法用量 加水共煮为稀粥，加红糖服用。

功能主治 健胃固本。

3. 胡椒猪小肚汤

组 成 胡椒3～5粒，猪小肚1个。

用法用量 加水煲汤服用。

功能主治 健胃温肺。

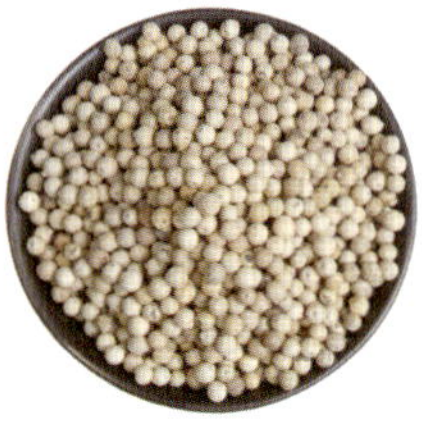

胡椒

4. 萝卜姜汁

组 成 萝卜汁1杯，姜汁3滴。

用法用量 和匀，炖温服。

功能主治 温润宣肺，治小儿久咳不愈。

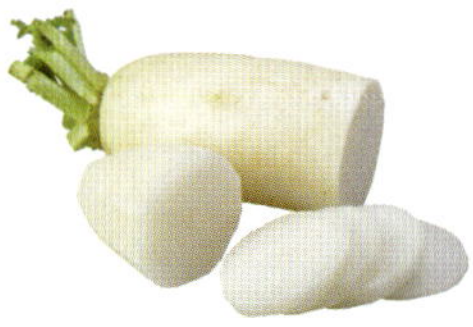

萝卜

5. 海带生姜糖浆

组 成 生姜10克，海带500克，红糖适量。

用法用量 海带、生姜切碎，加水熬20分钟，过滤去渣，再加入适量红糖，浓缩成450毫升糖浆。每次服5毫升，每日3次。

功能主治 温通肺气、消积除痰，治久咳喘。

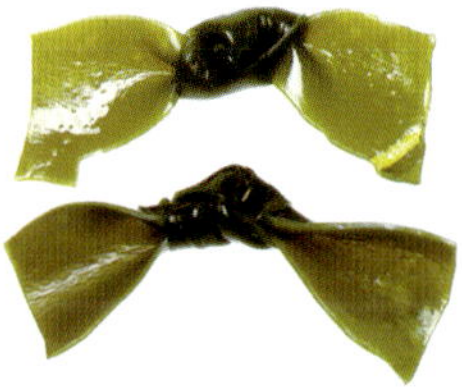

海带

6. 四汁蜂蜜饮

组 成 生姜汁25毫升，梨汁、萝卜汁、茅根汁各50毫升，蜂蜜100毫升。

用法用量 将各汁混匀，与蜂蜜装入瓷罐内，煮沸备用，每次服5毫升，每天3次，连服数天。

功能主治 温润肺气，治小儿风热型支气管炎，证见咳嗽不爽，痰黄黏稠，不易咯出，口渴咽痛，鼻流浊涕，伴有发热头痛，恶风，微汗出，舌苔薄黄，质红，脉浮数。

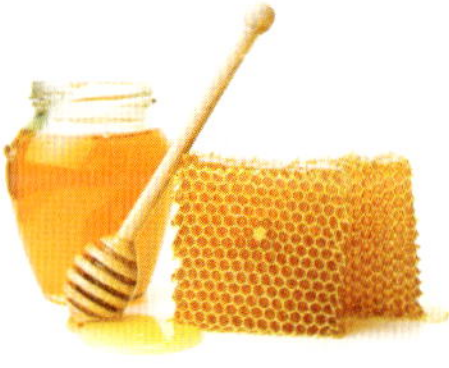

蜂蜜

7. 鸭梨粥

组 成 鸭梨3个，粳米50克。

用法用量 鸭梨去核，切片，取汁。粳米熬粥，将熟时兑入梨汁，调匀服用。

功能主治 清心润肺，止咳除烦，对治疗阴虚所致之小儿慢性支气管炎效果良好。

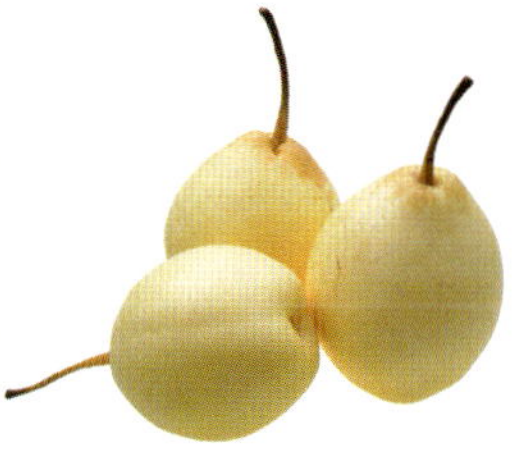

鸭梨

第九节 急性支气管炎

急性支气管炎是病毒或细菌等病原体感染所致的支气管黏膜的急性炎症，是婴幼儿时期的常见病、多发病，往往继发于上呼吸道感染之后，也常为肺炎的早期表现。本病多同时累及气管、支气管，故正确命名应为急性气管支气管炎。临床以咳嗽伴有（或不伴）支气管分泌物增多为特征。

本病属中医“咳嗽”范畴，一年四季均可发生，尤以冬春季节或气候冷热突变时最为多见，一般1周左右可治愈。有部分病儿咳嗽的时间要长些，逐渐会减轻、消失，适当地服些止咳剂即可。不过在患病的早期，对于痰多的病儿，不主张用止咳剂，以免影响排痰，饮食以止咳、化痰、平喘、退热为主。

一、日常护理

1. 患儿发热时要注意让其卧床休息，选用物理降温或药物降温。

2. 室内保持空气新鲜，适当通风换气，但要避免对流风，以免病儿再次受凉。避免烟尘、异味及油烟等因素刺激。

3. 经常协助患儿变换体位，轻轻拍打其背部，使痰液易于排出。

4. 让患儿加强耐寒锻炼，缓解期要注意劳逸适度，适当锻炼身体以增强体质。

5. 注意隔离。尽量让患儿不与其他患儿接触，减少继发细菌感染的机会。

6. 注意给患儿补充水分，患儿要多喝温开水，少喝饮料。

7. 不能过度兴奋及大声吼叫。

8. 不能汗出时脱衣纳凉或换衣。

二、积极预防

1. 积极预防上呼吸道感染，做好小儿的保护工作，防止有害气体、酸雾和粉尘的外袭，是预防支气管炎的有效措施。

2. 在疾病发生前给小儿使用流感疫苗。

3. 在流感流行期间，使用食醋给居室消毒。

4. 让小儿加强身体锻炼，增强抗病能力。

5. 注意气温变化，适当给小儿增减衣服，避免过热或受凉。避免交叉感染。

6. 合理选用中成药，当以病性与药性相合。

三、饮食原则

患儿饮食宜清淡，食物既要营养丰富又易消化吸收，多吃新鲜蔬菜和水果，多饮淡茶；进食要规律，有节制，少食多餐；忌暴饮暴食，忌食生冷、肥腻、过酸过咸及辛辣燥热的食物。有过敏史者，忌食海腥发物及致敏性食物。

四、对症食疗选方

1. 蜂蜜金银花露

组　成 金银花 30 克，蜂蜜 30 毫升。

用法用量 金银花加水 500 毫升，煎汁去渣，冷却后加入蜂蜜，调匀，分 3 次服用。

功能主治 金银花味甘性寒，可清风温之热，解血中之毒。蜂蜜性平味甘，能补中润燥，解毒止痛，在本方中起润肺止咳作用。本方适用于风热型急性支气管炎，还可预防流感，治疗咳嗽。

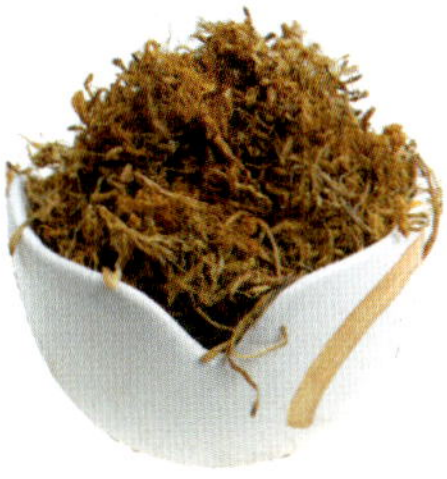

金银花

2. 糖酒炖鹌鹑

组　成 净鹌鹑 1 只，红糖、黄酒各适量。

用法用量 将鹌鹑洗净，加红糖、黄酒共煮熟，喝汤不吃肉。

功能主治 温肺补虚，适用于肺气虚久咳气短，四肢无力，言语低下，胃纳差者。

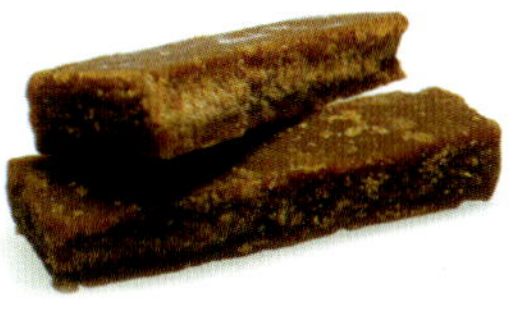

红糖

3. 花生大枣蜂蜜汤

组　成 花生米、大枣各 10 克，蜂蜜 15 毫升。

用法用量 前 2 味共水煎，调入蜂蜜，喝汤，视消化状况可食花生、大枣，分次服用。一日 1 剂。

功能主治 益气润肺。主治小儿肺气虚久咳不止，咳而无力，动则气喘。

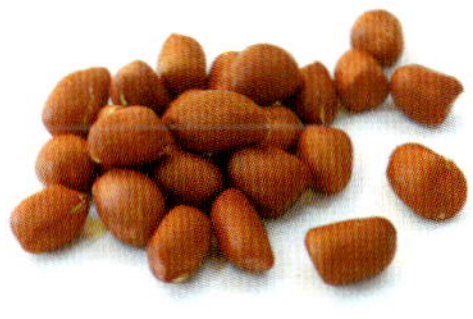

花生

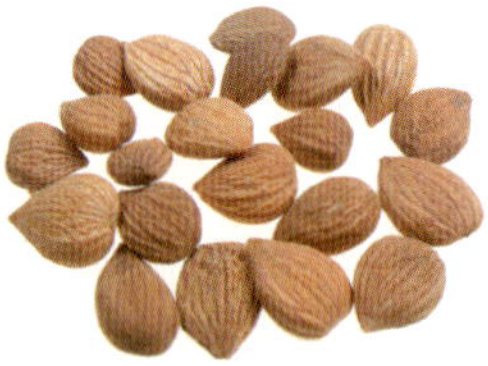

北杏仁

4. 杏仁萝卜煎

组　成　北杏仁 5 克，生姜 2 片，白萝卜 50 克。

用法用量　水煎服。婴幼儿量酌减。

功能主治　疏风润肺，降逆化痰，适用于风寒咳嗽、畏寒、痰稀、流清水涕者。

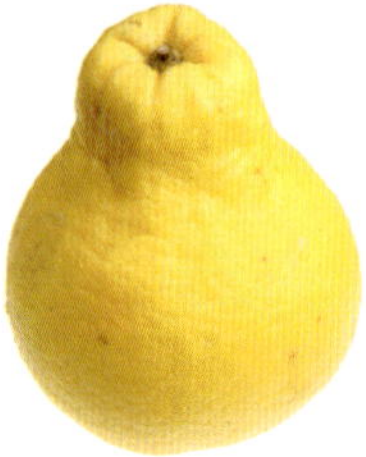

柚子

5. 柚皮煎

组　成　柚皮 10 克。

用法用量　水煎服，每日 2 次。

功能主治　顺气，止咳化痰。用于风热咳嗽者。

6. 二汁饮

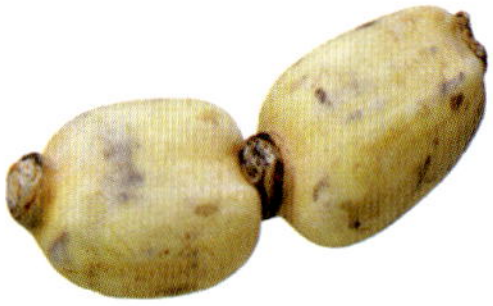

鲜藕

组　成　鲜藕汁、梨汁各等量。

用法用量　将二汁混匀后服用。

功能主治　清热，化痰，止咳。主治痰热咳嗽，口干，痰黄稠难咳出。

7. 荸荠海蜇汤

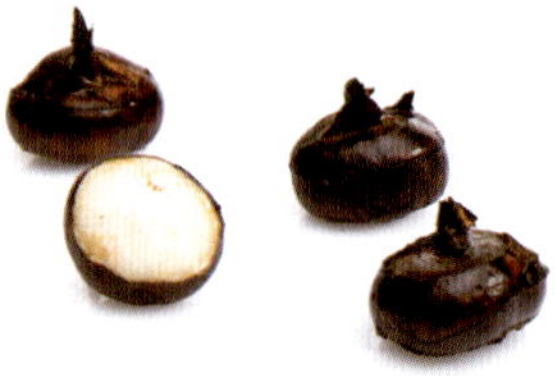

荸荠

组　成　荸荠 200 克，海蜇皮 100 克。

用法用量　将荸荠洗净，去皮，海蜇皮漂洗干净，二者加水炖熟，每日 1 剂，分 2 ~ 3 次饮服。

功能主治　清肺化痰。主治肺热咳嗽，痰稠痰黄，口干咽痛，舌红、苔薄黄。

8. 橘皮粥

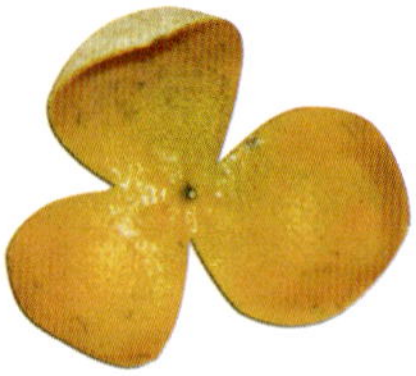

橘皮

组　成　鲜橘皮 30 克，粳米 50 ~ 100 克。

用法用量　将鲜橘皮煎取浓汁，去渣，加入粳米煮粥分多次食用。

功能主治　健脾行气，化痰。主治痰湿咳嗽，痰稀量多，纳差，腹胀，大便不利。

第十节 百日咳

百日咳是由百日咳杆菌引起的呼吸道传染病，传染性很强。临床特征为咳嗽逐渐加重，呈阵发性痉挛性咳嗽，咳末有鸡啼声，未经治疗的病人，病程可延续 2 ~ 3 月，故名“百日咳”，民间称其为“鹭鸶咳”或“疫咳”、“ 鸡咳”。我国唐代《千金方》中有类似百日咳的记载，至明朝寇平的《全幼心鉴》中正式定名为百日咳。本病好发于冬春季节，发病年龄多在 5 岁以下，重症可出现肺炎、脑病等并发症。中医学称之为“顿咳”、“广顿嗽”、“鸬鹚咳”等。

只要不发生并发症，本病一般都能自行痊愈，而且有较持久的免疫力。人在一生中得两次百日咳的极少见。但婴儿及重症者易并发肺炎及脑病。中医多采用润肺止咳之法来治疗。

有些父母错误地认为，“百日咳”要咳 100 天，即使治疗也没有效果，因而采取消极等待的态度。临床证明，本病若早日治疗和加强护理，可以缩短病程；反之，患儿可能会咳上两三个月，营养不良，抗病力下降，以致并发肺炎、脑炎等病。除了用药之外，适当的药膳可以帮助患儿康复。

一、日常护理

俗话说“三分治病，七分护理”，对于百日咳的病儿也是如此，如果护理得当，病儿会较快康复；反之，就可能导致严重的并发症，危及生命，有的虽然度过了危险期，但留下了难以消失的后遗症。所以，耐心和科学地护理就显得特别重要。

（1）发现百日咳病儿，要及时隔离 4 ~ 6 周。应将居室消毒通风，让孩子单独居住一个房间或一个角落，防止不良刺激，如风、烟、劳累、精神紧张等。

（2）患儿居室要保持空气新鲜，衣物、被盖要勤洗晒。发病后，病儿要注意休息，保证睡眠，对夜间频咳影响睡眠的孩子，可酌情给予镇静药。

（3）注意饮食调节，做到少量多餐，随时补充。忌食生冷、辛辣、肥甘等食品。

（4）因患儿常有呕吐，呕吐后要补给少量食物。饮食宜少量多餐，选择有营养较黏稠的食物。

（5）在本病流行期间，可取大蒜头 2 个、白菜根 30 克、冰糖 60 克，煎汤分次当茶饮，有助于预防。

（6）积极接种疫苗，可以避免罹患此病。

二、饮食原则

患儿宜吃清淡又易消化的稀软食品，以牛奶、米粥、汤面、菜泥等流质、半流质饮食为主。宜吃新鲜多汁的蔬菜、水果，如菠菜、萝卜、节瓜、白瓜、鲜藕及橘、梨、枇杷等。宜吃具有顺气、化痰、宣肺、降逆、止咳作用的食物。适当佐以清肺润肠之品，保持大便通畅，如大蕉等。忌吃过咸过酸、辛辣香燥、黏糯滋腻、煎炸炒烤食品。

三、对症食疗选方

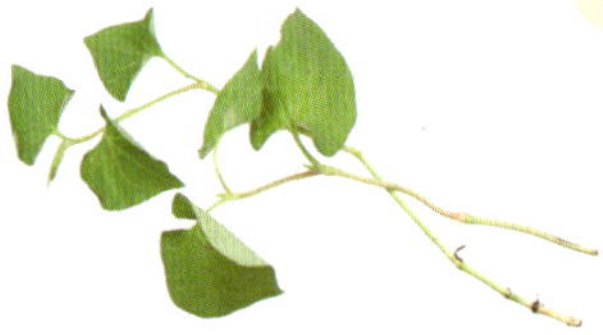

鱼腥草

1. 鱼腥草苏叶绿豆粥

组　成 鱼腥草（鲜品）50 克，苏叶 15 克，绿豆 60 克，粳米 60 克，冰糖 30 克。

用法用量 将鱼腥草、苏叶水煎 20 分钟取汁，再煎 30 分钟，共取浓汁 300 毫升，加入绿豆、粳米和适量清水煮粥，熟时加入冰糖，待糖溶化后调匀服食，分次服用，每日 1 ~ 2 次。

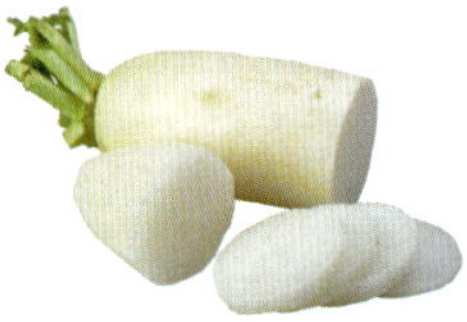

萝卜

2. 萝卜蜂蜜饮

组　成 白萝卜 1 条，蜂蜜适量。

用法用量 将白萝卜捣烂绞汁，取汁 25 毫升，与蜂蜜调匀，1 次服完，每日 1 ~ 2 次。

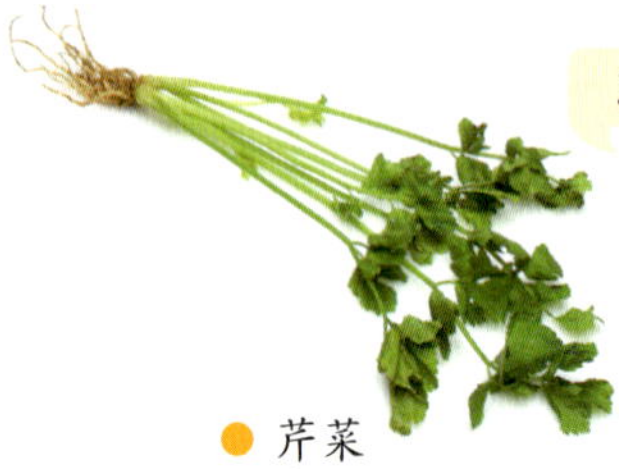

芹菜

3. 芹菜饮

组　成 芹菜（连根叶）1 把，食盐少许。

用法用量 将芹菜洗净，捣汁，取 30 毫升，加少许食盐，隔水蒸热，早晚各服 1 次，连服 3 日。

4. 沙参百合玉竹

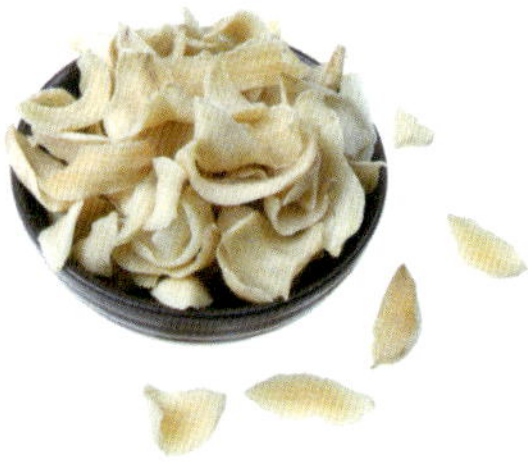
百合

组 成 北沙参10克，百合10克，玉竹10克，粳米30克。

用法用量 先水煎北沙参、百合、玉竹，取药液和粳米煎煮成稀粥食用，连服3日。用于病后阴虚明显者。

5. 柿饼罗汉果汤

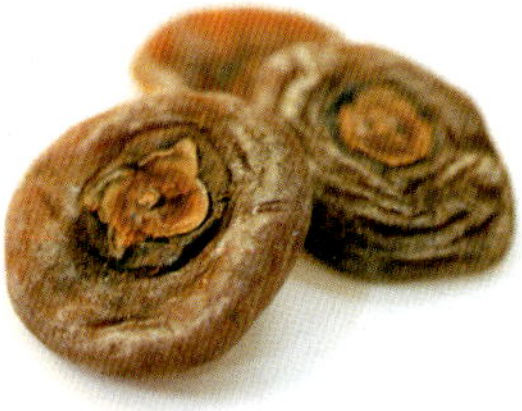
柿饼

组 成 柿饼30克，罗汉果1个，冰糖25克。

用法用量 将罗汉果和柿饼水煎30分钟，加上冰糖溶化搅匀，即可分次服用。

6. 罗汉果西洋菜瘦肉汤

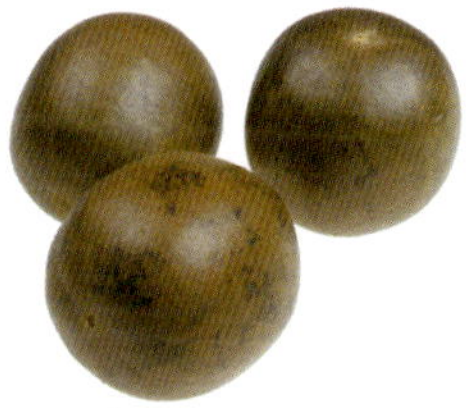
罗汉果

组 成 罗汉果半个，西洋菜700克，猪瘦肉500克，南杏仁60克。

用法用量 先将罗汉果、猪瘦肉、西洋菜分别洗净，南杏仁用开水烫去衣。将罗汉果、南杏仁放入锅内，加清水适量，武火煮沸后放入猪瘦肉、西洋菜，再煮沸后文火煲1小时，调味佐膳。

7. 丝瓜汁

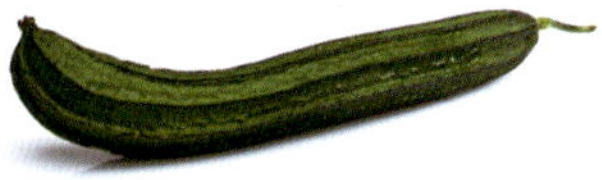
丝瓜

组 成 鲜丝瓜液汁60毫升，蜂蜜适量。

用法用量 将鲜丝瓜液汁加适量蜂蜜口服，每日2次。

备 注 此为3～6周岁儿童的饮用量，使用时根据患儿的年龄酌量增减，且用于热象明显者。

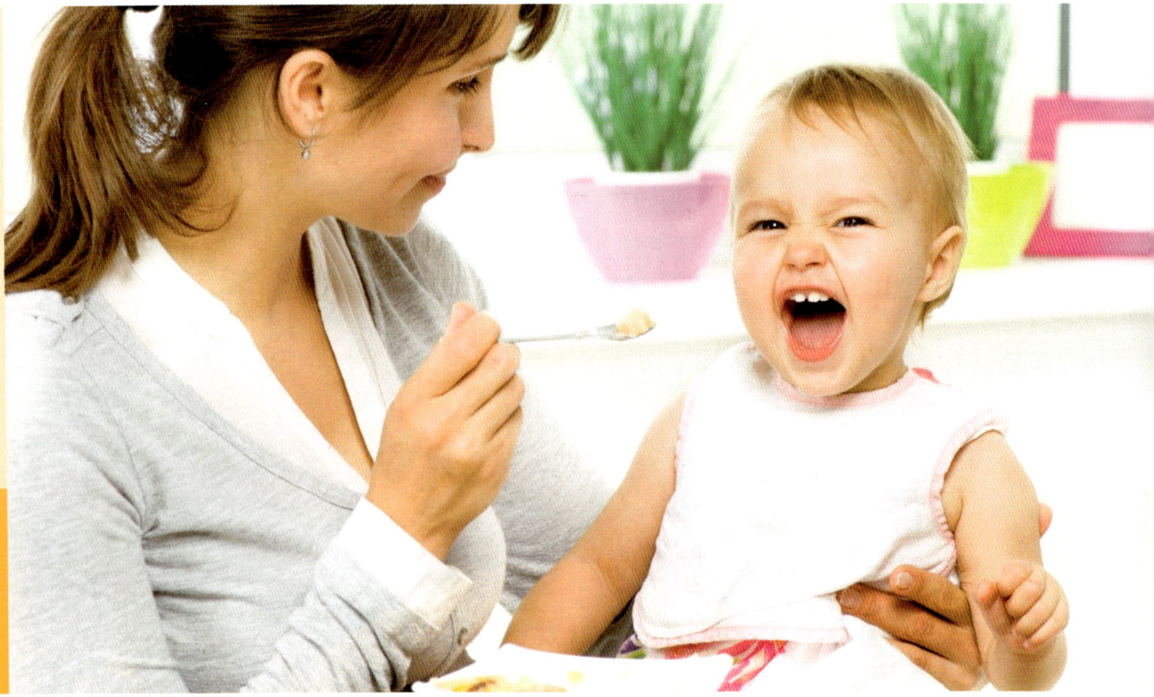

第二章

消化系统疾病

消化系统属于中医“脾系”范畴。“脾系”包括了中医之脾、胃，脾胃为表里关系；脾胃位居中焦，五行中属土，起承上启下之功，与肺为母子、与肝为子母关系。脾为后天之本，主运化水谷与输布精微，为气血生化之源，主四肢肌肉，喜燥恶湿，以升为要；胃主受纳，为水谷之海，喜润恶燥，以降为顺。小儿生长旺盛，发育迅速，对水谷精微的需求较成人迫切，但五脏六腑皆成而未全，全而未壮，脾胃功能容易因喂养不当、饮食失节或疾病影响，出现受纳、腐熟、精微化生传输等方面异常，导致呕吐、泄泻、腹痛、积滞、疳证等脾系疾病的发生。这个特点明代医家万全称之为“脾常不足”，中医学的这些观点跟现代医学关于小儿消化系统解剖生理特点是相吻合的。

第一节 鹅口疮

本病又称雪口，见于现代医学的真菌感染疾病。患者口腔黏膜糜烂如粥样，有特殊气味，多见于小儿及长期应用抗生素或激素者。本病多发于初生儿或婴幼儿，患儿一般均处于哺乳期阶段，故食疗多针对乳母。由于本证病因多为先天胎毒及口腔不洁或体虚感邪所致。即有实也有虚，且以不洁与体虚感邪多见，故饮食疗法需要注意。乳母宜食高营养又不滋腻、不燥热之品，不宜过食辛厚温补之物。

根据临床表现，本病可分为实火与虚火两证，前者治以清热泻火解毒，后者治以滋阴潜阳降火。均当配合外治疗法。

一、日常护理

1. 勤给患儿喂水，忌吃过热、过硬或刺激性食物，防止口腔黏膜损伤。

2. 加强患儿的口腔护理，可用消毒棉签蘸冷开水轻轻拭洗患儿口腔或用外治方药洗搽口腔患处。

二、积极预防

1. 平时注意孩子的口腔卫生，给孩子喂食以后帮助孩子清洁口腔，如果孩子年龄小，可以用温湿的纱布清洁口腔，如果孩子年龄大一些，则可以让孩子用水漱口。

2. 注意饮食卫生，食物宜新鲜、清洁。乳母不宜过食辛辣刺激之品。小儿进食的餐具清洗干净后应再蒸10 ～ 15分钟。

3. 小儿的被褥和玩具要定期拆洗、晾晒，洗漱用具尽量和家长的分开，并定期消毒。在幼儿园过集体生活的幼儿，用具一定要分开，不可混用。

4. 幼儿应经常性地进行一些户外活动，以增加机体的抵抗力。

5. 不乱用抗生素或激素。如果有重大的疾病必须使用抗生素，应该在医生的指导下用药。

三、饮食原则

应选择容易消化吸收、富含优质蛋白质的食物，并适当增加维生素B和维生素C的供给，如动物肝脏、瘦肉、鱼类以及新鲜蔬菜和水果等。

四、对症食疗选方

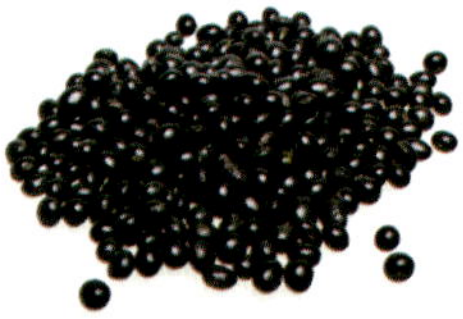

黑豆

1. 黑豆花生糖水

组　成 黑豆、花生、红糖各适量。

用法用量 黑豆、花生、红糖加水共煮成糖水饮用。

功能主治 养血补虚、托毒生肌，用治本病各型。

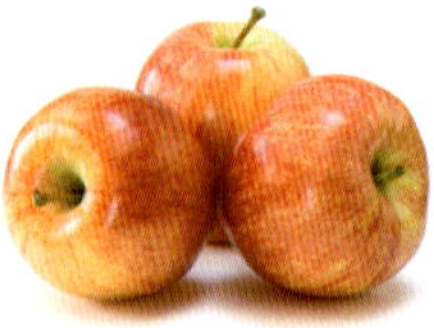

苹果

2. 苹果瘦肉汤

组　成 苹果1个，瘦肉100克，干姜1小片。

用法用量 苹果洗净、去心、切片，加瘦肉、干姜、适量清水，文火煲1小时后食用。

功能主治 和胃健脾、生津养肌，用于本病虚火上炎型。

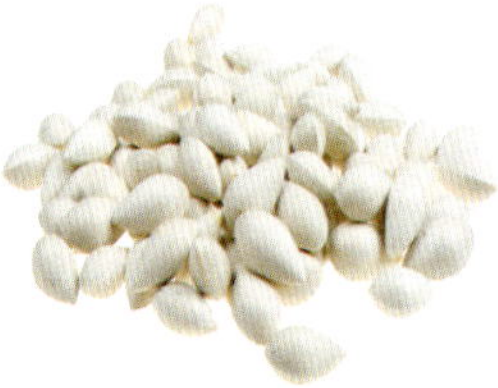

白果

3. 白果腐竹粥

组　成 白果、腐竹、大米各适量。

用法用量 共煮粥食用。

功能主治 清热除湿，佐以养胃，用于本病各型。

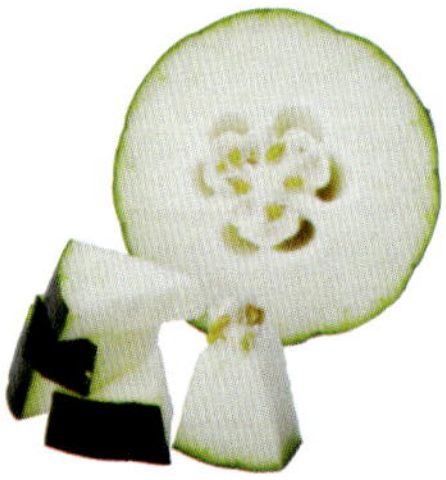

冬瓜

4. 荷叶冬瓜汤

组　成 鲜荷叶1张，鲜冬瓜500克，食盐少许。

用法用量 鲜冬瓜洗净切块，与鲜荷叶加水煲汤，加少许食盐调味，饮汤食冬瓜，每日2次。

功能主治 适用于本病心火上炎型。

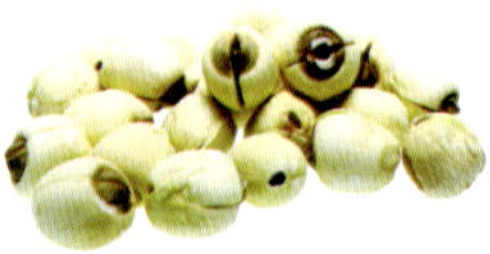

莲子

5. 西洋参莲子炖冰糖

组　成 西洋参3克，莲子去芯10枚，冰糖10克。

用法用量 将西洋参切片，与莲子放在小碗内加水泡发，再加冰糖，隔水蒸炖1小时，喝汤吃莲子肉，剩下西洋参片，次日可再加莲子同法蒸炖。西洋参可用2次，最后1次吃掉。

功能主治 适用于本病虚火上炎型。

第二节 小儿腹泻

腹泻病同样是儿童的常见病，中医称为“泄泻”。有关资料表明，我国5岁以下儿童腹泻病的年发病率为20.1%，平均每年每个儿童年发病3.5次，其死亡率约为0.35%。因此，对小儿腹泻病的防治十分重要。在药物治疗的同时，辅以食疗，疗效会更好。

小儿泄泻一症，多因饮食不节、不洁，喂养不当，感受风寒，损伤脾胃，导致胃之受纳、脾之运化功能失调，水反为湿，谷反为滞，清浊不分并走于大肠而成本病。故本病的食疗须辨清寒热虚实。

一、日常护理

1. 调整饮食：轻型腹泻只需停止辅助食品、不易消化的食物或脂肪类食物。重型腹泻则需暂时禁食6～12小时，禁食期间给予静脉输液。

2. 纠正脱水：立即补充水分，严重脱水者要立即送医院进行静脉输液。

3. 加强护理：注意小儿腹部保暖，以免腹部受凉使肠蠕动加快而加重腹泻。患儿每次大便后，要用温水洗净臀部，涂些甘油、护肤脂或爽身粉，脏衣裤及尿布、便盆、餐具、玩具及护理者的手都要予以消毒。

二、积极预防

1. 平时应加强小儿的户外活动，提高对自然环境的适应能力，增强体质，提高机体抵抗力，避免感染各种疾病。

2. 小儿的衣着应随气温的升降而增减，避免过热，夜晚睡觉要避免腹部受凉。夏季应多喂水，调整好孩子的饮食，以减轻胃肠道的负担，避免饮食过量或食用脂肪多的食物。经常进行温水浴。

3. 对营养不良、佝偻病及病后体弱小儿应加强护理，注意饮食卫生，教育孩子养成饭前便后洗手的习惯，不要让孩子喝生水，不乱吃小摊上出售的不洁食品，避免各种感染。对轻型腹泻应及时治疗，以免拖延成为重型腹泻。

4. 合理应用抗生素，避免长期滥用广谱抗生素。

5. 小儿日常生活中应防止过度疲劳、惊吓或精神过度紧张，避免不良刺激。

三、饮食原则

腹泻期间只要进食遵循少吃多餐、由少到多、由稀到浓的原则即可。重症应禁食 6 ~ 12 小时，并静脉补液。

四、小儿腹泻时要禁忌以下食物

1. 含有长纤维素的各种水果和蔬菜，因为纤维质、半纤维质均有促进肠道蠕动作用，会加重腹泻。此类水果有菠萝、火龙果、柚子、柠檬、广柑、西瓜、橘子、梨等；蔬菜有青菜、菠菜、白菜、毛笋、竹笋、洋葱、茭白、辣椒等。

2. 导致胀气的食物，肠内经常胀气会使腹泻加剧。牛奶食用后在肠道内会导致胀气，故不宜食，但酸牛奶含有乳酸菌，能抑制肠内有害细菌，可以少量食用。易导致胀气的食物还有豆类物质及豆制品。

3. 糖类。糖类到肠内常会引起发酵而加重胀气，故在腹泻时，有胀气就应不吃糖或少吃糖，小孩吃完药后也不宜用糖来矫正口苦。

4. 蛋白质，如鸡蛋、鸭蛋、鹅蛋及奶类食物等。

5. 脂类食物，如肥肉、猪油、牛油、羊油、奶油、动物内脏等。这类食物含有大量的脂肪，可加剧腹泻，导致滑肠、久泻。此外，即使用植物油炒菜，也应注意油量不宜太大，因为植物油量大时也会致泻。

6. 不易消化的食物，如蜜饯、松子、杏仁、葵花子、西瓜子等。

五、对症食疗选方

1. 马齿苋粥

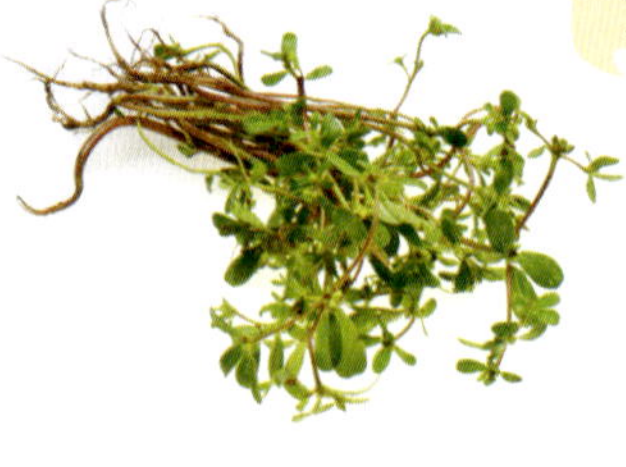
● 马齿苋

组　成　鲜马齿苋 150 克，粳米 50 克，盐适量。

用法用量　将鲜马齿苋拣去杂质后洗净，切成 2 厘米长的小段。粳米淘净后放入砂锅，加适量水，大火煮沸后，分批加入鲜马齿苋小段，用小火煨煮成粥，加少许盐，拌和均匀即成。随意食用，同时嚼食马齿苋。

2. 红萝卜粥

组 成 红萝卜 100 克，大米 50 克。

用法用量 红萝卜切丝，与大米共煮成稀烂粥食用。

功能主治 清热利湿，适用湿热泻。

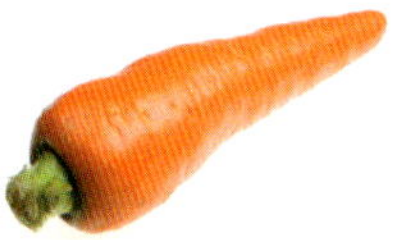

红萝卜

3. 白粥

组 成 大米适量。

用法用量 将大米煮成稀烂白粥，加少许食盐，服用 1 ~ 2 天。

功能主治 清肠消积，用于伤食泻。

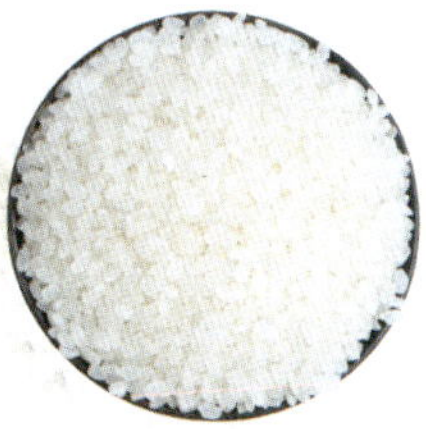

大米

4. 蒸苹果

组 成 熟透苹果 1 个。

用法用量 将苹果洗净后放置入碗中，隔水慢火清蒸 1 ~ 2 小时后食用。一天 1 个，3 天为一疗程。

功能主治 养胃消滞、涩肠止泻，用于本病各型。

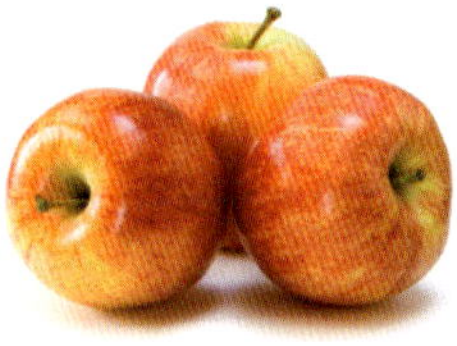

苹果

5. 鹌鹑瘦肉红枣汤

组 成 鹌鹑 1 只，瘦肉 100 克，红枣 3 ~ 5 枚。

用法用量 加水适量，炖服，3 ~ 5 天 1 次。

功能主治 扶正健脾，用于本病虚证。

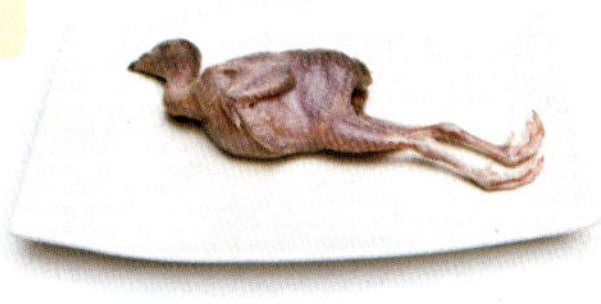

鹌鹑

6. 苍白术猪肚汤

组 成 白术 10 克，苍术 5 克，猪肚 1/2 个，生姜片 6 克。

用法用量 将猪肚洗净后切成小块。白术、苍术、生姜片用砂锅煎煮 30 分钟，去渣后取汁，加入淘洗干净的猪肚，同煮 1 小时即成。分次饮食。用于本病虚证。

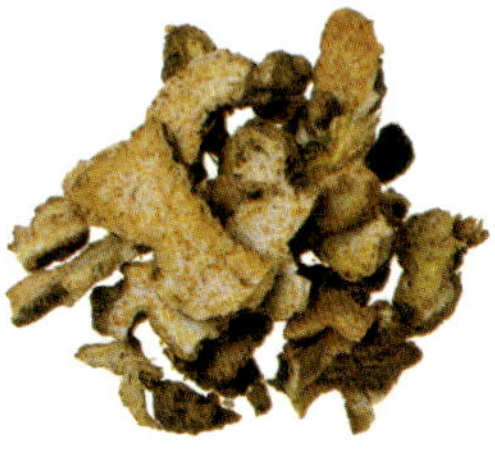

苍术

第三节 厌食

小儿厌食乃因喂养不当、饮食不调、损伤脾胃，导致胃失受纳、脾失健运而成，其主要的症状有呕吐、食欲不振、腹泻、便秘、腹胀、腹痛和便血等。

“脾喜燥恶湿，得阳则运，胃喜润而恶燥，以阴为用”。所以本症的饮食调护首先当掌握合理的喂养方法，以定时、定量、定质为原则，纠正挑食、偏食、过食生冷或肥厚等不良习惯，养成正餐前不吃零食、睡前1小时不饮食的良好习惯，根据小儿各年龄阶段，给予品种多样、容易消化的食品。必要时可按“胃以喜为补”方法，给予患儿适当的喜爱食品，诱其开胃，待食欲增进后，再按正常食谱喂养，做到循序渐进。

一、日常护理

1. 定时进餐，适当控制零食。零食不能让孩子想吃就吃，应该安排在两餐之间或餐后，否则会影响食欲。

2. 节制冷饮和甜食，冷饮和甜食都会影响食欲。最好安排在两餐之间或餐后1小时内。

3. 饮食合理搭配，注意各营养素间的比例，以求均衡饮食。

4. 烹调方法一定要适合孩子的年龄特点，以免孩子消化不良。

5. 防止孩子挑食和偏食。家长不要把自己的偏嗜带给孩子，不要当着孩子说自己不喜欢吃什么，也不要强迫孩子吃当时不爱吃的饭菜。孩子喜欢吃的饭菜要适当地限制，防止过食损伤脾胃。

6. 保证充足睡眠，适量活动，定时排便，合理的生活作息能诱发、调动、保护和促进食欲。

7. 改善进餐环境，排除各种干扰，让孩子专心吃饭。

二、积极预防

1. 经常带幼儿到空气清新的绿化地带进行户外活动。这有利于幼儿对钙、磷等的吸收，且能增强呼吸道对外界气候变化的适应能力。

2. 在气候稍有变化时，幼儿的衣服不宜增加得过快。在添加时也应与气温变化相适应，一般以幼儿的后颈部无汗湿为宜。在幼儿活动后要保持内衣干燥。对汗多的，可在活动时在背部垫上一块小毛巾，并在活动后及时抽去。

3. 培养幼儿良好的饮食习惯，不挑食、偏食、控制零食，养成有规律的生活习惯。这样不仅能保证幼儿有良好的食欲、均衡的营养摄入，而且也是防止营养素（如锌、铁）缺乏的重要环节。

三、饮食原则

饮食上注重色、香、味、形和营养巧搭。选购食物要注意不断变换花色品种。菜肴应当清淡爽口，色泽鲜艳，可适当选择具有酸味和辛香的食物，以便增强食欲。在烹调方法方面，可用炒、焖、清蒸等方法交替使用，但是要注意营养素的均衡。每天不仅吃肉、乳、蛋、豆，还要吃五谷杂粮、蔬菜、水果。每餐要求荤素、粗细、干稀搭配，如果搭配不当，会影响小儿的食欲。此外，有些水果不宜过量食入，如橘子吃多了上火，梨吃多了损伤脾胃，柿子吃多了大便不调，这些因素都会直接或间接地影响食欲。

四、对症食疗选方

1. 白术瘦肉汤

组　成　白术 10 克，谷芽 20 克，净瘦肉 100 克。

用法用量　将白术、谷芽、净瘦肉加水 1000 ～ 1500 毫升，文火煲约 1 小时后饮汤。每天饮汤约 150 毫升，每周 2 次。

功能主治　健脾养胃，适用于脾胃不和及脾气虚弱者。

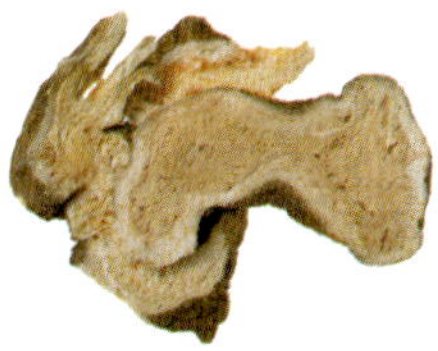

白术

2. 胡椒猪肚汤

组　成　胡椒 5 ～ 8 粒，猪肚 200 克。

用法用量　先将猪肚洗净，加清水 1500 毫升，用文火煲约 1 小时，然后下入打碎的胡椒后再煮沸。每天饮汤约 120 毫升，3 ～ 5 天为一疗程。

功能主治　用于脾胃气虚型。

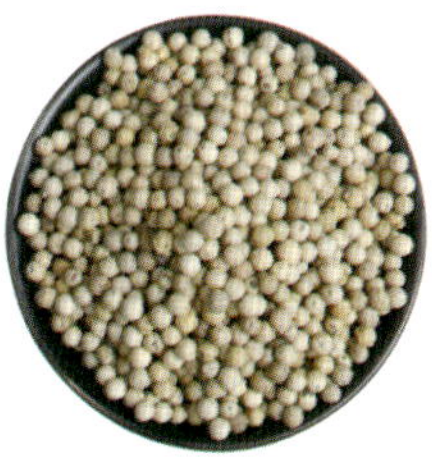

胡椒

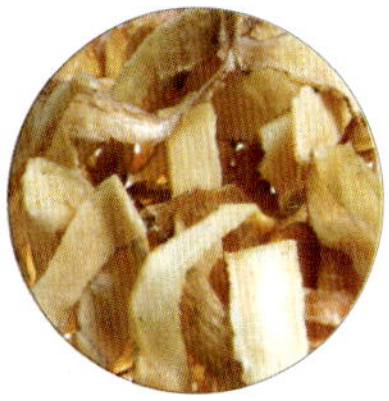

玉竹

3. 淮山玉竹瘦肉汤

组　成　淮山 20 克，玉竹 15 克，瘦肉 150 克。

用法用量　煲汤饮用，每次饮 50 ~ 150 毫升，隔天 1 次。

功能主治　用于脾胃阴虚型。

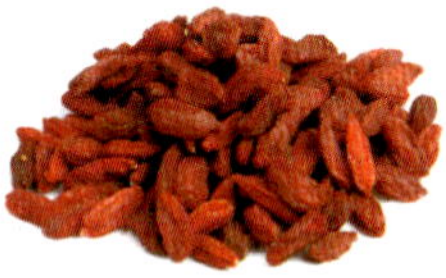

枸杞子

4. 淮杞兔肉汤

组　成　淮山 20 克，枸杞子 10 克，兔肉 150 克。

用法用量　上 3 味炖服，3 天 1 次。

功能主治　用于脾胃阴虚型。

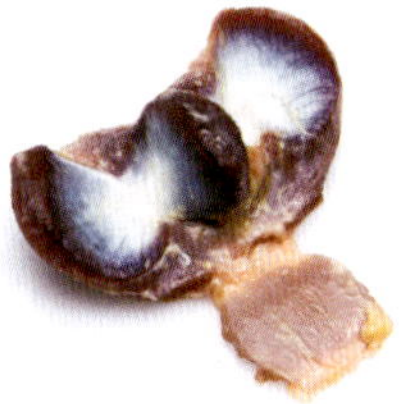

鸭肾

5. 谷麦芽鸭肾汤

组　成　谷麦芽各 20 克，鸭肾 2 个。

用法用量　共煎汤饮用，每周 1 次。

功能主治　用于食滞脾虚者。

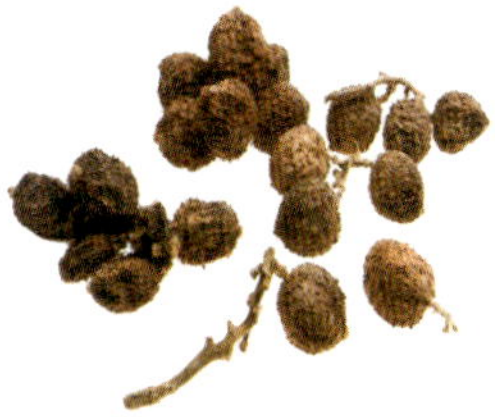

砂仁

6. 砂仁粥

组　成　砂仁 5 克，粳米 50 克。

用法用量　将砂仁拣去杂质，洗净，晒干或烘干，研成极细末。将粳米淘洗干净，放入砂锅，加水煮沸后，改用文火煨煮成黏稠粥，粥成时，调入砂仁细末，拌和均匀，再用文火煨煮 2 分钟即成。

功能主治　用于脾胃气虚型。

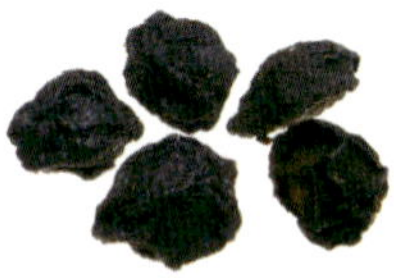

乌梅

7. 乌梅麦冬茶

组　成　乌梅 60 克，麦冬 30 克，冰糖适量。

用法用量　将乌梅加水适量浸泡发透，煮半熟，剔去核，将乌梅肉切成丁状，加入麦冬、冰糖再煮至熟。3 ~ 5 岁每次吃 1 克，6 ~ 8 岁每次吃 2 克，7 ~ 12 岁每次吃 3 克，每日 3 次。

功能主治　用于脾胃阴虚型。

第四节 单纯性肥胖症

单纯性肥胖症是由于长期能量摄入超过人体的消耗，导致体内脂肪积聚、体重超过一定范围的一种营养障碍性疾病。临床以体重超过标准体重的 20% 以上为标准。凡体重超过按身高计算的标准体重的 20% ~ 30% 者为轻度肥胖，超过 30% ~ 50% 者为中度肥胖，超过 50% 者为重度肥胖。

患儿食量明显超过正常儿，喜甜食及肉类等含脂量较高的食物。多余脂肪积聚在乳部、腹部、臀部及肩部。本病任何年龄均可发生。1 岁以下婴儿，5 ~ 6 岁儿童及青少年尤易发病。

中医认为该病以虚为本，气滞、痰浊、湿浊为标，辨证为胃热湿阻、脾虚痰湿、肝热夹湿。治疗以攻补兼施，灵活施为。过度肥胖可继发各种疾病，如冠心病、高血压、高脂血症、脂肪肝等，所以应当重视早期防治。控制饮食和增加运动是减肥的两大法宝，食物疗法是防治肥胖的综合措施之一，有良好的作用。

就饮食疗法来说，必须有家长的参与，并要求家长掌握一些有关方面的知识，如不让孩子偏食、过食，不给予高糖、高脂肪等高热量饮食。对小儿进行节食治疗，让其忍受饥饿之苦，这也是一件较难的事情。因此，在进行饮食控制之前，务必将肥胖的危害、节食的道理和治疗方案，耐心详细地告诉孩子，以求得他们的配合，这一点对于治疗的顺利进行与否，有着关键性的作用。总之，只要合理调整肥胖儿童的饮食，就能达到既减肥又不影响正常生长发育的目的。

一、日常护理

1. 饮食管理：饮食要清淡，进食的速度慢一些，尽量细嚼慢咽。不提倡患儿节食，因为儿童处在发育阶段，一定要保证足够的营养。

2. 解除精神负担：首先家长要让孩子认识到肥胖的危害，不能歧视肥胖的孩子，更不能在平时的语言和行动中伤害肥胖孩子，而是要让孩子认识肥胖的危害，激发孩子自我减肥的心态。

3. 适当运动：推荐患儿参加慢跑、散步、快步走、骑单车、柔软操、太极拳、乒乓球及轻度游泳等运动。但不提倡激烈的运动，剧烈运动可激增食欲，应避免。

二、特别提醒

儿童减肥不主张选用西医减肥药，尤其是含西布曲明的减肥药，因为西布曲明有厌食、失眠、思维异常、血压升高等 19 种副作用。

三、积极预防

培养孩子养成良好的进食习惯，避免吃糖果、糕点等甜的零食和干果类零食，禁止暴饮暴食，禁止饮酒，积极参加体育运动。对超重小儿要限制食物摄入量，使体重接近于标准范围。一旦小儿出现肥胖，就应及早进行综合治疗，尽早使其得以控制。

四、饮食原则

饮食治疗总的原则是不影响孩子的正常发育成长。

患儿的食物要多样化，要遵循少糖、少油，保证蛋白质和多吃蔬菜、水果的原则，尤其要少吃糖果、甜糕点、饼干等甜食。维生素充足，不给刺激性调味品，食物宜采用蒸、煮或凉拌的方式烹调，减少容易消化吸收的碳水化合物（如蔗糖）的摄入，尽量少食面包和土豆，少吃脂肪性食品，特别是肥肉。

食品应以蔬菜、水果、米饭为主，适量增加蛋白质食物，如瘦肉、鱼、鸡蛋、豆及其制品。

五、对症食疗选方

1. 绿豆玉米须羹

组　成 绿豆50克，鲜竹叶20克，玉米须50克，湿淀粉适量。

用法用量 将鲜竹叶、玉米须分别择洗干净，切碎或切成段，放入纱布袋中，扎口，与淘洗干净的绿豆同放入砂锅，加500毫升水，武火煮沸，改用文火煨煮40分钟，取出药袋，继续用小火煨煮至绿豆酥烂，用湿淀粉勾芡成羹即成。分次食服。

功能主治 用于湿热蕴阻型。

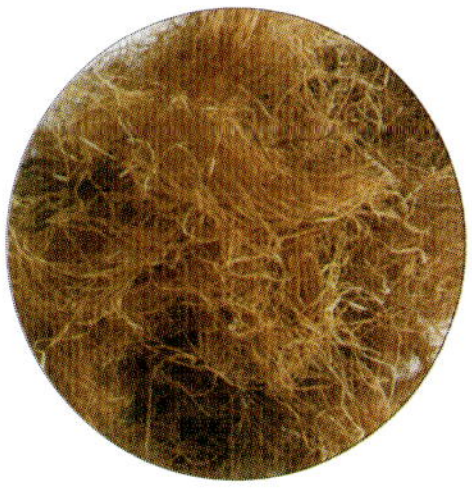

玉米须

2. 蒜泥拌黄瓜

组　成 黄瓜250克，大蒜泥30克，酱油、香醋、麻油各适量。

用法用量 将黄瓜用冷开水洗净，切成斜刀片，装入盘内。将大蒜泥、酱油、香醋、麻油调成汁，浇在黄瓜上即成，不同年龄适量选服。

功能主治 用于湿热蕴阻型。

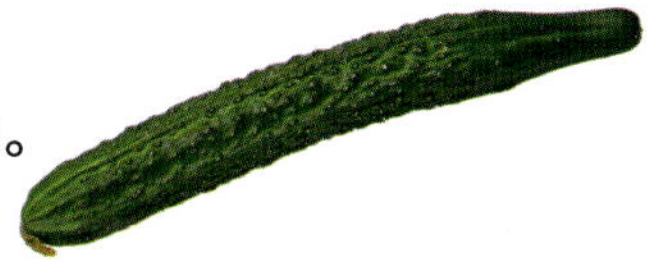

黄瓜

3. 薏米羹

组　成 薏米仁30克，陈皮5克，鸡蛋1个，白糖适量。

用法用量 将薏米仁置于砂锅中，加水400毫升，武火煮沸后，加入陈皮，改用文火煨熬煮烂，将鸡蛋打烂搅入，武火煮沸后，加少量白糖。分次食服。

功能主治 用于脾虚痰湿型。

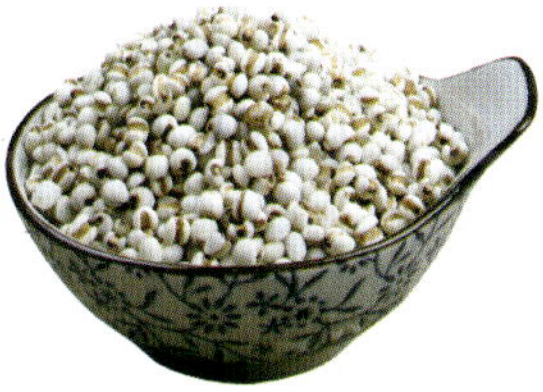

薏米

4. 芥菜粳米粥

组　成 芥菜头20克，粳米50克。

用法用量 将芥菜头洗净，切小块与淘洗干净的粳米同入锅中，加清水400毫升，武火煮沸后，改文火煮成稠粥。分次食服。

功能主治 用于肝热夹湿型。

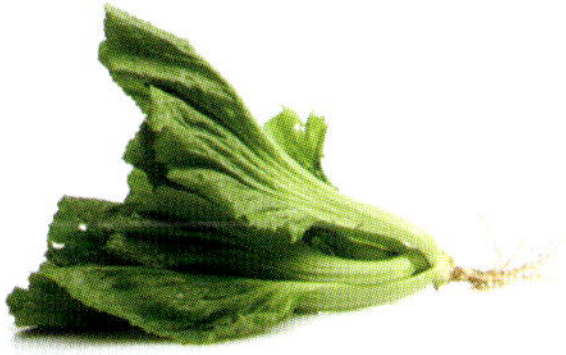

芥菜

5. 山楂减肥饮

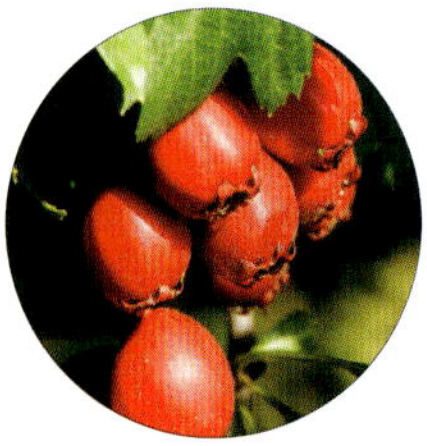

山楂

组　成 生山楂 30 克，干荷叶 60 克，陈皮 5 克，绿茶 4 克。

用法用量 将生山楂、干荷叶、陈皮洗净，晒干或烘干，与绿茶同研成细末。服时取少量冲水饮用。

功能主治 用于肝热夹湿型。

6. 玉米赤豆糊

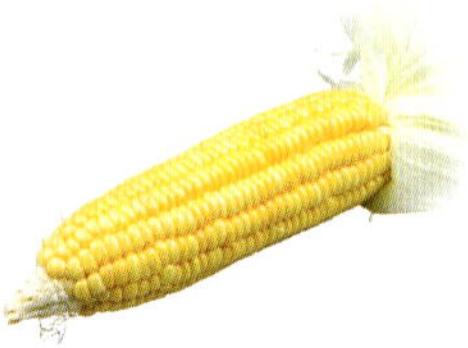

玉米

组　成 赤小豆 60 克，玉米 40 克。

用法用量 将赤小豆、玉米分别拣去杂质，反复用清水淘洗干净，晒干或烘干，研成细粉，备用。将赤豆粉、玉米粉放入锅中，加适量水，调和均匀，小火煨煮成糊状即可。分次食用。

功能主治 用于肝热夹湿型。

7. 鲤鱼冬瓜粥

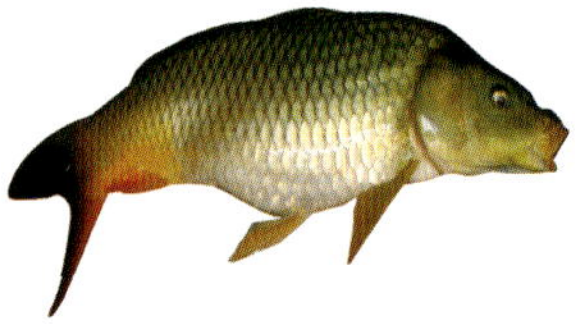

鲤鱼

组　成 活鲤鱼 1 条，粳米 60 克，冬瓜 150 克，葱花、生姜末、胡椒粉、黄酒、麻油、精盐各适量。

用法用量 将鲤鱼去鳞、鳃及内脏，用清水反复洗净。粳米淘洗干净。将冬瓜去皮，洗净，切成小块。锅中放入适量清水，置火上，用武火煮沸，加入鲤鱼、葱花、生姜末、黄酒、麻油、胡椒粉，煮至鱼肉极烂后，用汤筛过去刺，然后放入淘洗净的粳米，用武火煮沸后放入冬瓜块，调整水量，改用文火继续煮至米开花，加入精盐调味即成。分次食服。

功能主治 用于脾虚痰湿型。

第五节 疳 证

疳证，又称疳积，简称为“疳”，是由喂养不当或多种疾病影响，导致脾胃受损、气液耗伤而形成的一种慢性疾病，相当于西医的营养不良病。临床以形体消瘦，皮肤干燥，毛发枯焦，神情烦躁或呆钝，甚则头大颈细、肚大青筋显露，饮食异常为特征。因久病会影响生长发育，故前代医家将疳证与麻疹、天花、惊风称为损害儿童最严重的儿科四大证。

本病发病无明显季节性，各年龄阶段皆可出现，临床以5岁以下小儿多见。本病以八纲辨证，辨常证、变证，常证分疳气、疳积、干疳。变证依累及部位分为眼疳、口疳、疳肿胀。

本病经恰当治疗，绝大多数患儿均可治愈，仅少数重症或有严重兼症者，预后较差。其间护理应纠正饮食偏嗜、过食肥甘滋补、贪吃零食、饥饱无常等不良饮食习惯。

一、日常护理

护理对疳症患儿极为重要，因其极度虚弱，抵抗力低下，故必须注意生活环境的舒适、清洁，室内阳光要充足，温度适宜，空气新鲜。若患儿四肢不温，则应注意保暖。

定时测量并记录患儿的体重和身长，以检验治疗效果。每周测量2次。

二、积极预防

因为疳症主要是喂养不当或挑食、偏食引起的，所以减少疳症的发生主要靠家庭预防，父母应做到以下四点：

（1）定期检查孩子的各项生长发育指标，如身高、体重、乳牙数目等，早期发现小儿在生长发育上的偏离，尽早加以矫治。

（2）合理喂养，保证孩子必需的维生素、矿物质和热能。

（3）积极预防治疗各种传染病及感染性疾病，特别是肺炎、腹泻，保证孩子胃肠道正常的消化吸收功能。

（4）合理安排孩子的生活作息，经常带孩子到屋外，利用天然条件，呼吸新鲜空气，多晒太阳，常开展户外活动及体育锻炼，增强体质。

三、饮食原则

在饮食上必须定时定量，少食零食、冰制品。食物以稀、软、少渣、少油腻为原则，以少量多餐为适宜，要易于消化而营养丰富。添加辅食应掌握先稀后干、先素后荤、先少后多的原则，合理喂养。

四、对症食疗选方

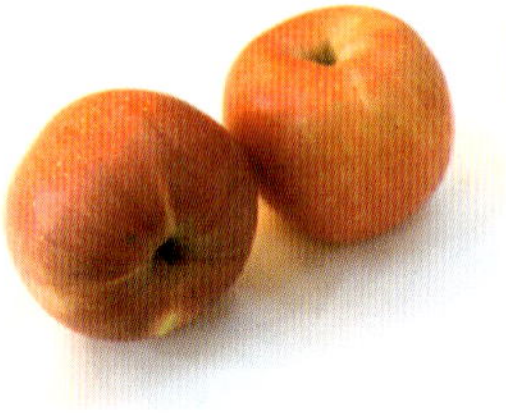

苹果

1. 糖蜜苹果饮

组　成 苹果 100 克，饴糖、蜂蜜适量。

用法用量 将苹果洗净切块，放入锅内，加清水 500 毫升，加入饴糖、蜂蜜同煮 15 分钟即可。饮汁吃果肉。

功能主治 用于疳气型。

山药

2. 山药牛奶羹

组　成 山药粉 3 ~ 10 克，牛奶、冰糖适量。

用法用量 将山药粉放入砂锅，加清水 500 毫升煮成羹，将熟时放入牛奶和白砂糖，煮沸即可。分次服食。

功能主治 用于疳气型。

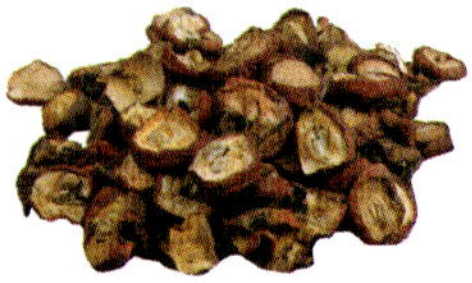

山楂

3. 山楂银鱼汤

组　成 银鱼 50 克，山楂 10 克，谷芽 30 克。

用法用量 将银鱼去鳃、内脏，洗净连同山楂、谷芽放入砂锅中，加清水 1000 毫升煎熬 40 分钟即成。饮汁食鱼。

功能主治 用于疳气型。

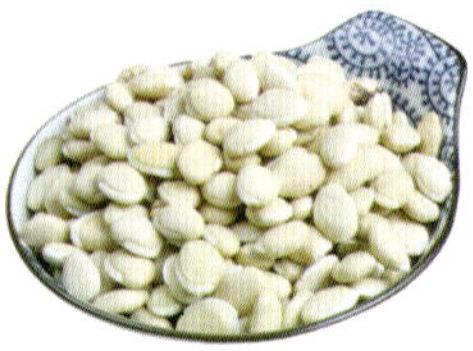

扁豆

4. 山药扁豆粥

组　成 山药粉 20 克，白扁豆 15 克，粳米 30 克，红糖适量。

用法用量 先将粳米、扁豆放入砂锅中，加清水 1000 毫升，煮至扁豆、粳米将熟，再加入山药粉，煎煮 20 分钟即可，分次服食。

功能主治 用于疳气型。

5. 谷芽小米粥

组 成 谷芽30克，山楂5克，枳实5克，小米50克。

用法用量 将谷芽、山楂、枳实洗净，放入纱袋中，扎紧袋口。小米淘洗干净，与药袋一同放入锅中，加水1000毫升，武火煮沸后，改用文火煨煮20分钟，取出药袋，继续用文火煨煮至小米酥烂即成。分次服食。

功能主治 用于疳气型。

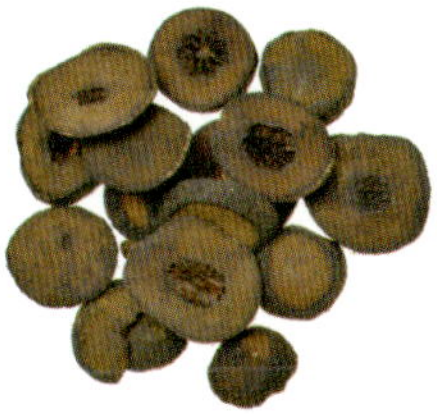

枳实

6. 花生豆奶饮

组 成 红豆40克，鲜山药20克，花生仁20克，冰糖10克。

用法用量 将花生仁、红豆、鲜山药淘洗干净，然后用冷水浸泡4～5小时，放入家用磨碎机中，加清水1200毫升磨碎，滤渣取汁。将滤液放入锅中煮沸，加入冰糖即成。分次温服。

功能主治 用于疳积型。

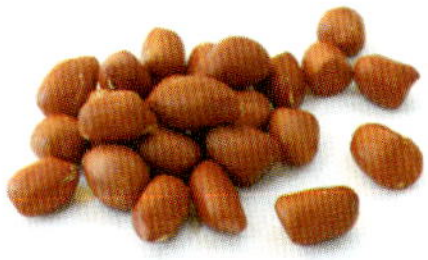

花生

7. 鹌鹑蛋羹

组 成 鹌鹑蛋1个，米汤适量。

用法用量 将鹌鹑蛋打入已煮好的米汤内，用武火煮沸即可。早晚各服1次。

功能主治 用于疳积型。

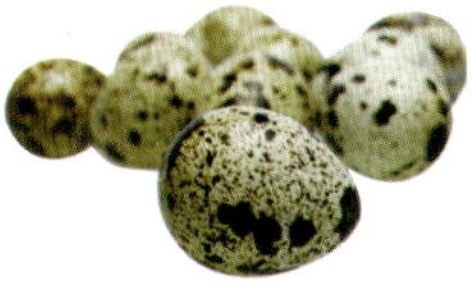

鹌鹑蛋

8. 鸡内金黄鳝汤

组 成 黄鳝1条，鸡内金10克。

用法用量 将黄鳝去鳃、内脏，淘洗干净后切段，与内金放入砂锅中，加水1000毫升共煮40分钟，加精盐适量调味即成。饮汁吃黄鳝肉。

功能主治 用于疳积型。

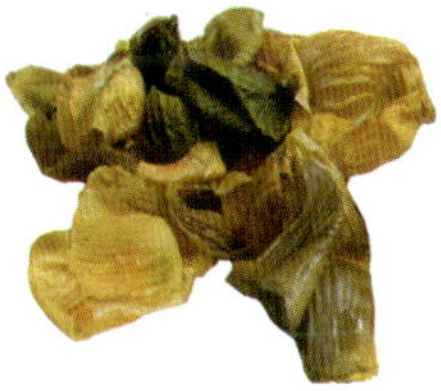

鸡内金

9. 花生枣泥牛奶羹

组 成 花生米20枚，红枣5枚，冰糖适量。

用法用量 将花生去皮后煮至六成熟，再加入红枣煮烂，红枣去皮核，与花生碾成泥调于牛奶中，加冰糖即可。

功能主治 用于干疳型。

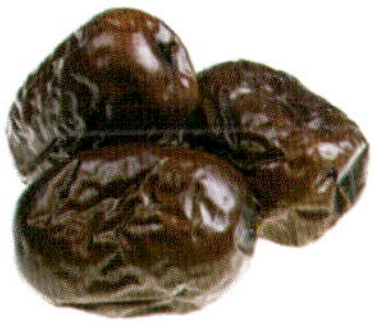

红枣

10. 鸡蛋牛奶饮

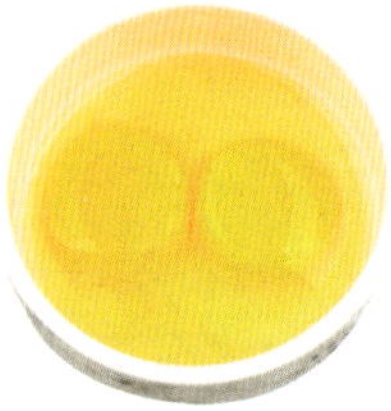

鸡蛋

组 成 鲜鸡蛋1只，牛奶100毫升。

用法用量 将鸡蛋打入碗中，打散搅拌均匀备用。将牛奶煮沸，倒入打散的鸡蛋，以文火把鸡蛋煮熟即成。

功能主治 用于干疳型。

11. 砂仁炖猪肚

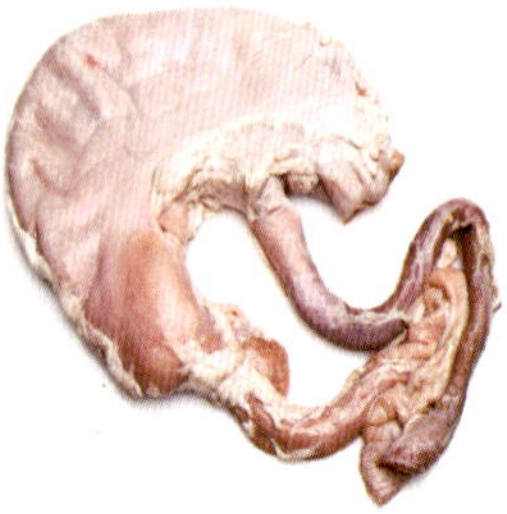

猪肚

组 成 猪肚1具，砂仁5克，精盐、葱花、生姜末、蒜蓉、麻油适量。

用法用量 将猪肚搓洗干净，砂仁打碎后装入布袋，塞入猪肚内，用线缝合，放入锅内，加适量清水，先用旺火烧开，再改用文火慢炖2小时左右，待猪肚熟烂后离火，放凉后取出布袋，猪肚切成丝后放入盘中，加入葱花、生姜末、蒜蓉、麻油、精盐调好味即成。

功能主治 用于疳积型。

12. 桂圆肉鸡蛋汤

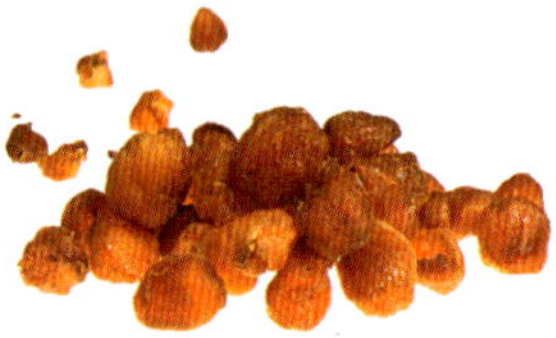

桂圆肉

组 成 桂圆肉50克，大枣5枚，鲜鸡蛋2只，冰糖20克。

用法用量 将桂圆肉、大枣洗净，放入砂锅中，加水800毫升，武火煮沸后，改文火煮至大枣熟烂，冲入打撒搅匀的鸡蛋，继续煮至蛋熟，加入冰糖即成。分次服食。

功能主治 用于干疳型。

13. 鸡汁粥

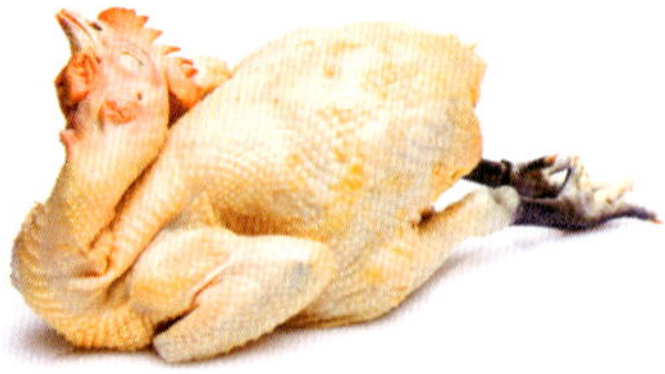

母鸡

组 成 净母鸡1/2只，粳米50克，葱花、生姜片、精盐适量。

用法用量 将母鸡洗净后放入砂锅中，加清水1000毫升，连同葱段、姜片共煮至鸡熟烂，取浓鸡汤，去上层浮油。淘净的粳米煮成稠粥，粥将成时调入适量的浓鸡汤及精盐，再煮一沸即成。

功能主治 用于干疳型。

14. 消疳鸽肉汤

组　成 太子参10克，黄芪10克，白术10克，山药20克，陈皮5克，砂仁3克，乳鸽1只。

用法用量 将鸽去毛洗净，6味药用纱布包裹，同放砂锅中，加水适量，炖至熟烂，去药渣，用少许盐调味，吃鸽肉饮汤。3天1次，连服4～5次。

功能主治 适用于气血虚损之疳证。

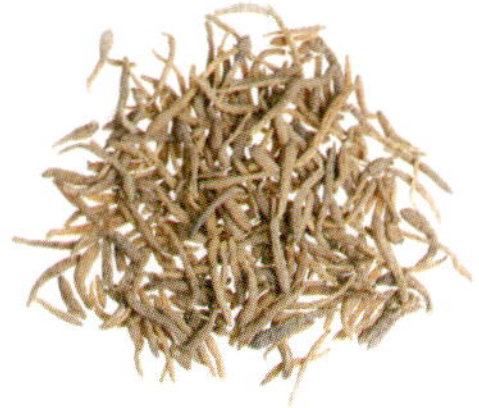

太子参

15. 山楂山药汤

组　成 山楂5克，山药15克，冰糖15克。

用法用量 将山楂、山药煎汤，冰糖调味，代茶饮，每日1剂，连服1周。

功能主治 本方适用于脾虚疳积之证。

山药

16. 鸡肝粥

组　成 鸡肝适量，粳米15～30克。

用法用量 上2味共煮为粥，一日1剂，3天为一疗程。

功能主治 养肝明目，适用于目疳。

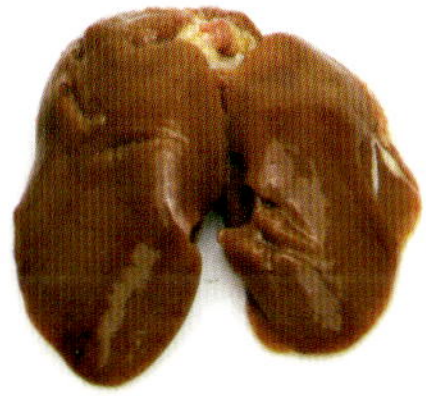

鸡肝

17. 竹叶茶

组　成 淡竹叶10克，苦丁茶3克，甘草3克，冰糖适量。

用法用量 前3味水煎，加适量冰糖，代茶饮。

功能主治 清热解毒，适用于牙疳证。

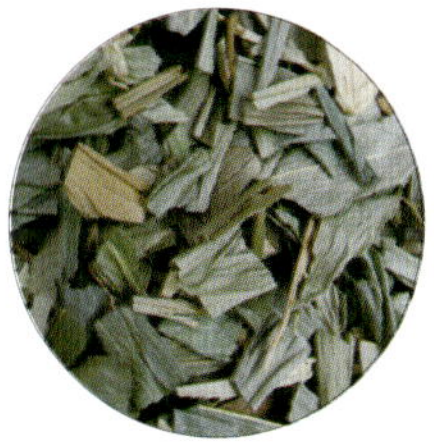

淡竹叶

18. 鹌鹑粥

组　成 鹌鹑1只，粳米100克，调味料适量。

用法用量 将鹌鹑去毛与内脏，洗净，切成小块，与粳米加水同煮，粥成后调味，分次食用。

功能主治 健脾益气，对小儿骨疳有效。

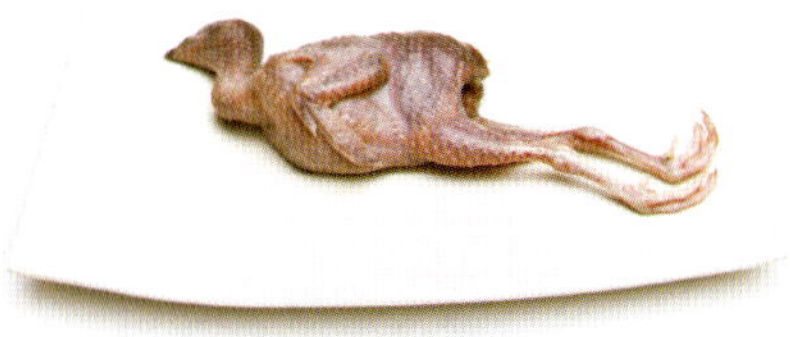

鹌鹑

第六节 呕 吐

呕吐是因胃失和降，气逆于上，以致乳食由胃中上逆经口而出的一种常见病证。

本证发生无年龄和季节的限制，而以婴幼儿及夏季易于发生。凡内伤乳食，大惊卒恐，以及其他脏腑疾病影响到胃的功能，而致胃气上逆，均可引起呕吐。如能治疗及时，预后尚好。

本证辨证，结合脏腑、寒热、食积分证，分为乳食积滞、胃热气逆、脾胃虚寒、肝气犯胃各型。治疗以和胃降逆止吐为标，审因论治为本。其间较轻者进食少量易消化流质或半流质饮食，较重者应禁食，然后用生姜汁少许滴入口中，再用米汁内服。必要时补液。适当的食物疗法可以固护胃气，减轻症状。

值得注意的是，临床有的呕吐是因咽喉炎引起，这种情况，小孩多有积滞，常会伴随发烧的出现。

一、日常护理

1. 呕吐时要让患儿侧卧，以防呕吐物呛入气管。

2. 再发性呕吐患儿在禁食期间可少量多次饮凉开水或冰水，喝温水易引起呕吐。呕吐停止或减轻后，可给予少量、较稠微温易消化食物，如米汤等流质饮食。

3. 给小儿服药时药液不要太热，服药宜缓，可采用少量多次服法，必要时可服一口，停一会儿，然后再服。

二、饮食原则

饮食宜定时定量，不宜太饱，食物宜新鲜、卫生。一定注意不要吃不易消化或生冷的食物，吃稀饭最好，饮食要清淡，多喝水，补充充足的水分。

呕吐较轻者，可以进食易消化的流质食物，宜少量多次进食。呕吐较重者，暂时应该禁食。

患儿宜多吃一些具有养阴生津的食物，如小米粥、面食；各种杂粮制品，如大豆、豇豆等；营养丰富而不易生内热的牛奶、鸡蛋、瘦肉和鱼肉等；含维生素种类多的水果和蔬菜，如苹果、甘蔗、香蕉、葡萄、山楂、乌梅、西瓜等。不要吃油腻酸辣食品，以免刺激胃肠。吐后应先用流食、半流食（如大米粥或面条），逐渐过渡到普通饮食。

三、对症食疗选方

1. 姜汁砂仁半夏饮

组　成 姜汁适量，砂仁 3 克，法半夏 6 克。

用法用量 将法半夏、砂仁浸姜汁内，炒干，浓煎半小时，代茶饮。

功能主治 用于乳食积滞型。

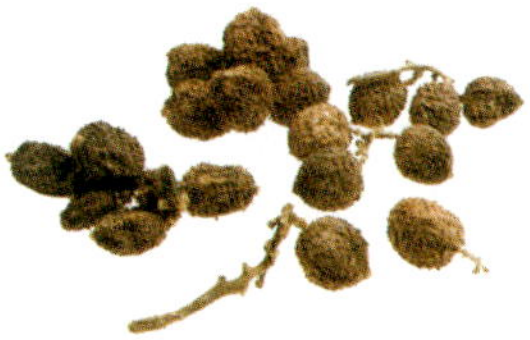

砂仁

2. 豆蔻粥

组　成 肉豆蔻 5 ~ 10 克，生姜 5 克，粳米 50 克。

用法用量 先把肉豆蔻捣碎研为末，用粳米煮粥，待煮沸后加入豆蔻末及生姜，同煮为粥。分次多服。

功能主治 用于乳食积滞型。

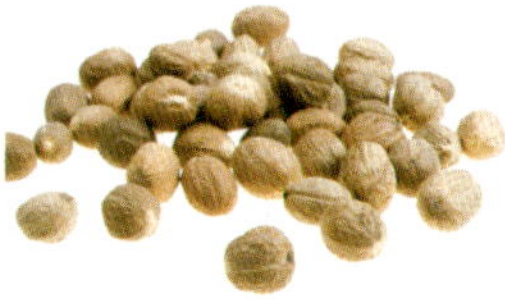

肉豆蔻

3. 茅竹饮

组　成 茅根 50 克，竹蔗 50 克。

用法用量 茅根、竹蔗各洗净后切段，放入砂锅中，加水适量，武火煮沸后，改用文火煎熬 30 分钟即可。分次凉服。

功能主治 用于胃热气逆型。

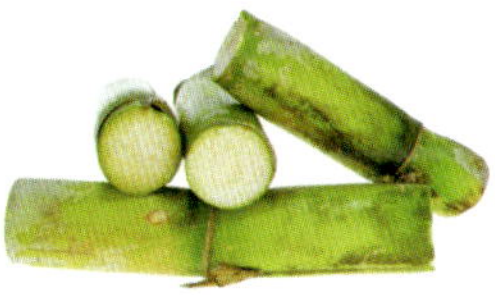

竹蔗

4. 竹沥生姜汁

组　成 生姜 5 克，竹沥 50 毫升。

用法用量 生姜榨汁，与竹沥搅拌调匀，取汁分次冷饮。

功能主治 用于胃热气逆型。

5. 姜汁蜂蜜饮

组　成 姜汁 1 份，蜂蜜 2 份。

用法用量 将姜汁煮沸，入蜂蜜炼熟。分次温服。

功能主治 用于脾胃虚寒型。

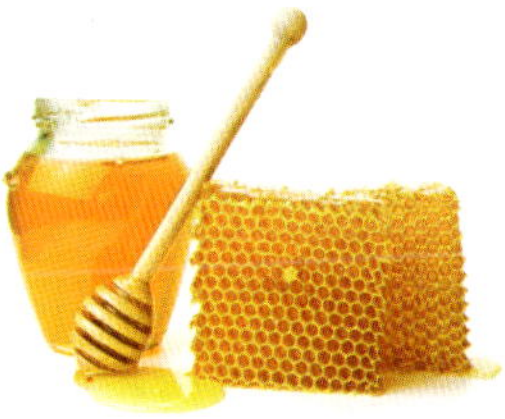

蜂蜜

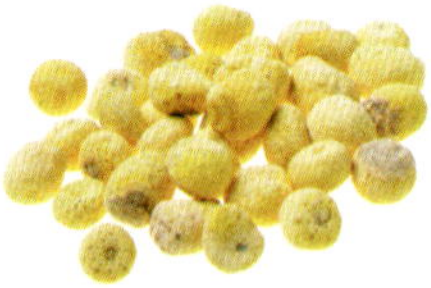
法半夏

6. 生姜半夏人参汁

组　成　生姜 5 克，人参 6 克，法半夏 10 克。

用法用量　上药放入砂锅中，加清水 500 毫升，武火煮沸，转为文火煎熬 30 分钟。取汁分次温服。

功能主治　用于胃寒气逆型。

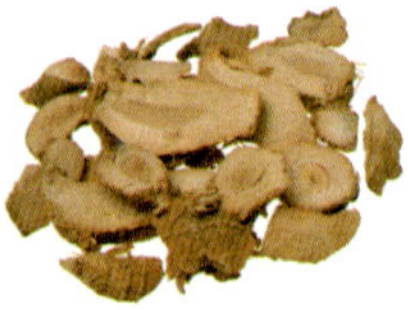
高良姜

7. 干姜良姜粳米粥

组　成　干姜 9 克，高良姜 5 克，粳米 50 克。

用法用量　二姜均洗净，放入砂锅中，加清水 500 毫升，煎熬 30 分钟，取汁，加入粳米粥中煮沸。分次温服。

功能主治　用于胃寒气逆型。

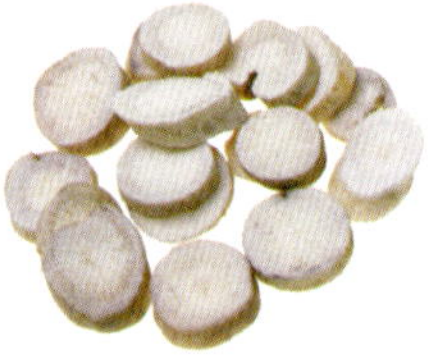
白芍

8. 佛手姜芍汤

组　成　佛手 10 克，生姜 2 片，白芍 6 克，白砂糖适量。

用法用量　将佛手、生姜、白芍分别洗净，放入砂锅中煎 30 分钟，取汁，调入白砂糖适量。分次温服。

功能主治　用于肝气犯胃型。

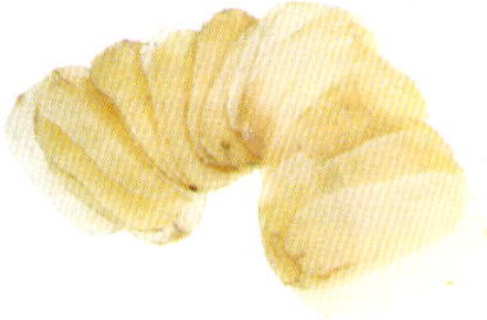
天麻

9. 天麻钩藤冲藕粉羹

组　成　天麻 5 克，钩藤 5 克，石决明 10 克，藕粉 20 克，冰糖适量。

用法用量　将天麻、钩藤、石决明用布包好，加清水 800 毫升煎汁，去渣，取汁 150 毫升，调入适量冰糖，趁热冲熟藕粉。分次服食。

功能主治　用于肝气犯胃型。

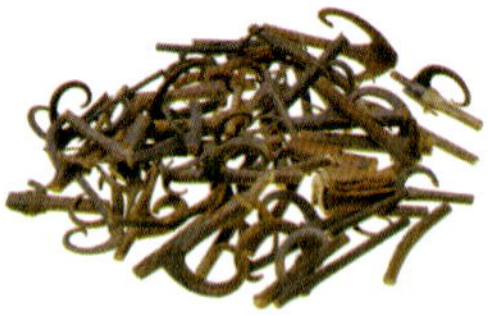
钩藤

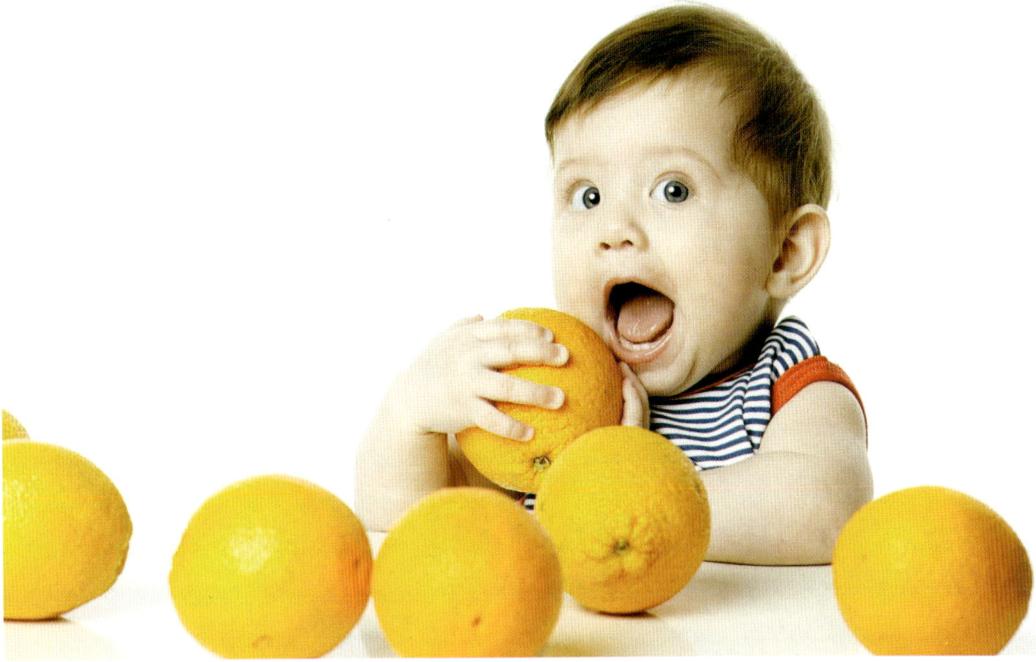

第三章

泌尿系统疾病

泌尿系统属于中医学“肾系”范畴。“肾系”包括肾与膀胱，肾与膀胱相表里。肾为先天之本，藏精，主生长发育和生殖；肾主气化，与水液代谢有关；肾主纳气，与呼吸相关；肾阳温煦脾阳，可以促进消化；肾开窍于耳及二阴，腰为肾之府，发为肾之外候；肾主骨生髓，齿为骨之余，脑为髓之海，它们的功能均与肾有关。因此，与现代医学的肾脏不同，中医学“肾”的功能更为广泛，除包括现代医学肾脏的一部分功能外，还包括一部分内分泌、生殖、神经等系统的功能。治疗上，无论是药物还是食疗，原则上中医采用的保肾、补肾、温肾、利尿、祛湿、解毒等，与现代医学的保护肾功能、保护残存肾单位、抗感染、利尿消肿等相似，两者治疗思路与法则实属殊途同归。

第一节 遗 尿

小儿5周岁以后仍睡时遗尿，当属不正常，食疗为必不可少的辅助治疗手段。中医认为，小儿遗尿共分为下元虚寒、肺脾气虚及肝经郁热三型，据临证观察，小儿以下元虚寒及肺脾气虚者多见。食疗总的原则是睡前尽量少食水分含量高的食物，平素忌食生冷寒凉瓜果。

一、日常护理

1. 应该理解孩子尿床并不是故意行为，而是一种疾病；培养孩子的主观排尿意识，让孩子树立信心。绝对不能在小儿发生遗尿时加以责骂、讥讽、处罚等，否则会加重患儿心理负担。

2. 晚餐后，临睡前1小时内尽量不要再进食，尤其不要让孩子喝富含咖啡因或利尿的饮料，不要进行过长运动或过度兴奋活动，临睡前让患儿养成温水泡脚、敷脐的习惯。

3. 可在患儿经常遗尿时间之前叫醒他，最好培养其自醒（如闹钟叫醒），使其习惯于醒觉时主动排尿。

4. 除了食疗，尚可配合沐足、艾灸、拔罐、小儿推拿等进行综合治疗。

二、特别提醒

如果患儿不兼有其他病症，可给予普通饮食；如果感染有其他疾病，就要按照所感染疾病的饮食原则进行调理。

三、饮食原则

体质瘦弱、面色苍白、怕冷少动、小便清长等肾气不足患儿宜吃温补固涩食物，如糯米、鸡内金、鱼鳔、山药、莲子、韭菜、黑芝麻、桂圆、乌梅等。

体质强壮、面色红润、怕热好动、小便黄赤等肝胆火旺者宜吃清补食物，如粳米、山药、莲子、鸡内金、豆腐、银耳、绿豆、鸭肉等，要以新鲜蔬菜、水果为主，忌吃辛辣燥热温补食物。

患儿晚餐宜吃干饭，不宜吃流质食物，以减少摄水量。白天可正常喝水，晚饭后要适当控制饮水量，临睡前2小时要严格限制饮水，直到身体康复。

患儿忌吃玉米、薏苡仁、赤小豆、鲤鱼、西瓜这些利尿的食物，以免加重病情。忌吃辛辣、刺激性食物。

四、对症食疗选方

1. 桂圆肉炖乌鸡汤

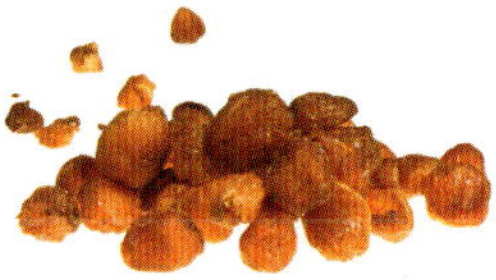

桂圆肉

组　成 乌鸡1只，桂圆肉适量。

用法用量 共炖汤食用。2天1次，每次饮汤约50～100毫升。

功能主治 温补脾肾，用于本病虚证。

2. 参枣猪肚汤

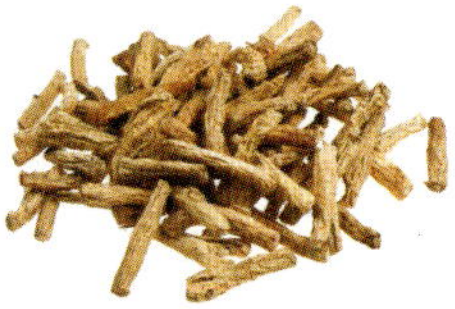

党参

组　成 党参15克，大枣3枚，猪肚1个。

用法用量 煲汤食用，2天1次，饮汤量约50～100毫升。

功能主治 健脾益气，适用于肺脾气虚型患儿。

3. 清蒸龟肉

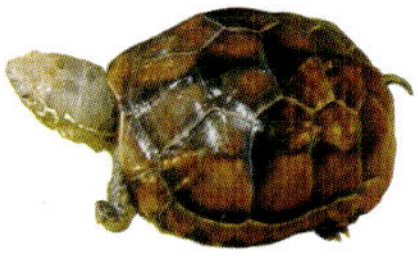

乌龟

组　成 乌龟1只，调料适量。

用法用量 将乌龟去壳和内脏，洗净切块，加盐、葱、姜等调料，清蒸至熟，当菜吃。有条件者可隔日吃1次。

功能主治 健脾养胃、固肾，适用于肾气不足、脾胃虚寒者。

备　注 清蒸乌龟是儿童遗尿症食疗的有效方法。

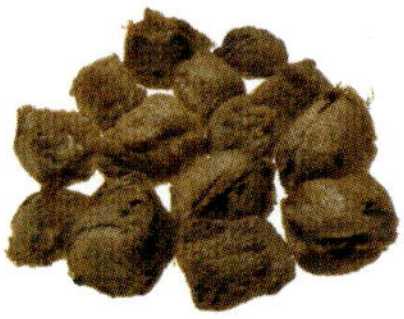

桑螵蛸

4. 高粱桑螵粥

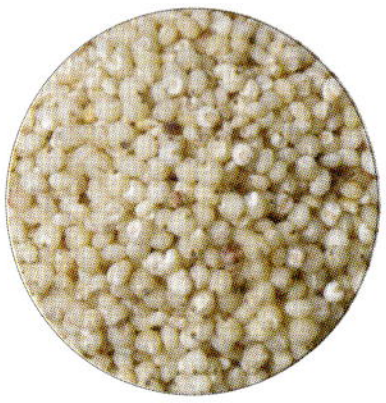

高粱米

组　成 高粱米50克，桑螵蛸10克。

用法用量 将桑螵蛸装入纱布袋内，放入水中煮沸数分钟取出。再将洗净的高粱米放入水中，将米煮熟烂即可食用。每日1次，连用1～2个月。

功能主治 健脾养胃、固肾，适用于肾气不足、脾胃虚寒者。

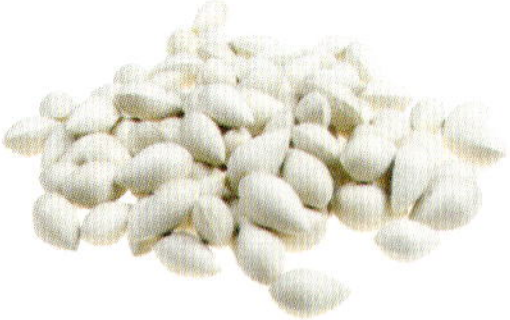

白果

5. 白果腐皮粥

组　成　白果 10 ~ 15 克（去壳），豆腐皮（或腐竹）40 ~ 50 克，大米、冰糖各适量。

用法用量　将白果、豆腐皮、大米同煮粥，用冰糖调味食用。

功能主治　养胃消痰，止咳定喘，适用于肺虚咳喘、肾虚遗尿、小便频数等证。

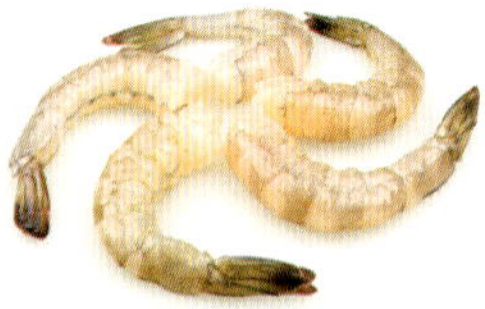

鲜虾

6. 韭菜炒鲜虾

组　成　韭菜 50 克，鲜虾 100 克。

用法用量　鲜虾炒熟后去壳，再将切好的韭菜同放入锅内炒熟，以适量白酒和食盐调味。

功能主治　适用于腰膝无力、盗汗、遗尿等证。

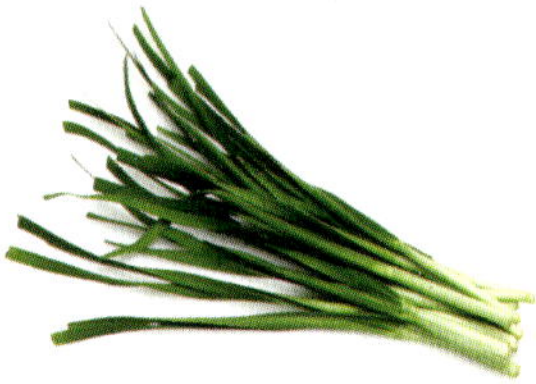

韭菜

第二节 急性肾炎

小儿急性肾炎为儿童常见病之一，是一种以肾脏病变为主的全身性感染免疫性疾病，多发于 5 ~ 10 岁的儿童，常于扁桃体炎、脓疱疮、急性咽喉炎感染后 1 ~ 4 周起病。由于本病是一种感染后免疫反应引起的肾病病变，所以预防感染对本病的发生有直接重要的意义，特别是对急性扁桃体炎、猩红热、脓皮病等感染应及早治疗。

中医认为，急性肾炎病位在肾，与肺脾相关，治以宣肺利尿、凉血解毒为主，恢复期以清热利湿为主，佐以养阴。早期不可温补。

急性肾炎患儿的饮食宜根据水肿、肾功能损害程度及高血压而定。一般蛋白质可做一定限制，蛋白质以乳类及鸡蛋为最好，羊乳兼有利尿消肿之功，更为适宜。盐应加以限制，在水肿和高血压时每日 1 ~ 2 克，严重时控制在每日 0.3 克或无盐饮食。在症状消失后的短期内，饮食还应以低盐为宜。

入液量应根据水肿程度及排尿量而定，尿少或尿闭时，应限制食用含钾高的食物，如土豆、花生、红薯、油菜、蘑菇、海带、橘子、大枣、柿饼、香蕉等。很多食物兼有利尿消肿之功，可在日常饮食中选用，如薏苡仁、绿豆、赤小豆、蚕豆、黄豆、芹菜、西瓜、黄瓜、鸭肉、乌龟、鲫鱼、鲤鱼等。

一、日常护理

1. 卧床休息，保持病室安静，注意通风，但应防止感冒。

2. 饮食以易消化为宜，忌生冷油腻及发物，如虾、蟹等。

3. 保持二便通畅。大便秘结者可服用麻仁丸等，以润肠通便。

4. 有外感发热者，服发汗药后注意观察出汗情况，汗后要及时拭干，保持皮肤清洁和干燥。

5. 定期复查：发病最初 3 个月内，每周验尿常规 1 ～ 2 次，病情稳定后每周验尿 1 次，以观察病情变化，防止病的复发。

二、积极预防

1. 锻炼身体，增强体质，提高抗病能力。

2. 平素要注意皮肤卫生，勤换衣、勤洗澡，尤其是在夏秋季节，要防止蚊虫叮咬及皮肤感染。

3. 如果发现家里或学校有猩红热、扁桃体炎等链球菌感染，必须进行回避，并积极彻底治疗。未患病的儿童可在医生指导下用药预防。

4. 注意气候变化，及时给小儿增减衣服，避免感受外邪。

三、饮食原则

1. 低蛋白、低磷饮食：蛋白质供给量据病情而定，以减轻肾脏负担。低蛋白质饮食时间不宜过长，以防止发生贫血。可适当选用优质蛋白，如鸡蛋、牛奶、瘦肉、鱼肉等。低磷食物主要有藕粉、粉丝、白菜、卷心菜、蛋清、芹菜、菠菜、西红柿、瓜类、甘蔗等。通过限制蛋白质的摄入也可达到低磷的目的。

2. 补充维生素和铁：患儿应注意进食富含维生素的食物，如新鲜蔬菜及水果，以防维生素缺乏。恢复期可多供给山药、红枣、桂圆、莲子、银耳等有滋补作用的食物。患儿还应选用一些含铁质丰富的食物，如猪肝、鸡蛋、西红柿、红枣以及绿叶蔬菜等，同时也要注意叶酸及维生素 B_{12} 的补充。

3. 限制钠盐摄入：对伴有明显水肿、高血压的患儿应限盐饮食，一般要求钠盐的摄入量为每天 1 ～ 3 克，患儿可遵医嘱酌情增减用量。咸鱼、各种咸菜均应忌食，待水肿消退后方可逐步增加盐量；多吃低钠的食物，如薏苡仁、大米、面粉、西葫芦、茄子、黄瓜等。

4. 控制钾摄入：少尿或无尿时，应严格控制钾供给量，水分限制在每天 500 毫升以下。避免食用蘑菇、香菇、红枣、贝类、豆类、蔬菜及水果类等含钾高的食物。

5. 多吃碱性食品：患急性肾小球肾炎时尿液偏酸，食物酸碱性可调节尿液 pH 值，多吃碱性食物，使尿液近中性，有利于治疗。

6. 不宜进食辛辣刺激与油腻、酸腌食物，不宜进食海腥食物、带鱼、橡皮鱼、虾蟹等。

四、对症食疗选方

1. 防风粥

组　成 防风 10 克，葱白（连须）2 根，粳米 100 克。

用法用量 先水煎防风、葱白，取汁去渣。粳米与药汁同熬成稀粥服食。

功能主治 用于风水初起、兼风寒表证。

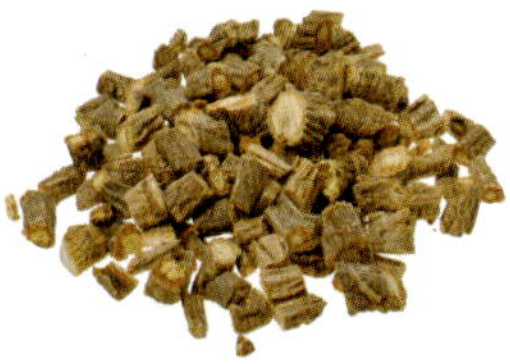

防风

2. 冬瓜皮薏苡仁汤

组　成 冬瓜皮、薏苡仁各 50 克，赤小豆 100 克，玉米须（布包）25 克。

用法用量 加水适量，同煮至赤小豆熟透，分次食豆饮汤。

功能主治 用于急性期水肿明显，或伴有高血压者。

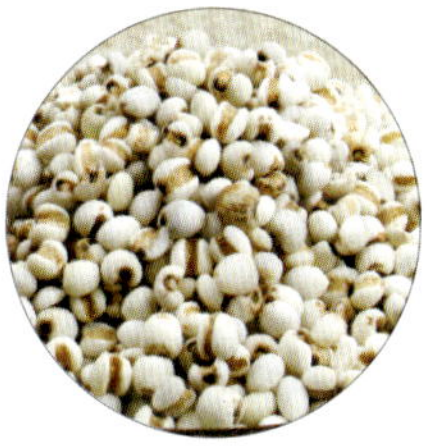

薏苡仁

3. 芹菜汁

组　成 芹菜头 250 克（或芹菜根 60 克），加冰糖适量。

用法用量 将芹菜捣烂取汁，加适量冰糖，水煎，分次饮用，每日 1 剂。

功能主治 用于急性期高血压、水肿者。

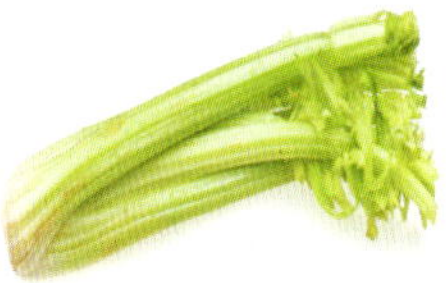

芹菜

4. 西瓜汁

组　成 西瓜果肉适量。

用法用量 用西瓜果肉捣汁，每服 50 ~ 100 毫升，每日 2 ~ 3 次。

功能主治 适用于水肿尿少者。

西瓜

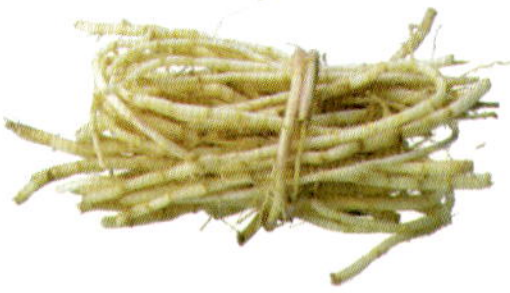
白茅根

5. 白茅根粥

组　成 白茅根 40 克，粳米 60 克。

用法用量 将白茅根水煎 1 小时，取汁煮粥，每日 1 次，分服。

功能主治 适用于血尿水肿者。

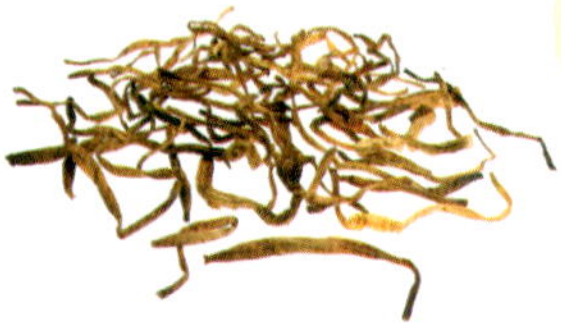
黄花菜

6. 白木耳黄花菜汤

组　成 白木耳 20 克，黄花菜 10 克。

用法用量 水煎服，每日 1 次，分次服用。

功能主治 适用于血压偏高及血尿者。

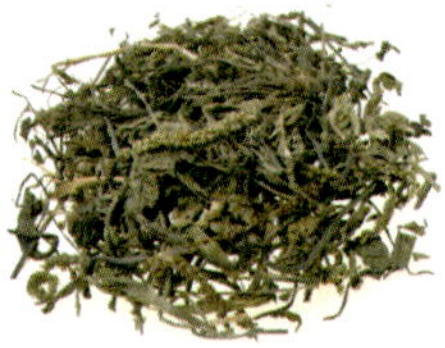
车前草

7. 玉米须车前草粥

组　成 玉米须、车前草各 10 克，大枣 3 枚，大米 100 克。

用法用量 将玉米须、车前草水煎取汁，加大枣、大米煮粥，待熟后分多次服食，每日 1 剂。

功能主治 清热利湿，适用于湿热内盛之肢体水肿。

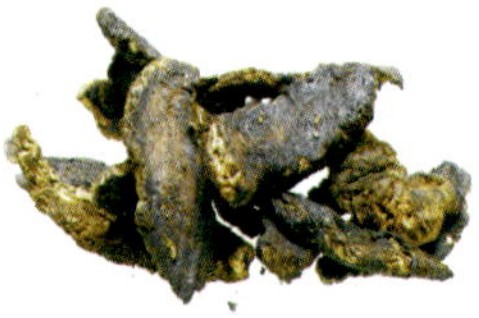
生地

8. 生地茅根粥

组　成 生地 15 克，白茅根 15 克，大枣 5 枚，大米 50 克。

用法用量 将生地、茅根水煎取汁，同大米、大枣煮粥，每日 1 剂，分多次服食。

功能主治 清热泻火，凉血止血，适用于热毒炽盛、心烦口渴、尿血鲜红或洗肉水样者。

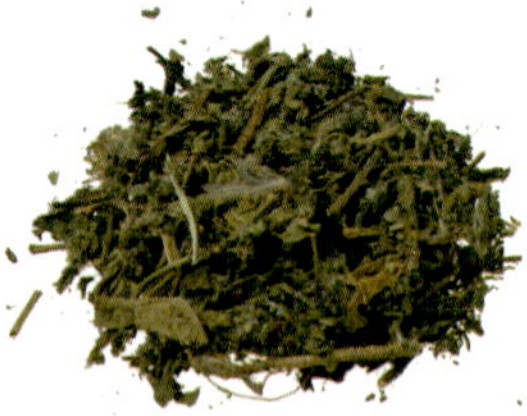
小蓟

9. 小蓟车前草粥

组　成 小蓟 15 克，车前草 10 克，大枣 5 枚，大米 50 克。

用法用量 将小蓟、车前草水煎取汁，与大枣、大米同煮粥服食。

功能主治 清热泻火，利尿止血，适用于血尿、心烦口渴、腰酸腿痛等症患儿。

第三节 肾病综合征

肾病综合征简称肾综，俗称“腰子病”，属中医水肿范畴，是儿科中较为常见的一种肾脏疾病。它的特点是：患儿明显浮肿，清晨起床时眼睑浮肿，睁眼时有沉重感，接着是面部浮肿，几天内蔓延到全身，用手按压水肿的地方会出现明显的下陷，很难恢复。少数儿童还会有外阴部水肿、尿量减少的现象。

本证以虚证为主，故饮食不宜饮用生冷寒凉攻伐之品，且由于早期水肿明显，故不宜食用过咸，以免伤及肾气。宜食营养价值高、易消化食物，且要注意饮食结构搭配合理。

一、日常护理

1. 起居有时，慎照阳光：安排好孩子的作息时间，尽量让孩子得到充分的休息。患儿本身免疫功能低下，要慎照日光，以免因皮肤炎症加重病情。

2. 饮食有节，不要贪凉：注意孩子的饮食调理，患儿宜用低盐饮食。

3. 适当运动，讲究卫生：适当的体育运动对身体康复有益。注意孩子的个人卫生，勤给孩子洗澡换衣，保持皮肤清洁，防止皮肤感染，疾病复发。

4. 注意居室环境，重视睡眠卫生：保持室内空气清新，尽量不带孩子去商店、影院等公共场所。孩子的寝具要清洁、干燥，卧室要光线柔和，通风透气。

5. 注意根据气候变化给孩子增减衣服，预防感冒。高度重视治疗过程的每一次感染，一旦出现感染，应积极诊治。

6. 给孩子用药一定要在医生的指导下进行，家长要督促孩子按时按量服药，不能随意减量和停药，以免造成病情反复。

二、饮食原则

患儿浮肿严重时要完全忌盐，并稍微限制饮水量。经治疗尿量增加后，宜用低盐饮食，每天吃盐 1 ~ 3 克。在浮肿和高血压消失后，才可改进普通饮食，但也要清淡，不可过咸。馒头和苏打饼干中也含有钠，最好不要给孩子吃。可以让孩子吃一些新鲜蔬菜和水果，以补充维生素。肉类、蛋类、豆类都含有较多蛋白质，可以增加此类食物。

以下几点饮食原则请注意：

（1）限制钠盐：水肿时应低盐饮食，以免加重水肿，禁食腌制食品，少用味精及食碱，浮肿消退、血浆蛋白接近正常时，可恢复普通饮食。

（2）适量增加蛋白质：在无肾功能衰竭时，其早期、极期应给予较高的高质量蛋白质饮食，如鱼和肉类等，以缓解低蛋白血症及随之引起的一些合并症。肾功能不全的患者应限制蛋白质的摄入。

（3）限制脂肪：小儿肾病综合征患者几乎都有高脂血症，因此要限制动物脂肪摄入，饮食中宜供给丰富的多不饱和脂肪酸（如鱼油）及植物油（豆油、菜籽油、香油）。

（4）适当补充微量元素：一般可进食含维生素及微量元素丰富的蔬菜、水果、杂粮、海产品等来补充。

三、对症食疗选方

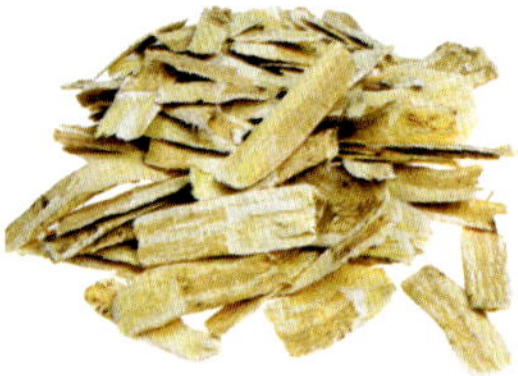

● 黄芪

1. 黄芪炖兔肉

组　成　黄芪 15 克，兔肉 100 克。

用法用量　上 2 味加适量水炖服。

功能主治　健脾滋肾，消肿，适用于本病各型。

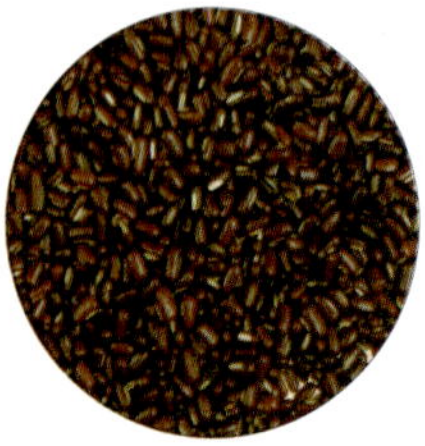

● 赤小豆

2. 赤小豆鲤鱼汤

组　成　鲤鱼 1 条（250 ~ 500 克），赤小豆 60 克。

用法用量　将鲤鱼去鳞及内脏，与赤小豆同煮，吃鱼喝汤，可分 2 ~ 3 次服用。

功能主治　用治肾病综合征水肿者。

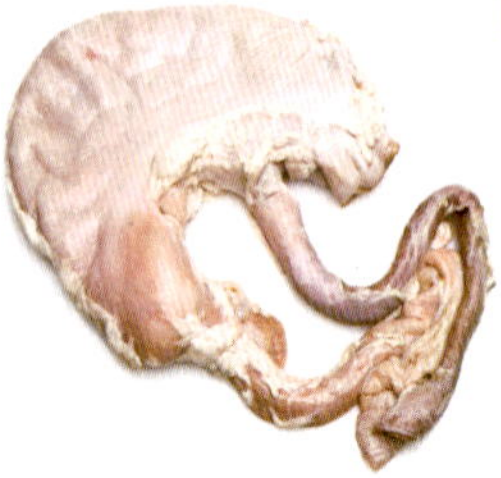

● 猪肚

3. 冬菇猪肚汤

组　成　冬菇 3 ~ 5 朵，猪肚 150 克。

用法用量　将猪肚洗净，冬菇泡发，加水适量，用文火煲 1 ~ 2 小时，饮汤吃渣。

功能主治　益气健脾，养胃，适用于本病脾虚湿困型患者。

4. 淮山炖水鱼

组 成 淮山 20 克，水鱼适量。

用法用量 加水炖服。

功能主治 健脾养肝，凉血，适用于本病后期肝肾阴虚明显者。

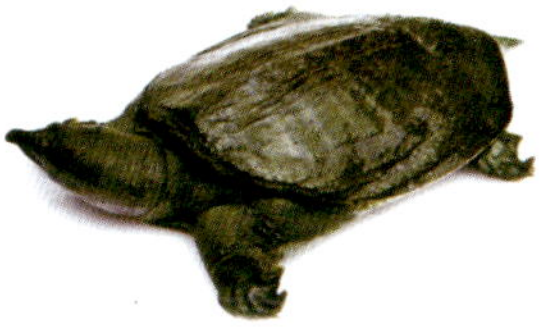
水鱼

5. 山药扁豆芡实汤

组 成 干山药 25 克，炒扁豆 15 克，芡实 15 克，莲子 10 克，白糖少许。

用法用量 将以上 4 味共入锅中，加水适量，炖熟后，调入白糖即成。每日 1 剂，连用 5 剂为一个疗程。

功能主治 健脾补肾，祛湿消肿，收摄蛋白质。适用于脾肾两虚之肾病综合征，两足水肿、腰部酸痛、蛋白尿、面色苍白、四肢不温、精神不振、食欲不佳等病症。

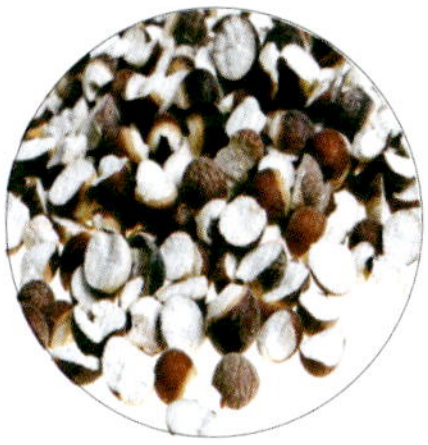
芡实

6. 黄芪炖鸡

组 成 母鸡 1 只（900 ~ 1200 克），生黄芪 120 克。

用法用量 将母鸡杀洗干净，与生黄芪共炖煮烂，不放盐，喝汤吃肉，分多次服用。

功能主治 益气补精，利水消肿，用治肾病综合征低蛋白血症及易感冒患者。

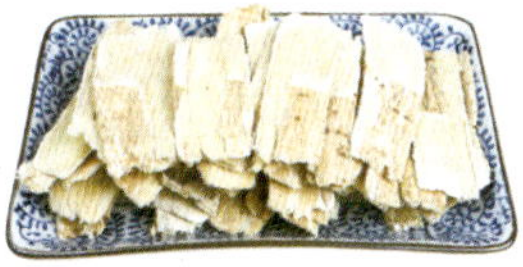
黄芪

7. 莲藕莲子汤

组 成 鲜藕（带藕节）100 克，莲子 10 克。

用法用量 将鲜藕切片，与莲子加适量水煮熟，弃去藕节服用，每日 1 次，疗程视病情而定。

功能主治 用于本病之血尿。

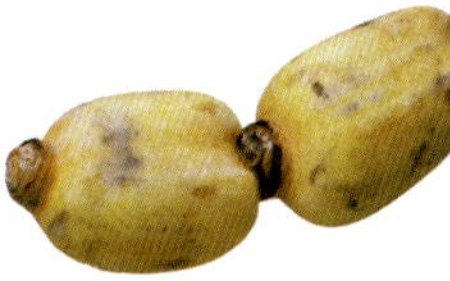
莲藕

8. 白果芡实粥

组 成 白果 10 克，芡实 15 克，糯米 30 克。

用法用量 煮粥食用，每日 1 次。

功能主治 用于本病无症状蛋白尿者。

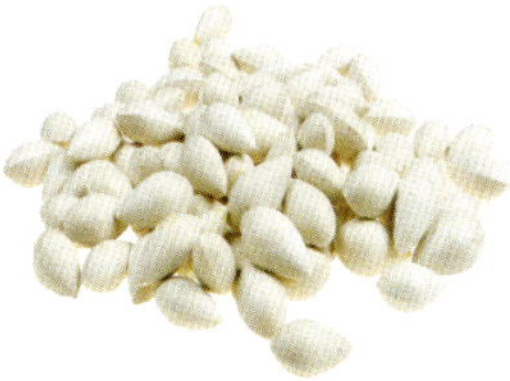
白果

第四节 泌尿道感染

泌尿道感染简称“尿感”，又称泌尿系统感染，是小儿多发病和常见病之一，仅次于呼吸道和消化道感染。尿感可发生于小儿任何年龄，2 岁以下的宝宝发病率尤其高，其中女孩发病约为男孩的 3 ~ 4 倍，但新生儿或婴幼儿早期，男孩发病高于女孩。由于其在小儿期症状多不典型，容易被家长与医生忽视和误诊。尽早发现、准确诊断、规范治疗、定期追踪，是处理宝宝尿感的原则。

泌尿道感染属中医的“淋证”范畴。中医认为淋证的发生主要是由于感受湿热之邪，蕴结于下焦，使膀胱气化功能失常所致。中医治疗原则为清利下焦湿热为主，西医治疗目的是控制症状，根除病原体，去除诱发因素，预防再发。要鼓励患儿进食，供给足够的热量、丰富的蛋白质和维生素，以增强机体的抵抗力。

一、日常护理

1. 鼓励患儿多饮水而使其多排尿，保持会阴部清洁干燥。

2. 密切观察患儿的病情变化。

3. 按医嘱应用抗菌药物，注意药物副作用。

4. 让患儿养成良好的卫生习惯，避免感染。

5. 泌尿道感染的婴幼儿常有高热，可采用物理降温（冷敷额头、温水擦浴或酒精擦浴）或药物降温。

6. 勤换“尿不湿”，不定时清洗外阴部。

二、积极预防

1. 教育小儿注意个人卫生，不穿紧身内裤，勤洗外阴以防止细菌入侵。

2. 及时发现和处理男孩包茎、女孩处女膜伞、蛲虫感染等。

3. 及时矫治尿路畸形，防止尿路梗阻和肾瘢痕形成。

三、饮食原则

饮食宜清淡，多给宝宝喂开水，便尿量增多，有利于冲洗尿道，使细菌无立足之地，并可使细菌毒素及炎症分泌物排出。应多喝些碱性饮料，如胡萝卜汁、苹果汁，可以碱化尿液，以减轻尿频、尿急症状。

可多吃些西瓜、冬瓜、苦瓜、金银花露，有清热、利尿、解毒作用。

忌吃辛辣、燥热刺激性及温热性食物，如生姜、辣椒、大蒜、羊肉、狗肉等。

四、对症食疗选方

1. 双豆红枣苡仁粥

组　成 赤小豆 30 克，绿豆 250 克，薏苡仁 20 克，红枣 5 枚，红糖 10 克。

用法用量 将赤小豆、绿豆、薏苡仁、红枣洗净，一同放入砂锅，加水浸泡 1 小时，用大火煮沸，再用文火煮到豆烂，调入红糖拌匀即成。每天 1 剂，当早餐食用。

功能主治 利尿消炎，清热解毒，健脾胃。

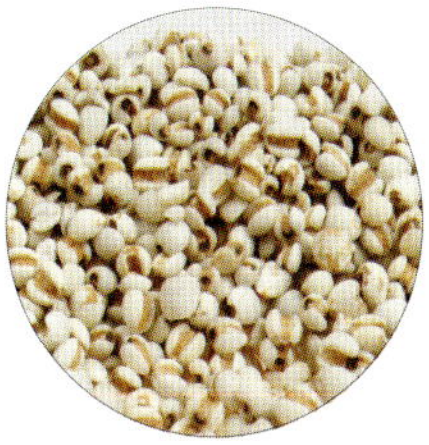

薏苡仁

2. 甘蔗生藕汁

组　成 白甘蔗汁、生藕汁各 60 毫升。

用法用量 将白甘蔗汁、生藕汁拌匀，一日 2 次分服。

功能主治 治小便疼痛、泌尿系感染、尿频、尿急、尿血等症。

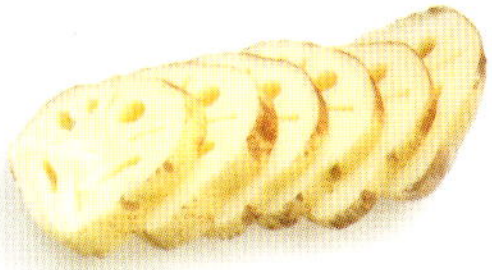

生藕

3. 茅根甘蔗水

组　成 白皮甘蔗 500 克，白茅根 150 克。

用法用量 白皮甘蔗切片，与白茅根水煎代茶饮。

功能主治 有滋心脾、清血热、润肺生津、止渴利尿、清肝和胃作用。适用于高血压、肝炎、膀胱炎、尿血、衄血、急性肾炎水肿、小儿痘疹烦热等症。

备　注 脾胃虚寒者慎服。

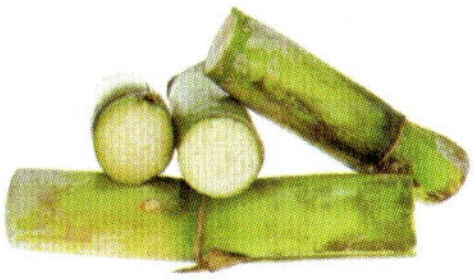

甘蔗

4. 地胆头瘦肉汤

组　成 鲜地胆头 10 克，猪瘦肉 50 克，盐少许。

用法用量 将猪肉煮去腥味后洗净切块，与地胆头同放入锅中，文火煎 1 小时，分多次饮汤吃肉。

功能主治 清膀胱湿热，利尿。

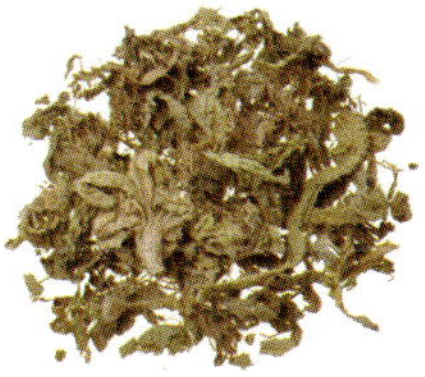

地胆头

5. 灯芯柿饼汤

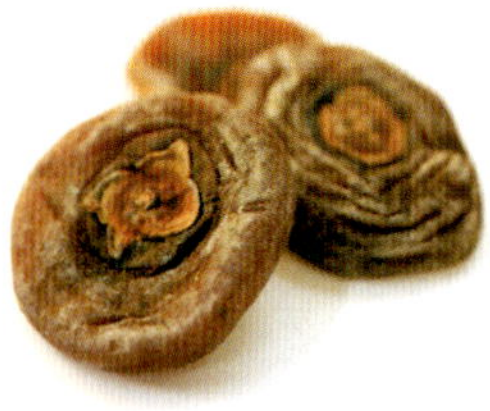

柿饼

组　成 柿饼 2 枚，灯芯草 10 扎，冰糖适量。

用法用量 柿饼、灯芯草同煮汤，加冰糖调味饮用，每日 2 次。

功能主治 清热止血，利尿通淋。适用于尿道炎、膀胱炎、小便黄赤短少、排尿不畅、尿道刺痛、血尿等症。

备　注 脾胃虚寒、便溏腹泻、空腹时不宜服；忌与蟹同食。

6. 葡萄鲜藕汁

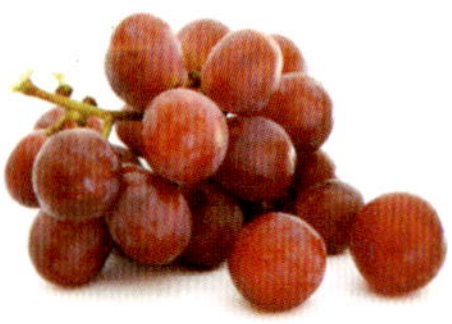

葡萄

组　成 鲜葡萄 150 克，鲜藕 250 克，蜂蜜适量。

用法用量 鲜葡萄、鲜藕共捣烂绞汁，加适量蜂蜜，用温开水分次送服。

功能主治 治小便短赤、尿中带血。

备　注 葡萄医疗效果虽好，但是肠胃虚弱者不宜多食，食多会腹泻。

7. 车前草煲猪小肚

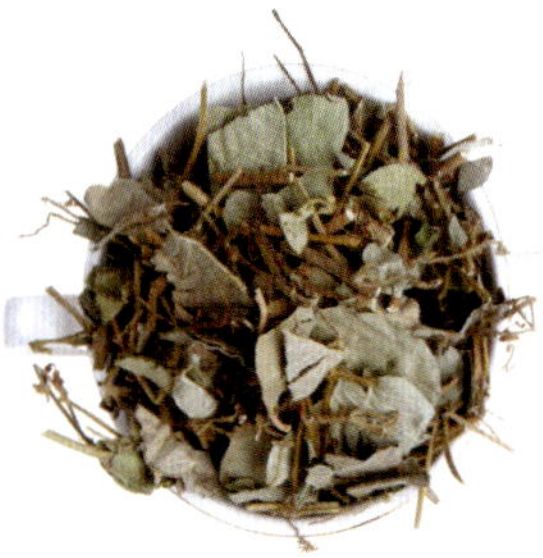

车前草

组　成 车前草 10 克，金钱草 10 克，猪小肚 1 个，冰糖少量。

用法用量 将猪小肚洗净，用开水煮去腥味，洗净后与其他材料一同放入锅内，加适量清水，大火烧开后转小火煲 1 小时，分多次饮用，或代茶喝。

功能主治 清热利湿，利尿通淋，缓解小便刺痛。

8. 赤小豆薏米粥

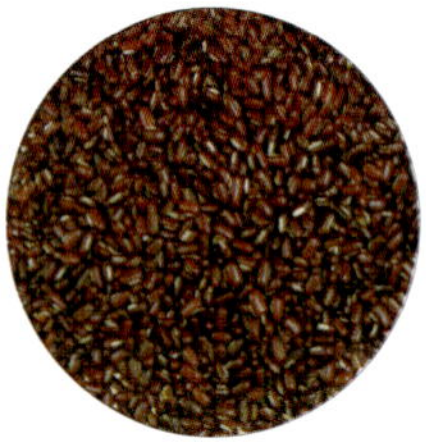

赤小豆

组　成 冬瓜 500 克，生薏米 30 克，赤小豆 20 克，灯芯花 5 扎，粳米 50 克。

用法用量 将冬瓜连皮切块，洗净，与薏米、赤小豆、灯芯花、粳米一同煮粥，粥熟后用少量盐或糖调味，佐餐食用。

功能主治 清暑祛湿，利尿通淋，对暑天湿热、小便短赤有明显的辅助治疗效果。

第五节 神经性尿频

神经性尿频症指非感染性尿频尿急，是儿科一个独立的疾病，患儿年龄一般在 2 ~ 11 岁，多发生在学龄前儿童。其发病特点为尿频，每 2 ~ 10 分钟 1 次，患儿尿急，一要小便就不能忍耐片刻，较小患儿经常为此尿湿裤子，可继发尿路感染或阴部湿疹。

诱发本病的主要原因，一是小儿大脑皮层发育尚不够完善，容易受外界不良刺激的影响而出现障碍，二是孩子生活中有一些引起精神紧张、对精神状态造成不良刺激的因素。例如生活环境的改变，孩子对刚入托、入学心理准备不足，父母的突然分离，亲人的死亡，以及害怕考试或对某种动物的惧怕等。这些都可能使小儿精神紧张、焦虑，使抑制排尿的功能发生障碍，结果表现出小便次数增多。

发现孩子尿频时，首先要带其到医院检查，排除身体疾病的影响。当确定为神经性尿频后，家长不必过于紧张，应该对孩子耐心诱导，使他对害怕担心的问题有一个正确认识，尽快恢复到以前轻松愉快的心境之中。这样，尿频就会自然而然地得到纠正。

一、日常护理

1. 不要过分关注或横加指责，不要打骂和训斥，要鼓励少儿将两次排尿间隙的时间尽可能延长，并记录每天两次排尿间隙的最长时间，如有进步，可适当给予奖励。

2. 进行心理疏导，要反复告诉孩子，他是健康的，尿频症状会很快改善，消除他们的不良心理因素，并鼓励他们说出心中的烦恼。

3. 适当鼓励患儿，与孩子共同玩耍和游戏，一起参加户外活动，转移他们的注意力。关心他们提出的问题，给予认真的解释，使他们对害怕担心的问题有一个正确的认识，尽快恢复到以前轻松愉快的心境之中。

4. 患儿感染急性期应卧床休息，多饮水，勤排尿，注意外阴部卫生，积极治疗蛲虫。必要时行药物治疗。

5. 患儿应少喝糖水、甜饮料或茶水，白天时间段可以不控制孩子总的饮水量，以免因过于控制，增加孩子的紧张情绪。

二、饮食原则

饮食宜清淡，节制食盐的摄取量，适当饮水，多吃新鲜的瓜果蔬菜。急性期可适当多吃西瓜、雪梨、冬瓜等清热生津食物；脾肾气虚患儿宜多吃益肾固摄食物，如莲子、芡实、核桃、板栗等。忌吃辛辣、刺激、煎炸、燥热食物，如白酒、辣椒、胡椒、大蒜、生姜、炸鸡、狗肉、羊肉等；忌吃湿热食物，如芒果、菠萝等；尿频者体内失钾较多，应多吃含钾丰富的食物，如香菇、白菜、豆类、花生、核桃、西瓜、雪梨、香蕉等。

三、对症食疗选方

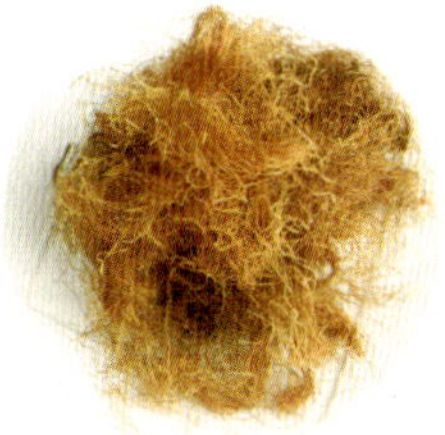
● 玉米须

1. 玉米须水

组　成 玉米须 15 克，白糖适量。

用法用量 将玉米须水煎，加适量糖代茶饮。

功能主治 清热利水，常用于尿急、小便不利者。

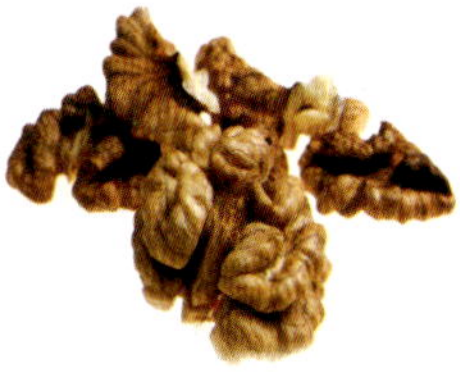
● 核桃仁

2. 核桃淮山煲兔肉

组　成 核桃仁 30 克，兔肉 200 克，马蹄 5 个，杞子 10 克，腰果 15 克，调料适量。

用法用量 将马蹄去皮，拍破，兔肉切块后煮去腥味，洗净。所有材料放入锅中，煲 2 小时后入调味料，佐餐食用。

功能主治 健脾益肾，补气养血，适合尿频愈后调理身体之用。

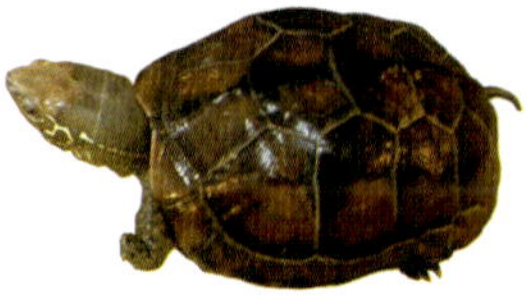
● 乌龟

3. 乌龟炖鸡

组　成 乌龟肉 500 克，仔公鸡肉适量。

用法用量 两者共炖熟后分次食用。

功能主治 主治小儿遗尿、夜尿增多。

4. 冬瓜芡实汤

组 成 冬瓜500克，芡实、莲子各10克，川萆薢10克，蜜枣1个。

用法用量 将冬瓜连皮切块，与其他材料一同放入锅内，加适量清水，大火煮开后转小火煲2小时，分次饮用。

功能主治 健脾固肾，祛湿利水，对尿频日久不愈有辅助疗效。

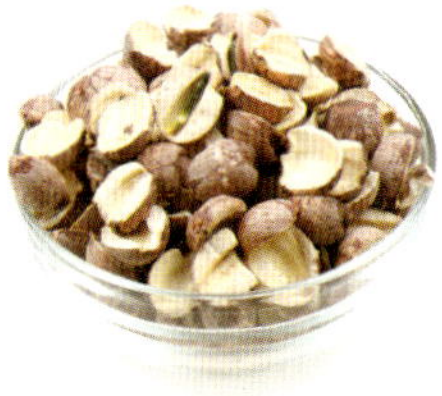

莲子

5. 车前草煲猪小肚

组 成 车前草10克，金钱草10克，猪小肚2个，蜜枣1枚。

用法用量 将猪小肚洗净，用开水煮去腥味，洗净后与其他材料一同放入锅内，加适量清水，大火烧开后转小火煲1小时，分多次饮用。

功能主治 清热利湿，利尿通淋，用于症状初起、小便频数。

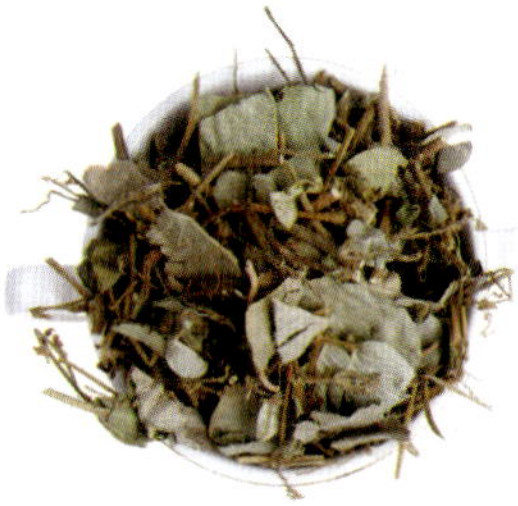

车前草

6. 熟地淮山猪腰汤

组 成 熟地20克，淮山12克，山萸肉5克，猪腰200克，食盐3克，料酒10毫升。

用法用量 将熟地洗净、切片；淮山去皮、切片；山萸肉洗净；将猪腰剖开后，去除白色筋膜，切片；将猪腰片入沸水中焯水，并加入适量料酒去除腥味。将猪腰、熟地、淮山、山萸肉放入锅内，加入适量清水，大火煮沸后，改用小火煲煮，至猪腰熟时，加盐调味即可。

功能主治 补肾利水、通利膀胱，可有效改善尿频和遗尿症。

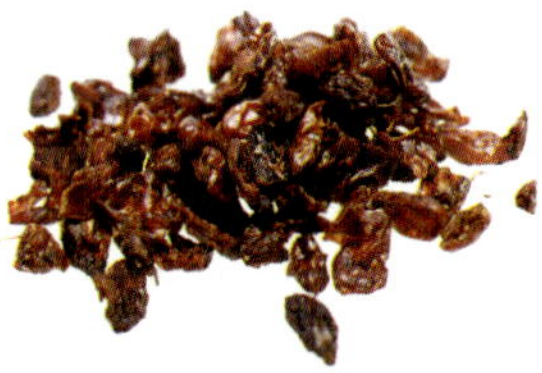

山萸肉

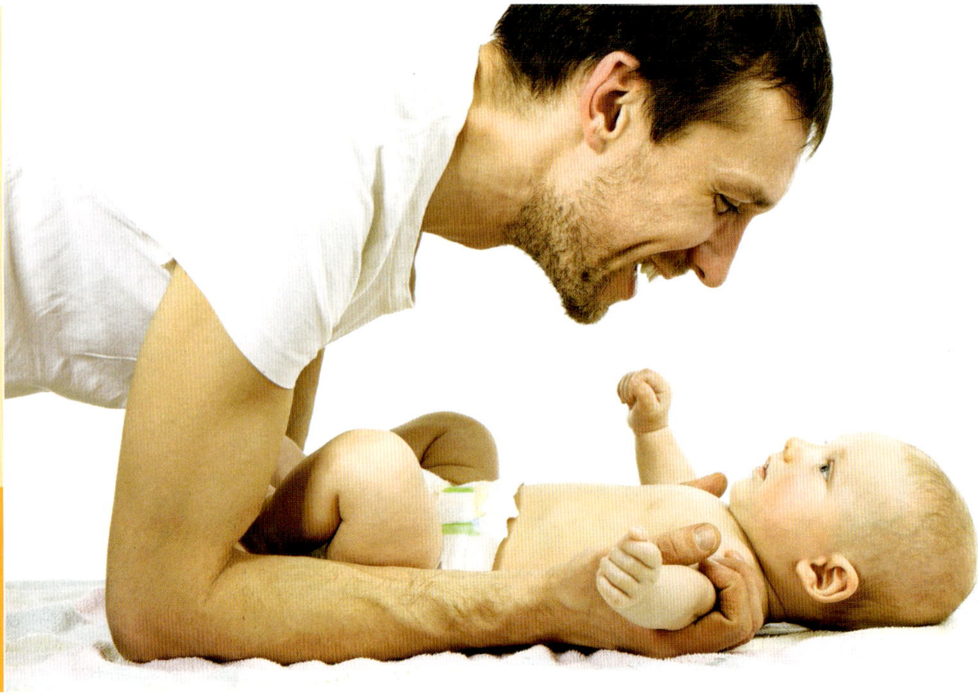

第四章

神经系统疾病

神经系统属于中医“心肝”范畴。肝属木，心属火，肝与心为母子关系。小儿脏腑娇嫩，形气未充，神气怯弱，筋脉未盛，心主神明属火，肝体阴用阳主风，若目触异物，耳闻巨声，暴受惊恐，能使神明受扰，肝风内动，发生抽搐昏迷、惊叫惊跳诸证；外感风邪，郁而化热，热扰肝经，热灼筋脉，也可见一过性昏迷抽痉；小儿为纯阳之体，感邪后易化热化火，入营入血，内陷厥阴，引动肝风，而致高热神昏抽风。所以，小儿神经系统疾病的防治应该重视其“心肝”特点。

第一节 癫痫

癫痫俗称“羊儿风”、“羊癫风”、“羊羔风”，是小儿时期常见的一种病因复杂、反复发作的神经系统综合征，以突然昏不知人为典型症状，一般4～8岁儿童多为小发作，也可伴有大发作。

其病机多为痰浊蔽阻心窍，故一般病人的饮食选择，当以清淡为主，尤应注意多食蔬菜、水果、粗粮，以使肠道通畅，避免浊气填塞。应少食肥甘辛辣之物，以免加重病情。主食可选用健脾化湿之类，如薏米、山药、赤小豆、绿豆、小米等，使脾能健运则痰浊不生。但对于虚证或虚实夹杂证候，亦不应绝对禁止肉、蛋等高营养食品，以免邪气未去而正气先馁，反成不治。宜在防止邪气产生的同时，兼顾补益正气。其精血虚者，可用滋养类，如瘦猪肉、禽蛋等；气虚者可选用山药、大枣等甘温之品。而在痫发频繁期间，宜节饮食，且应食用易于消化的食物，以防发作时由于中焦满塞，阻滞气机，造成不良后果。

一、日常护理

1. 定期带患儿到医院复查，注意药物的毒副作用。

2. 合理安排病儿的生活、学习，保证充分的休息，饮食不过量，饮水勿过多，避免睡眠不足及情绪波动。

3. 注意患儿的安全，禁止其单独游泳及攀高，防止坠床或摔伤。发作时禁止强行服药或进水、进食，避免用强力阻止病儿抽动，以免发生骨折和其他意外。

4. 病儿抽搐时应将其头偏向一侧，将下颌托起，防舌后倒引起窒息。必要时备有牙垫，以防舌及口唇被咬伤。

5. 要规范治疗，治疗癫痫的药物并不会影响孩子的发育，不可擅自停药，否则易导致病情反复、加重。

6. 家长要留心观察，注意避免促使患儿发作的原因，如过度疲劳、情绪激动、睡眠不足、进食过量、高声、强光、感冒等。尤其是幼儿，高热抽风的小儿转为癫痫患儿的比例大致为

15%。因此，孩子出现高热应及时就诊进行相应的治疗。

7. 罹患他病时用药须谨慎，要向接诊医生说明孩子既往有癫痫史，避免使用影响到癫痫的药物，如激素。

二、饮食原则

癫痫患儿的日常饮食应少盐多醋，清淡不宜咸。癫痫患儿可多吃酸性食物，减少癫痫的发作。传统食物中的酸性食物有花生、核桃、猪肉、牛肉、鸡、鸭、鱼、虾、蛋类等。

癫痫患儿的饮食尽可能做到多样化，多吃富有营养、易于消化的食物，尤其应多吃豆类、新鲜蔬菜、水果、乳制品，这些富含高蛋白质和磷脂的食品，有助于脑功能的恢复和减少癫痫的发作次数。少吃一些油腻肥厚的食品及中医所说的“发物”，鹅肉、螃蟹、羊肉更应少吃；一些刺激性很强的食物，如辣椒、葱、蒜等，也少吃为好，否则不利于康复。除此之外，癫痫患者不要饮用含咖啡因的饮料及浓茶。

增加维生素 B、维生素 C、维生素 E 的摄入，补充含钙质的食物，供给丰富的蛋白质，须低盐少水，少吃油腻及辛辣燥热之物，以免生痰热。当忌酒及含酒精的饮料，少吃糖。

发作期饮食：补充锌、钙丰富的食物，能镇静中枢神经系统，抑制神经细胞的兴奋性。含钙丰富的食物有芹菜、雪里蕻、油菜、小白茶、荠菜、榨菜、红果、干酸枣、炒杏仁、炒南瓜子、榛子、猪腰、牛奶、干酪、咸鸭蛋、蛋黄、小黄鱼、田螺、青蛤、海参、虾皮、芝麻酱等。

治疗期饮食：日常饮食中注意减少碳水化合物的摄入，提高脂肪量，适当限制水分的过量摄入。可以选用的食物有：小米、芝麻、小麦、大枣、黑豆、刀豆、胡桃、猪心、蜂蜜、山药、鳖甲、鸡蛋、绿色蔬菜、绿豆、胡萝卜、豌豆。

三、对症食疗选方

1. 赤豆鲤鱼汤

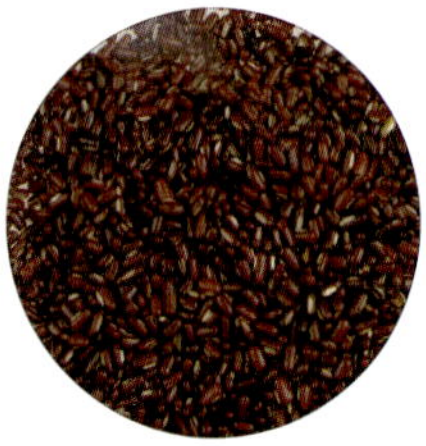

赤小豆

组　成 赤小豆 50 克，陈皮 6 克，草果 6 克，鲤鱼 1 尾，葱、姜、鸡汤、青菜各适量。

用法用量 共煲汤，吃鱼喝汤。

功能主治 健脾利水。用于痰气上冲证。

2. 天麻竹沥茯苓粥

组　成 白茯苓粉 15 克，粳米 100 克，天麻 5 克，竹沥水 20 克。

用法用量 先将天麻煎汤，至水沸 25 分钟，去渣备用；将粳米、白茯苓粉共入锅中，加入天麻汤、竹沥水及清水适量，先用武火煮沸，后改文火煮熬，边熬边搅，至米熟停火。可顿服，每晨食之，连服 2 周。

功能主治 祛风化痰，利窍安神。用于风痰上扰证。

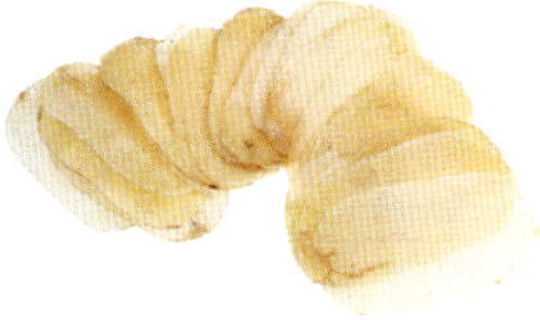

天麻

3. 清炒竹笋

组　成 鲜竹笋 150 克，植物油、生姜、食盐各少许。

用法用量 将鲜竹笋剥皮、去根、切为丝。以植物油爆炒，调入生姜丝和盐即成。每日 1 次，连服 7 ~ 10 天。

功能主治 用于风痰上扰证。

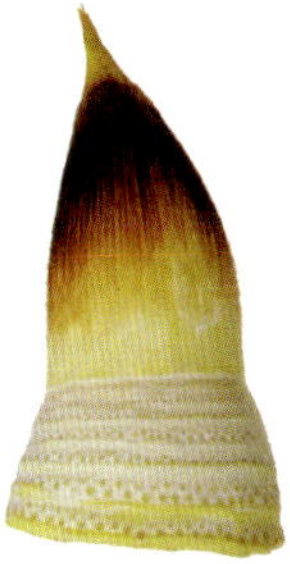

竹笋

4. 陈皮白术粥

组　成 陈皮 10 克，白术 12 克，粳米 100 克。

用法用量 将陈皮、白术置于锅中，加清水适量煮沸，沸后改用文火继续煮 20 分钟，去药渣；将粳米淘洗干净，放入药液中煮粥，米熟即可。每日 1 次，连服 10 ~ 15 天。

功能主治 健脾燥湿，宽中理气。用于气虚痰浊证。

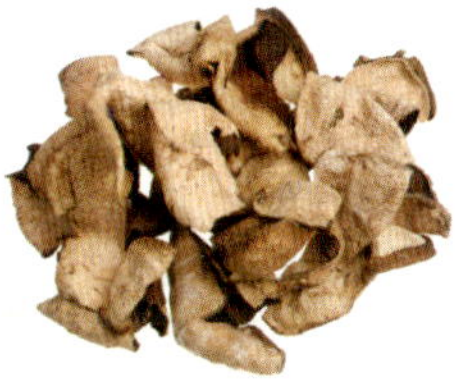

陈皮

5. 薏米粥

组　成 生薏米 50 克，红糖适量。

用法用量 将薏米洗净，放入锅中，加水适量煮粥，待米熟，加入红糖即成。每日 1 顿，连服 7 ~ 10 天。

功能主治 健脾去湿。用于气虚痰浊证。

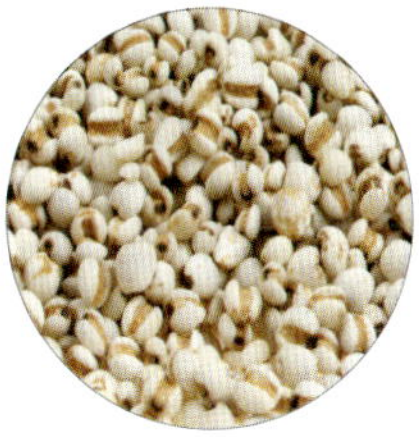

薏米

6. 月季花茶

组　成 月季花 5 克，红砂糖 50 克。

用法用量 共煮沸，酌量代茶饮用，连用半月左右。

功能主治 活血，理气，通经。用于瘀血阻窍证。

7. 术枣饭

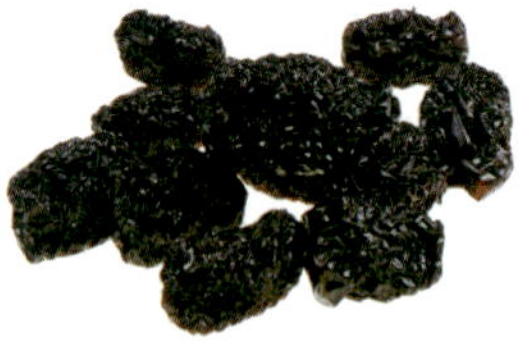
● 大枣

组 成 白术10克，大枣20克，糯米250克，冰糖30克。

用法用量 将白术、大枣放入锅中，加清水适量，泡发后煎煮30分钟，捞去白术渣，留大枣及汤备用；把糯米淘洗干净，加水适量放在大碗中蒸熟后扣在盘中；把煮过的大枣均匀摆在饭上面，再把药汤加冰糖煎汁，浇在饭上即可食用。可分4～5次食，每日2次，连服3～4周。

功能主治 健脾燥湿，养血安神。用于痰气上冲证。

8. 全虫粉丝

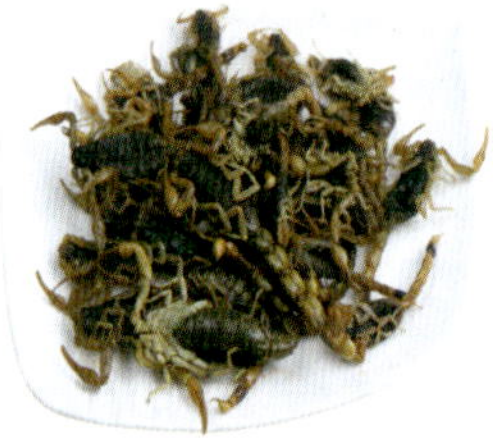
● 全蝎

组 成 去头脚全蝎3只，绿豆淀粉细粉丝50克，食油适量。

用法用量 共炒服用。每日1次，连服1周。或间断服用，以免毒性反应。

功能主治 息风止痉，解毒散结，通络止痛。对于惊风抽搐痉挛以及风痰头痛有较好的治疗作用。用于风痰上扰证。

9. 归杞猪腰

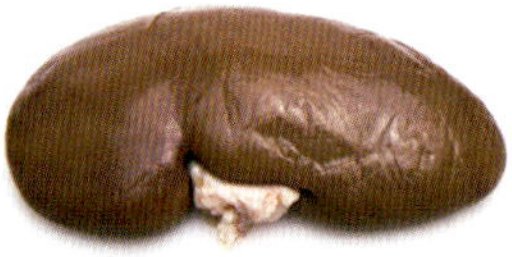
● 猪腰

组 成 猪腰150克，当归、枸杞子各10克，生姜丝、酱油、醋、香油各少许。

用法用量 将猪腰切开，剔去筋膜臊腺，洗净放在锅中，加入当归、枸杞子，以清水适量炖至猪腰熟透；捞出猪腰，待冷，改刀切成薄片，放在碟内，浇上生姜丝、酱油、醋、香油等调料即成。制成药膳后，可做冷荤佐餐。分4～5次服用，每日1～2次，连用2～3周。

功能主治 滋补肝肾、养阴血。用于肝肾阴虚证。

第二节 儿童多动症

儿童多动症是儿童多动综合征的简称，即轻微脑功能障碍综合征，是一种比较常见的儿童心理障碍综合征。患儿智力正常或接近正常，活动过多（部分病例无活动过多的表现），注意力不集中，情绪不稳，冲动任性，并常伴有不同程度的学习困难。学龄儿童发病者相当多，约占全体小学生 1% ~ 10%。男孩远较女孩多。早产儿童患此病较多。

本病病因未完全明了，临床证候变化多端，有虚实之不同，需对症治疗。其中，心理治疗非常重要，如果孩子没有突出表现时，家长不要随便带孩子到精神病院去就诊，否则会给孩子心理上不良的刺激，也不要随便对孩子说“你是多动症”，否则会影响孩子的智力发展，增加精神负担。

一、正常的好动与多动症之间的区别

1. 正常好动的孩子，虽然也有注意力不集中的表现，但对有兴趣的事情，却能专心致志，很少分散注意力；而多动症的孩子做不到。

2. 正常儿童虽然表现散漫，如上课做小动作，甚至吵闹打架，但当他意识到必须控制自己时，他能控制得住；而多动症的孩子却不能控制自己。

3. 正常孩子做快速、反复和轮换动作时，表现得灵活自如；而多动症的患儿却表现得很笨拙。

4. 中枢神经兴奋剂能使正常儿童引起兴奋；而患多动症的儿童服用后，却很快地表现得安静，少动，注意力相对集中。当他们服用镇静剂时，反而出现兴奋、多动。因此，对被怀疑的孩子，不妨给他们喝些咖啡或浓茶。

二、日常护理

1. 让患儿少看电视、少上网。研究表明，儿童在学龄前电视看得越多，他们在 7 岁的时候就越明显地出现注意力缺失。长时间看电视不仅会损害儿童的眼睛，而且会影响到其以后的心理健康发展。因此，每天应限制多动儿看电视、上网的时间。

2. 合理安排孩子的日常生活，培养孩子养成良好的生活习惯和学习习惯，遵从规律性的作息时间。

3. 训练孩子的感觉统合能力，最简单的方式包括跳绳、打球、走平衡木、对墙打乒乓球、游泳等，这些运动简便易于操作，训练效果也很不错。

4. 儿童在感冒期间用药会起不到应有的作用，因此可以暂时停药，等孩子感冒病好了再继续用药。

5. 饮食方面也需要注意，研究表明，营养不平衡是造成儿童多动症的一个重要因素。对患有多动症的儿童，除药物和精神治疗外，合理饮食是一项重要的治疗措施。

三、饮食原则

要注意饮食多样化，忌偏食，适当减少高糖、高蛋白食物的摄入，多吃水果和新鲜绿叶蔬菜，常吃含钙丰富的食品，如奶制品、小鱼、小虾、骨头和鸡蛋等，多吃核桃、花生、芝麻、木耳等以改善脑神经功能，海产品如海带、紫菜、海蜇等，也有一定镇静作用，对防止和减轻儿童多动症十分有益。

切忌吃葱、姜、蒜、辣椒等辛辣食品和含有咖啡因、色素、食品添加剂的食品。此外，儿童常吃的膨化食品、可乐饮料或一些含有激素的快餐等，最好不要吃；少吃猪牛羊狗等红肉，多吃鸡鸭鱼虾等白肉。

学龄期后的患儿可在睡前约 1 小时喝 100 ～ 150 毫升牛奶，有助于患儿正常睡眠。

四、对症食疗选方

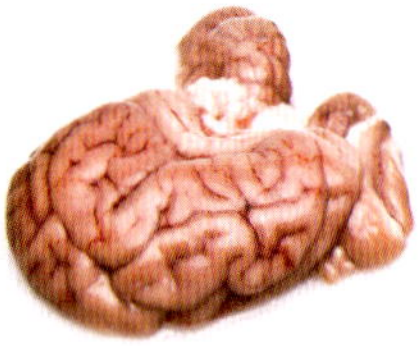

● 猪脑

1. 补脑粥

组　成 猪脑 1 个，优质米 50 克，姜、葱少许。

用法用量 共煮成稀粥食用。

功能主治 适用于本病之虚证。

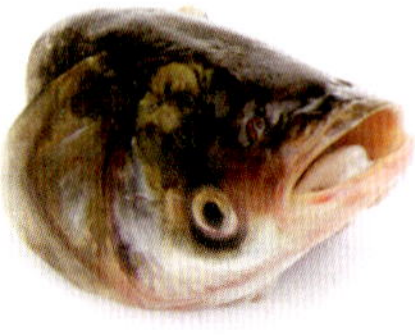

● 鱼头

2. 鱼头酸菜汤

组　成 大鱼头 1 ～ 2 个，咸酸菜 100 克，食盐少许。

用法用量 共煲汤，加盐调味，饮汤为主。

功能主治 适用于心脾不足者。

3. 桂圆肉核桃糖水

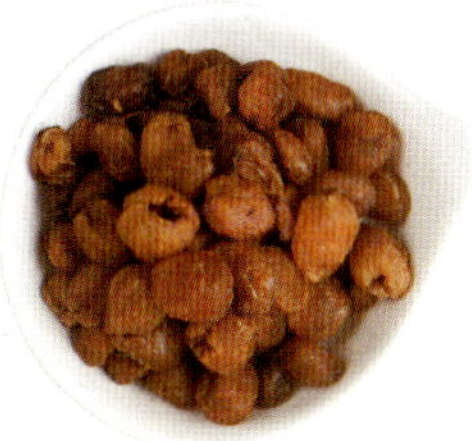
桂圆肉

组 成 桂圆肉 60 克，核桃肉 100 克，片糖 20 克。

用法用量 共煲成糖水。

功能主治 用于心肾不足或肝旺肾虚证。

4. 蜜煮鹌鹑蛋

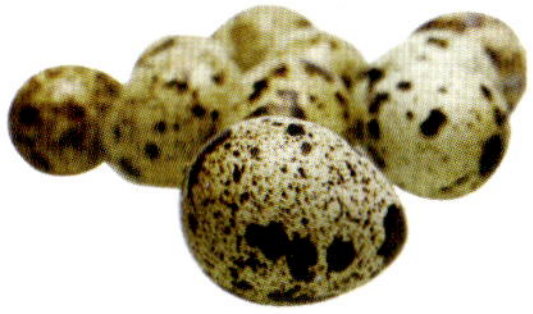
鹌鹑蛋

组 成 鹌鹑蛋 2 只，蜂蜜 10 克，姜 1 片。

用法用量 共煮熟后食蛋。

功能主治 适用于本证各型。

5. 参蛋汤

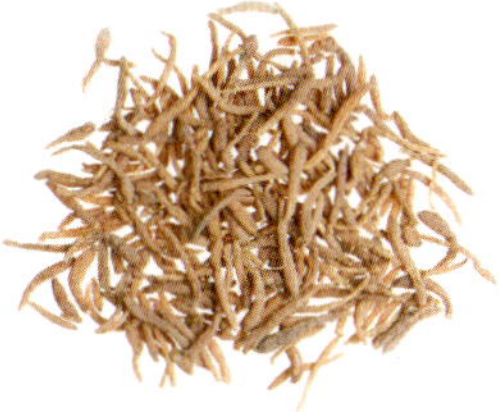
太子参

组 成 太子参 15 克，红枣 15 克，鸡蛋 2 个。

用法用量 上 3 味同置锅内，加水煮，蛋熟后取出，剥去蛋壳，再放回锅内同煮片刻，吃蛋喝汤，每天 1 次，连服 2 ~ 3 个月可见效果。

功能主治 对心脾气虚者疗效更佳。

6. 猪肉莲子汤

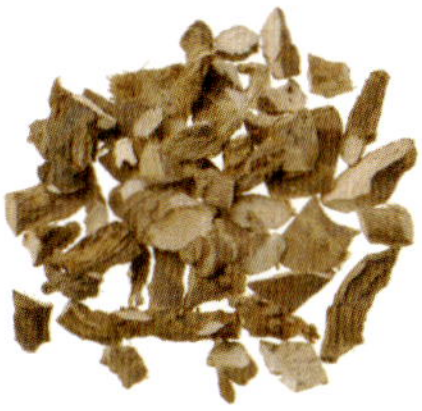
石菖蒲

组 成 瘦肉 100 克，莲子、百合各 10 克。

用法用量 共放砂锅内，加水煮汤，调味食用，每天 1 次，连服 3 个月。

功能主治 适于心脾两虚患儿。

7. 虾壳汤

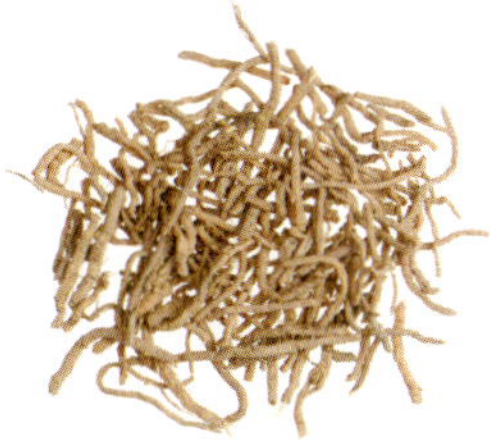
远志

组 成 虾壳 15 克，石菖蒲、远志各 5 克。

用法用量 水煎。每天 1 次，连服 3 个月。

功能主治 适用于痰湿蒙阻型患儿。

8. 莲子汤

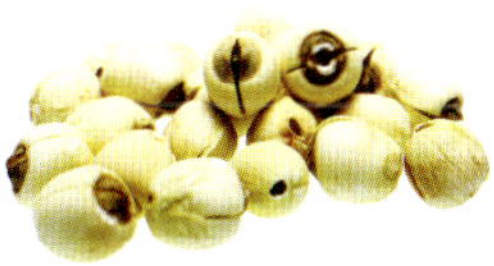
莲子

组 成 莲子肉 20 克，百合 10 克，红枣 10 克，冰糖适量。

用法用量 前 3 味同煮，加少许冰糖，作早餐或点心。

功能主治 适用于脾虚患儿。

9. 三七脑髓汤

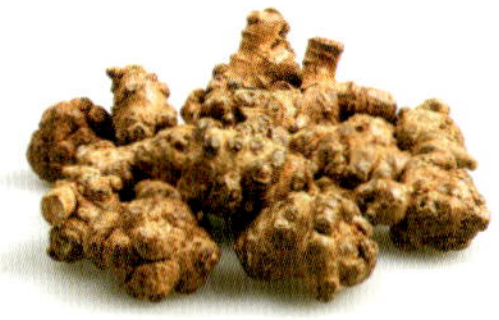
三七

组　成 鲜猪脑（或羊脑）1具，三七粉3克，盐、葱、姜等调味料各少许。

用法用量 将猪脑洗净，撒上三七粉，加入调味料拌匀，隔水炖熟，佐餐食用。

功能主治 对有颅脑出血及外伤史的患儿疗效佳。

10. 鱼鳞膏

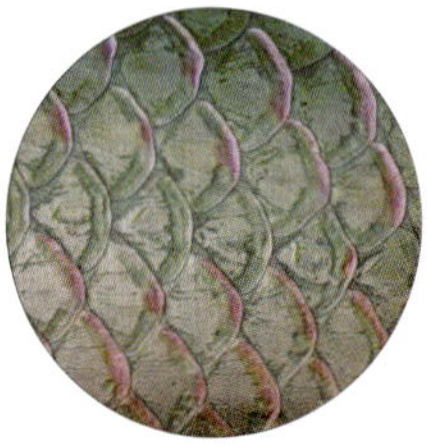
鱼鳞

组　成 鱼鳞（青鱼、草鱼或其他较大鳞片的鱼鳞皆可）适量，调味品或糖少许。

用法用量 将鱼鳞洗净，加清水1碗，煮沸15～20分钟，去鱼鳞，鱼鳞汤冷却后即成膏状，吃时可稍加酱油、麻油凉拌，也可加糖，放入冰箱中片刻，作为冷饮食用。

功能主治 补脑强身。

第三节 夜啼

夜啼是指小儿白天能安静入睡，入夜则啼哭不安，时哭时止，或每夜定时啼哭，甚则通宵达旦的一种现象。多见于新生儿及婴儿。排除病因是治疗的首要。如外感发热、口疮、肠套叠、寒疝等所致的啼哭，应先予祛除病因。部分小儿是由于饥饿、惊恐、尿布潮湿、衣被过冷或过热等引起啼哭，属生理性活动，针对性处理，很快能安静下来。所谓寒则痛而啼，热则烦而啼，惊则神不安而啼，确认夜啼无直接病因者，临床证型分为脾寒气滞、心经积热、惊恐伤神。

一、日常护理

1. 仔细观察，找出患儿啼哭的原因，以便对因治疗。

2. 卧室应保持清洁、安静。

3. 平时勿惊吓小儿，以免使小儿因精神紧张而夜啼。

4. 注意饮食卫生，以易消化食物为主。

5. 小儿夜啼，不宜给巧克力、可可糖之类的糖果与饮料加以哄骗，这些都是含有兴奋性物质的食品，对病情不利。

6. 切忌滥用镇静药。

二、饮食原则

1. 要求从乳母怀孕期间注意调理，以免婴儿受母体积热或寒凉影响。孕妇怀孕期及乳母哺乳期，少食辛辣厚味或过吃寒凉食物，多食新鲜蔬菜、水果，饮食清淡易消化又富于营养食品。

2. 脾寒夜啼者，注意腹部保暖，适当服食温中散寒之品，如在乳汁中或牛乳中滴几滴白豆蔻汁或生姜汁等。惊骇者可在每次哺乳时适当搽少量珍珠粉在乳母乳头，哺乳完后抹干净。

3. 中医有“胃不和而卧不安”之说，故夜啼孩子，当高度注意乳食喂养的合理性，切忌过饱而致“胃不和”，1 周岁后小儿须戒除半夜或临睡前喂食习惯。

三、对症食疗选方

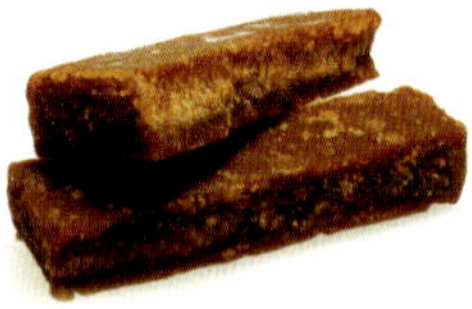
● 红糖

1. 姜糖饮

组　成　生姜 3 片，红糖 10 ～ 15 克。

用法用量　将生姜洗净切丝，放入瓷杯内，以沸水冲泡，盖上盖浸 5 分钟，再调入适量红糖饮服。

功能主治　用于脾寒气滞型。

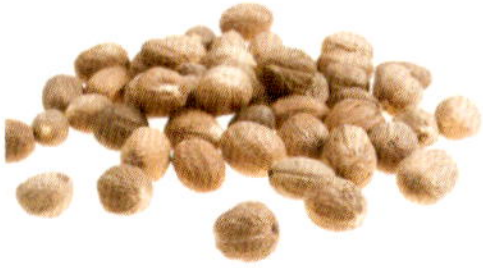
● 肉豆蔻

2. 丁香肉蔻奶

组　成　丁香 0.5 克，肉豆蔻 3 克，牛奶 150 毫升，白糖少许。

用法用量　丁香、肉豆蔻煎煮取汁，兑入熟牛奶，以糖调味，即可喂食。

功能主治　用于脾寒气滞型。

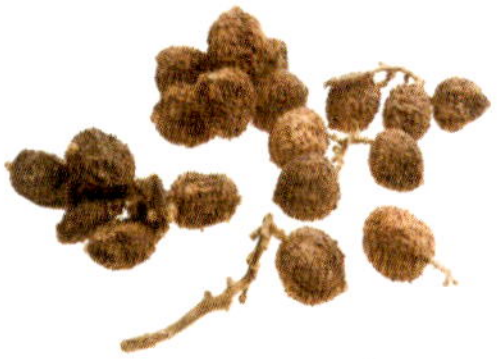
● 砂仁

3. 砂仁茯苓粥

组　成　砂仁 3 粒，茯苓 10 克，粳米 50 克。

用法用量　砂仁、茯苓打碎研末，入粳米同煮成稀粥，定时喂食。

功能主治　用于脾寒气滞型。

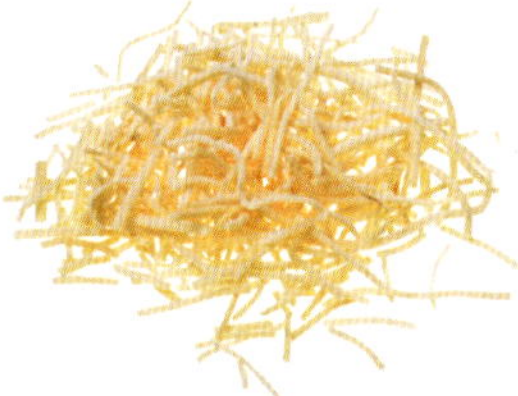
● 灯芯草

4. 灯芯饮

组　成　灯芯草 2 扎，冰糖少许。

用法用量　将灯芯草加水适量煎煮取汁，加入冰糖少许调味，取汁饮。

功能主治　用于心经积热型。

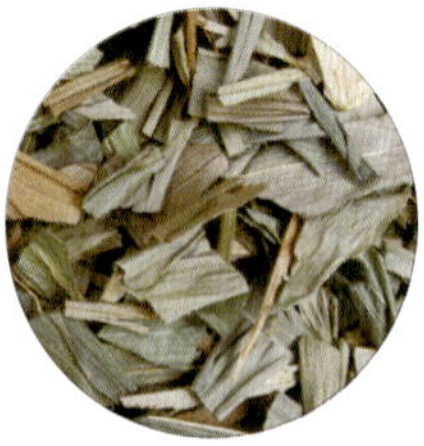
● 淡竹叶

5. 竹叶粥

组　成　淡竹叶 5 克，粳米 25 ～ 30 克。

用法用量　先煮竹叶取汁，入米熬成粥，取米汤频饮。

功能主治　用于心经积热型。

6. 赤小豆粥

组 成 赤小豆 10 克，粳米 15 ~ 25 克。

用法用量 先将赤小豆煮至熟软，再放入粳米煮成稀粥，加入冰糖调味，取米汤频服。

功能主治 用于心经积热型。

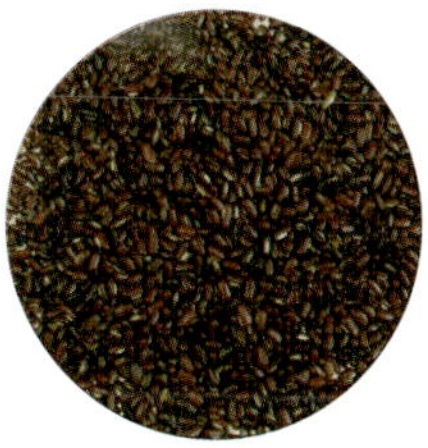

赤小豆

7. 冰糖百合龙齿饮

组 成 鲜百合 20 克（干品 12 克），龙齿 30 克，冰糖适量。

用法用量 将百合洗净，与龙齿、冰糖一起文火熬煮，到百合熟烂止。代茶饮。

功能主治 用于惊恐伤神型。

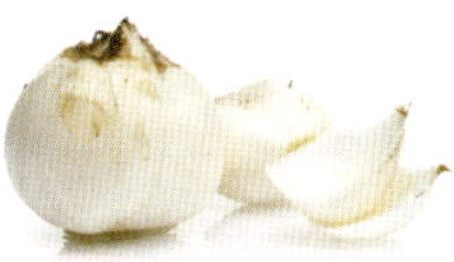

鲜百合

8. 枣仁饮

组 成 酸枣仁 7 个，白芍 6 克，茯神 15 克，冰糖适量。

用法用量 将酸枣仁连核砸碎，加白芍、茯神煎水后入冰糖饮用。

功能主治 用于惊恐伤神型。

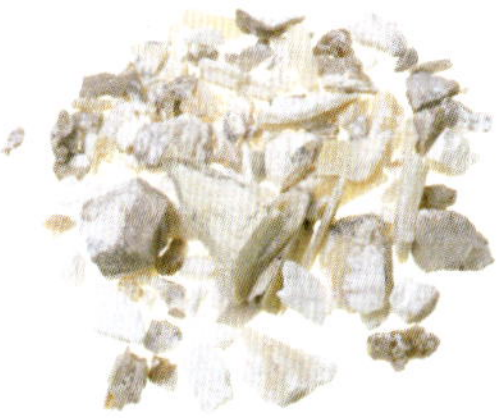

龙齿

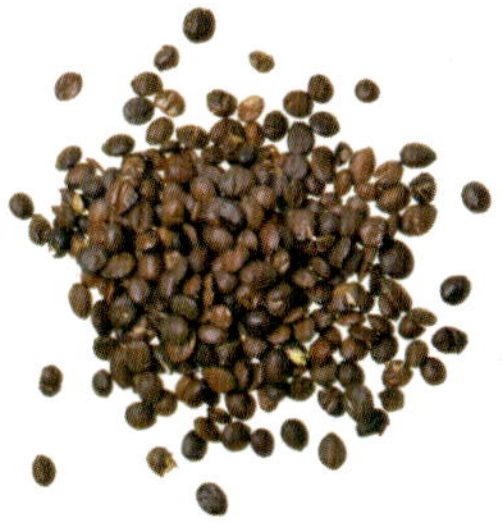

酸枣仁

第四节 五迟五软

五迟是指立迟、行迟、发迟、齿迟和语迟。《医宗金鉴·幼科心法要诀》："小儿五迟之证，多因父母气血虚弱，先天有亏，致儿生下筋骨软弱，行步艰难，齿不速长，坐不能稳，要皆肾气不足之故。"

五软是指头项软、口软、手软、脚软和肌肉软，发生于小儿五六岁以内。

五迟五软均属于小儿生长发育障碍病证。西医学上的脑发育不全、智力低下、脑性瘫痪、佝偻病等，均可见到五迟五软证候。五迟以发育迟缓为特征，五软以痿软无力为主症，两者既可单独出现，也常互为并见。多数患儿由先天禀赋不足所致，证情较重，预后不良；少数由后天因素引起者，若症状较轻，治疗及时，也可康复。五迟五软的病因主要有先天禀赋不足，亦有属后天失于调养者。

五迟、五软属于虚证，以补为其治疗大法。根据证型不同，分别施以补肾养肝、健脾养心。

一、日常护理

1. 重视功能锻炼，加强智力训练教育。

2. 加强营养，科学调养。

3. 用推拿法按摩痿软肢体，防止肌肉萎缩。

二、积极预防

1. 大力宣传优生优育知识，禁止近亲结婚。婚前进行健康检查，以避免发生遗传性疾病。

2. 孕妇注意养胎、护胎，加强营养，按期检查，不滥服药物。

3. 婴儿应合理喂养，注意防治各种急、慢性疾病。

三、饮食原则

本病多为虚证，且以肝、肾、脾虚为主，故食疗当以补益肝肾、健脾养胃为法。此类患儿因活动少，消化功能更不成熟，故饮食喂养应灵活多变，一切以患儿消化状况好为前提，切忌过度营养。

四、对症食疗选方

1. 核桃乌鸡汤

组　成 核桃 5 ~ 10 克，乌鸡 50 克。

用法用量 同炖服，每 3 ~ 5 天 1 次。

功能主治 养血固肾。

备　注 消化良好时可常饮用。

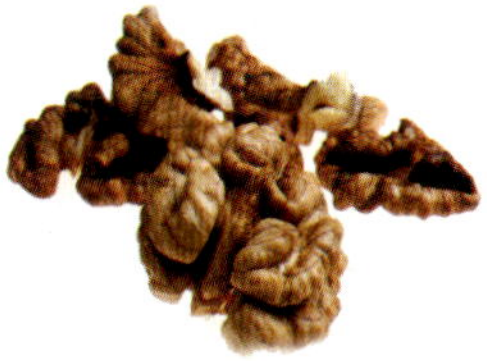

核桃

2. 黑豆鲤鱼汤

组　成 黑豆 10 ~ 15 克，鲤鱼 250 克。

用法用量 煲汤服用。

功能主治 固本养肝。

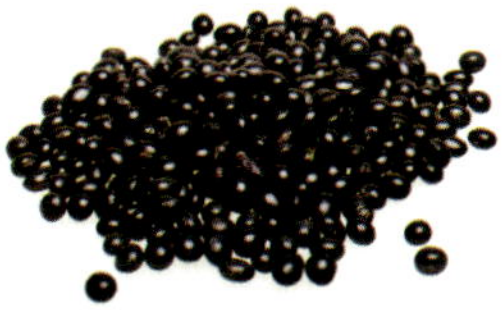

黑豆

3. 桑葚白芍红枣汤

组　成 桑葚子 10 克，白芍 8 克，红枣 3 ~ 5 枚。

用法用量 加水共煲，取汤 300 毫升，每次 50 毫升，连续服用。

功能主治 柔肝养肝。

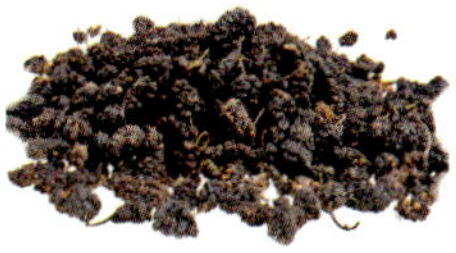

桑葚子

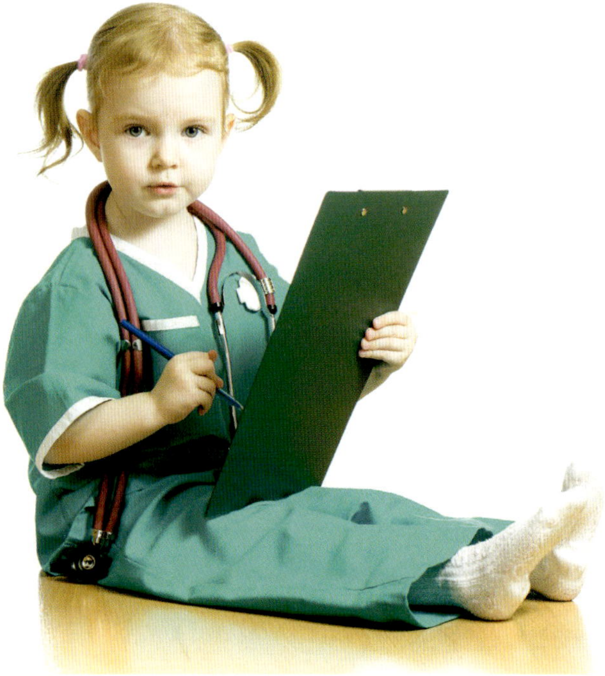

第五章

其他系统疾病

以下所介绍的为儿科临床常见疾病，其食疗在这些疾病的防治中均具有很重要的地位，往往药物的治疗都需要合理的食疗配合，才能收到理想的疗效。这些疾病的食疗要点，关键在于对小儿生理特点的理解及疾病特点的认识。

第一节 流行性腮腺炎

流行性腮腺炎俗称“痄腮”、“猪头肥”、“猪头疯”、“蛤蟆瘟”、“对耳风”，多见于儿童，也偶见于成年人，是由腮腺炎时邪（腮腺炎病毒）引起的急性传染病。其特征为发热、耳下腮部肿胀、疼痛。一年四季均可发病，冬春两季较易流行，好发于3～5岁的小儿。感染本病后可获得终生免疫。

中医称其为痄腮，以经络辨证，同时辨常证、变证。常证分邪犯少阳、热毒壅盛；变证分邪陷心肝、毒窜睾腹。治疗的总则为清热解毒、软坚散结。其间饮食以流质、半流质为主，忌肥腻、辛辣、坚硬及酸性的食物。如调摄得当，治疗合理，能很快痊愈。素体虚弱或护理不当，可并发脑膜脑炎、睾丸炎、卵巢炎、胰腺炎等。

一、日常护理

1. 隔离患儿，让其卧床休息，直到腮腺肿胀完全消退。

2. 注意患儿的口腔清洁，清除口腔内的食物残渣，防止出现继发性细菌感染。

3. 居室要定时通风换气，保持空气流通。

4. 注重患儿的饮食调节，一般以流质或软食为宜，避免酸性食物。

5. 患儿如果发热超过39℃，可采用头部冷敷、温水擦浴等方法，或在医生的指导下服用退热止痛药，以缓解症状。

6. 避免进食需要张大口并大力咀嚼的食物，以减轻腮部疼痛。

二、饮食原则

由于腮腺肿大可引起进食困难，因此要吃一些富有营养、易于消化的半流质或软食，如稀粥、素汤面、素汤粉、米汤、藕粉、橘子水，新鲜的水果汁、蔬菜汁及牛奶、鸡蛋花汤、豆浆等。忌吃油腻厚味、辛辣、甜味及干硬的食物，如酒、辣椒、咖喱、油炸烧烤食物，忌吃洋快餐类食品，以免刺激唾液腺分泌，使腮腺的肿痛加重。还应禁食酸味食物及冷饮。

三、对症食疗选方

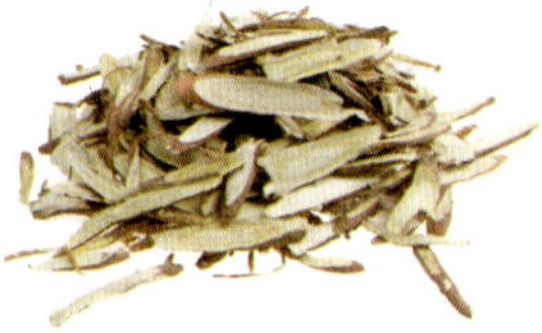

甘草

1. 金银花甘草绿豆羹

组　成 金银花 30 克，甘草 5 克，绿豆 100 克。

用法用量 将金银花、甘草加水煎煮，过滤去渣取汁，以汁煮绿豆成羹。分次温服。

功能主治 用于邪犯少阳型。

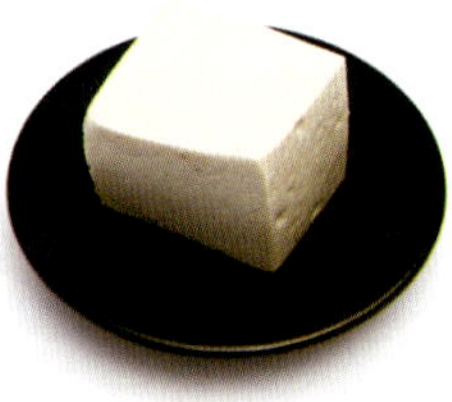

豆腐

2. 豆腐绿豆汤

组　成 嫩豆腐 30 克，绿豆 10 克，冰糖 10 克。

用法用量 将嫩豆腐用清水洗一下，放入砂锅，加适量水，大火煮沸，捞出豆腐，其煮沸汤汁留在砂锅中。将豆腐切成 1 厘米见方的小丁，备用。将绿豆洗干净，放入原砂锅，视需要可再加适量清水，煮沸后改用小火煨煮 1 小时，待绿豆熟烂如酥时加冰糖，倒入豆腐丁，继续用小火煨煮 10 分钟即成。当点心随意服用。

功能主治 用于邪犯少阳型。

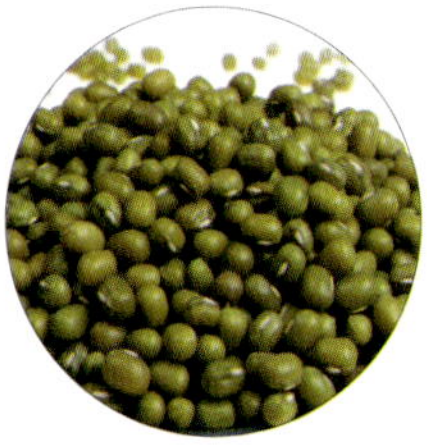

绿豆

3. 枯草绿豆汤

组　成 绿豆 100 克，夏枯草 10 克。

用法用量 将绿豆置于锅中煮至将熟，加入夏枯草，再煮 20 分钟。饮汁食豆。日服多次。

功能主治 用于邪犯少阳型。

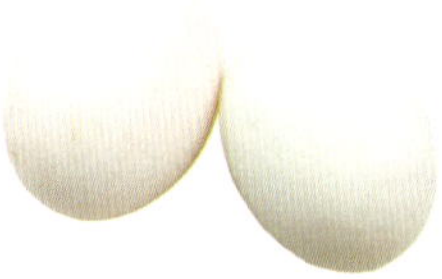

鸭蛋

4. 冰糖炖鸭蛋

组　成 冰糖 30 克，鸭蛋 2 个。

用法用量 先将冰糖在热水中搅拌溶化，待水温后打入鸭蛋搅匀，文火炖熟。分早晚空腹多次饮用。

功能主治 用于热毒蕴结型。

5. 凉瓜猪骨汤

组　成 凉瓜 200 克，猪骨 500 克。

用法用量 取凉瓜、猪骨与清水 600 毫升共煲，慢火浓煎 1 小时后饮汁吃肉。

功能主治 用于热毒蕴结型。

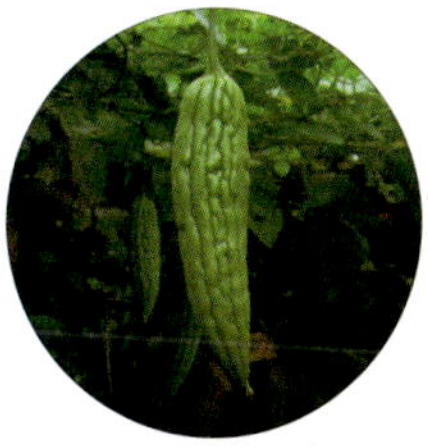

凉瓜

6. 胡萝卜竹蔗马蹄饮

组　成 胡萝卜 100 克，竹蔗 100 克，马蹄 50 克。

用法用量 将红萝卜、马蹄分别洗净切片，与竹蔗一同放入砂锅中煎煮 1 小时，取汁饮用。

功能主治 用于热毒蕴结型。

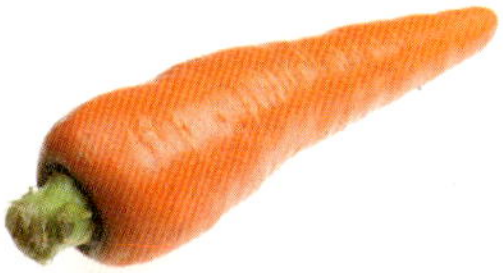

胡萝卜

7. 银花茶

组　成 银花 15 克，冰糖少许。

用法用量 水煎，加少许冰糖饮用。

功能主治 散风清热，解毒消肿。适用于流行性腮腺炎初起，腮部红肿、压痛明显者。

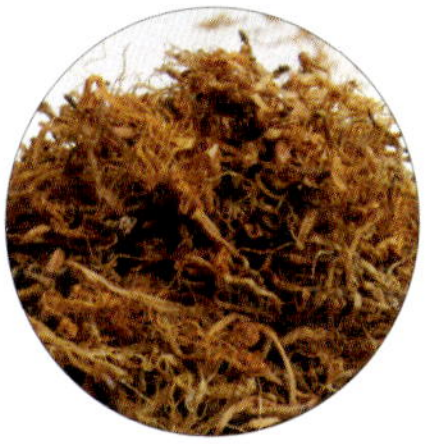

银花

8. 紫菜萝卜汤

组　成 紫菜 30 克，萝卜 60 ~ 100 克。

用法用量 水煎服。

功能主治 清热，化痰，软坚。适用于痄腮热退后肿不消，局部有结块者。

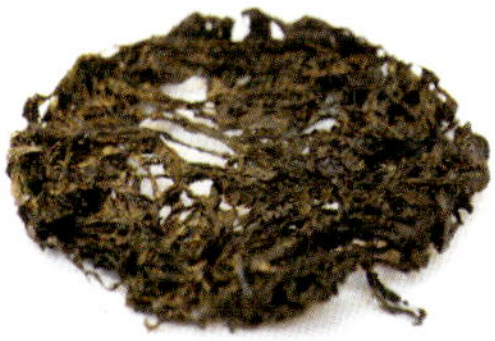

紫菜

9. 板蓝根夏枯草饮

组　成 板蓝根 30 克，夏枯草 20 克，冰糖适量。

用法用量 将板蓝根、夏枯草水煎成约 300 毫升，加适量冰糖调味。每次饮用 10 毫升，每日 3 次。

功能主治 清热解毒，凉血散结。适用于腮腺炎肿痛发热有硬块者。

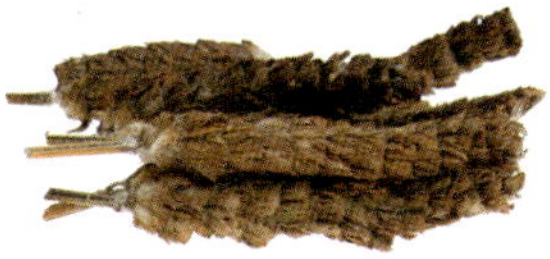

夏枯草

10. 黄花菜粥

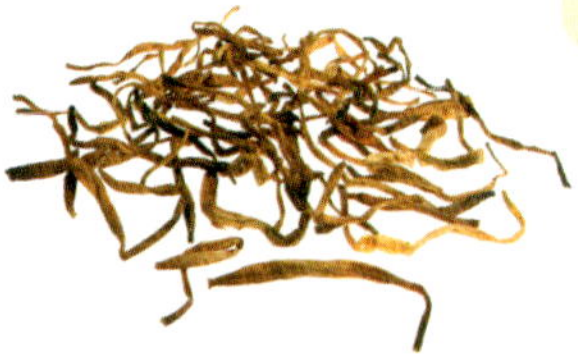
黄花菜

组　成 黄花菜（干品）20 克，粳米 50 克，食盐适量。

用法用量 将黄花菜加适量水煎煮，再入粳米煮粥。吃菜喝粥，每天 1 次。

功能主治 清热，消肿，利尿，养血平肝。适用于流行性腮腺炎等。

11. 绿豆菜心粥

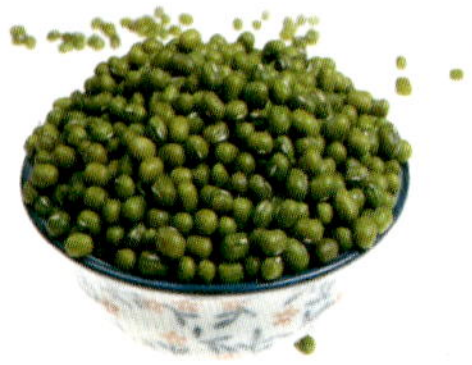
绿豆

组　成 绿豆 60 克，白菜心 2 个，粳米 50 克。

用法用量 将绿豆、粳米洗净，加水适量，煮烂成粥前加入白菜心，再煮 20 分钟。每日多次服用，连吃 4 日。

功能主治 清热解毒。适用于小儿腮腺炎。

第二节 痱子

痱子又称“热痱”、“红色粟粒疹”、“汗证”，好发于夏季，多见于排汗调节功能较差的儿童和长期卧床病人。易出热痱者，多因湿邪内盛，既有脾虚湿重，也见湿热蕴结，虚实夹杂，小儿以脾虚湿盛为常见。

痱子分三种，即白痱子、红痱子和脓痱子。

新生儿或婴幼儿生的痱子多为红色的小疙瘩，分布在腋下、额头、前胸等皮肤褶皱的地方，俗称白痱子。白痱子一般不痛不痒，无明显不适，2～3天后可自行吸收，一般不需特殊处理，门诊中，患有此种痱子的宝宝最多见。

红痱子多表现为皮肤表面红色小丘疹或丘疱疹，常突然出现并迅速增多。有的融合成片，以脸、颈、胸及皮肤褶皱处最为常见，并伴有明显的瘙痒感和灼热感，汗液浸湿后可有刺痛。家长应注意保持孩子的皮肤清洁。

痱子继发细菌感染后，红色丘疹顶端出现黄色脓头，即为脓痱子。如果处理不及时，感染范围扩大，会形成皮肤疖肿，伴有发热、局部疼痛等症状。此时，除了注意保持孩子皮肤清洁外，应给予抗感染治疗，并在饮食上加以调理。

一、日常护理

1. 注意保持皮肤清洁，每日数次用温水给孩子洗澡，洗澡后将身体擦干，局部搽痱子水等搽剂。为防止过敏，这些搽剂不宜随便使用或频繁更换。使用新品牌的搽剂时，应先在局部试验一下，证实没有过敏反应再用。也可以在小儿冲凉水液中滴入5～10滴花露水。

2. 勤给孩子剪指甲，保持双手干净，以免因痱子瘙痒抓挠皮肤引起细菌感染。

3. 适当控制孩子户外活动时间和活动量，居室内注意保持通风凉爽。

4. 孩子夏天的衣着应宽松、肥大，经常更换，衣料应选择吸水、通气性好的薄型棉布，以免皮肤受到不良刺激。

5. 注意饮食卫生。给孩子吃些清淡易消化的食物，营养要适当。

二、积极预防

盛夏时节，儿童新陈代谢率较高，容易出汗，加上衣着、护理方式不当、宝宝哭闹等原因，汗液分泌增多，很容易生痱子，最有效的预防和治疗原则就是保持孩子皮肤干燥。具体方法如下：

（1）不要让孩子直接睡在凉席上，而是在凉席上铺上床单和毛巾被，这样可吸汗，避免孩子长热痱。

（2）经常查看孩子的衣服、被单及枕巾是否已潮湿，要及时更换。对于经常躺着的孩子要勤翻身，还应及时换枕巾，以免出汗刺激皮肤。

（3）孩子的头发尽量理得短而薄。

（4）天气热的时候不要让孩子在阳光下玩耍，宜在阴凉的地方玩耍。

（5）不要用碱性肥皂给孩子洗澡，孩子洗完澡后一定要擦干皮肤，特别是褶皱处。

（6）要记得给宝宝擦汗，因为有汗的地方最容易长痱子。孩子出汗较多时应及时补充水分，多喝一些绿豆陈皮汤、菊花茶、地骨皮水、清凉饮料等，但切记不要过甜。必要时可适当地补充些淡盐水。

（7）不要给孩子多搽粉类爽身用品，以免与汗液混合，堵塞汗腺口，导致出汗不畅，引起痱子。

三、饮食原则

食物应清淡易消化，营养适当，可多补充一些富含蛋白质和维生素的食品，还应补充适量盐分，适当喂服藿香茶、绿豆汤、金银花露等防暑降温饮料。

较小的宝宝可喂一些青菜水、雪梨汁，1 岁以后的宝宝，可每天喂服一些绿豆汤，或用菊花煮水代茶饮，但记得在煲水时加入 2 ~ 3 克陈皮。对于脾气急躁、爱哭闹、小便黄少的宝宝，给喝一些西瓜翠衣、薏苡仁水，可利尿去火。少吃油腻或不易消化的食物，尤其注意尽量不吃鱼虾等发物。

四、对症食疗选方

1. 白鸽陈皮汤

组　成 白鸽1只，陈皮3克。

用法用量 白鸽、陈皮加水2000毫升，慢火煲取500毫升，分次服用。

功能主治 用于本证之虚证者。

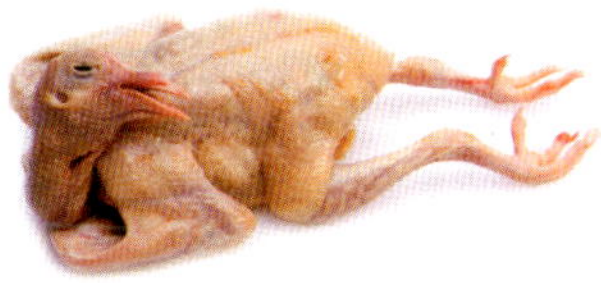

白鸽

2. 绿豆海带冬瓜汤

组　成 绿豆30克，海带15克，冬瓜60克，白糖少许。

用法用量 将前3味加适量水煲透，用白糖调味。分数次1天内服完。每天或隔天1次，共服5～7天。

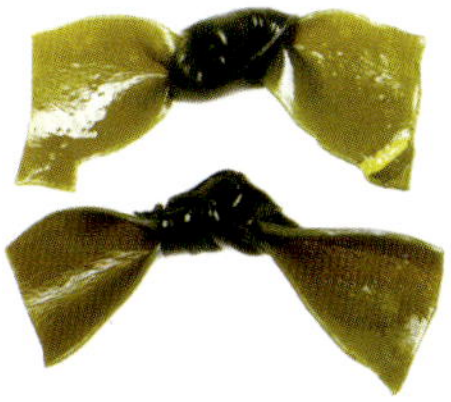

海带

3. 冬瓜薏仁汤

组　成 冬瓜60克，薏苡仁30克。

用法用量 加水适量，煎水饮服。每天1次，连服5～7天。

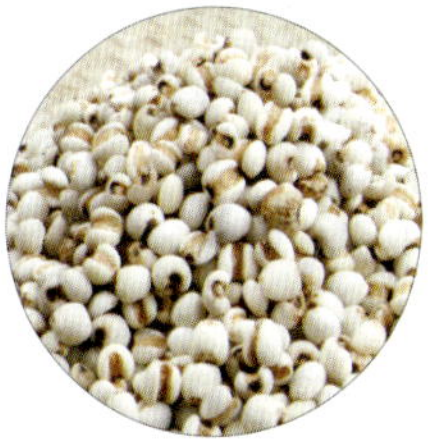

薏苡仁

4. 冬瓜海带猪肉汤

组　成 冬瓜60克，海带10克，薏苡仁10克，猪瘦肉50克，盐少许。

用法用量 共煲汤，用少量盐调味，分次服食。隔天1剂，适当服食。

5. 竹叶薄荷茶

组　成 竹叶6克，鲜薄荷叶3克，茶叶少许。

用法用量 将3味放入茶壶内，加沸水冲泡，代茶频饮。

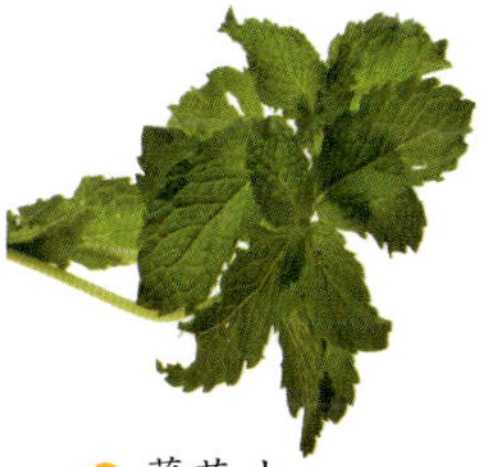

薄荷叶

6. 荷叶茅根粥

组　成 鲜荷叶1张，白茅根30克，粳米50克，白糖适量。

用法用量 先将白茅根洗净，加水1000毫升煎煮30分钟，去渣取汁，用药汁煮粳米至烂熟，放入洗净的鲜荷叶，略煮即成。吃时放少许白糖调味。

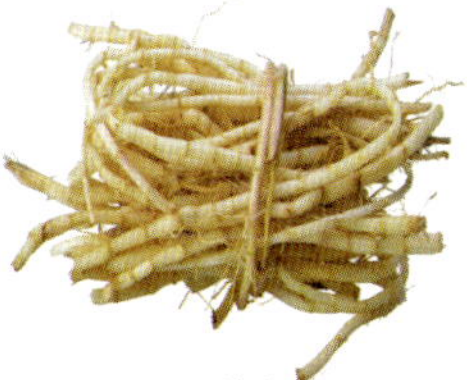

白茅根

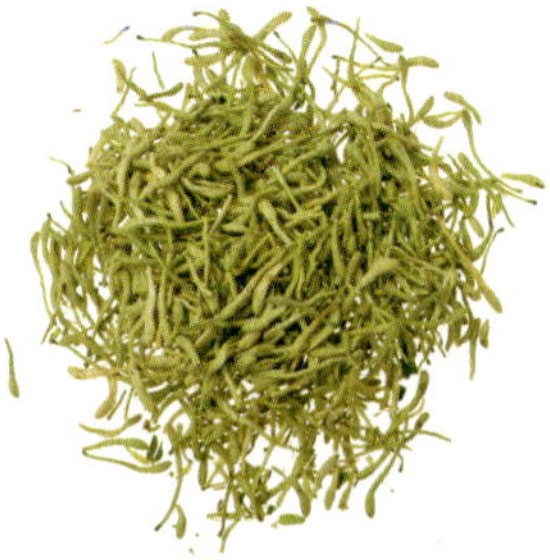

金银花

7. 蜂蜜银花露

组　成 蜂蜜 30 毫升，金银花 15 ～ 30 克。

用法用量 先将金银花煎水，去渣放凉，分次加入蜂蜜，调匀后饮用。

备　注 煎时不要太浓，一般煎成 2 碗银花汁，瓶贮，分次冲服。

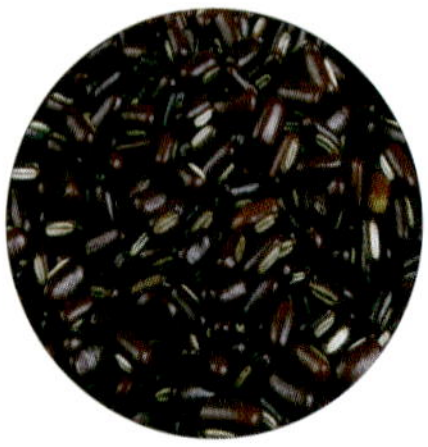

赤小豆

8. 赤小豆冬瓜粥

组　成 赤小豆 50 克，冬瓜皮 20 克，荆芥穗 5 克，白糖适量。

用法用量 先将赤小豆加水煮至烂熟，备用。将冬瓜皮、荆芥穗以水 500 毫升煮 20 分钟，去渣取汁，加少量白糖，加入赤小豆粥内和匀，即可食用。

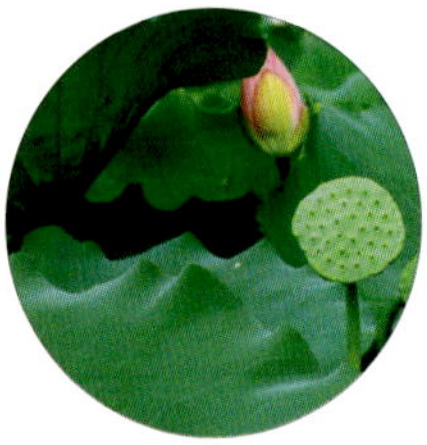

鲜荷叶

9. 荷叶绿豆糖水

组　成 绿豆 20 克，鲜荷叶 1 张，白糖适量。

用法用量 先将绿豆加适量水煮至烂熟，然后加入荷叶、白糖，再煮片刻，去掉荷叶即可。每天 1 剂，连续 5 ～ 7 天。

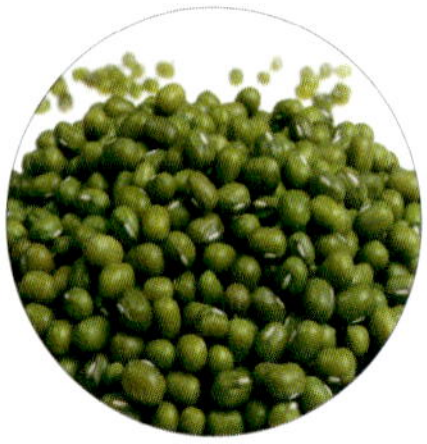

绿豆

10. 三豆汤

组　成 绿豆、赤豆、黑豆各 10 克。

用法用量 将绿豆、赤豆、黑豆加水 600 毫升，小火煎熬成 300 毫升，连豆带汤喝下即可，宜常服。

功能主治 此汤有清热解毒、健脾利湿的功效，被誉为夏季小儿保健佳品。如果从入夏开始就服用，小儿很少有发生痱子的。在汤中加薏米 20 克，效果会更好。

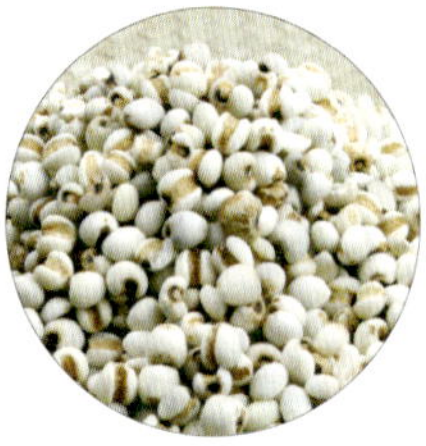

薏苡仁

11. 西瓜翠衣饮

组　成 西瓜翠衣 60 克，薏苡仁 10 克，冰糖适量。

用法用量 西瓜皮洗净，用刀将西瓜外面的绿皮削下，加入薏苡仁煮开后放入少许冰糖即可。分次服食。每天 1 剂。

第三节 湿 疹

婴幼儿湿疹也叫“胎毒”、“奶癣”，是小儿常见的一种皮肤病，属于变态反应性疾病，也叫过敏性疾病，以1～6个月大的婴儿最为多见。

导致小儿发生湿疹的原因比较复杂，外界对皮肤的刺激、消化不良以及先天性的过敏体质都可能诱发此病。中医认为，湿疹一证，多因湿邪偏盛，有湿热，也有寒湿，更有脾虚湿盛者，可见有虚实寒热之不同，临证切不可均以湿热论治，因据临床观察，脾虚寒湿证尤为多见。

湿疹与痱子的区别

湿疹：主要在小儿的面部、前胸、臀部。可见大小不等红色的丘疹或斑疹，也可融合成片，遇水、出汗可加重，而且容易反复出现。

痱子：主要在小儿的前额、前胸、后背、上肢等部位，为红色或者红白相间，小米粒或针尖大小。天热时易出现。

一、日常护理

1. 患儿的饮食要定时定量，患儿如有消化不良，应及时进行治疗。

2. 要避免让有刺激性的物质接触孩子的皮肤，尤其是不能接触孩子的湿疹，也不要在患处涂擦油脂丰富的护肤品。同时，要禁止用碱性强的肥皂、热水洗患处皮肤。因为肥皂和热水会将宝宝皮肤表面的油脂洗掉，使皮肤更加干燥，还会刺激肌肤。洗浴次数不宜过多，尤其是冬季。

3. 应保持适宜的室温，因为室温过高会使湿疹的瘙痒感加重。

4. 平时要给孩子穿松软、宽大的棉织品或细软布料的内衣，避免穿化纤织物，内、外衣均要忌羊毛织物以及绒线衣衫。

5. 要避免小儿在患病期间与患有单纯性疱疹的人接触，以免罹患其他皮肤病证。

二、积极预防

1. 尽量避免让小儿接触可能引起过敏的物质。

2. 保持宝宝双手的清洁，经常帮宝宝剪手指甲。避免搔抓，以免感染。

3. 平时多注意小儿皮肤的保养。包括多饮水，多食蔬菜水果，少食辛辣、油腻、煎炸之品，戒除不良嗜好，生活作息规律，保证足够睡眠时间，避免过多熬夜。

4. 不要擅自给小儿用任何激素类药膏，必要时，要在医生指导下使用。

5. 注意居住环境的清洁杀虫，要勤换勤洗衣被，加强小儿的个人卫生。

三、饮食原则

属过敏体质或已发病者，饮食宜清淡，清淡少盐的食物可以减少湿疹的渗出液。可在日常饮食中选择一些清热利湿的食物，如芹菜、茭白、丝瓜、冬瓜等。干性湿疹的小儿要多喝水，多吃一些富含维生素A和维生素B的食物。不吃海鲜、牛羊肉、狗肉等发物，忌吃膏粱厚味、甘肥滋腻、生湿助湿的食物，忌吃酸涩和辛辣刺激性食物，忌吃性属温热助火食物，忌吃油煎炒炸、炙焯香燥熏烤的食物，避免诱发和加重病情。

四、对症食疗选方

1. 白术扁豆薏米汤

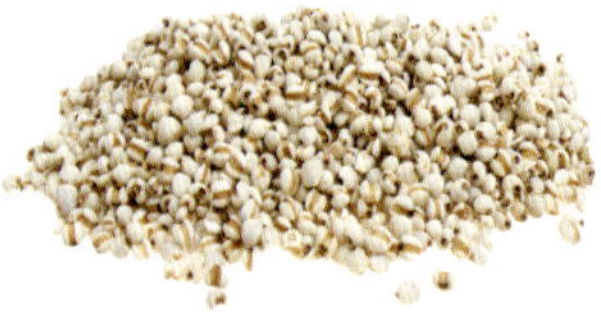

薏米

组　成 白术8克，炒薏米12克，炒扁豆15克，生姜1片。

用法用量 共煲汤服用，隔天1次，每次饮汤50 ~ 100毫升。

功能主治 健脾化湿。

2. 绵陈土茯苓猪骨汤

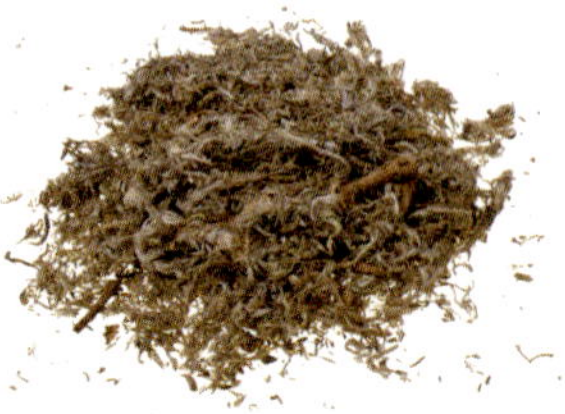

绵茵陈

组　成 绵茵陈10克，土茯苓12克，猪骨头适量。

用法用量 所有材料加水2000毫升，煲汤，去油，每次饮用30 ~ 50毫升，每天1次。

功能主治 清热去湿。

3. 佛手石菖蒲乌鸡汤

组 成 佛手 6 ~ 8 克，石菖蒲 3 ~ 5 克，去皮乌鸡肉 250 克。

用法用量 所有材料洗净，加水 3000 毫升，慢煲，取汤服用，每次 30 ~ 50 毫升，每天 1 次。

功能主治 养胃固本，可治虚证顽固性湿疹。

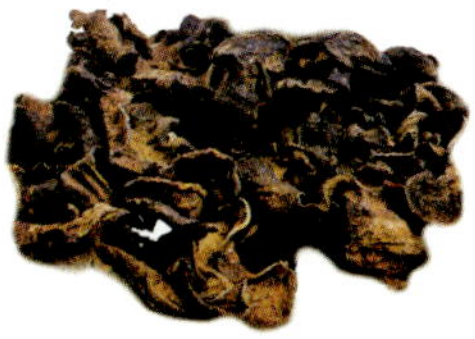

佛手

4. 百合绿豆汤

组 成 百合、绿豆各 10 克，白糖适量。

用法用量 以上 2 味加水共煮至绿豆烂熟，用白糖调味。每日 1 剂，分 2 次服食。

功能主治 滋阴清热，利尿解毒。

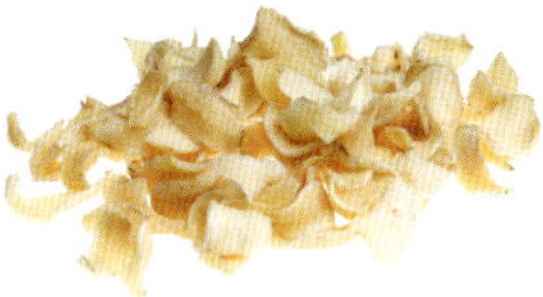

百合

5. 百合桑葚汁

组 成 百合 30 克，桑葚 30 克，大枣 10 枚，青果 9 克，白糖适量。

用法用量 以上 4 味同入锅中，加水适量，煮取汁液，白糖调味。每日 1 剂，代茶频饮，10 日为一个疗程。

功能主治 清热润肺，除湿止痒。

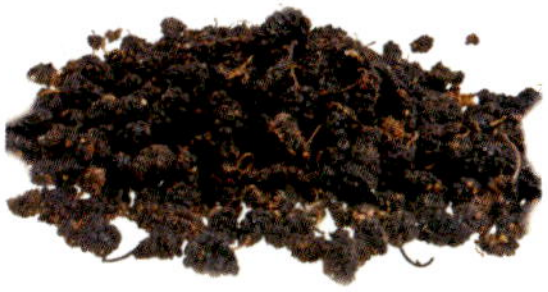

桑葚

6. 黑豆生地饮

组 成 黑豆 60 克，生地 12 克，防风 6 克，冰糖 12 克。

用法用量 前 3 味加水适量，煮取汁液，再将药汁倒入锅中，加冰糖，边搅边加热，至糖溶化为度。每日 1 剂，空腹服。

功能主治 健脾清热，养阴解毒。

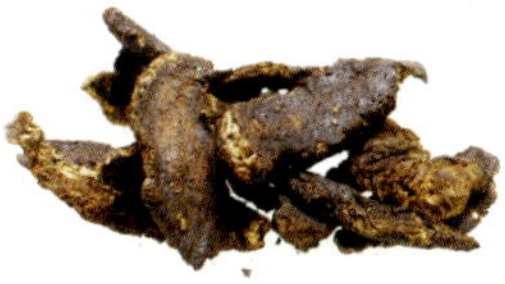

生地

7. 茅根绿豆饮

组 成 鲜茅根 15 克，绿豆 10 克，泽泻 10 克，冰糖 10 克。

用法用量 白茅根切段，与泽泻一起先煮 20 分钟，捞去药渣，再入绿豆、冰糖，煮至绿豆开花蜕皮后，过滤去渣取汁。分多次温服。

功能主治 清热除湿，凉血解毒。

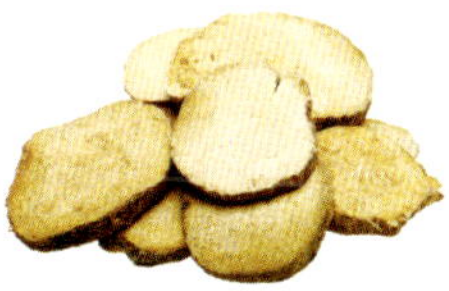

泽泻

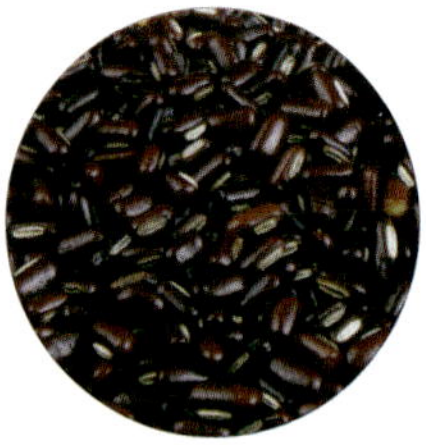

● 红小豆

8. 薏米红豆煎

组 成 薏米 30 克，红小豆 15 克，白糖适量。

用法用量 前 2 味加水同煮至豆烂，加少许白糖，早晚分服。

功能主治 用于脾虚湿困者。

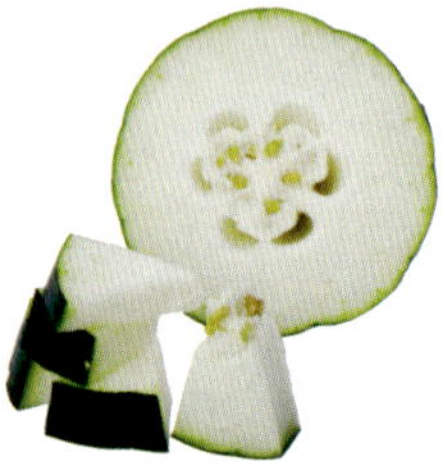

● 冬瓜

9. 冬瓜汤

组 成 带皮冬瓜 250 克。

用法用量 切块，煮汤食用。

功能主治 用于湿热偏甚、大便秘结者。

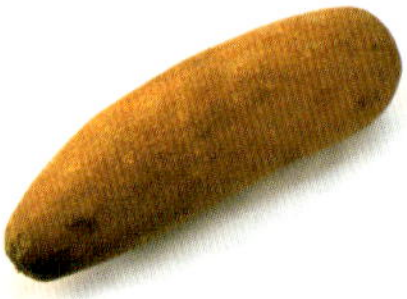

● 黄瓜

10. 黄瓜皮煎

组 成 黄瓜皮 30 克，白糖适量。

用法用量 加水煮沸 3 分钟，加糖适量，一日 3 次，分服。

功能主治 用于热毒偏甚者。

第四篇

儿童营养保健饮食调理

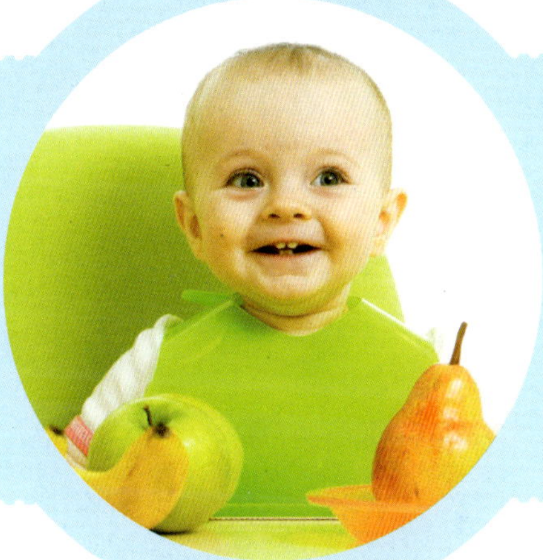

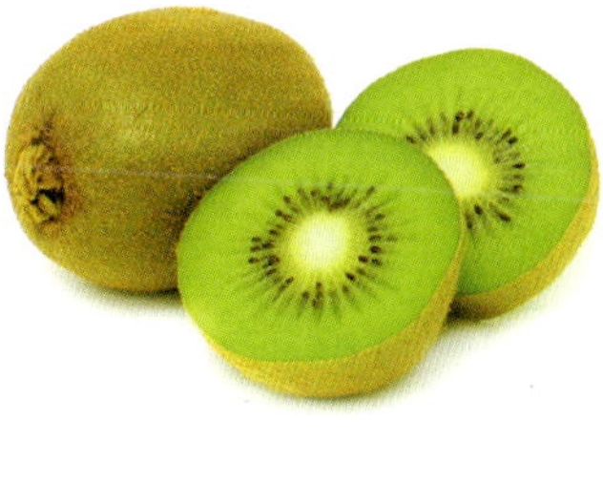

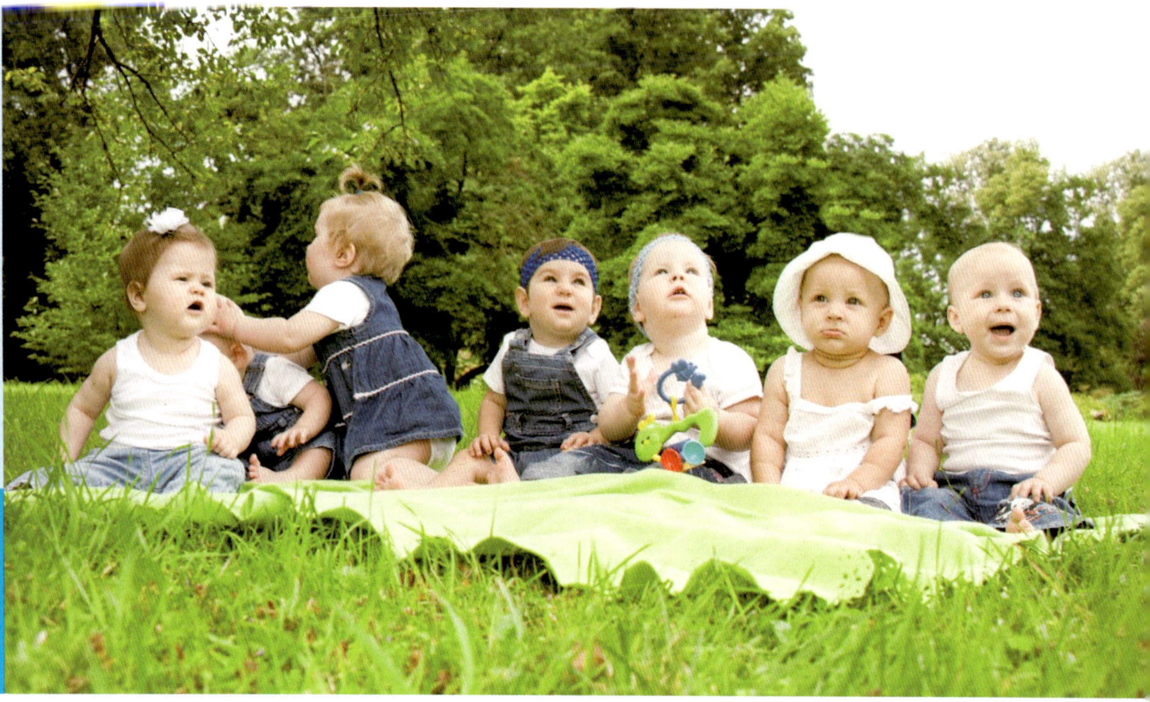

第一章

儿童四季保健饮食调理

春、夏、秋、冬四季气候特点各不相同，好发的疾病种类、疾病特点也不一样。想要对生理还未完全发育成熟的小儿，在不同的季节里，适时进行饮食调护，做到未病先防、已病食疗，家长就必须熟悉每个季节的气候特点、多发病的疾病属性以及小儿在不同季节的保健要点，当然也包括了解食疗要领，这样才能保障小儿在多变的四季当中健康成长。

第一节 春季的饮食调护

“春主生”：春天，是指从立春之日起，到立夏之日止，包括了立春、雨水、惊蛰、春分、清明、谷雨等六个节气。春季为万物生长之期，但气候多变。春为四季之首，一年之计在于春，此时，柳丝吐绿，春花萌芽，自然界阳气开始升发。这种环境最有利于津血化精气，充实人体的组织器官。但是春天气候多变，会直接影响人体的防御功能，全身的抗病能力也会下降，尤其是婴幼儿机体的免疫功能尚未发育完善，故受影响更大；另外，各种病原体（如细菌、病毒、支原体、衣原体等）也开始大量繁殖，体质不佳时病原体就会乘虚而入。

春天的饮食宜温甘，不宜冷酸苦，以有利于扶助阳气。宜食葱、姜、麦、豉、枣、橘、花生等，不宜食酸苦、生凉、黏、杂之食，饮酒不可过多，米面团饼不可过食，以免损伤脾胃。

在早春，可食红辣椒、红苹果等红色蔬果，以使人体抗病组织产生一些热能，提升抗病能力，加速疾病康复。生吃或榨汁效果较佳，但不可过量，一切以能消化为准，时刻固护孩子虚寒体质的特点。动物的肝、心、肾等内脏含维生素 B_2 很多，可多吃些，以防出现嘴唇干裂、口角炎等。

一、调护原则

1. 正确做好三餐调护

春天人体新陈代谢旺盛，但因天气多变，而且空气湿度又大，所以有春眠不觉晓之说，小孩更是如此，因此，孩子的一日三餐以营养平均、多样化、易消化为原则，清淡为主，“省酸增甘，以养脾气”，少吃油腻、生冷之品。1 岁后的孩子，家长在饮食喂养中要记住早中晚三餐应吃饱吃好，晚餐后应不吃或少吃的原则。一般以粗粮、米粥、淡牛奶、蒸鸡蛋、面制品、鱼类、蔬果等为主食。适当饮用温开水，还可以培养小孩喝茶的习惯，茶叶以半发酵的茶叶为宜，如铁观音、乌龙茶等，熟普洱、陈年红茶也可。

2. 适当补充多种维生素及微量元素

春天，细菌、病毒等微生物开始繁殖，活力增强，容易侵犯人体而致病，所以，在饮食上应摄取足够的维生素和无机盐。油菜、柿子椒、西红柿等新鲜蔬菜和柑橘、柠檬等水果，富含维生素 C，具有抗病毒作用；胡萝卜、苋菜等黄绿色蔬菜，富含维生素 A，具有保护和增强上呼吸道黏膜和呼吸器官上皮细胞的功能，从而可抵抗各种致病因素侵袭；富含维生素 E 的食物也应食用，以提高人体免疫功能，增强机体的抗病能力，这类食物有芝麻、青色花椰菜、菜花等。也可以适当补充复方多种维生素制剂。

3. 多吃食用菌

春季饮食应清淡一些，多吃蔬菜和一些食用菌，如黑木耳、银耳、蘑菇、香菇等。春季是病毒出没频繁的时候，很多病毒都会乘虚而入，进入孩子的体内，多食食用菌能增加孩子的抗病毒能力。但小孩脾胃多虚寒，所以食用菌当以熟食为宜，并可加进少量生姜、甜醋或陈皮。

二、春季疾病预防小常识

一年之中，春季气温多变，且多梅雨天气，是某些传染性疾病和一些慢性病的高发期之一。小儿腮腺炎、百日咳、猩红热、肺炎、麻疹、水痘等呼吸道传染病的发病率较高，一些慢性疾病，如哮喘，也会因气候的变化而复发、加重或恶化。所以，在这个天气多变的季节，家长应密切注意天气的变化，采取综合性的预防保健措施，以有效地防止小儿疾病的发生或加重病情。

1. 加强饮食调理，减酸为甘

这个时节的饮食应重在健脾，特别注意孩子的消化状况，可适当增加营养，如蛋白质、B 族维生素、钙和镁等，所以儿童应适当增加含此类营养物质的食物的摄入量，主要有瘦猪肉、动物内脏、鱼类、鸡蛋、牛奶、豆类及其制品、海藻、杂粮、西红柿、胡萝卜、菠菜、青菜、水果等。一切以孩子饮食后及时消化为度。

2. 注意环境卫生

暮春时节气温日渐升高，各种病原性微生物容易滋生繁殖，应大力改善居室环境。室内外要经常打扫，保持环境的清洁通风。还可通过养殖花草等方式来绿化、美化、净化室内外环境，调节局部小气候。要常开门窗，使空气对流，保持室内空气新鲜，光照充足。

3. 加强体育锻炼，以增强体质

这个时节环境温度适宜，是进行体育锻炼的大好时机。要让孩子多多沐浴阳光，进行一些户外活动，以运动肢体关节，促进机体新陈代谢，如散步、慢跑、跳绳、踩车、郊游、踏青、登高等。但须做好运动安全保护措施。

三、春季适宜吃的食物

1. 胡萝卜

胡萝卜富含维生素 A。缺乏维生素 A 容易患呼吸道和消化道感染；一旦感冒或腹泻，体内维生素 A 的水平又会进一步下降。维生素 A 缺乏还会降低人体的抗体反应，导致免疫功能下降。另外，胡萝卜中的 β－胡萝卜素能有效预防春季花粉过敏症、过敏性皮炎等过敏反应。

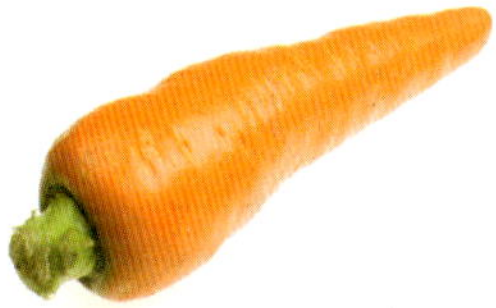

● 胡萝卜

2. 草莓

草莓在早春已经上市，特别适宜春天养生食用。草莓的营养丰富，维生素 C 的含量约是等量的西瓜、葡萄或苹果的 10 倍，此外草莓中富含铁、果糖、葡萄糖、柠檬酸、苹果酸等，对于春季容易出现的肺热咳嗽、嗓子疼、长疮疖等能起到辅助治疗的作用。又因为富含铁，故贫血的小儿也可以适量常吃。但其性寒凉，不可过量。

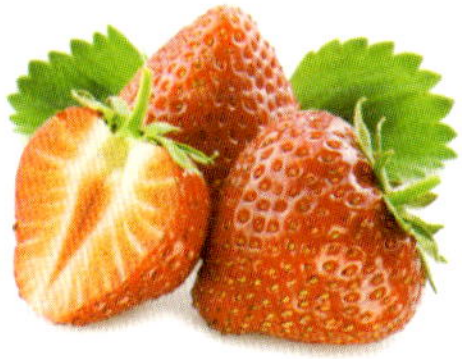

● 草莓

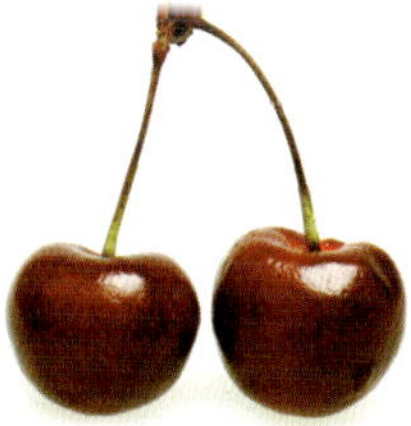

● 樱桃

3. 樱桃

樱桃味美多汁，营养丰富，铁的含量尤为突出，超过柑橘、梨和苹果 20 倍以上。春天食樱桃可发汗、益气、祛风及透疹。但樱桃性温，身体阴虚火旺、肺热鼻出血及患热病小儿应忌食或少食。

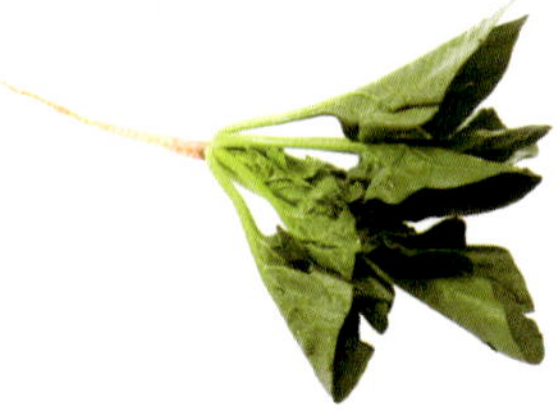

● 菠菜

4. 菠菜

菠菜可养血滋阴，对春季里常因为肝阴不足引起的头痛目眩、贫血等都有较好的治疗作用。春季上市的菠菜，对解毒、防春燥很有益处。中医认为菠菜性甘凉，能养血、止血、敛阴、润燥。但脾胃虚寒明显、缺钙小儿慎用。

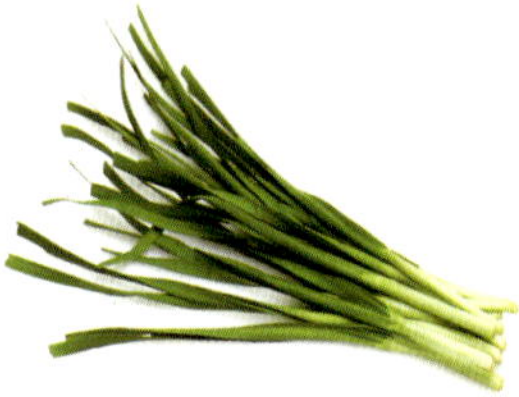

● 韭菜

5. 韭菜

韭菜以春天吃最好。春季常吃韭菜，可增强人体脾胃之气。但由于韭菜性热、不易消化，故一次不应吃得太多。

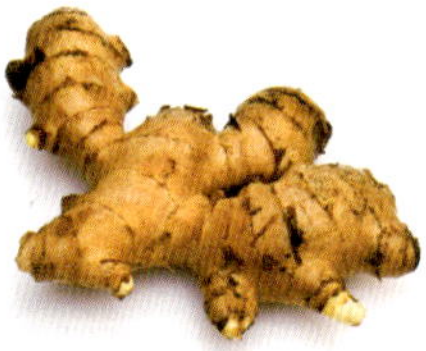

● 姜

6. 葱、姜、蒜

葱、姜、蒜不仅是调味佳品，还有重要的药用价值，不但可增进食欲、助春阳，还具有杀菌防病的功效。春季是葱和蒜在一年中营养最丰富，也是最嫩、最香、最好吃的时候，此时食之可预防春季最常见的呼吸道感染。

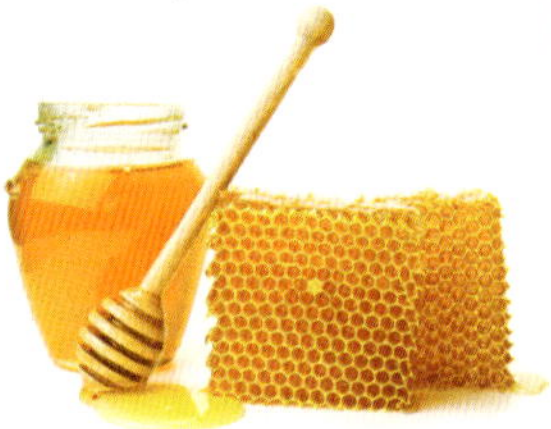

● 蜂蜜

7. 蜂蜜

在春季多风的季节里，蜂蜜是最理想的保健饮品。每天少量饮用，既可润肠通便，又可预防感冒，清除体内毒素。冲服即可，不可煎煮。

四、春季儿童营养食谱

1.牡蛎豆腐饺

原料：新鲜牡蛎肉200克，嫩豆腐2小块，猪肉、鲜蘑、精盐、葱末、姜汁、水淀粉、蛋清、味精、香油、鸡汤适量。

功效：牡蛎肉不仅富含蛋白质和钙，还含有丰富的锌元素，而锌元素非常有利于儿童生长发育。

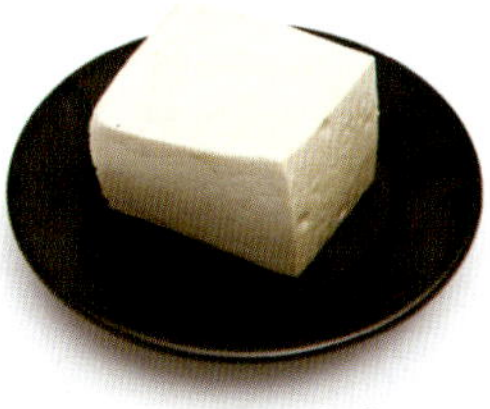

豆腐

做法：（1）将牡蛎肉、猪肉剁成碎末，加入蛋清、水淀粉、精盐、味精、葱末、姜汁、香油、鸡汤等搅拌成稠糊状，用手挤捏成小肉丸，备用。（2）将上述馅料用饺子皮包好，煮熟即可。

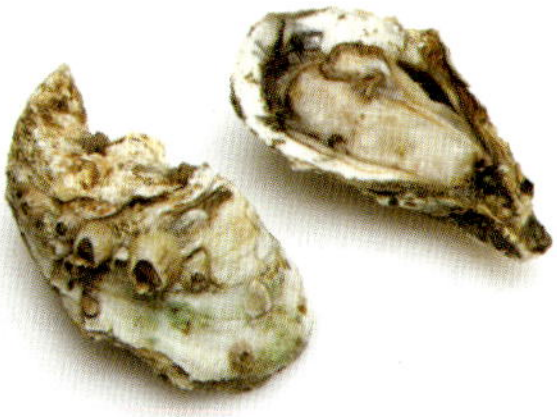

牡蛎肉

2.香酥排骨

原料：猪排1250克，鸡蛋清2个，酱油25克，白糖、料酒、水淀粉各10克，葱末、芥末粉、精盐各5克，味精、咖喱粉适量，植物油2000克（实际耗用75克）。

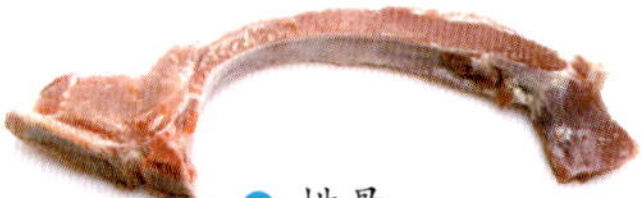

排骨

功效：猪排骨富含优质蛋白及锌、钙等元素，这些都是儿童建造骨骼组织必需的营养素，具有长肌肤、壮骨骼的作用。

做法：（1）将猪排洗净，剁成4厘米长、3厘米宽的块，煮至八成熟，晾凉。（2）将排骨沥去水，加入蛋清、精盐、料酒和水淀粉，拌匀上浆；再将咖喱粉、芥末粉、白糖、酱油、少许盐、味精等一起放在碗里，搅拌均匀后调成汁。（3）在炒锅里放入植物油，烧至六成热时将猪排下入，炸至金黄色时倒入漏勺里沥油。（4）在炒锅里放入葱末，略煸炒，将炸好的猪排和调料汁下入锅里翻炒，待汁将排骨裹住即可出锅。

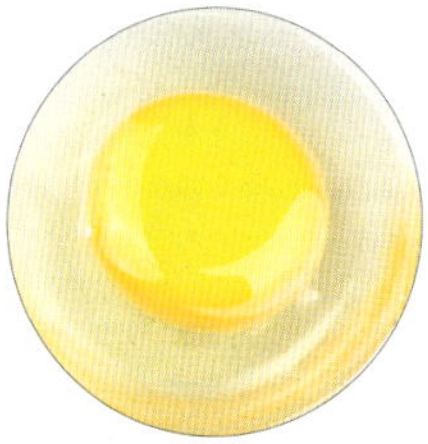

鸡蛋

3.西红柿炒山药

原料：新鲜山药、西红柿、葱、姜、盐、鸡粉各适量。

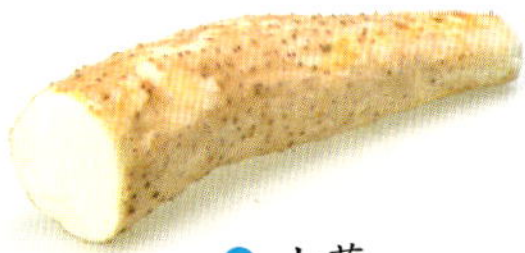

山药

功效：山药中含有大量淀粉及蛋白质、B族维生素、维生素C、维生素E等，能健脾、除湿、补气、益肺，对儿童强健体魄有显著效果。

做法：（1）将山药去皮切片，西红柿切成碎末，备用。（2）锅里下油烧热，下葱、姜爆香，将西红柿、山药炒熟，加盐、鸡粉调味即可。

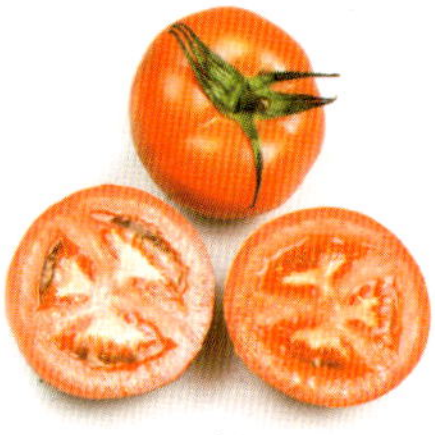

西红柿

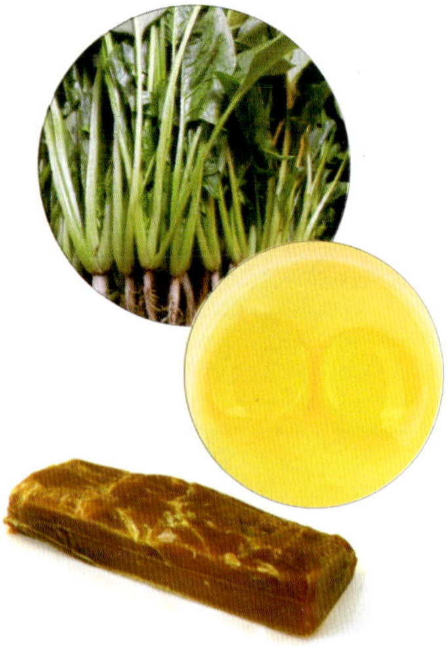

● 菠菜，鸡蛋，火腿

4.五彩菠菜

原料：菠菜300克，鸡蛋2个，熟火腿25克，冬笋15克，水发木耳25克，香油20克，精盐7克，味精2克，姜末4克。

功效：这道菜营养丰富，富含蛋白质、多种维生素，可健胃补虚。

做法：（1）将菠菜择洗干净，放入沸水锅内稍烫一下，捞入冷开水内投凉，挤去水分，切成丁，放在盘内，备用。（2）将冬笋加水煮熟，木耳清洗干净，都放入开水锅内氽熟。（3）将鸡蛋打入碗中，加少许精盐、味精搅匀，用小火蒸成蛋羹，然后与火腿、冬笋、木耳一起，均切成条。（4）将菠菜、火腿、冬笋、木耳加入精盐、味精拌匀，再拌入蛋羹。姜末用热香油炸一下，倒入菠菜里，拌匀即成。

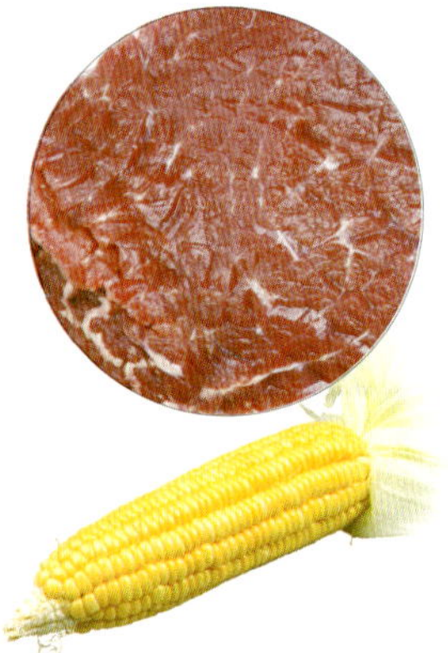

● 牛肉，玉米

5.玉米牛肉羹

原料：牛肉100克，鲜玉米2条，鸡蛋2个，芫荽1棵，姜1片，上汤适量。

功效：这道菜富含优质的动、植物蛋白，维生素B_1，具有补虚、润燥等功效。

做法：（1）将鸡蛋打匀，芫荽洗净切碎，玉米洗净，去芯，牛肉洗净，抹干水分后剁细，加调味料腌10分钟。（2）用少许油将牛肉末炒至将熟，沥去油及血水。（3）把适量水及姜煮滚，放入玉米粒煮约20分钟，下调味料，用玉米粉水勾芡成稀糊状，下牛肉兜匀煮滚，下鸡蛋拌匀，盛入汤碗内，撒入芫荽即可。

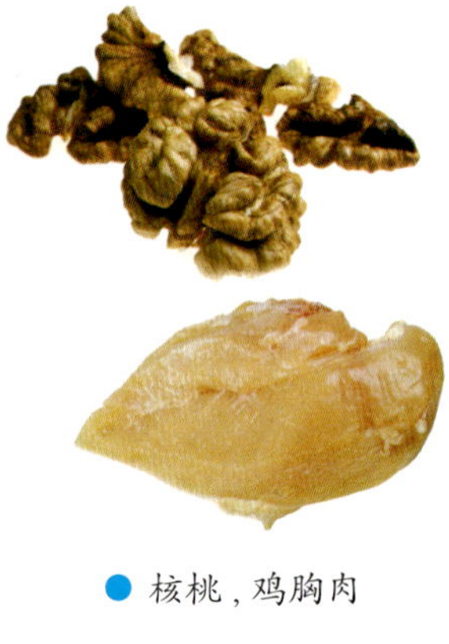

● 核桃，鸡胸肉

6.核桃鸡块

原料：鸡胸肉300克，核桃肉100克，西兰花1棵，蛋清半只，酱油1/2大匙，味精2克，酒、盐、胡椒粉、淀粉水、食用油各适量。

功效：补血养气、补肾填精、止咳平喘、润燥通便等。

做法：（1）将核桃肉用开水泡5分钟，用牙签剔去皮待用，鸡胸肉切片，加入鸡蛋清、盐、酱油、少许淀粉，拌匀。（2）将油锅烧至五成热，将核桃肉放入翻炒至香，沥干油盛出。（3）锅中加入油，将鸡片划油，沥干油。（4）锅中留底油，投入鸡片，加入酒、盐、胡椒粉、核桃一起炒，勾薄芡，淋上麻油即可。

7.银鱼白菜羹

原料：大白菜200克，银鱼（或小鱼干）40克，胡萝卜1条，盐、淀粉各少许。

功效：银鱼中的钙可以完全吸收，对儿童骨骼发育有帮助。

做法：（1）将大白菜切丝，用油炒软，加盐、高汤烧开，胡萝卜切丝，与白菜同烧。（2）待大白菜软烂时，加入银鱼同煮至熟软，勾芡即可。

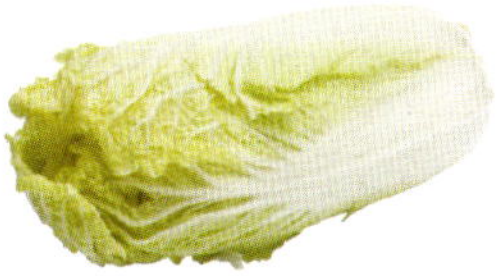

大白菜

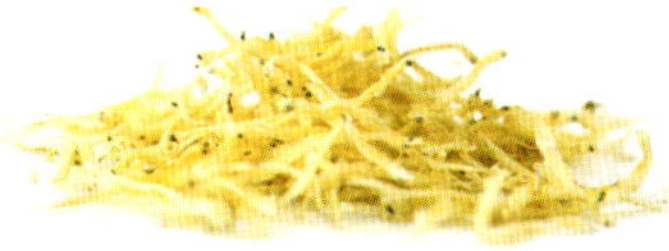

银鱼

五、春季儿童食疗方例

1. 百合莲子羹

组　成 去芯莲子15克，百合15克，鸡蛋1个，白糖适量。

用法用量 将莲子与百合一同放在砂锅里，加适量清水慢火煮到莲子肉烂，再打入鸡蛋，加入白糖，待鸡蛋熟后即可。

功能主治 补益脾胃、润肺、宁心安神。适合小儿春季气候干燥时食用。

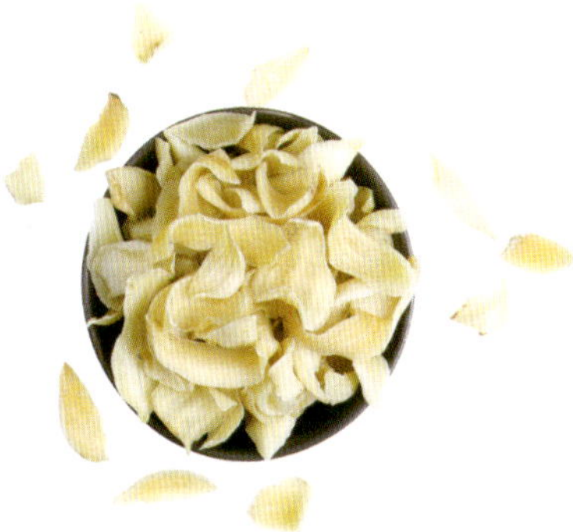

百合

2. 芡实山药鲫鱼汤

组　成 芡实15克，淮山15克，鲫鱼1条（约150克）。

用法用量 将鲫鱼去鳞、鳃及内脏，用少许食用油在铁锅里煎至淡黄色，然后与芡实、山药加适量清水，煲煮1小时，加食盐调味即可。

功能主治 这道汤补气、健脾、固肾。适宜儿童春季食欲不振、大便不调时食用，能增强脾胃功能。

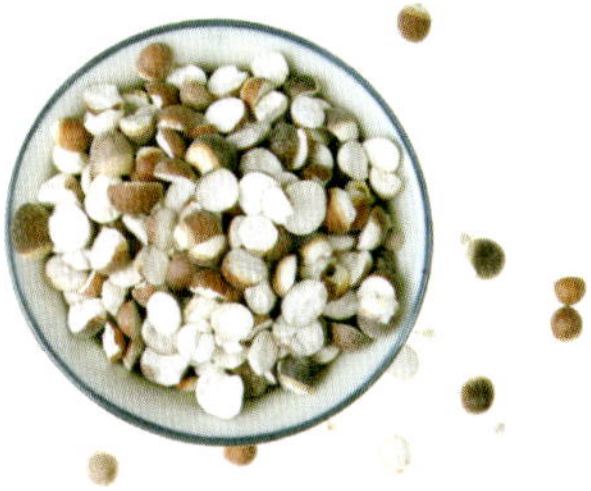

芡实

3. 胡萝卜山药粥

组　成 胡萝卜250克，山药250克，粳米50克。

用法用量 将胡萝卜及山药切成小块，先将粳米加水煮粥，半熟时加入胡萝卜及山药，再煮成粥即可。

功能主治 山药健脾助消化，胡萝卜可提高呼吸道黏膜的抵抗力。

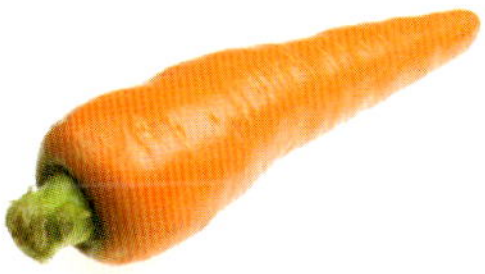

胡萝卜

4. 黄芪红枣粥

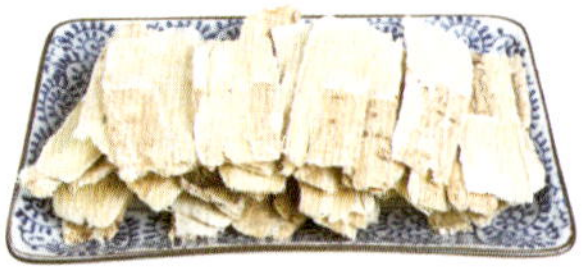

● 黄芪

组　成　黄芪 10 克，红枣 15 枚，粳米 50 克。

用法用量　先加水煮黄芪约 30 分钟，去浮渣取汁，加入红枣及粳米煮粥，早晚各吃 1 次。

功能主治　黄芪可提高身体免疫力，红枣养血补血，此方适合易感冒、贫血的小儿。

5. 太子参麦冬枸杞子粥

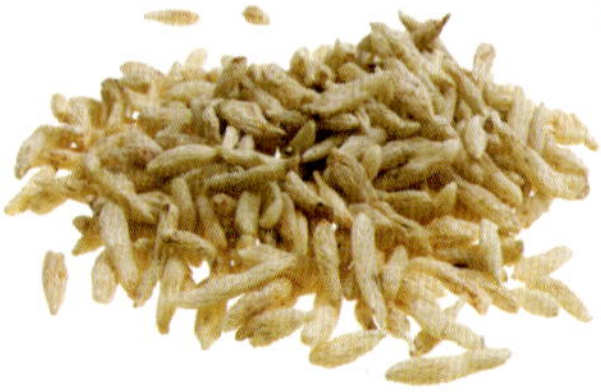

● 麦冬

组　成　太子参 12 克，枸杞 12 克，麦冬 12 克，粳米 50 克。

用法用量　将太子参、麦冬加水煮 30 分钟，去渣取汁，加枸杞子及粳米煮粥。分服，早晚各吃 1 次。

功能主治　太子参补气，可提高免疫力，麦冬养阴补肾，枸杞子补肝肾。此方适宜于生长发育落后，易患呼吸道感染的小儿。

6. 杏枣润肺汤

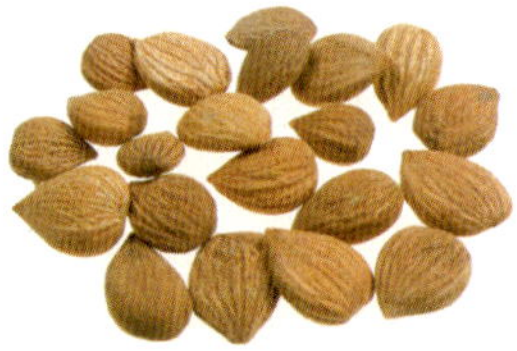

● 北杏

组　成　南杏 12 克，北杏 6 克，蜜枣 1 枚，猪肺 200 克。

用法用量　将南杏、北杏去皮，猪肺洗净切成小块，用少许食油在铁锅中炒透，加适量开水，与蜜枣同放在砂锅内煲 1 ~ 2 小时，即可食用。

功能主治　补益肺气、润肺、化痰止咳。适合于天气干燥时或肺气弱、易咳嗽的小儿平时饮用，也可用于肺炎恢复期调补身体。

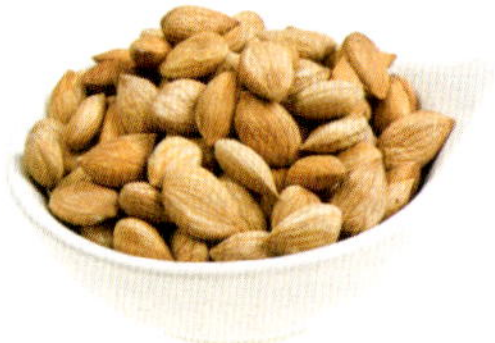

● 南杏

7. 参术大枣汤

组　成　党参 10 克，云苓 20 克，白术 6 克，大枣 5 枚，鲜鸭肾 1 个。

用法用量　将云苓打碎，大枣去核，鲜鸭肾剖开，取出鸭内金，洗净后与上料同放锅内，加适量清水煲 1 小时，调味食用。

功能主治　健脾益气，常用于体倦、胃纳欠佳、大便不畅的小儿。一般儿童饮用，可健脾开胃。

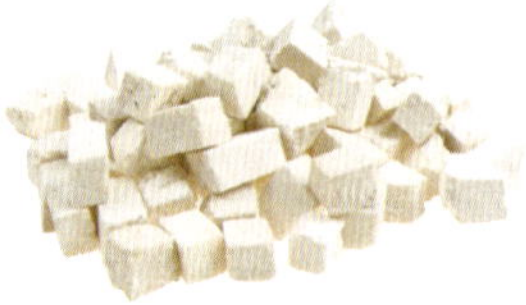

● 云苓

8. 芹菜粥

组　成　芹菜150克，粳米100克。

用法用量　将芹菜连根洗净，加水熬煮，取汁与粳米同煮成粥，早、晚随量服用。

功能主治　春季是小儿麻疹的多发季节，煮芹菜粥给小儿食用，可以解表透疹。此外，芹菜粥也适宜于普通的生长发育旺盛的儿童食用。

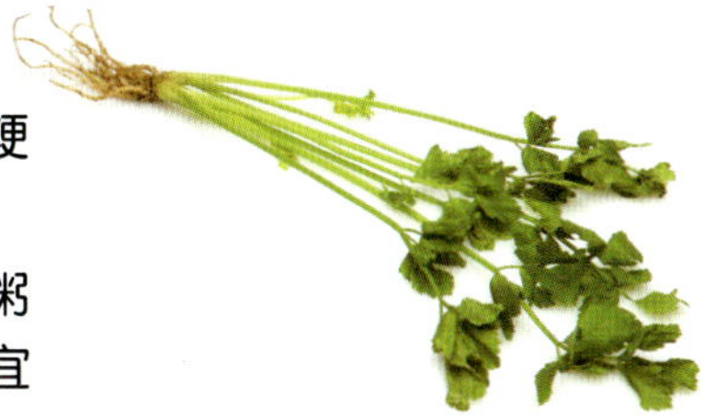

芹菜

9. 韭菜粥

组　成　粳米100克，韭菜50克，调料适量。

用法用量　用粳米加水煮粥，快熟时加入洗净、切碎的韭菜同煮，放入适量的精盐、味精、香油，即可食用。

功能主治　韭菜含有丰富的蛋白质、碳水化合物、钙、磷、维生素C等，含钾量高，还含有硫化物、纤维素、苦味素等。韭菜能温中行气，解毒，补肝肾。常用于防治小儿尿频、遗尿、食积腹胀、痢疾等症。

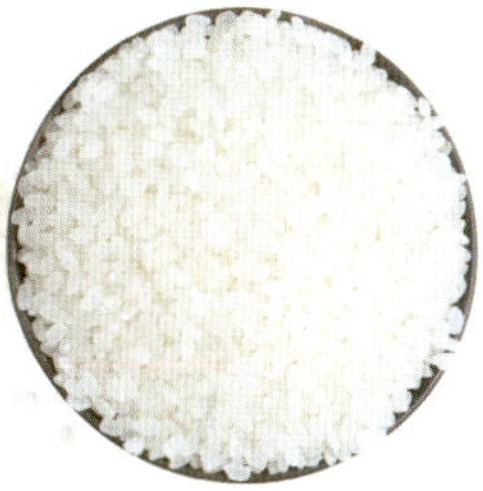

粳米

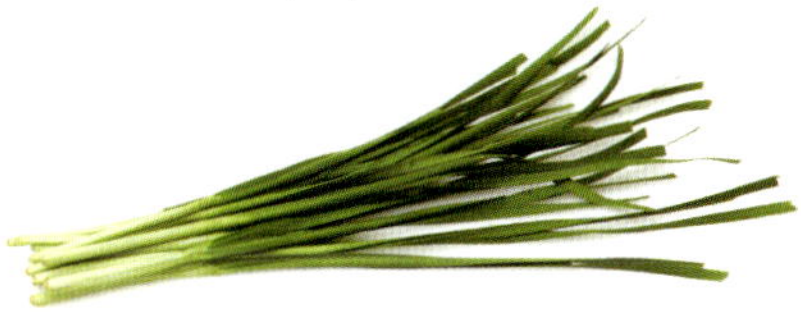

韭菜

第二节 夏季的饮食调护

"夏主长"：夏季是万物生长并逐渐趋于成熟的季节，但夏季气候最突出的一点就是热，北方是干热，南方为湿热，如果气温超过37℃，那么无论对大人、小孩都会造成不利的影响。小孩会伤肺、伤皮肤，大人会伤津耗气。防护办法除了减少户外活动外，饮食上要多注意防暑降温，少吃烧烤油炸类的食物，多饮温开水及适量的水果汁，如橙汁、菠萝汁、西瓜汁等。绿豆汤（加少量陈皮）也不错。

一、调护原则

1. 饮食宜清凉、爽口

夏季气温高，人体神经经常处于紧张状态，某些分泌腺的功能也受影响，出汗也过多，因而常出现消化力减弱、食欲不振现象，故应适当多吃些清淡而易消化的食物，如豆制品、蛋类、乳类、鸡、鱼、新鲜蔬菜、瓜果等，少吃油腻食物。凉拌蔬菜、蔬菜泥、果汁、果泥等，都是不错的菜色。还可将橙子、苹果、芒果等水果入菜，制作丰盛的水果大餐等，都是很受小朋友喜爱的菜色。

小孩在饮食上要吃一些粥、面条，加上蔬菜，还有少量酸奶和豆制品、稀释的牛奶，以达到养胃的作用，少吃一些发泡的油炸零食，少吃动物食品。因为动物食品在夏季被污染的可能性较大，稍有不慎会造成消化道感染，发生危险。

2. 饮食要营养均衡

夏天季节，万物生长繁荣茂盛，此时人体气机流畅，新陈代谢旺盛，皮毛疏松，容易出汗，消耗较大；加上小儿生长发育迅速，需要较多营养。但因天气炎热，人们食欲降低，尤其是小儿饮水过多，喜食冷饮品，更易引起食欲下降，胃口欠佳，往往达不到身体对营养的需求。为解决这一矛盾，先要选择富有营养的食物，如豆浆、牛奶、瘦肉、鱼类、蛋类、粮食、蔬菜、水果等，合理分配于一日3～5餐的膳食中。烹调要注意保持色、香、味，款式要多样化，颜色要鲜美，味道清淡爽口，不宜太油腻，这样才能引起小儿食欲，吃得多，吃得好，保证有足够的营养。要经常提供一些轻清消暑、健脾祛湿的保健食品给小儿调理身体。

3. 饮食要清洁、卫生

夏天的饮食除了对“胃”之外，还要兼顾卫生，才能保护好孩子的胃肠道。购买食物时，应着重新鲜度，避免选购热狗、香肠等具有化学物或添加物的再制品。

购买回来的蔬果中通常含有农药，应先清洗或浸泡，以减低农药含量；存放时，不宜置于室温下过久，以免变质；烹饪时，生食及熟食要分开处理；冰箱里的食物，应采取先进先出的原则，并注意保存期限；食物不要反复解冻，以免新鲜度打折，营养流失且影响口感。烹煮过的食物，即使是冷藏，也最好在两天内吃完。

夏季气温高，剩饭剩菜容易被细菌污染，最好不要再吃，若要再吃也必须经过高温处理。生吃瓜果要洗净削皮，小孩最好是熟食，不吃冰冻生冷食物。做凉拌菜时，菜一定要洗净，最好在开水中焯过；用来切熟食的刀、砧板要和切生肉、生菜的分开；凉拌时，放点蒜泥和醋，不仅能增加食欲，有助于消化，而且有杀菌解毒的作用，可预防肠道传染病的发生。做冷饮时，要用凉开水，不用生水。

二、夏季疾病预防小常识

炎热的夏天到来，儿童在炎热的夏天饭量明显下降，体重不增或减轻，这主要是因为夏季温度高，孩子出汗多，胃肠道等内脏器官的血流供应相对减少，使胃肠道的活动和消化液的分泌减少，导致食欲降低。再加上天气闷热，睡眠欠佳，都影响着胃肠道的功能。想要保证小儿在夏季健康成长，就必须针对夏季的特点，从以下几方面安排好儿童的饮食与营养。

1. 合理膳食，科学搭配

由于消化吸收功能差，小儿在夏季宜吃清淡、易消化、少油腻的食物，但牛奶、鸡蛋、瘦肉、豆腐等优质蛋白不能缺少，还要多吃含维生素多的蔬菜、水果，如黄瓜、西红柿、莴笋、扁豆、冬瓜等。

2. 少喝冷饮

儿童脾胃虚弱，胃肠黏膜比较娇嫩，对冷热刺激比较敏感，如果经常吃冷饮，使胃肠道受到持久的刺激，会影响胃液的正常分泌及胃肠的正常蠕动，从而引起消化不良、食欲减退、腹痛、腹泻。同时，由于受到冷刺激，肠道蠕动增快，食物在小肠中停留时间缩短，消化程度差，对营养物质的吸收也会受到影响，对孩子的健康不利，因此，即使是夏天，也不要让孩子过多地吃喝冷饮。

3. 饮水宜少量多次

夏天汗多，机体失水多，要注意及时补充，以满足人体代谢的需要。机体水分的丢失是渐进的，失水多时会刺激中枢神经出现口渴。因此，不要等到口渴时才喝个够，一次大量进水，会冲淡胃酸，不利消化食物和杀菌。补水宜少量多次，以温开水为好，尽量少喝碳酸等饮料，这些饮料营养价值大多不高，而且大都含有糖、香精、色素或添加了防腐剂、稳定剂、咖啡因等，不宜让孩子多喝。最好饮用家庭自制的饮料，如用红小豆、绿豆煮水加适量白糖，既解暑止渴又卫生，或将鲜橘子、橙子、苹果、梨、西瓜榨汁加凉开水稀释后饮用，既能解渴、增加营养，又能避免食入添加剂给孩子造成危害。

夏季是荔枝上市的时节，要防止小儿吃过量而引发“荔枝病”，可把荔枝连皮浸入淡盐水中，再冷藏后食用，这样不仅不会上火，还能解滞，更可增加食欲。

三、夏季适宜吃的食物（注意：前 7 种食品婴幼儿及脾胃虚寒明显者当慎用）

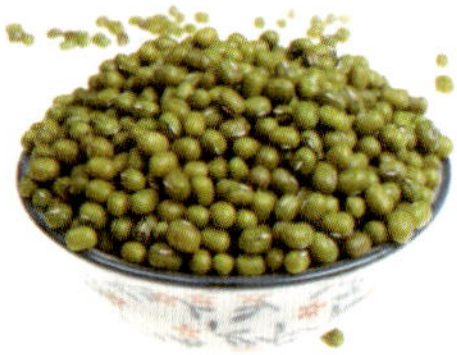

● 绿豆

1. 绿豆

绿豆味甘性寒，具有清热解毒、消暑止渴、利尿润肤的功效。绿豆汤是我国民间传统的解暑佳品，大多数小儿都可以放心食用。绿豆的清热之力在皮，解毒之功在内。用于消暑时，大火煮沸后再煮 10 分钟左右即可；用于清热解毒时，最好把绿豆煮烂。

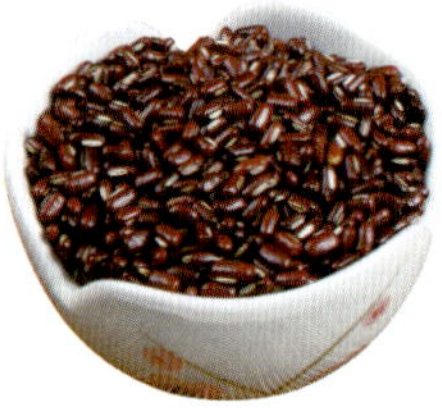

● 赤小豆

2. 赤小豆

赤小豆又叫红小豆、红豆，性味甘酸而平，能除热毒，散恶血，消胀满，利小便，通乳。消暑可用赤豆粥。需要注意的是，中药中的红豆，又名相思子，有毒，与本品不同，不可误用。

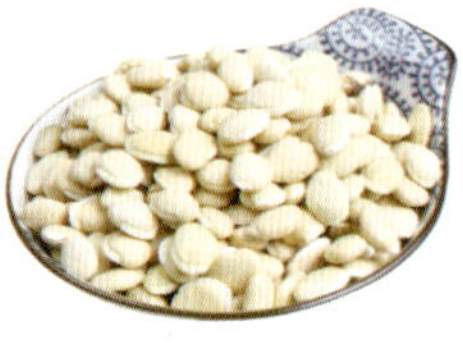

● 白扁豆

3. 白扁豆

白扁豆味甘性平，具有健脾和中、消暑化湿的作用。对夏天感受暑湿、呕吐腹泻或消化不良、长期腹泻，以及小儿疳积消瘦等症都有辅助疗效。

4. 西瓜

西瓜有小白虎汤之称，味甘性寒，具有清热解暑、除烦止渴、通利小便的功效，是夏季消暑的最佳水果。但脾胃虚寒、消化不良者不宜食用，小儿感冒初期、口腔溃疡、糖尿病和肾功能不全者，也不宜多食。

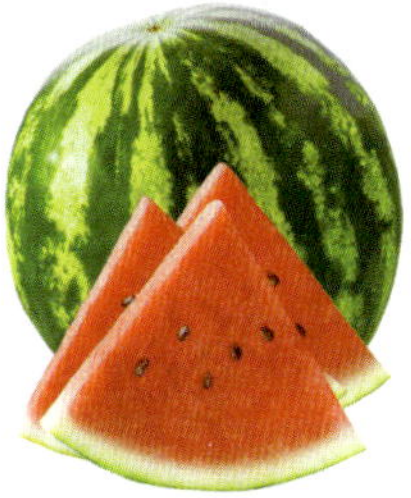
西瓜

5. 黄瓜

黄瓜味甘微寒，具有清热利水、解毒消肿、生津止渴的功效。主治发热烦渴、咽喉肿痛、小便不利等症，是夏季消暑的佳品。此外，黄瓜还有抗肿瘤、抗衰老、降血糖、减肥强体、健脑安神和防酒精中毒的作用。

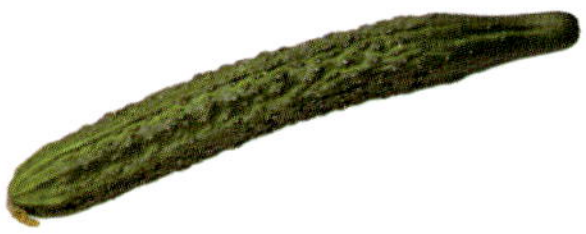
黄瓜

6. 冬瓜

冬瓜性味甘淡而凉，有良好的清热解暑功效，夏季多吃冬瓜，不但解渴消暑而利尿，还可清热解毒而使人不生疔疮。冬瓜有利尿作用，且含钠极少，因此也是慢性肾炎、营养不良性水肿患者的消肿佳品。

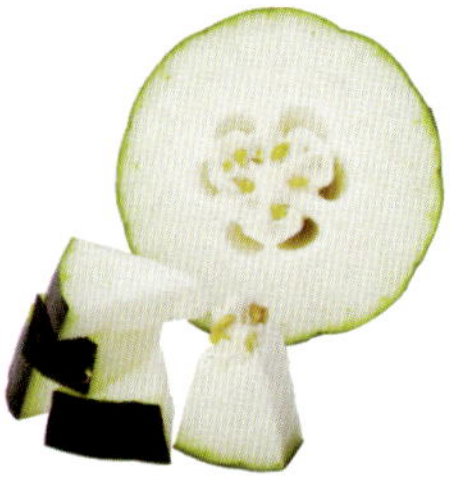
冬瓜

7. 海带

海带性味咸寒而凉，具有消暑解热、润肺平喘、软坚散结、降压降脂等功效。将海带切丝，与绿豆一同煮熟，加红糖调味食用，可治儿童暑天热痱疖毒、痰热咳嗽等。但脾胃虚寒、肿胀、腹泻、消化不良小儿需慎食。

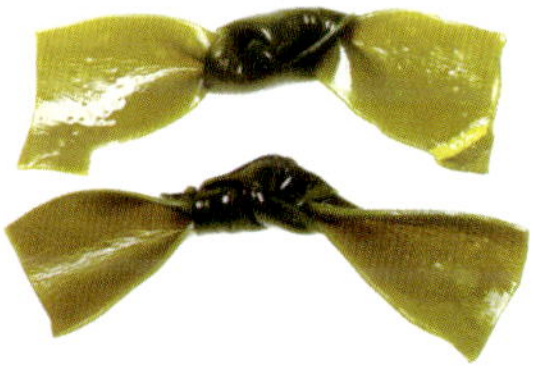
海带

8. 生姜

夏季阳气在表，胃中虚冷，吃生姜可以温胃健脾，所以俗话说“冬吃萝卜夏吃姜”。尤其是夏季空调盛行，感寒受寒经常发生，夏天的空调综合征也与受寒有关，适合用姜汤治疗。

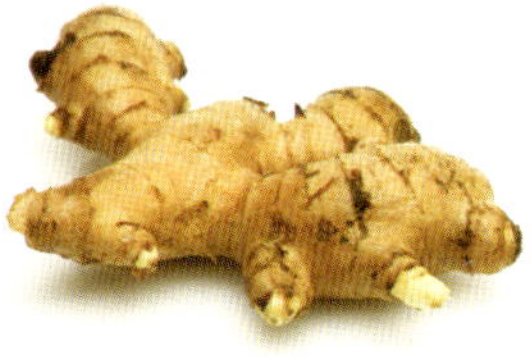
生姜

四、夏季儿童营养食谱

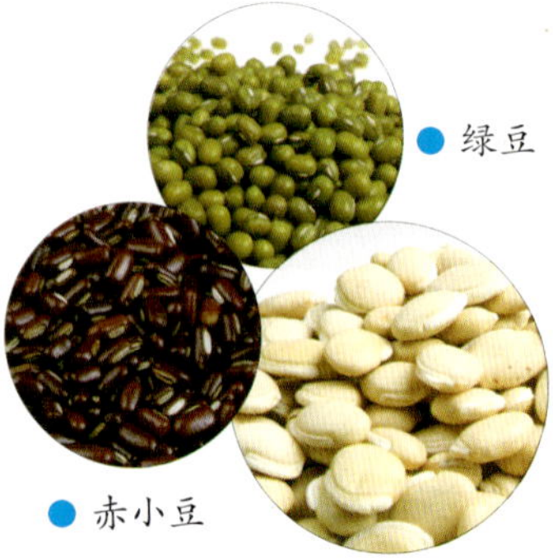

● 绿豆

● 赤小豆

● 扁豆

1.三色豆汤

原料：白扁豆、赤小豆、绿豆各30克。

功效：白扁豆性平，味甘，具有健脾化湿，和中消暑的功效；绿豆甘寒，能够清热解暑，利尿消肿，滋肤止渴，是常用的消夏食品；红小豆又称赤小豆，善于解毒利水，清热去湿，健脾止泻。三色豆汤甘甜可口，能够清热除湿。常食还有助于净化血液、缓解疲劳。

做法：煮粥食用，每日1次。

2.冬瓜海带汤

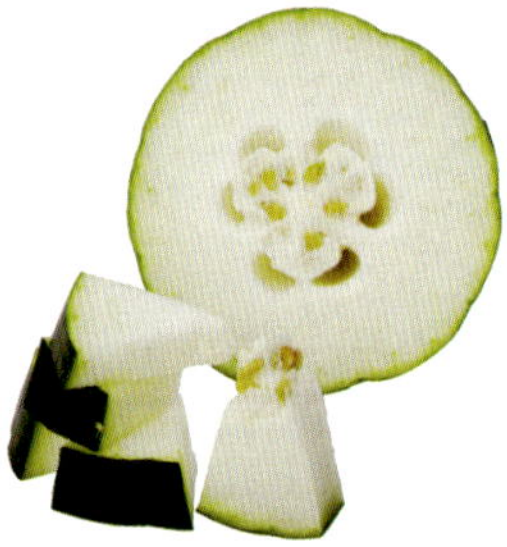

● 冬瓜

原料：冬瓜100克，海带30克，鲫鱼（杀好）1条，虾皮、精盐适量。

功效：冬瓜味甘淡，性寒凉，清热利水，消肿解毒，生津除烦；海带味咸，性寒，清热利水，养阴止血；鲫鱼性味甘平，可健脾益胃，利湿止渴。

做法：将冬瓜切片，与洗净的海带、鲫鱼、虾皮煮汤食用，每日1次。

3.姜糖苏叶饮

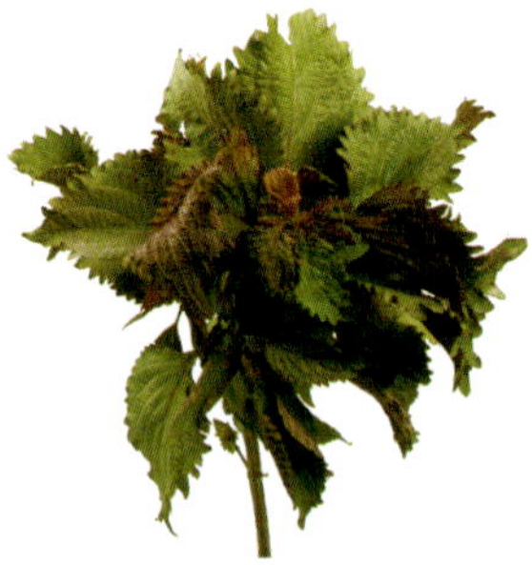

● 紫苏叶

原料：生姜3克，红糖15克，紫苏叶3克。

功效：本方可温经，解表，散寒，适用于夏季受凉伤风之后，周身怕冷明显的风寒感冒或空调综合征。此外，咳嗽气喘伴有怕冷者、吃了鱼蟹之后腹痛恶心者、偏正头痛怕风怕凉者、儿童肚子受凉呕吐腹泻者，都可以用本方治疗。

做法：将生姜洗净，切成细丝，与苏叶一起放入瓷杯内，再加入少许红糖，用开水冲泡，盖上盖温浸10分钟，趁热服用。

4.五味枸杞饮

原料：五味子15克，枸杞子50克，白糖10克。

功效：五味子酸而性温，有补气生津、止泻安神等多重功效，在夏季经常服用五味子，可以补五脏之气。

做法：将五味子用小纱布袋装好，枸杞子剪碎，一起放入砂锅内，加1500毫升清水，用文火煎沸，滤出药液，倒入盖杯中，加入白糖调匀，分次饮用。

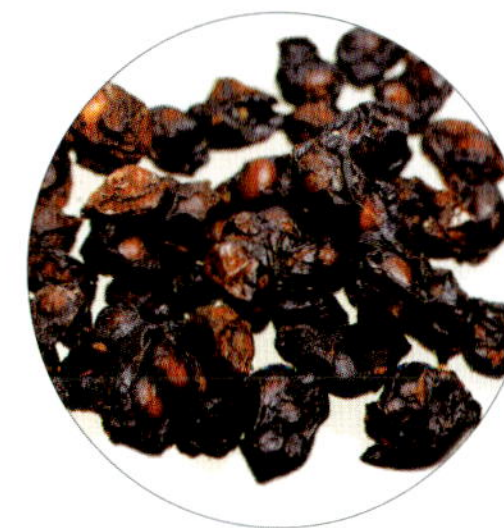

五味子

5.蔬菜沙拉

原料：生菜50克，樱桃番茄50克，黄瓜1根，玉米粒若干，沙拉酱适量。

营养提示：蔬菜是低糖、低盐、低脂的健康食物，含有丰富的维生素以及钾、钠、钙、镁等微量元素，对各种疾病具有预防作用。蔬菜还含有丰富的纤维素和果胶，可促进肠道蠕动，有利于肠道废物排出。

做法：（1）将所有蔬菜洗净，黄瓜切片，樱桃番茄切片，玉米粒在沸水中烫熟。

（2）把生菜平铺好，放上黄瓜片、樱桃番茄片、玉米粒，最后浇上沙拉酱即可。

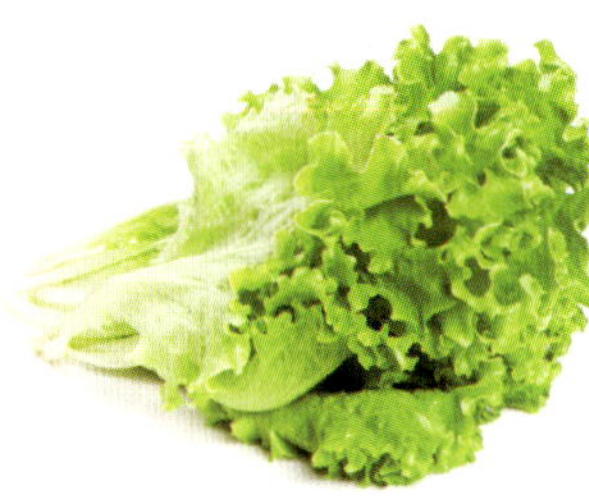

生菜

6.番茄牛肉

原料：牛腿肉500克，番茄150克，干辣椒、花椒、葱、姜、糖、酱油、盐、油、料酒各适量。

营养提示：牛肉中的蛋白质含量高达20%，其肌氨酸的高含量对肌肉增长特别有效。它的营养成分极易被人体吸收。番茄富含类胡萝卜素、B族维生素和维生素C，尤其是B族维生素的含量居蔬菜之冠，经常食用可以提高儿童的免疫力。

做法：（1）将牛肉切片，加盐、料酒、姜片、葱段拌匀，腌制30分钟，干辣椒切段，番茄切片。

（2）炒锅上火，油烧至七成热，放入牛肉片炸至棕褐色，捞出沥油。

（3）锅内留油，烧至四成热，下干辣椒、花椒爆香，放入番茄炒出香味，加入清水、牛肉、盐、酱油烧沸，用旺火收稠卤汁，加糖、味精、麻油即可。

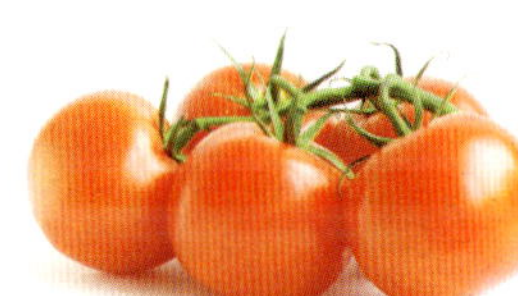

番茄

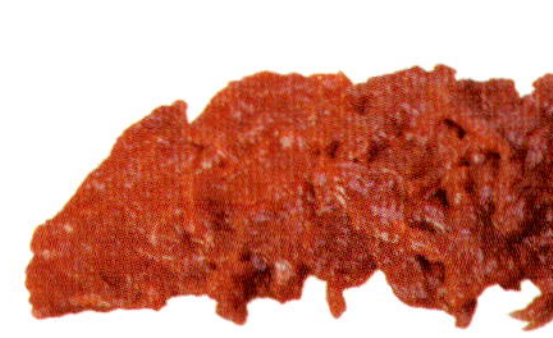

牛肉

7.炒虾仁

原料：虾仁300克，胡萝卜25克，青豌豆50克，茭白25克，淀粉60克，料酒、油、盐、味精各适量。

营养提示：虾仁含有丰富的钾、碘、镁、磷、维生素A等成分，脂肪含量很低，肉质松软易消化，尤其适合小儿食用。

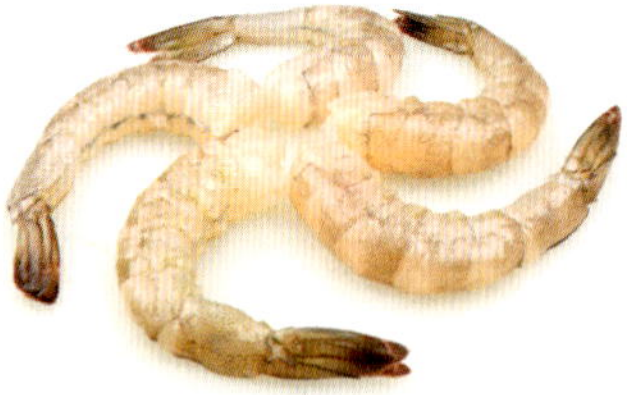

● 虾仁

做法：（1）将虾仁洗净，加料酒、盐、淀粉拌匀，胡萝卜、茭白分别洗净、切丁。

（2）炒锅上火，将油烧至五成热，放入虾仁略炸后捞起，沥油。

（3）炒锅再上火，油热后放入胡萝卜丁、青豆、茭白略炒，再放入盐、味精，加入适量清水烧沸，倒入虾仁，淋上麻油，颠匀即成。

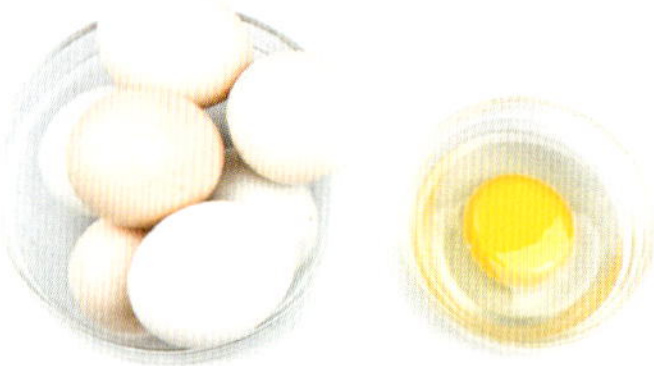

● 鸡蛋

8.香煎鳕鱼

原料：鳕鱼肉4片，鸡蛋2个，牛奶、面粉、胡椒、酱油、料酒、盐、花生油各适量。

营养提示：鳕鱼的蛋白质含量非常高，脂肪、胆固醇含量极低，还含有不饱和脂肪酸和钙、磷、铁、B族维生素等，易于消化吸收。

做法：（1）将鳕鱼肉用适量盐、料酒、酱油腌制1小时。

（2）平底锅内倒入花生油，油至八分热后，改成中火，将鳕鱼逐片入锅，每面煎约2分钟，直至表皮香酥、鱼肉已熟即可，食用时可淋柠檬汁来增添香味。

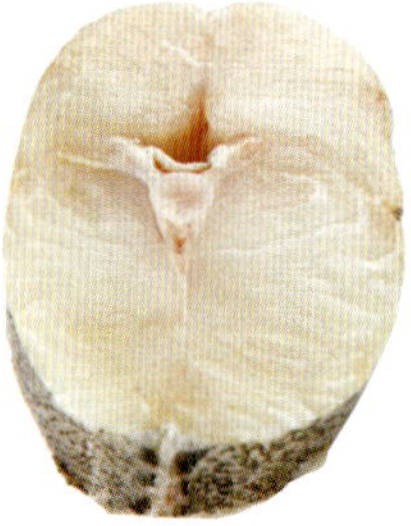

● 鳕鱼

9.清拌茄子

原料：嫩茄子500克，香菜15克，蒜泥、米醋、白糖、植物油、酱油、味精、精盐、花椒各适量。

功效：清热通窍，消肿利尿，健脾和胃。

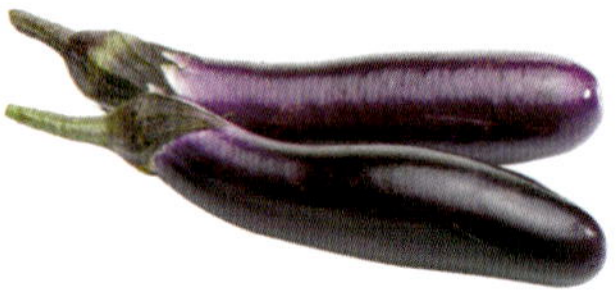

● 茄子

做法：（1）将茄子洗净削皮，切成小片，放入碗内，撒上少许盐，再投入凉水中，泡去茄褐色，捞出放蒸锅内蒸熟，取出晾凉。

（2）将炒锅置于火上烧热，加入植物油，下花椒炸出香味后连油一同倒入小碗内，加入酱油、白糖、米醋、精盐、味精、蒜末，调成汁，浇在茄片上。

（3）将香菜择洗干净，切段，撒在茄片上即成。

五、夏季儿童食疗方例（注意：以下食疗方多偏凉性，婴幼儿及脾胃虚寒明显者当慎用）

1. 绿豆粥

组　成 绿豆 20 克，粳米 50 克，百合 10 克，红糖适量。

用法用量 锅置武火上，下清水煮沸，下绿豆、百合煮熟，再放入粳米煮稠，调入红糖即可食用。

功能主治 绿豆味甘，性寒，具有清热解毒、止渴健胃、清暑利尿、降脂等功效。百合味甘，性微寒，具有润肺止咳、清心安神等功效。诸味合食，适用于小儿夏季热、暑热烦渴、失眠多梦等病证。

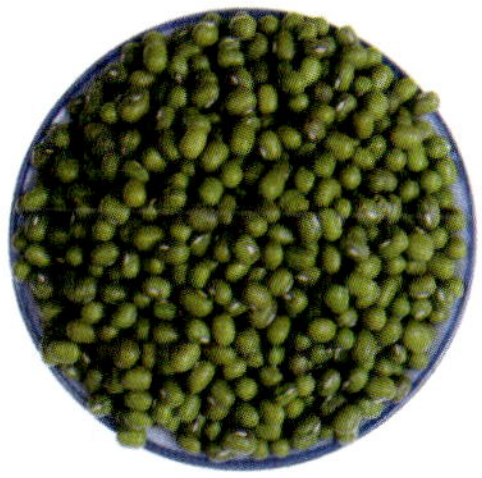

绿豆

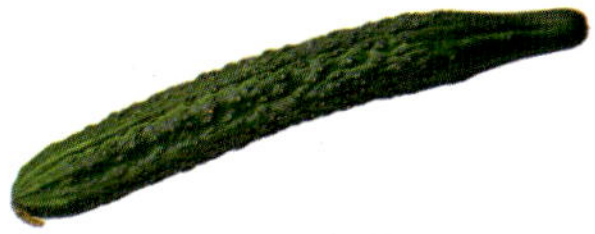

黄瓜

2. 黄瓜豆腐汤

组　成 嫩黄瓜 100 克，豆腐 150 克。

用法用量 黄瓜切成菱形片；豆腐切片。锅置武火上，下入清汤、黄瓜、精盐，煮开后加入熟猪油、豆腐、鸡精盛于汤碗内即可佐餐。

功能主治 黄瓜能清热解毒，生津止渴，利尿消肿；豆腐可泻火解毒，生津润燥，解酒毒，还可降低血清胆固醇。诸味合食，用于小儿夏季热等证。

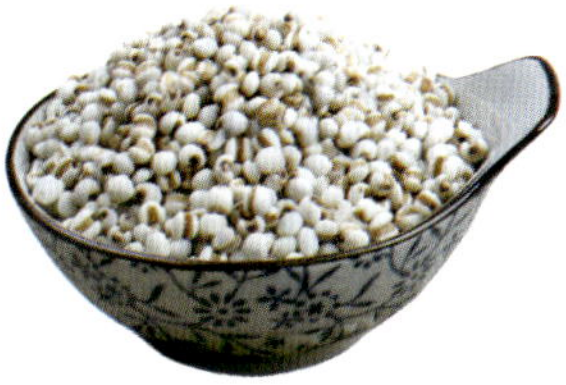

薏米

3. 冬瓜薏米饮

组　成 冬瓜 150 克，薏米 100 克，冰糖适量。

用法用量 冬瓜削皮去瓤，洗净切片；薏米洗净，锅置火上，倒入清水，薏米煮熟后加入冬瓜煮 10 分钟，调入冰糖溶化即可食用。

功能主治 冬瓜能清热解毒，利尿消肿，生津止渴，润肺化痰，解暑；薏米有健脾利湿、清热除痹的功效。诸味合食，适用于小儿夏季热、暑热烦闷等证。

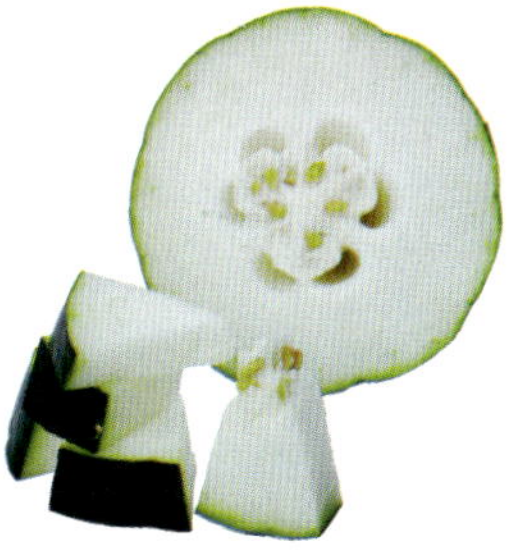

冬瓜

4. 百合银花粥

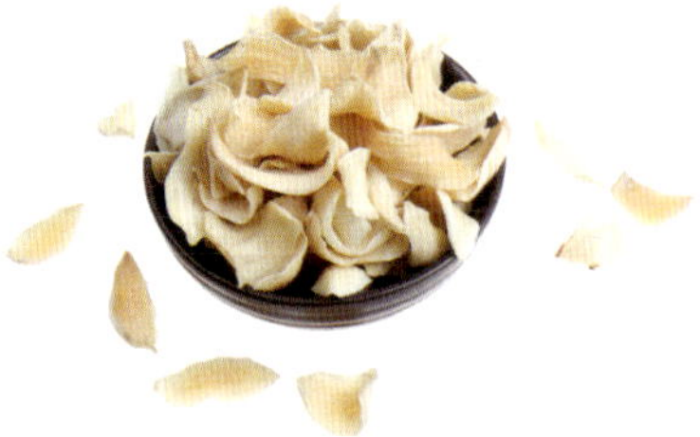

百合

组 成 百合 15 克，金银花 3 克，粳米 50 克，冰糖适量。

用法用量 将百合洗净，金银花焙干研成细末。粳米煮沸后放入百合同煮，粥熟时放入银花末及冰糖调匀即可。每天食用 1 次。

功能主治 清热消炎，生津止渴。

5. 苦瓜菊花粥

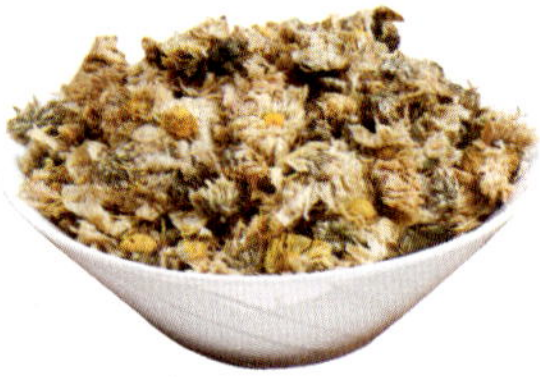

菊花

组 成 苦瓜 50 克，菊花 20 克，粳米 60 克，冰糖 20 克。

用法用量 将苦瓜洗净去瓤，切成小块备用。粳米洗净，菊花漂洗干净后与粳米同入锅中，加入适量的清水，武火煮沸后将苦瓜、冰糖放入锅中，改用文火继续煮至米开花时即可。

功能主治 清利暑热，止痢解毒。适用于小儿中暑烦渴、痢疾等症。

6. 藿香叶粥

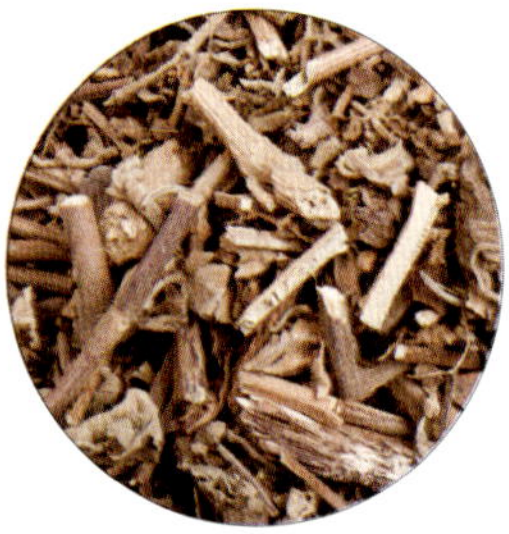

藿香叶

组 成 鲜藿香叶 20 克，粳米 100 克，冰糖少许。

用法用量 先将鲜藿香叶煎汤，取汁备用。再用粳米煮粥，粥熟时加藿香叶汁煮沸，即成藿香叶粥，适量服用。

功能主治 祛风散寒，用于感受风寒、过度饮食、过吃生冷、腹胀腹痛、恶心呕吐等。

7. 冬瓜薏米鸭

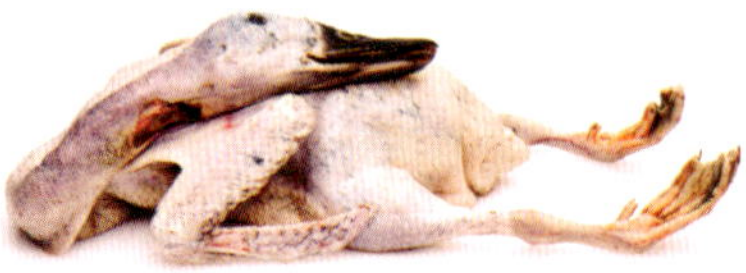

鸭

组 成 冬瓜 500 克，薏米 50 克，光鸭 1 只，油、盐、味精适量。

用法用量 将冬瓜去皮、切块，鸭肉洗净后切块，然后与薏米同放入煲内，加适量清水煲熟，调味食用。

功能主治 清暑利湿养胃。用于暑天出汗过多、防暑保健等。

8. 沙参山药粥

组　成　沙参、山药、莲子、葡萄干各 20 克，糖适量，粳米 50 克。

用法用量　先将山药切成小片，与莲子、沙参一起泡透后，再加入所有材料，加水用火煮沸，再用小火熬成粥。

功能主治　益气养阴、健脾养胃、清心安神。

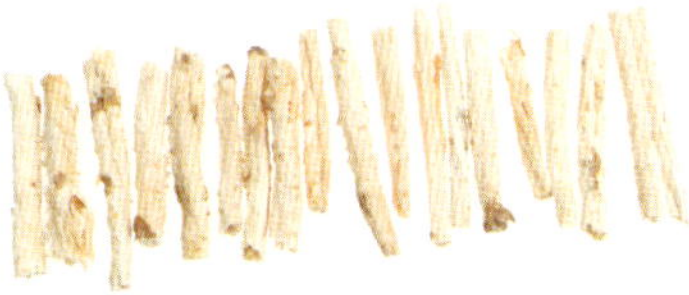

沙参

9. 绿豆南瓜汤

组　成　绿豆 50 克，老南瓜 500 克，食盐少许。

用法用量　将绿豆洗净，趁水气未干时加入少许食盐搅拌均匀，腌制几分钟后用清水冲洗干净。南瓜去皮、瓤，用清水洗净，切成块待用。锅内加水烧开，先下绿豆煮沸 2 分钟，淋入少许凉水，再煮沸，将南瓜入锅，盖上锅盖，文火煮沸约 30 分钟，至绿豆开花，加入少许食盐调味即可。

功能主治　绿豆甘寒，清暑、解毒、利尿，南瓜甘温，生津益气，两者同煮，是夏季防暑的最佳食物之一。

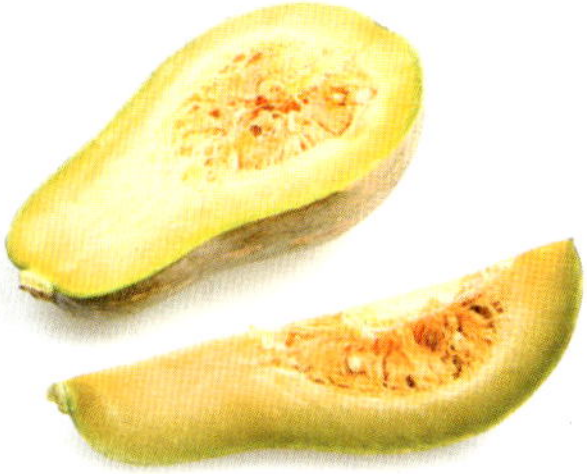

南瓜

第三节 秋季的饮食调护

“秋主收”：秋季是植物成熟到了收成的季节，但秋季由于气候干燥，孩子易出现皮肤干燥和体液丢失等症候。孩子正处于生长发育阶段，皮肤一般都很娇嫩，而且肾脏对尿液的浓缩功能差，所以通过皮肤、肺和肾脏丢失的水分会更多，如果再加上饮水和饮食调理不当，孩子在秋季出现秋燥的情况更常见。

秋燥在孩子身上主要表现为鼻塞、口干、阵发性咳嗽、常清嗓子，甚至发热等一系列类似上呼吸道感染的症状。有时还会出现咳嗽、咽喉干燥、嘴唇干裂、鼻燥出血、大便干燥等症状。

对于孩子的秋燥，家长主要以补足水为主，可让孩子适当吃些富含水分的水果，如生萝卜、梨、番茄、芭蕉、百合等；也可适当多饮开水、淡茶、豆浆、牛奶等饮品。要尽量少吃过咸、过甜或者烧烤类食品，以免引起阴津进一步耗伤，徒生内热内燥。

还要让居住环境保持适当的湿度。比如在卧室内放一盆清水或者在地面上适当洒些水。此外，在秋季要让孩子养成早睡早起、定时作息的习惯，不能过度娱乐或熬夜。

值得一提的是，中医提倡秋天每天早晨喝粥。明代的李挺认为：“盖晨起食粥。推陈致新，利膈养胃、生津液，令人一日清爽，所补不小。”秋季多喝粥对于孩子的健康特别有益。

一、调护原则

秋三月以秋分为季节气候转变环节，此时自然界阳气渐收，阴气渐长。白露后雨水渐少，秋风瑟瑟，天气干燥，故秋令主燥。“一场秋雨一场寒”，中秋后昼热夜凉，气候变化大。在这样的气候条件下，如果不注意保健，身体容易患病，旧病复发，所以古人称秋季为“多事之秋”，是有一定道理的。

1. 调理饮食

秋季膳食要以“滋阴润肺”为基本原则。小儿脾胃虚弱，可采用晨起食粥法来益胃生津，如百合莲子粥、银耳冰糖糯米粥、杏仁川贝糯米粥、黑芝麻粥、花生黑枣粥等。此外，还应多吃一些酸甘味果疏，少吃辛辣刺激食品，对护肝益肺大有好处。

2. 早起早睡

早睡以顺应阴精的收藏，早起以舒达阳气。

3. 增强抗病能力，预防感冒

“春捂秋冻，不生百病。”秋天气候渐冷，衣服不可一下增加过多，有意让机体冻一冻，经受一些寒凉之气的锻炼，可以增强身体对冬季寒冷气候的适应能力。秋季是运动锻炼的好时期，可让小儿进行耐寒锻炼、早操、慢跑等，以提高身体对疾病的抵抗力。秋天气温降低，是感冒最容易流行的季节。因此，当天气较冷时要注意保温，经常使用冷水洗脸洗鼻、睡前用温水泡脚，也有助于预防感冒、鼻炎鼻窦炎等疾病的发生或复发。

4. 预防气候突变、秋冻过头

秋末气候转凉，当加强保暖。患有慢性支气管炎、哮喘以及其他敏感性疾病的小儿，对气候的变化很敏感，很容易导致复发、病情恶化甚至死亡。因此，如果家里有患这类疾病的小儿，家长应特别注意提高警惕，经常观察孩子的精神状态、意识反应和呼吸，加强预防，家中常备急救与治疗药品，以防万一。

5. 预防秋燥

秋天气候干燥，因而皮肤水分蒸发快，故易造成皮肤干裂、皱纹增多、咽喉燥痛、大便秘结等，因此预防秋燥是重要的保健原则，室内要保持一定的湿度，重视补充机体水分，要避免过劳和剧烈运动使津气液耗损。洗脸、洗脚时不宜用碱性重的肥皂，可选用合适的护肤用品保护皮肤。但应注意口唇干裂不可过擦甘油，更不可用舌经常舔舐口唇，否则会使口唇干燥皲裂。也不可用力擤鼻、挖鼻和揉鼻，以免鼻衄出血。

6. 预防秋泻

秋天瓜果多，带菌多，食用瓜果若不注意卫生，很容易患腹泻，出现腹痛、腹泻、呕吐症状。故给小儿食用瓜果时应注意清洁和消毒，霉烂的瓜果不能吃，注意饮食搭配的合理性，以防病从口入。

二、秋季疾病预防小常识

1. 强化营养

当秋天到来，天气转凉，夏天的干扰已不存在，孩子的身体逐渐恢复到良好的运作状态，食欲与消化功能自动调节到最佳水准，这是补偿夏季营养损失的良机，所以应强化营养供给，为孩子的健康成长储备能量。肉、蛋、奶等固不可少，蔬果一类也应增加，做到主食与副食、荤与素、粗与细、干与稀的合理搭配。对于 4 ~ 7 岁儿童具体可这样安排（参照此标准稍大或稍小儿童可酌情增减）：主食 100 ~ 150 克（包括强化米粉），瘦肉或鱼肉 50 克，豆类 50 克，蔬菜 200 克，水果 50 克，奶类 250 克，植物油 20 克。上述品种不必每天都安排这么多，但须保证在一周内满足，即每种食物的量应达到 7 天量的总和，如瘦肉或鱼肉 350 克，但孩子的消化能力和状态个体差异很大，当以小儿能否消化为标准。

2. 及时驱虫

秋天给小儿驱虫，最易收到效果。虽然孩子一年四季均可遭受虫卵感染，但夏天机会最多，虫卵经过一段时间的演变，到秋天时变为成虫居于小肠内，此时服用驱虫药可将其一网打尽，不留后患。

3. 防范腹泻

宝宝在夏天最易患腹泻病，入秋后腹泻发病率呈下降势头，但仍需小心防范，因为轮状病毒常在 9 月、10 月份侵袭孩子的消化道而致腹泻，即秋季腹泻（南方多在 11 月、12 月）。为此，父母应帮助孩子把握以下几点：先要控制好孩子的进食，注重饮食卫生，不吃生冷食物，玩具与食具定期煮沸消毒，给宝宝喂奶前母亲最好用温开水洗净乳头等。同时，应搞好环境卫生，消灭苍蝇等传播病毒、病菌的媒介物。此外，一旦发现孩子患病要马上隔离治疗，处理好排泄物。健康儿童应避免与病儿接触。

三、秋季适宜吃的食物

1. 养肺润燥平补食物：花生、杏仁、鹅肉、泥鳅、山药、芋头、银耳、白果、葡萄、橄榄、百合、猪肺、牛奶、冰糖、蜂蜜、胡萝卜、茼蒿、黑木耳、无花果、橘子、乌梅、猪肉、银鱼等。

2. 清肺润燥的食物：萝卜、菠菜、

罗汉果、甘蔗、马蹄、柠檬、竹笋、丝瓜、冬瓜、枇杷、梨、鸭肉、白菜、蘑菇、紫菜、金橘、柚子等。

3. 防秋燥食物：百合、薏米、山药、蜂蜜、核桃仁、芡实、猪瘦肉、蛋类、乳制品、芝麻、莲藕、海参、鸡肉等。

4. 秋天为防肺气太盛而伤肝，要少吃辛味的蔬果，适当进食酸味蔬果。

四、秋季儿童营养食谱

1.秋梨汤

原料：大鸭梨2个。

功效：生津润燥。

做法：将鸭梨带皮洗净后切成碎块，水煎熬汤，食梨饮汤。

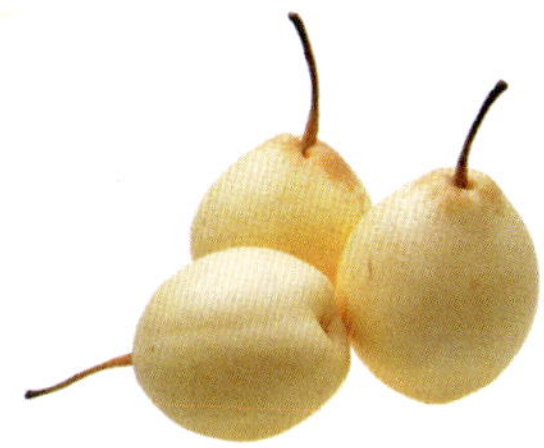

鸭梨

2.木耳芝麻汤

原料：黑木耳5克，黑芝麻10克，白糖适量。

功效：滋阴润燥。

做法：将黑木耳用温水泡发，择洗干净，黑芝麻炒香。再将二者放在锅内，加水煮沸，用白糖调味，分次食用。

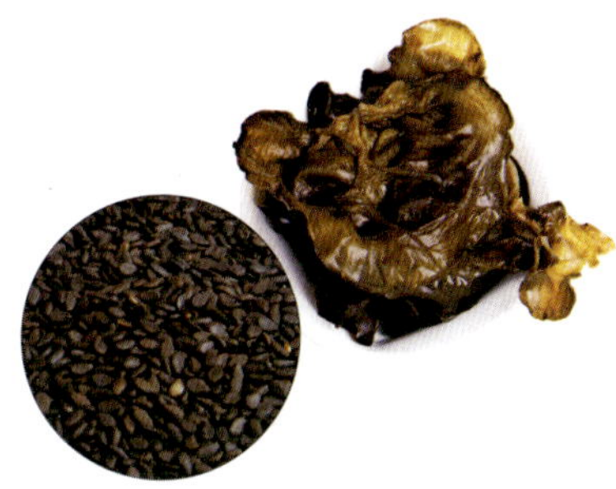

黑芝麻，黑木耳

3.马蹄豆浆汤

原料：豆浆1000毫升，马蹄汁100毫升，白糖适量。

功效：清热生津。

做法：将豆浆、马蹄汁混匀，加适量白糖煮沸饮用。

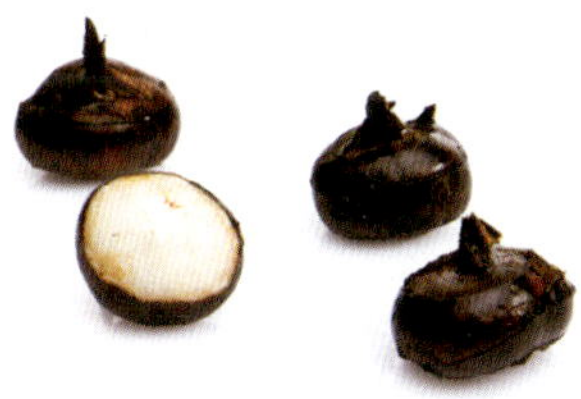

马蹄

4.罗汉果西洋菜汤

原料：瘦肉200克，罗汉果1/2个，西洋菜500克，蜜枣2枚，生姜2片。

功效：清热润燥。

做法：瘦肉先煮去血水，洗净，放入锅内煮30分钟，再放入其他材料同煮1小时即可，饮汤吃菜。

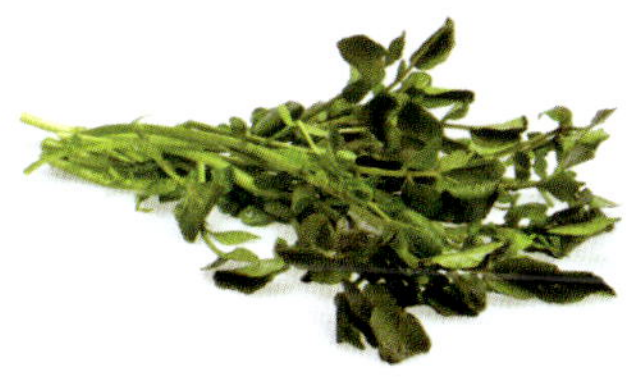

西洋菜

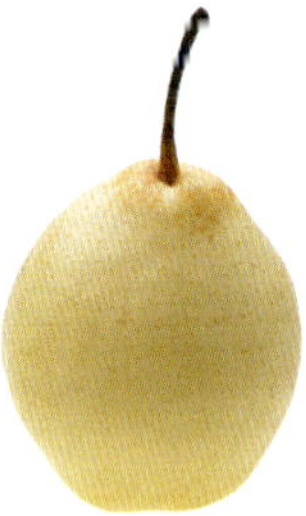

● 雪梨

5.百合雪梨雪耳糖水

原料：百合40克，雪梨2个，雪耳适量。

功效：润肺、养胃生津。

做法：将雪耳先用水泡发，择洗干净，雪梨去皮、去核，切块，与百合、雪耳放入锅内煮至百合、雪梨酥烂即可。

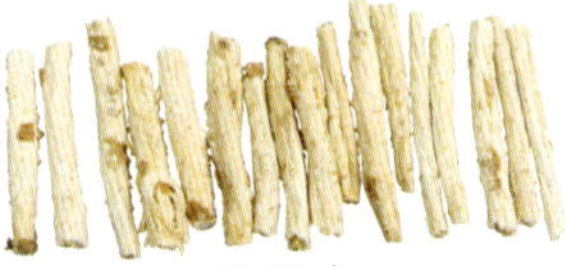

● 沙参

6.沙参玉竹瘦肉汤

原料：瘦肉200克，沙参15克，玉竹20克，红枣3枚，蜜枣1枚，姜2片。

功效：养阴清热 。

做法：瘦肉先煮去血水，洗净，然后把所有材料放入，同煲2小时左右，加少许盐调味后即可饮用。

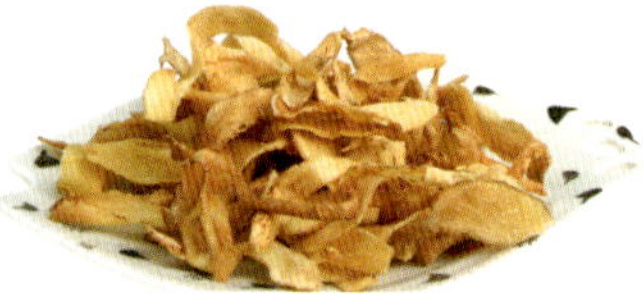

● 玉竹

7.红萝卜马蹄竹蔗汤

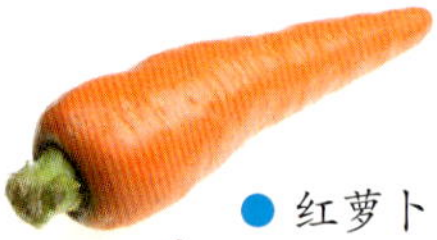

● 红萝卜

原料：红萝卜50克，马蹄20克，竹蔗150克。

功效：红萝卜所含维生素和粗纤维，能改善口干舌燥、大便秘结；马蹄能清热润肺；汤的水分含量高，生津止渴；竹蔗含糖，能量高，解秋乏。

做法：将材料同煲1小时左右即可。

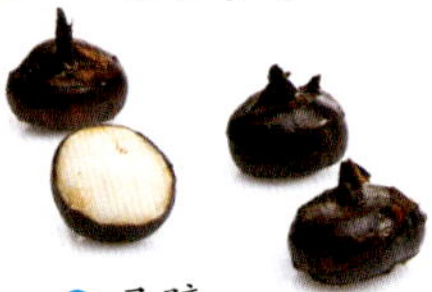

● 马蹄

8.霸王花猪骨汤

原料：霸王花30克，猪骨300克。

功效：润肺清热。

做法：将材料洗净，同煲1～2小时后调味即可。

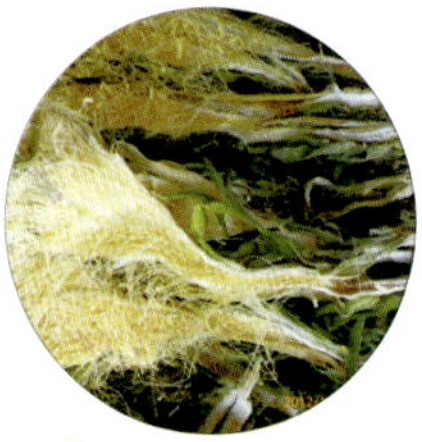

● 霸王花

9.太子参百合瘦肉汤

原料：太子参10克，百合50克，罗汉果1/2个，猪瘦肉250克。

功效：清润肺燥，益肺生津，适合气虚肺燥、咳喘气短、口干渴饮、燥热伤肺者饮用。

做法：先将太子参、百合、罗汉果一起用武火煮滚，然后放入瘦肉，文火煲1～2小时，调味即可。

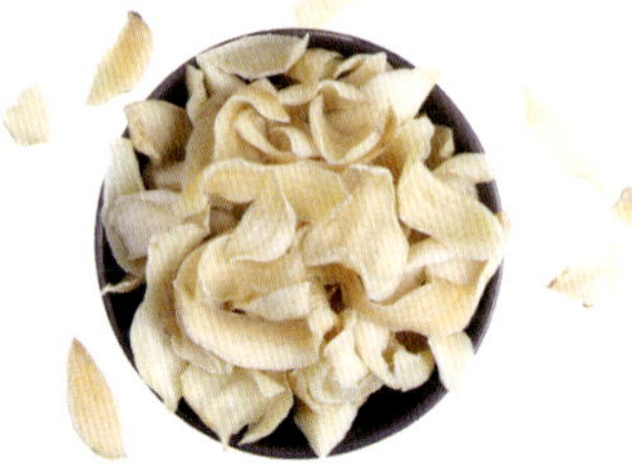

● 百合

五、秋季儿童食疗方例

立秋后，天气渐凉，雨水减少，气候干燥，人们往往会在不同程度上感到鼻干咽燥、皮肤干涩或有口渴欲饮、干咳少痰、大便秘结等症状，中医称之为“秋燥”，小儿同样也会出现这些症状。预防的方法是多喝开水，多吃新鲜水果、蔬菜，少吃辛辣、煎炸食物。对于秋燥，除了进行药物治疗外，饮食调养非常重要，以下介绍一些小儿常用的秋燥食疗方法。

1. 双耳汤

组　成　白木耳、黑木耳各10克，冰糖适量。

用法用量　将木耳分别用水泡发，洗净，放入小碗中，加入适量的水和冰糖，置蒸锅中蒸1小时，每日分2次食用。

功能主治　滋补肝肾，益阴明目。

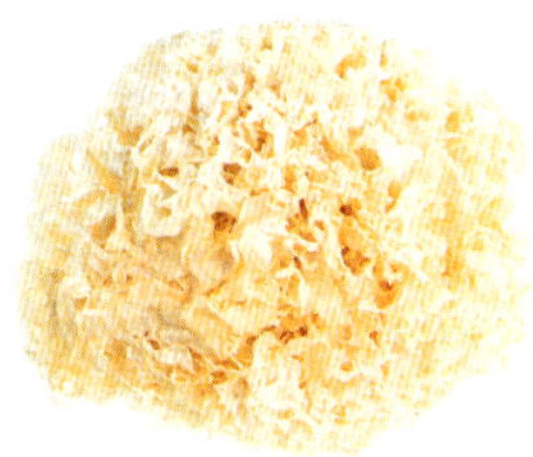

白木耳

2. 百合梨汤

组　成　梨1个，百合、麦冬各10克，胖大海5枚。

用法用量　将梨洗净，切块，与百合、麦冬、胖大海同煮，待梨八成熟时加入冰糖，糖溶即可。

功能主治　能滋阴清热，利咽生津。

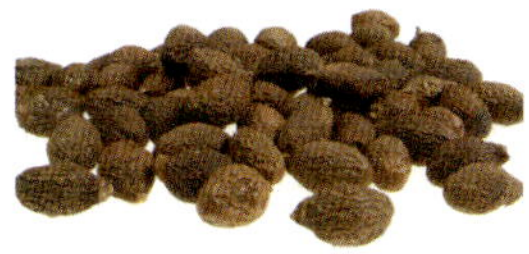

胖大海

3. 芡实莲藕羹

组　成　芡实60克，莲藕100克，荸荠50克，大枣10枚，冰糖适量。

用法用量　将芡实、莲藕、荸荠捣碎，大枣去核，加水共煮成糊状，加适量冰糖即可服食。

功能主治　养胃生津，主治食欲不振、口渴咽燥、大便秘结、小便短赤等症。

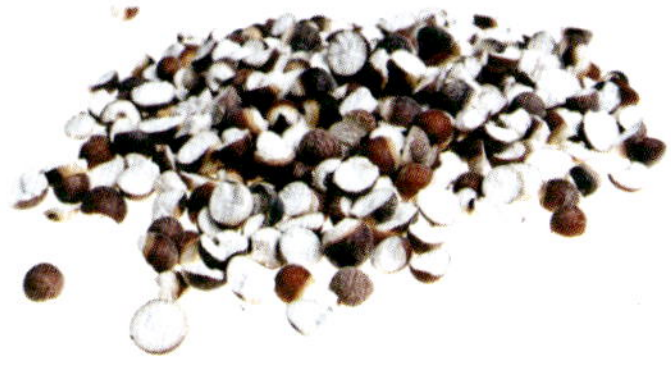

芡实

4. 黄芪红枣太子参汤

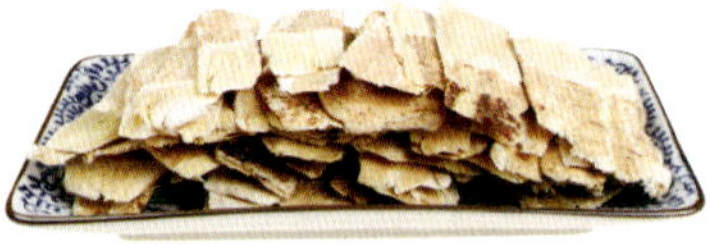

● 黄芪

组 成 黄芪 12 克，太子参 10 克，红枣 5 枚。

用法用量 将黄芪、太子参、红枣加适量水，先用大火烧开，然后改用小火煮1小时左右，喝汤吃红枣。

功能主治 益气，固表止汗，适用于小儿多汗。

5. 黑豆桂圆红枣汤

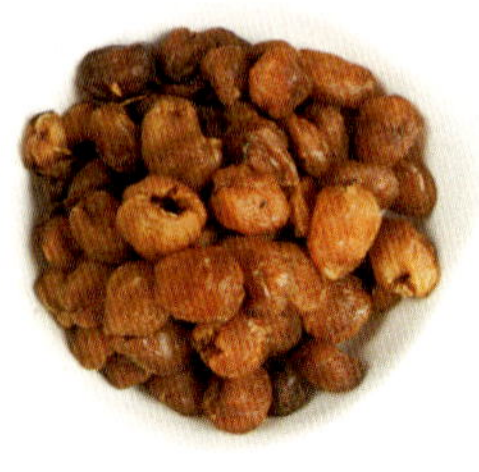

● 桂圆肉

组 成 黑豆 30 克，桂圆肉 12 克，红枣 5 枚。

用法用量 将黑豆、桂圆肉、红枣均洗净，置于砂锅内，加适量水，大火烧开后用小火煮 1 小时左右，饮汤吃汤料。

功能主治 养阴、健脾、止虚汗。

6. 金菊甘草饮

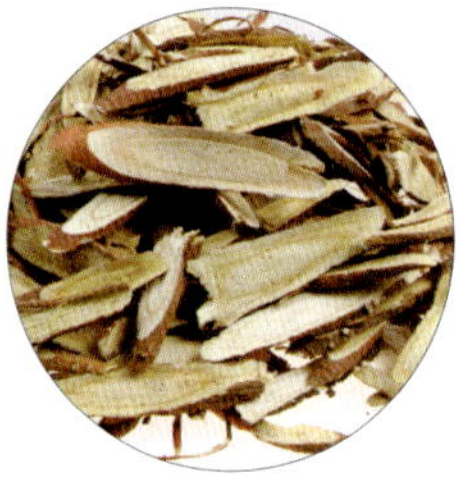

● 甘草

组 成 金银花 10 克，杭菊花 10 克，生甘草 3 克。

用法用量 以上原料加 150 毫升清水，大火煮沸后用小火煮 10 分钟，分 3 ~ 4 次饮用。

功能主治 适用于风热型感冒，对发热、咽痛、流黄脓鼻涕等症状有辅助疗效。

7. 扁豆山药粥

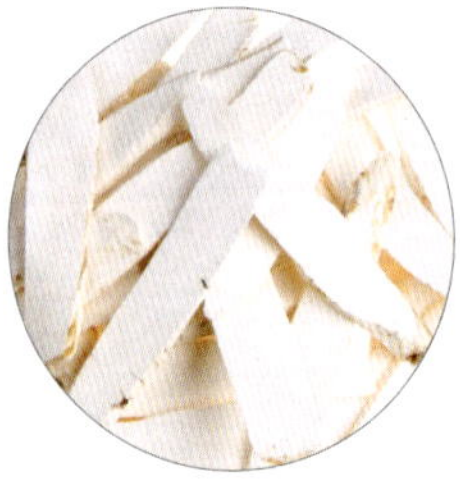

● 山药

组 成 干山药 15 克，白扁豆 15 克，粳米 50 克，红糖少许。

用法用量 将山药、白扁豆、粳米加水煮成粥，用红糖调味后食用。

功能主治 适用于迁延型腹泻小儿。

8. 白菜汁

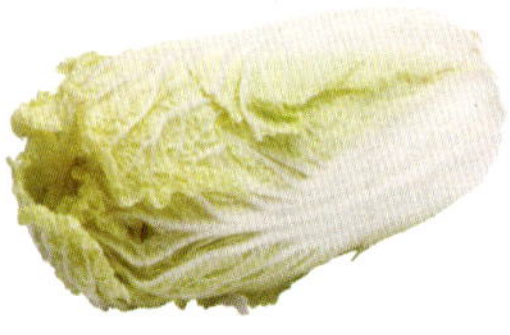

● 白菜

组 成 新鲜白菜 250 克。

用法用量 将白菜洗净，用淡盐水浸泡后沥干水，绞汁，在两餐之间给小儿服用。

功能主治 润肠通便，对小儿便秘有辅助疗效。脾胃虚寒者慎用。

第四节 冬季的饮食调护

“冬主藏”：冬季是万物收敛、蛰伏的季节，而且冬季气候寒冷，人体的消化机能比春季、夏季、秋季均为活跃，胃液分泌增多，酸度增强，食量增大，故冬天的日常膳食，可适当增加些“肥甘厚味”的食品，但不宜过多。

冬季饮食的营养特点，即增加热量，在三大产热营养素中，蛋白质的摄取量可保持在平常的需要水平，热量增加部分，主要应提高糖类和脂肪的摄取量来保证。矿物质应保持平常的需要量或略高一些。增加热量可选用脂肪含量较高的食物。维生素的供给，应特别注意增加维生素C的含量。可多食萝卜、胡萝卜、土豆、菠菜等蔬菜及柑橘、苹果、蕉类等水果，同时增加动物肝脏、瘦肉、鲜鱼、蛋类、豆类等以保证身体对维生素的需要。

冬季人们食欲多有增加，但这并不意味着在冬季人体需要更多的热量。现代科学研究证明：人体在冬季所需的能量与其他季节的差距并不大，因为人体的“激素钟”在寒冷气候下，运转有所改变。

冬季是肾主令之时，肾主咸味，心主苦味，咸能胜苦。故《四时调摄笺》中指出：“冬日肾水味咸，恐水克火，故宜养心。”所以，饮食之味宜减咸增苦以养心气，以保心肾相交，食辛热之品，使肺气直达，固实肾气。冬季虽宜热食，但燥热之物不可过食，如葱、蒜、姜等，以免使内伏的阳气郁而化热。冬季切忌吃较硬和生冷的食物，此类食物多属阴，易伤脾胃之阳，如肾阳虚者，常易造成中气下陷、形寒肢冷、下痢清谷等病症。

特别提醒

冬季饮食调养尚有三宜：一宜粥糜，古代养生家多提倡深冬晨起喝些热粥。《饮膳正要》中认为冬季宜服羊肉粥，以温补阳气。如若在粳米粥中加点红枣、赤豆可使人感觉周身温暖，精力倍增。民间素有冬至吃赤豆粥，腊月初八吃“腊八粥”，腊月二十五吃“八宝粥（饭）”的习惯。冬日宜食养心除烦的麦片粥、消食化痰的萝卜粥、补肺益胃的山药粥、养阴固精的核桃粥、健脾养胃的茯苓粥、益气养阴的大枣粥、调中开胃的玉米粥、滋补肝肾的红薯粥、南瓜粥、糯米红糖粥等。二宜温热之品，以取阳生阴长之义。如宜吃牛肉、羊肉、狗肉、桂圆肉、枣、蛋、山药、猪血、糯米、韭菜等。三宜坚果之品，冬日多吃点核桃、板栗、松子以及花生、葵花子、芝麻、黑豆、黑米等。须注意身体肥胖儿童忌肥甘温热厚味。冬季，偏于阳虚的食补以羊肉、鸡肉等温热品为宜。偏于气阴不足的食补以鸭肉、兔肉为好。《随息居饮食谱》中指出：鸭肉滋五脏之阴，清虚劳之热，补血行水，养胃生津。

一、调护原则

1. 多补充热源食物

冬季饮食中应多补充产热营养素，如碳水化合物、脂肪、蛋白质，以提高肌体对低温的耐受力。尤其应考虑补充富含蛋白质的食物，如瘦肉、鸡鸭肉、鸡蛋、鱼、牛奶、豆类及其制品等。

2. 多补充含蛋氨酸的食物

蛋氨酸通过转移作用可提供一系列耐寒适应所必需的甲基。寒冷气候使得人体尿液中肌酸的排出量增多，而合成肌酸在线粒体内氧化释放出热量都需要甲基。因此，在冬季应多摄取含蛋氨酸较多的食物，如芝麻、酵母、乳制品、叶类蔬菜等。

3. 适量补充无机盐

医学研究表明，人怕冷与饮食中无机盐缺少很有关系。专家建议冬季饮食中应多摄取含根茎的蔬菜，如胡萝卜等，因为蔬菜的根茎里所含无机盐较多。钙可直接影响人体的心肌、血管的伸缩性和兴奋性，补充钙可提高肌体御寒性。含钙较多的食物有：虾皮、牡蛎、花生、蛤蜊、牛奶等。

4. 加强维生素的补充，多吃一些富含维生素 B_2、维生素 A、维生素 C 的食物

寒冷气候使人体氧化功能加强，肌体维生素代谢也发生了明显变化，冬季饮食中要及时补充维生素 B_2，以防口角炎、唇炎、舌炎等疾病的发生。维生素 B_2 主要存在于动物肝脏、鸡蛋、牛奶、豆类等食物中。维生素 A 能增强人体的耐寒力，应多吃些富含维生素 A 的肝脏、胡萝卜、南瓜等食物。孩子冬天的户外活动相对较少，接受室外阳光照射时间也短，很容易出现维生素 D 缺乏症。这就需要妈妈定期给孩子补充维生素 D，具体补充剂量和次数最好按照儿科医生建议执行。寒冷气候使人体氧化功能加快了，孩子体内维生素的代谢也会明显加快，维生素 A 能增强孩子的耐寒力，维生素 C 可提高孩子对寒冷的适应能力，并且对血管具有良好的保护作用，饮食中要注意及时给孩子补充维生素。

5. 合理摄取高蛋白高脂肪食物

有些爸爸妈妈错误地认为，冬季孩子需要更多高蛋白、高脂肪食物才能抵御寒冷天气。现代科学研究证实，在寒冷气候下，孩子机体的内分泌系统也被调动起来，使孩子的产热能力增加。因此，冬季孩子所需的能量与其他季节差距并不大，所以不要盲目给孩子吃过多高蛋白、高脂肪食物，以免给孩子的身体带来负担。对孩子高能量、高营养的补充，当以孩子的消化能力来评价，作为家长，应仔细观察孩子大便、睡眠、口气、舌苔，甚至是否有手指倒刺等因素来判断前几天饮食的合理性，指导下一步的饮食喂养方案制订。

6. 告别孩子的“节日病”

圣诞、元旦、春节……冬季是众多传统节日到来的季节，伴随合家团聚的欢乐气氛，爸爸妈妈时常会纵容孩子饮用或食用过多的饮料和小食品，这样做会使孩子的胃黏膜受到寒冷刺激，血管收缩，导致消化不良性腹泻。一到节日，孩子吃的东西杂，容易引起叠食，如红薯和花生，红薯和鸡蛋，冷热食物混合吃，尤其是先吃热食后吃冷食，更容易造成胃内“打架”。吃过多油腻的食物后腹部受凉，也是导致胃肠功能失调的诱因。冬季要帮助孩子合理安排健康饮食，避免成为“节日病”孩子。

7. 改善偏食

冬季的气候关系，会对孩子身体素质要求较高，所以冬季更不能让孩子偏食。不过，冬季相对其他季节，也是改变孩子偏食的好时机。为什么这么说呢？因为冬季要抗寒，所以需要能量比较多，相应地孩子的食欲也会比较好。再加上气温比较低，某些偏食孩子讨厌的食物味道也会淡了很多。爸爸妈妈在加工孩子不喜欢吃的食物时，只要在色彩感、咀嚼感等方面稍加注意，就有可能改变孩子对这种食物的看法，增强孩子的食欲。

8. 应以热食为主

生冷的食物不易消化，容易伤及孩子幼稚的脾胃，尤其是对那些脾胃虚寒的孩子，冬天的食物更应以热食为主，例如，煲汤类、烩炖类或汤菜等。另外，冬季菜品本身的热量散发较快，用勾芡的方法制作的，如羹糊类菜肴等则可以有效延长菜肴保持温度的时间，但也要避免过烫食物。

二、针对症状的饮食调理

1. 小儿冬季厌食的饮食调理

秋冬相对其他季节，是改变厌食的好时机。预防厌食首先要让孩子尝试不同食物。在添加辅食时，要注意不要以大人的烹饪方式加工食物，不要让味道太鲜美。由于孩子的味觉很敏感，太鲜美的食物和孩子以后吃的食物形成反差，就可能厌食，所以孩子食物要以清淡、本味、天然为主。

另外，要改善孩子厌食状况，父母首先要以身作则。家长饮食习惯对孩子影响很大。其次家长要用“激励法”鼓励孩子，深入了解孩子不吃的原因，到底是色彩、形状、味道不喜欢，还是身体不舒服。家长在平时加工食物时，要注意色彩感、咀嚼感，将孩子不喜欢吃的东西搭配其他食物，或者加工成孩子喜欢的颜色和形状，增强孩子食欲。

需要注意的是，改变孩子厌食并非能马上奏效。厌食症的根本原因在于脾胃功能严重受损，在于饮食喂养方法不合理，故科学喂养，改善脾胃功能将是根治小儿厌食的最好方法。

2. 反复呼吸道感染的饮食调理

反复呼吸道感染的孩子多是由于抵抗力差，才容易得病。

由于反复生病，会消耗很多营养，因此食欲也不好。所以，这类儿童在冬季就要注意饮食均衡、营养充足。如果是新生儿，可以延长母乳喂养时间，一般可以喂养到 8 ～ 10 个月；4 个月以上的婴儿，要适当增加辅食；1 ～ 3 岁的孩子要坚持吃配方奶粉。

家长还可以多加工一些细软、易消化、高营养的食品。根据孩子情况提供有针对性的营养，诸如胡萝卜、橘子、橙子、樱桃、葡萄和木瓜等补充所缺营养。

3. 哮喘的饮食调理

哮喘病人是过敏性体质，家长首先要找到过敏原。

一般来说，海鲜、鸡蛋容易过敏，

生、冷、辛辣食物容易诱发哮喘，冷盘菜也可诱发哮喘，故这些食品当慎用。

患儿在冬季可吃润肺食品，比如：热的杏仁露、米仁和蒸苹果。蒸苹果时可加入少量川贝母、冰糖。

4. 腹泻的饮食调理

经常腹泻的宝宝也应注重健脾，脾的主要功能就是“润化”，是气血生化之源，煎炸、油腻、生冷的食物易伤脾胃。

而肺与脾是子母关系，脾病及肺为“母病及子”，所以经常腹泻的小孩也易感冒发烧，出现呼吸道的疾病。故在治疗呼吸系统疾病时，往往须要对消化功能的调治。

三、冬季儿童进补要点

1. 要合理安排饮食、注意比例关系

中医认为，阴阳平衡、经络疏通、气血调和，是防病强身的关键。所以，合理安排饮食也是儿童营养物质供给的关键。所谓合理安排饮食就是要考虑到热能的需要和各种营养素的需要。还应注意蛋白、脂肪、碳水化合物之间的比例关系。

合理饮食能及时调节、恢复人体消化功能，对改善营养状况、提高人体的免疫功能、促进病体康复有很大帮助；同时，也能促进新陈代谢，使畏寒的现象得到改善；此外，还能调节体内的物质代谢，使营养物质转化的能量最大限度地贮存于体内，为来年的身体健康打好基础，但需要提醒父母的是：进补时也要根据儿童的胃肠功能状态，选择合适的食品，注意烹调方法。

2. 饮食有宜忌

宜吃熟食和热食，不宜吃生冷食物，不要喝冰凉的饮料。

宜吃易消化的食物，不要过食肥甘厚味的食物（如大肉、甜食等）。

宜吃的水果和干果有：苹果、梨、橙、核桃、花生等；不宜过量吃的水果和干果有：柿子、栗子、杏、李等。

3. 烹饪方式有讲究

多用蒸、炖、煮等以水为传热介质的烹调方法，少用煎、烤、炸等以油为介质的烹调方法。肉类食物宜长时间炖煮，肉类食物经过较长时间炖煮，其中的有效成分就能充分地析出，不仅营养成分含量高，而且易于吸收。此外，儿童的胃肠功能还比较薄弱，这样炖煮出来的食物特别适合于孩子食用。但炖煮时间不宜过久，以免产生嘌呤类物质，对身体有害。新鲜蔬菜则宜“速战速决”，新鲜蔬菜富含维生素，如果煮的时间过长，维生素容易被破坏，失去新鲜的味道。所以，做新鲜蔬菜要用炒、焯等快速的烹调方法。

4. 喝水别等渴

冬天虽然排汗减少，但大脑与身体各器官的细胞仍需充足的水分来保证新陈代谢正常进行。所以，应给予孩子充足的水分以保证身体的需要，不要等到孩子说渴时才让他喝水，因口渴时再喝水，身体已处于缺水状态了。

孩子最好多喝白开水，含糖量多的饮料，还是少喝为好。

孩子每天需要的水量：儿童每千克体重每天需要 100 ~ 150 毫升。3 ~ 7 岁的孩子每千克体重每天约需要 90 ~ 110 毫升。年龄越小每天的需水量越大。

5. 常常熬锅粥

粥是特别适合孩子的食物。孩子肠胃功能弱，而食物熬煮的时间长，粥里的营养物质析出就充分，所以粥不仅营养丰富，而且容易吸收。冬季喝热粥，特别有利于孩子吸取热量和营养。

除了腊月里常吃的“腊八粥”以外，对于孩子来说，红豆粥、山药粥、肉末小米粥、糯米红枣百合粥、南瓜粥、小米牛奶冰糖粥等也很适宜。此外，还有养心除烦的燕麦粥、消食化痰的萝卜粥、健脾养胃的茯苓粥、益气养血的大枣粥等。

特别提醒

冬季适宜吃的食物

1. 补肾填精、温补肾阳的食物：栗子、核桃仁、韭菜、羊肉、狗肉、虾仁、芝麻、黑豆、海参等。

2. 滋阴益肾的食物：黑木耳、黑枣、兔肉、猪脊髓、羊脊髓等。

四、冬季儿童营养食谱

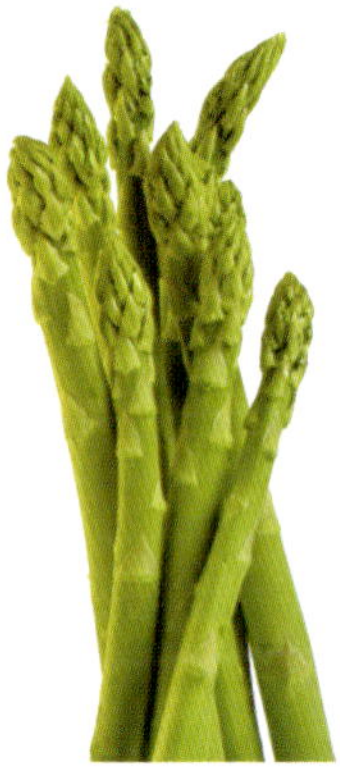

● 芦笋

1.芦笋鸡球

原料：芦笋200克，鸡胸肉100克，米酒、淀粉、盐各适量。

功效：芦笋含有9种人体所必需的蛋白质氨基酸及多量的胡萝卜素，可加强细胞的新陈代谢，常吃可以增进食欲，帮助消化。但其性偏寒，脾胃虚寒明显者当慎用。

做法：（1）将鸡胸肉洗净、切球，放入碗中，加入调料腌10分钟，再放入热锅中过油，捞起。

（2）芦笋去老梗，洗净、切段；放入开水里汆烫，捞出，浸入凉水中待凉后摆盘，并淋上蚝油。

2.番茄沙拉

原料：黄瓜1根，土豆2个，胡萝卜1个，西红柿5个，鸡蛋2~3个，沙拉酱（或千岛酱）75克。

功效：蔬菜中含有大量的维生素C与纤维素，鸡蛋中含有优质蛋白质，土豆中还含有大量的碳水化合物，营养非常全面。

做法：（1）将黄瓜、胡萝卜分别洗净，切丁，放入滚水中烫熟，捞出，沥干水分。西红柿洗净，去蒂及籽，做成西红柿杯备用。

（2）鸡蛋放入冷水中煮熟，剥壳，切片备用。

（3）土豆去皮，切片，蒸熟，取出，压成泥备用。

（4）将黄瓜、胡萝卜丁及土豆泥放入碗中，加入沙拉酱拌匀，盛入西红柿杯中，排上适量的蛋片即可。

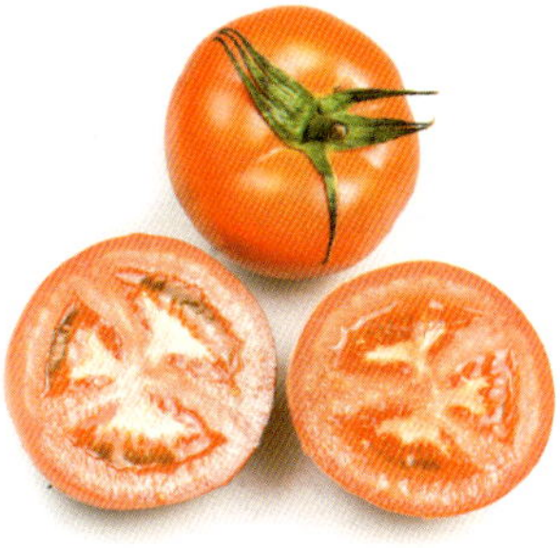

● 番茄

3.猪肝汤

原料：猪肝50克，菠菜30克，植物油13毫升，精盐2克，葱、姜末5克，料酒3毫升。

功效：猪肝本身具有补肝养血、明目的作用，菠菜有补血作用。猪肝与菠菜相配，营养价值更高。幼儿食用，不仅可以预防贫血、夜盲症，而且还可以促进身体的新陈代谢，有利于生长发育。

做法：（1）将猪肝洗净，切成薄片，放入碗内，加入少许料酒、精盐、水拌匀，腌片刻；菠菜择洗干净，在开水锅中烫一下，捞出，切成小段。

（2）锅置旺火上，加入植物油烧热，下入葱、姜末爆香，加入适量清水，烧沸后将肝片下锅，烧沸后撇去浮沫，猪肝煮至断生即可。

（3）下入菠菜、盐，开锅后可先盛出菠菜，然后再烧沸2次即可。

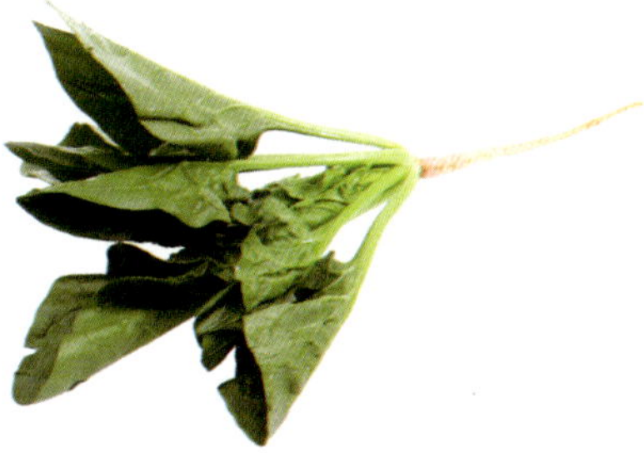

● 菠菜

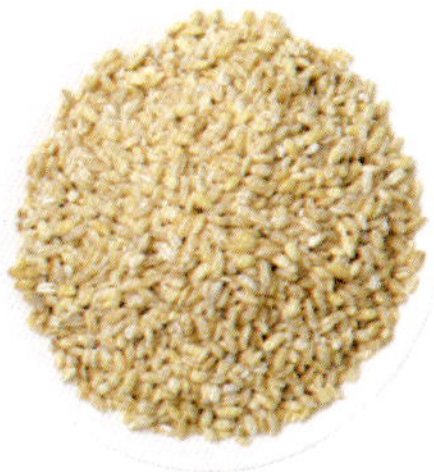

● 大麦

4.大麦羊肉汤

原料：大麦50克，羊肉50克，草果1枚。

功效：温中健脾，补虚，尤其适合脾胃虚寒，食少纳呆、泄泻、遗尿、四肢不温、腹胀、口干、形体瘦弱的儿童强身之用。但阴虚火旺、胃有积热的小儿忌食。

做法：将羊肉切碎，草果打烂，和大麦一起慢火久熬至烂熟，滤取浓汁，空腹食用，一日2次，分多次食用。

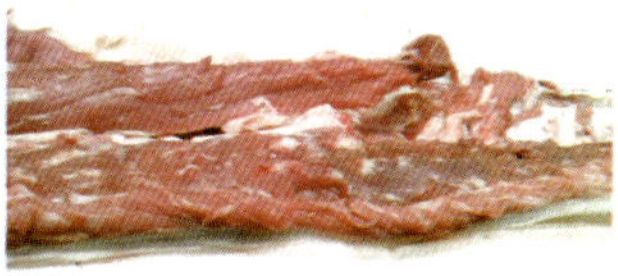

● 羊肉

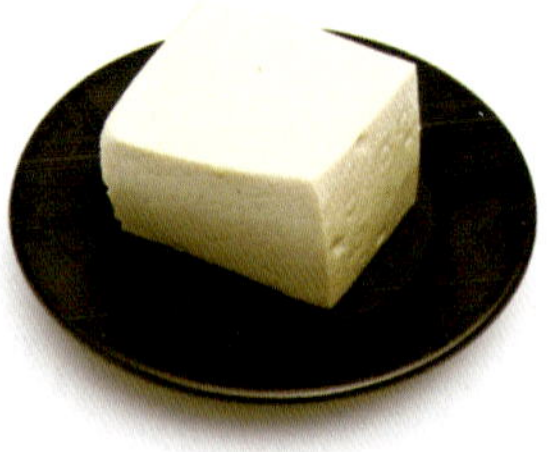

● 豆腐

5.鸡肉泥蒸豆腐

原料：豆腐20克，鸡脯肉15克，葱头10克，鸡蛋1个，香油、酱油、淀粉适量。

功效：豆腐含有丰富的植物蛋白质，与动物蛋白质相互补充，能对幼儿的生长发育起很好的作用。葱头能健胃杀菌，提高幼儿对疾病的抵抗防御能力。

做法：（1）将豆腐洗净，煮片刻，捞出沥去水分，研成泥，摊入抹过香油的小盘内。

（2）将鸡肉洗净，剁成泥，放入碗内，加入打散的鸡蛋、切碎的葱头及酱油、淀粉，调至均匀有黏性，摊在豆腐上面，用中火蒸12分钟即成。

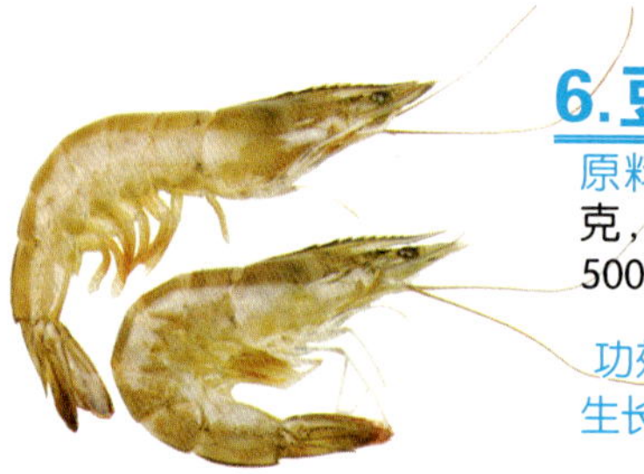

● 鲜虾

6.豆腐鲜虾丸子

原料：嫩豆腐2块，鲜虾仁250克，鸡蛋1个，猪肥肉30克，葱末、精盐、淀粉、胡椒粉、味精各适量，花生油500毫升。

功效：此菜由多种原料制成，营养全面、丰富，含有幼儿生长所必需的蛋白质、多种维生素和矿物质等营养素。

做法：（1）将豆腐用淡盐水煮沸，取出沥去水分。虾仁洗净，去壳，剁成末，猪肥肉剁碎。

（2）将豆腐、虾末、肥猪肉一同放入大碗内，加入葱末、鸡蛋、淀粉、胡椒粉、味精，调味后搅拌上劲，成为豆腐泥。

（3）锅置火上，倒入花生油，烧至五成热后将豆腐肉泥挤成小丸子放入油锅中，用中火炸至金黄色，捞出沥油，装盘即可。

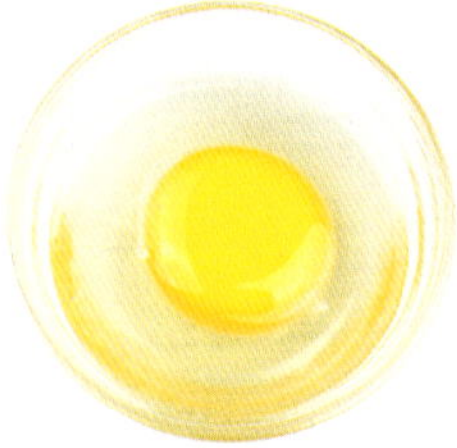

● 鸡蛋

7.栗子烧鸡块

原料：生板栗200克，光鸡1只（约重1200克），黑枣50克，葱丝、姜丝、酱油、料酒、胡椒粉、白糖、盐各适量，菜油少许。

功效：养胃、健脾、补肾、壮腰、强筋、活血，尤其适合体弱儿童健身食用。

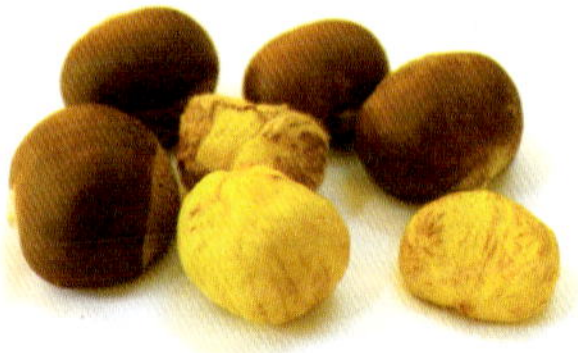

● 栗子

做法：（1）将鸡洗净，剁成块，入开水锅中焯去血水，捞出用凉水冲洗干净，控干水分。

（2）炒锅上火烧热，倒入少许菜油，放入白糖，炒成红色，再倒入鸡块煸炒，加入适量酱油、料酒、水，放入葱丝、姜丝、大料、胡椒粉，微火炖40分钟。

（3）放入去皮的板栗及黑枣，加盐，再烧20分钟即可。

备注：栗子要剥去内皮，可先将板栗切一刀，煮一煮，既容易剥皮又快熟。

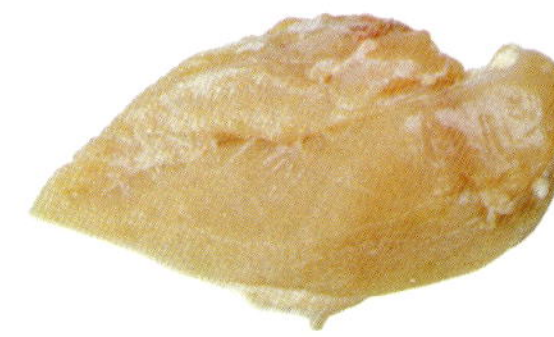

● 鸡脯肉

8.鸡丝烩白菜

原料：鸡脯肉50克，白菜梗200克，淀粉10克，盐5克，葱、姜各适量，鸡蛋1个，油5毫升。

功效：鸡肉有温中益气、补精添髓、强腰健骨的作用，儿童多吃鸡肉还可健脑。

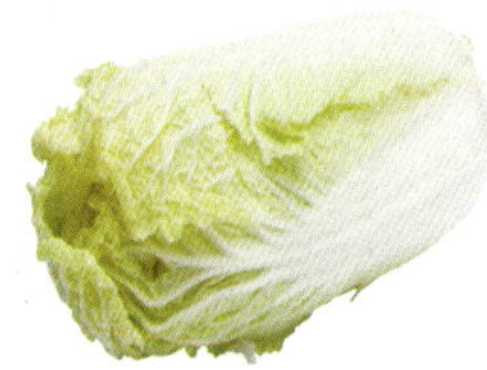

● 白菜

做法：（1）先将鸡肉洗净，切成丝，用蛋清、盐、淀粉、料酒拌好，备用。将白菜切成丝。

（2）锅内加入油和葱、姜，烧至微热，等油热后将鸡丝放在锅内过油，用筷子拨散，盛出备用。

（3）锅内留油，投入白菜丝，炒至八成熟时加少许盐，倒入鸡丝炒匀，勾薄芡，汁浓即成。

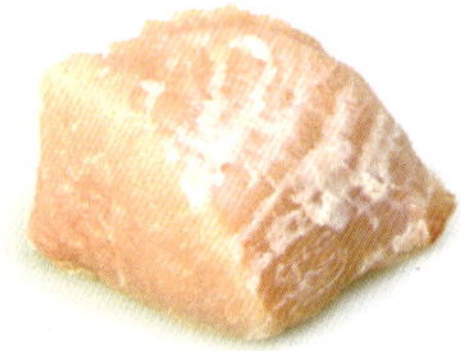

● 猪肉

9.海带炒肉丝

原料：瘦猪肉50克，水发海带100克，植物油15毫升，酱油、精盐、白糖、水淀粉各适量，葱、姜末各少许。

功效：海带富含碘、钙，能促进骨骼、牙齿生长，是儿童生长不可缺少的保健食品，同时含较多的铁，可预防小儿缺铁性贫血。海带与猪肉相配，营养价值更高更全面。

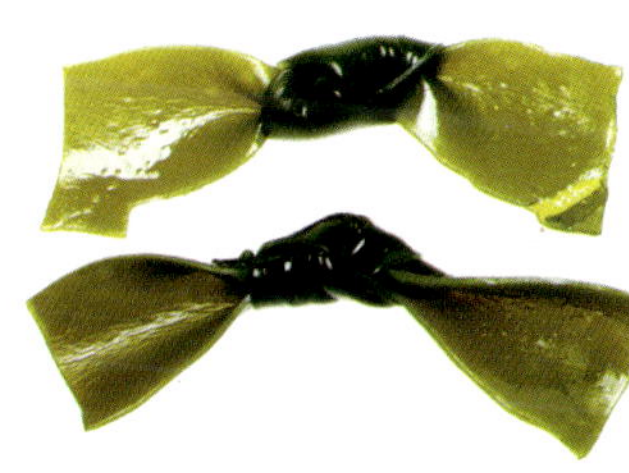

● 海带

做法：（1）将海带洗净，切成细丝，放入锅内蒸15分钟，等海带软烂后取出待用。

（2）将猪肉用清水洗净，切成丝。

（3）将肉丝用旺火煸炒一两分钟，加入葱、姜末及酱油，炒匀，投入海带丝，加入清水（以漫过海带为度）、精盐、白糖，再以猛火炒片刻，勾芡即成。

备注：海带要发透、蒸烂，海带丝与肉丝不可切得过长。

五、冬季儿童食疗方例

1. 姜汁牛乳饮

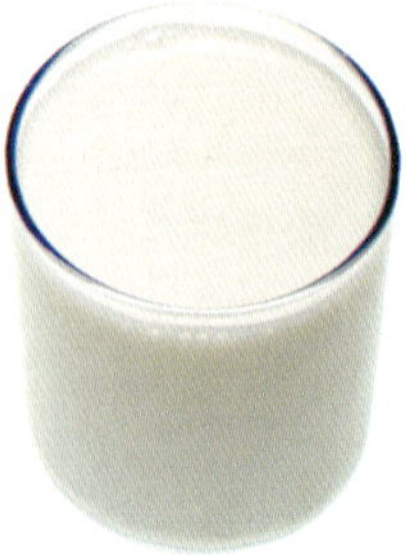

● 牛奶

组　成　牛奶250毫升，鲜姜1块，丁香1粒，白糖适量。

用法用量　将鲜姜切碎，加入适量开水，用纱布包裹榨汁后倒入牛奶中，再放入丁香，置锅中煮2～3分钟即成。每日1次，可连续服用一段时间。

功能主治　祛风、散寒、补脾益胃。适宜于小受风寒、咳嗽流涕、饮食无味的儿童。

2. 姜汁糯米粥

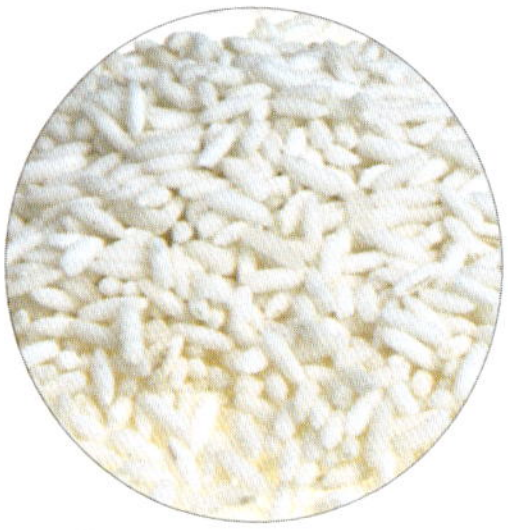

● 糯米

组　成　糯米150～200克，生姜10～20克，葱5根，盐、米醋各适量。

用法用量　先将糯米煮成稀粥，加进切成片状的生姜、葱，再用文火煮5分钟，调入适量盐、米醋即可，分次热时服之。

功能主治　生姜温胃散冷，糯米补中健脾，葱发汗解表，加进米醋调和，不仅可以预防感冒，还能增强儿童脾胃功能。

3. 冬瓜老鸭煲

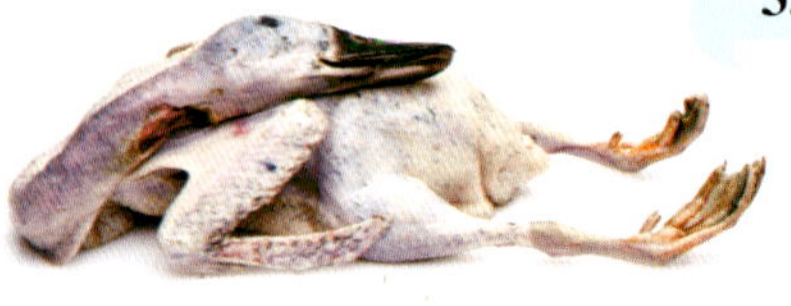

● 鸭肉

组　成　老鸭（杀洗好）1只，冬瓜500克，瘦猪肉100克，芡实30克，薏米30克。

用法用量　先将老鸭用高压锅武火煮烂，取汤后放进瘦猪肉、冬瓜、芡实、薏米，用武火煮至猪肉熟，调味，可加少许米醋。让幼儿在饭前饮汤吃鸭肉，汤要温热饮用。

功能主治　鸭子健脾补虚，芡实、冬瓜、薏米健脾养胃，瘦猪肉滋养脏腑。

4. 柚子炖老鸭

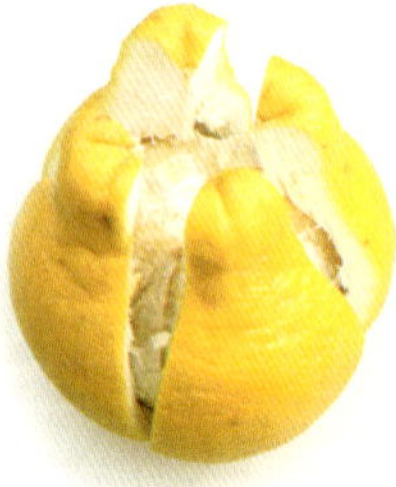

● 柚子

组　成　柚子1个，核桃肉30克，老鸭1只，盐、酒、姜少许。

用法用量 将柚子去皮留肉，老鸭去毛及内脏，洗净。将柚子肉及核桃肉放入老鸭肚子内，加水、盐、酒、姜，用文火炖熟食用。

功能主治 化痰平喘，适用于肾虚哮喘。

5. 银耳麦冬羹

组　成 银耳 30 克，麦冬 12 克，冰糖 15 克，淀粉 30 克。

用法用量 将银耳用温水泡 2 小时，待发涨后去蒂洗净。将麦冬加水煮 20 分钟，去渣留汁。将银耳加入汁中用小火炖烂，加淀粉及冰糖调匀煮沸食用。

功能主治 润肺养阴，适用于肺阴虚哮喘。

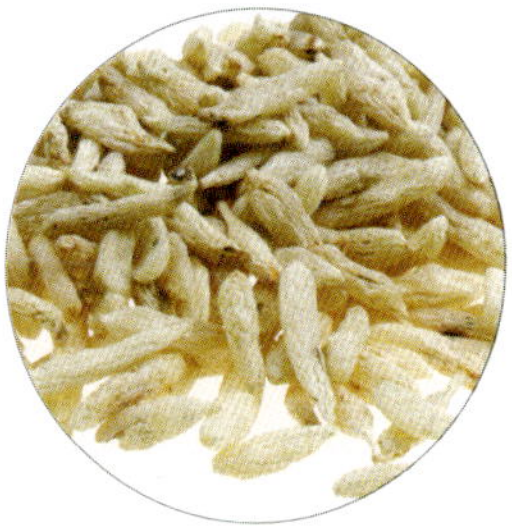

● 麦冬

6. 贝母猪肺粥

组　成 川贝 10 克，猪肺 50 克，粳米 60 克，食盐少量。

用法用量 将猪肺洗净，煮至七成熟，捞出切碎，川贝去皮尖，粳米洗净，与猪肺、川贝一同放入锅中煮熬成粥，然后放入食盐调匀即成。

功能主治 适用于肺虚久咳、慢性支气管炎、哮喘等症的辅助治疗。

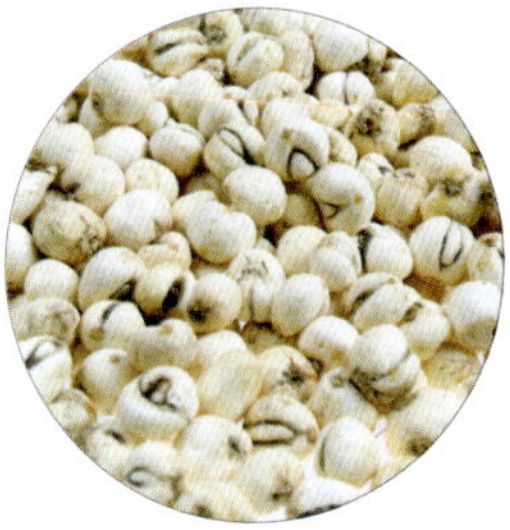

● 川贝

7. 藿香生姜汤

组　成 藿香 30 克，生姜 10 克，红糖 10 克。

用法用量 先将藿香洗净，切成短节，生姜洗净，切成薄片。然后将姜片、藿香、红糖一同放入沸水中煮 3 ～ 5 分钟，滤渣取汁即成。

功能主治 适用于发热恶寒、恶心欲呕等症。

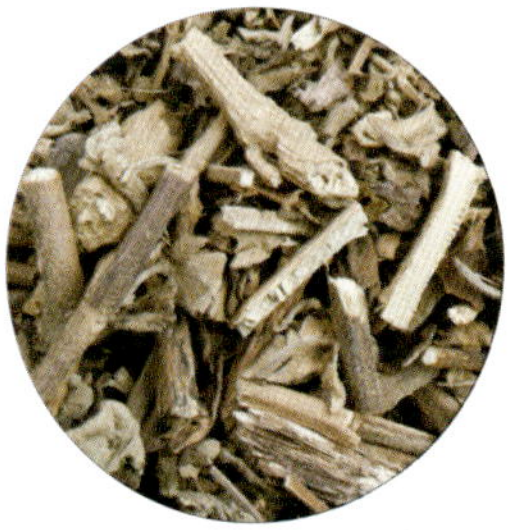

● 藿香

8. 蜂蜜蛋花汤

组　成 鸡蛋 1 只，蜂蜜少许。

用法用量 锅内加 300 毫升水，煮开，将鸡蛋打散后冲入沸水中，调入蜂蜜食用。

功能主治 可辅助治疗小儿久咳少痰。

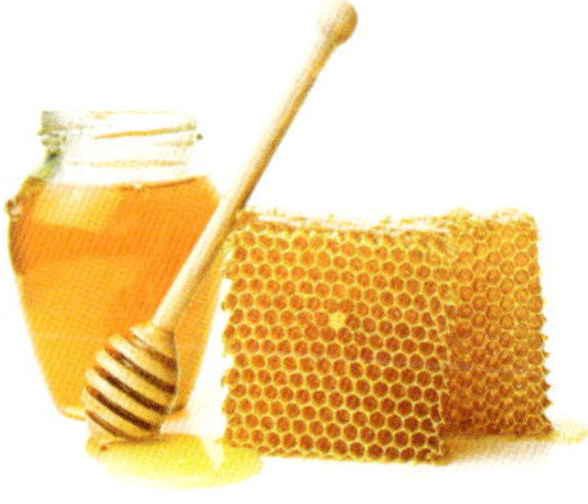

● 蜂蜜

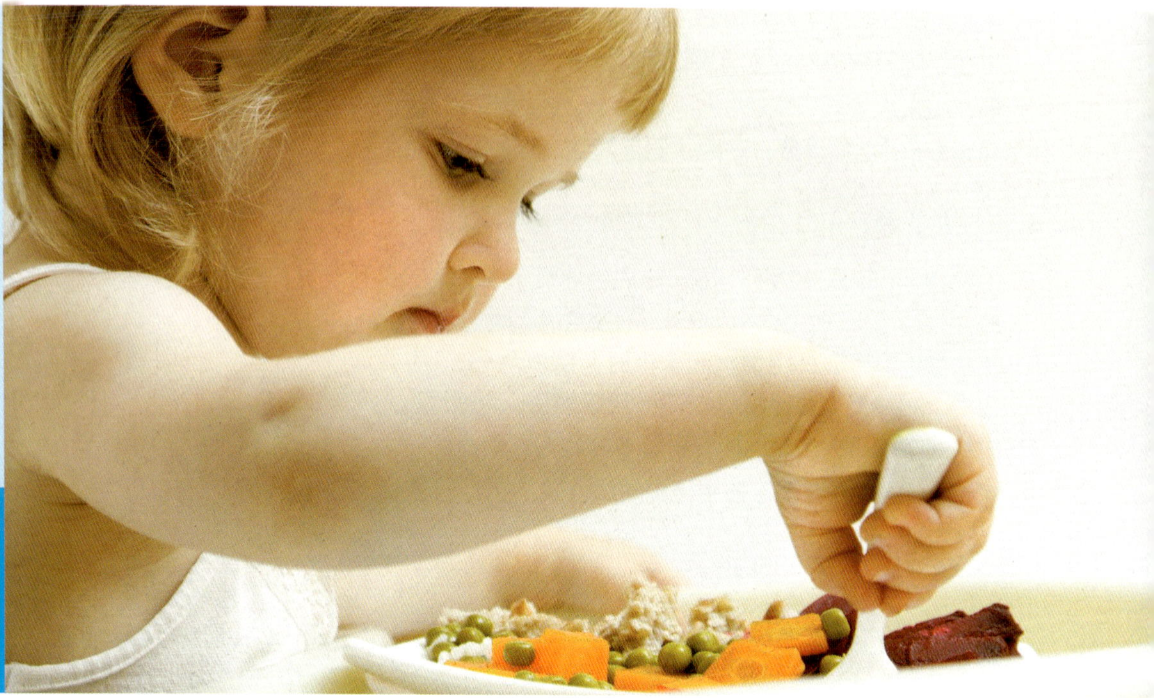

第二章

儿童常用保健食疗方介绍

保健食疗为“治未病”的重要手段，也是解决小儿服药难的主要方法之一，适合小儿特点。本章的重点就在于对后天之本“脾胃”的调护上，保证孩子具有强健的脾胃功能。好的消化状态是关键，所以食疗当以不滞胃碍脾为要。

第一节 健脾开胃食疗方

适用于脾胃虚弱、胃纳不佳、体弱食少者，常用药物有山楂、山药、神曲、麦芽、茯苓、莲子肉等。配用食物有萝卜、肉、蛋类。

1. 淮山扁豆红枣粥

组　成　淮山、扁豆、红枣各30克，粳米50克。

用法用量　方中3药加粳米淘洗干净，用慢火煲成烂稀粥食用。

淮山

2. 黄鳝蒸鸡内金

组　成　黄鳝1条，鸡内金粉适量。

用法用量　将黄鳝洗净，除去内脏后切碎，撒上鸡内金粉，蒸熟食用。

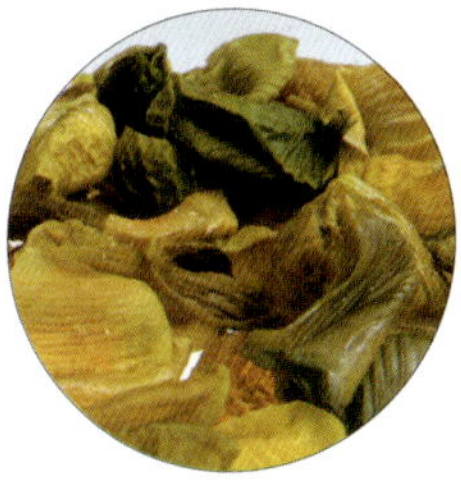

鸡内金

3. 白术瘦肉汤

组　成　白术10克，谷芽10克，净瘦肉100克。

用法用量　白术、谷芽、净瘦肉加水1000～2000毫升，文火煲约1小时后食用。每天饮汤120毫升，3～5天为一疗程。

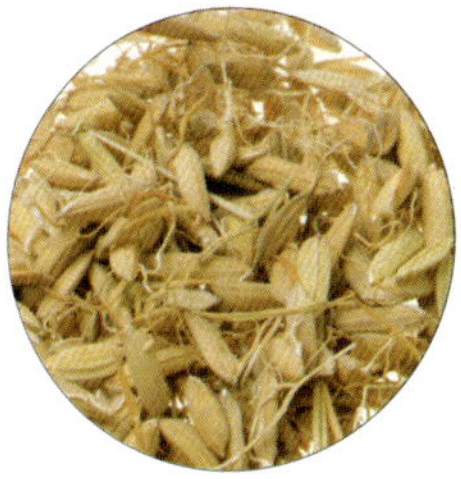

谷芽

4. 山楂萝卜排骨汤

组　成　炒山楂15克，白萝卜150克，排骨100克。

用法用量　先将排骨煮熟，再入山楂、萝卜同煮至熟，加入少量食盐即成。

功能主治　适用于食欲不振、腹胀嗳气者。

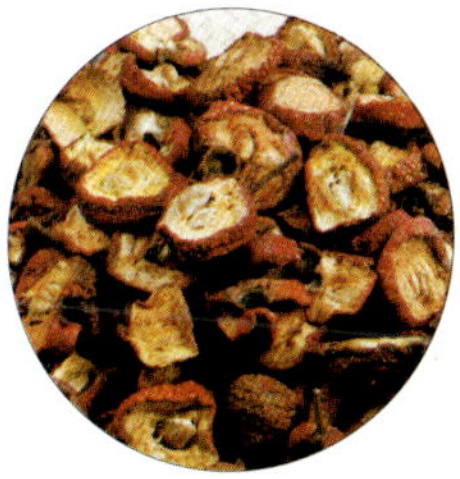

山楂

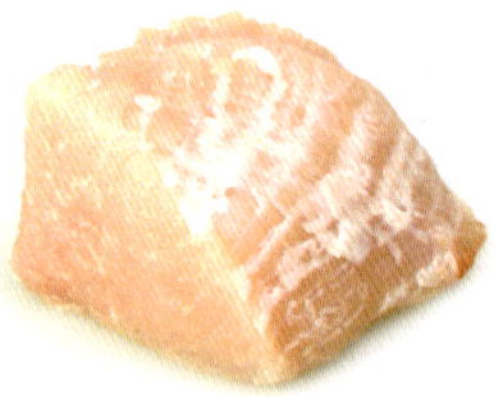

● 猪肉

5. 里脊肉粥

组 成 猪里脊肉100克，粳米100克，食盐、香油、味精各适量。

用法用量 先将里脊肉切碎，与粳米煮粥，粥成后加调料即成。

功能主治 益胃助食。

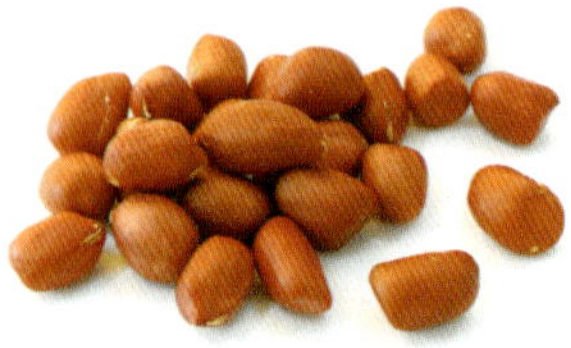

● 花生

6. 花生仁百合粥

组 成 花生仁 45 克，百合 15 克，粳米 100 克，冰糖适量。

用法用量 同煮粥食用。

功能主治 健脾开胃。

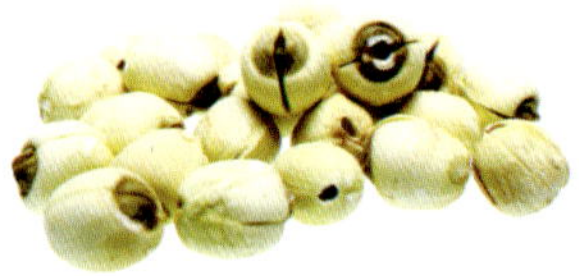

● 莲子

7. 莲子粥

组 成 莲子肉 50 克，粳米 100 克。

用法用量 煮粥食用。

功能主治 益胃健脾。

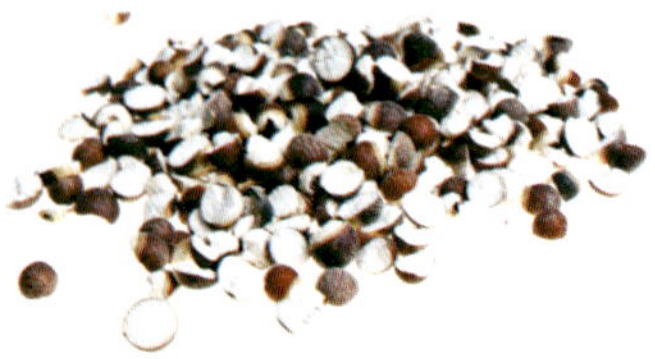

● 芡实

8. 山药莲子汤

组 成 淮山、莲子（去芯）、芡实各 30 克，猪瘦肉 100 克，调料适量。

用法用量 将淮山、莲子、芡实洗净；猪瘦肉在沸水锅中稍烫，除去血腥味，切成块，备用。锅中加油，先入葱、姜炒香，再下入猪肉和酱油、盐，烧沸，下入淮山、莲子、芡实，用文火炖汤，饮汤吃肉。

功能主治 健脾益血、开胃消滞。适用于久病体弱、脾胃呆滞、少食神倦、不思饮食者。

第二节 脾胃湿滞食疗方

脾胃湿滞的成因有脾胃虚弱而致湿滞内生者，也有因饮食不节、喂养不当令湿邪蕴阻者，虚实不同，脾胃虚弱当以健脾养胃，饮食内伤治以消食导滞。

健脾的食物有：鲫鱼、胡萝卜、苹果、淮山、小米、莲子、芡实、猪肚、鹧鸪、鹌鹑。

去湿的食物有：鲤鱼、赤小豆、金针菜、莴苣、薏米、扁豆、冬瓜皮等。

1. 白术佛手汤

组成 白术 10 克，佛手 6 克，瘦肉 100 克，生姜 2 片。

用法用量 将上 4 味加水 2000 毫升，文火煲取 500 毫升，每次饮用 50 毫升，每天 1 ~ 2 次。

功能主治 健脾养胃，用于脾胃虚弱者。

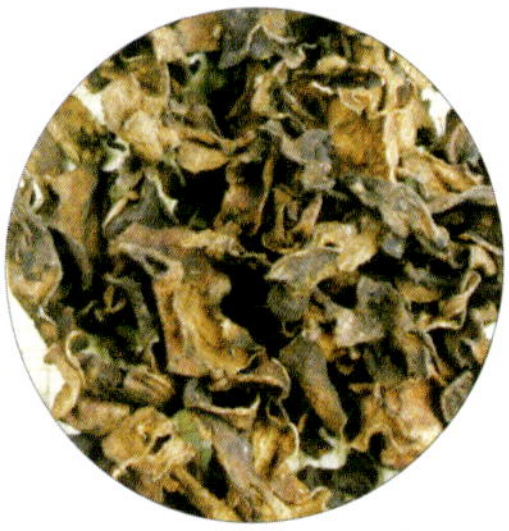

佛手

2. 三星汤

组成 炒谷芽、炒麦芽各 10 克，炒山楂 5 克。

用法用量 上药加水 1000 毫升，煲取 150 毫升，分次服用。

功能主治 消食导滞，用于内伤饮食积滞者。

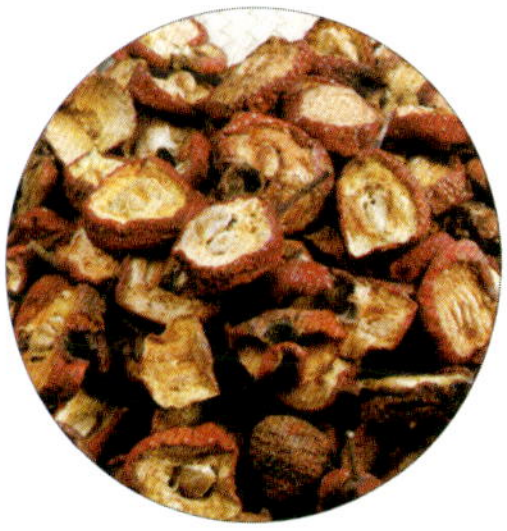

山楂

3. 赤小豆冬瓜生鱼汤

组成 生鱼 1 条，冬瓜 250 克，赤小豆 30 克，生姜 10 克。

用法用量 生鱼宰净，冬瓜连皮切块，与赤小豆、生姜同煲汤，不放盐食用。

功能主治 补脾、利水、消肿，其作用为补脾而不留邪，利水而不伤正气。

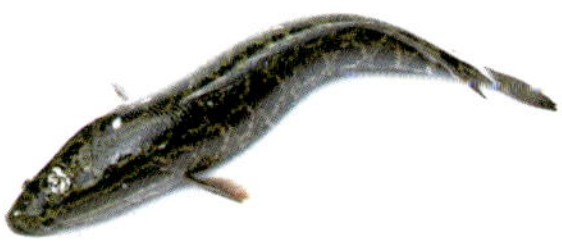

生鱼

4. 芡实煲老鸭

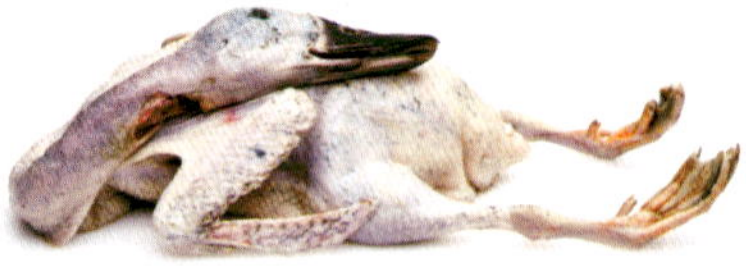

鸭

组 成 芡实 100 ~ 120 克，老鸭 1 只。

用法用量 将芡实放入鸭腹内，加水用文火煮 2 小时，加少许盐服食。

功能主治 健脾养胃，固肾利水。

5. 独脚金鲫鱼粥

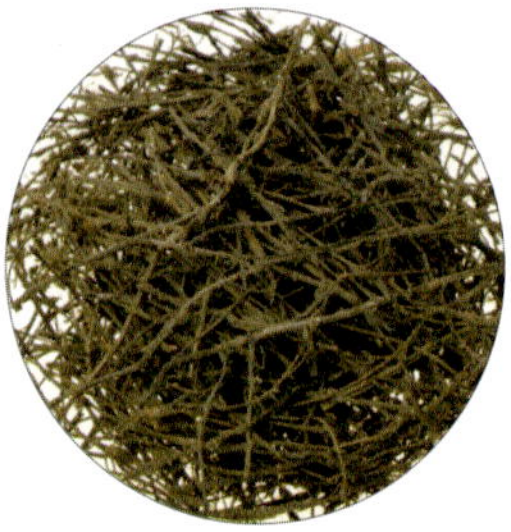

独脚金

组 成 独脚金 15 克，鲫鱼 1 条（约重 350 克），大米 100 克，盐少许。

用法用量 将鲫鱼去鳞和内脏，洗净后用纱布包好，与洗净的大米、独脚金同煮约 45 分钟，加入盐，再稍煮几分钟即成。捞出药材和鱼，食粥。

功能主治 健脾开胃，清肝热，去积滞，可治疗小儿因肝热脾虚引起的肠胃功能紊乱和食欲不振以及烦躁低烧、日渐消瘦等症。

6. 山药百合红枣粥

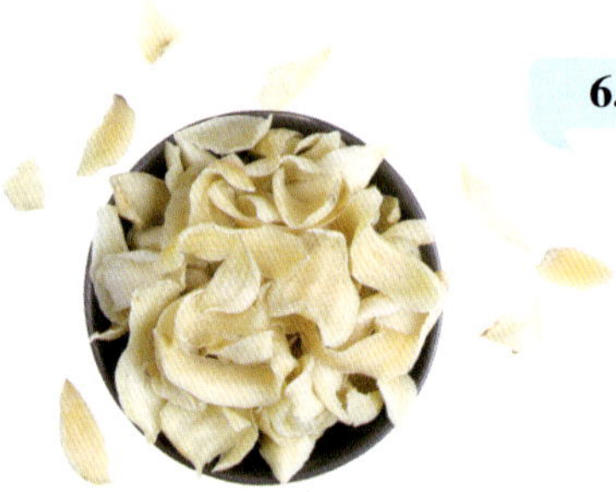

百合

组 成 干山药 90 克，百合 20 克，红枣 5 枚，薏苡仁 30 克，大米适量。

用法用量 共煮粥。每日 2 次服食。

功能主治 山药补脾和胃，百合清热润燥，大枣、薏苡仁健脾和胃，此方具有滋阴养胃、清热润燥的作用。

第三节 便秘食疗方

小儿便秘乃属本虚标实之证，初生儿多为胎热未清，婴幼儿多为脾虚寒凝湿滞，儿童多为食滞热蕴之症，所以本证之饮食调护，首当辨明病因，在对症下药的同时，适当配合食疗，可收到更满意的疗效。

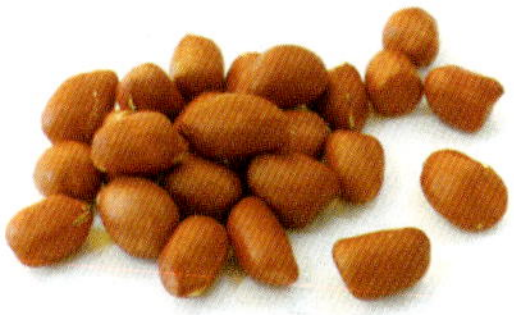

● 花生

1. 白术花生大枣糖水

组 成 白术、花生、大枣各 10 克，冰糖少量。

用法用量 上药加清水 1500 毫升，共煎，饮汤食渣，隔天 1 次。

功能主治 用于气阴两虚型。

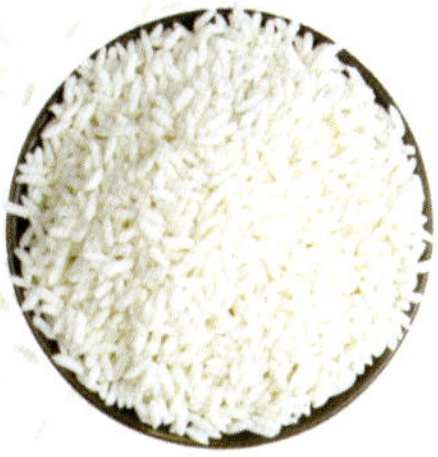

● 糯米

2. 糯米花生粥

组 成 糯米 50 克，花生 20 粒。

用法用量 将花生去衣捣碎，与糯米加清水 8 碗共煎，每周食用 2 次。

功能主治 治肠燥便秘。

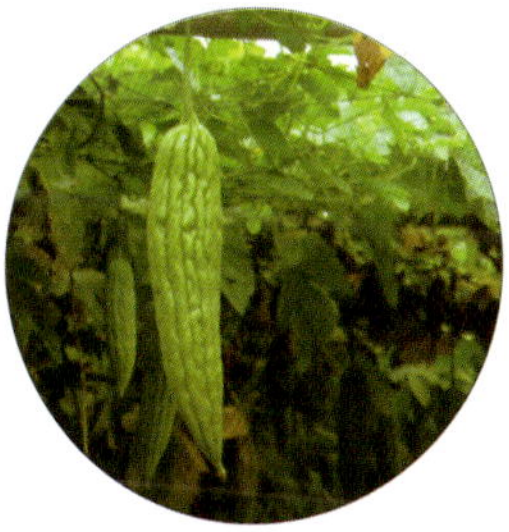

● 凉瓜

3. 凉瓜猪骨汤

组 成 凉瓜与猪骨适量。

用法用量 共煲，饮汤，隔天 1 次。

功能主治 可治热蕴大肠之便秘。

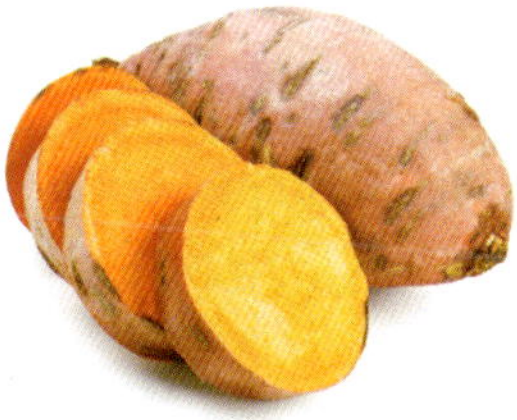

● 番薯

4. 番薯糖水

组 成 番薯 250 克，红糖少量，金不换 3 ~ 4 叶。

用法用量 将番薯、红糖、金不换叶与清水 2000 毫升共煲 20 分钟，饮汤食渣，每周 2 次。

功能主治 用治燥热积滞之便秘。

5. 生菜粥

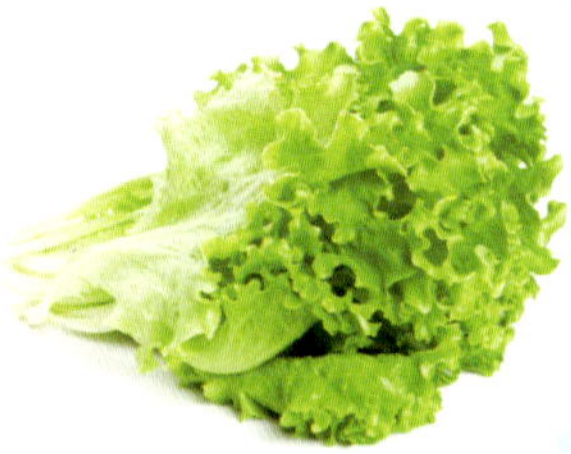

● 生菜

组　成　大米50克，生菜100克。

用法用量　生菜洗净，切碎，与大米加水共煲成稀粥食用。

功能主治　用治食滞肠热。

6. 芝麻糊

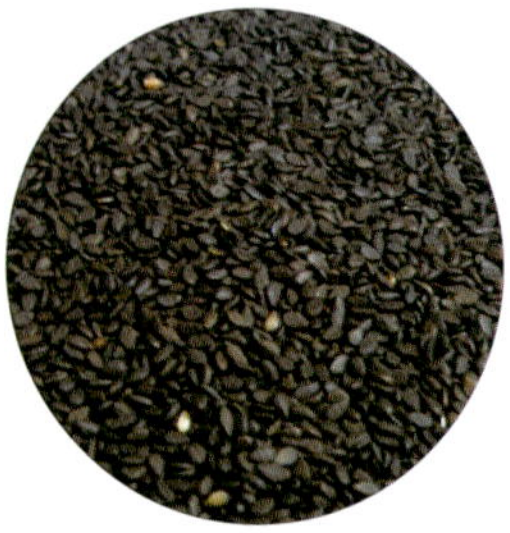

● 黑芝麻

组　成　黑芝麻150克，糯米100克，红糖50克。

用法用量　先将糯米淘洗干净，用水浸泡3个小时以上，将黑芝麻淘洗干净，然后用慢火炒香，把黑芝麻和糯米分别磨成浆，过滤。把过滤好的黑芝麻浆煮至将开，缓慢倒入米浆，边倒边搅，煮至糊状，下红糖调味便可。

功能主治　可用治肠燥之便秘。

备　注　将黑芝麻换成花生，即成花生糊，有同样功效。

第四节　烦躁不安食疗方

小儿烦躁不安的病因，有消化不良、虫扰、白天兴奋过度等，故临证当细辨病因，辨证论治。

1. 二芽汤

组　成　谷芽10克，麦芽10克，芒果核1～2个。

用法用量　上3味加水1000毫升，文火煲取150毫升，分次服用。

功能主治　消食导滞，用于消化不良者。

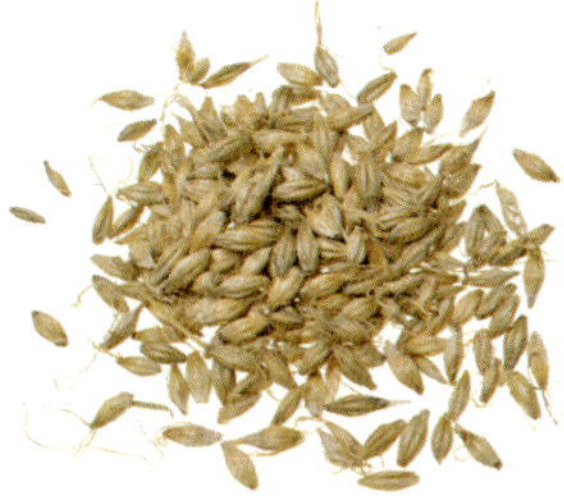

● 麦芽

2. 驱虫汤

组　成　槟榔5克，使君子5克，乌梅2个，瘦肉100克。

用法用量　上4味洗净，加水2000毫升，煲取500毫升，分次服用。

功能主治　驱虫安神，用于虫扰不安者。

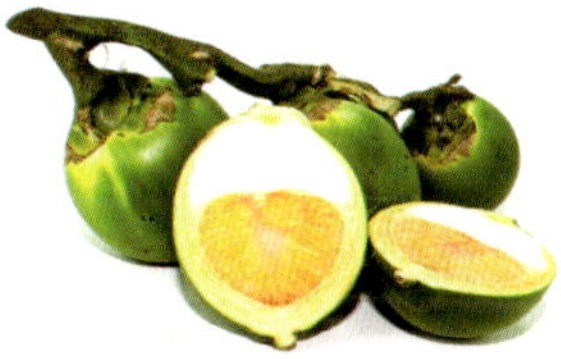

● 槟榔

3. 灯芯花粥

组　成　灯芯花5扎，粳米50克。

用法用量　加水煲粥服用。

功能主治　清心安神，用于白天过度兴奋者。

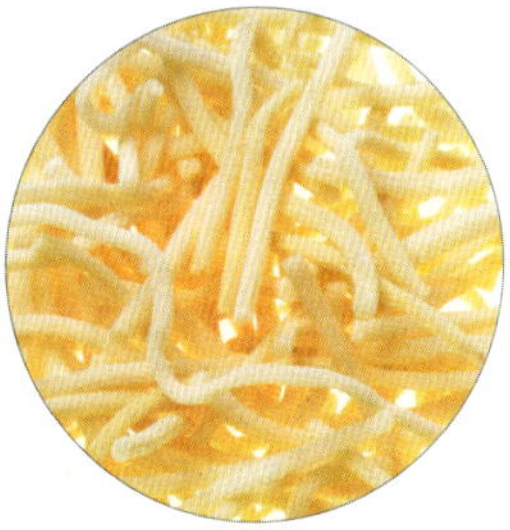

● 灯芯花

4. 猪心枣仁汤

组　成　猪心1个，酸枣仁、茯苓各10克，远志5克。

用法用量　把猪心切成两半，洗净，放入锅内，然后放入洗净的酸枣仁、茯苓、远志，加入适量水，用大火烧开后撇去浮沫，再用小火炖至猪心熟透后即成。此汤每日1次，一般在晚上临睡前食用，喝完后再用热水泡脚。

功能主治　补血养心、益肝宁神。

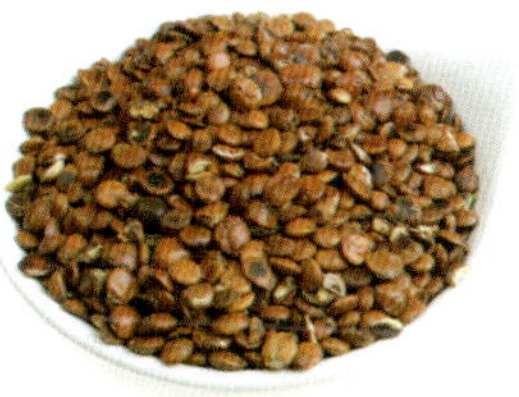

● 酸枣仁

5. 百麦安神饮

组 成 小麦、百合各 15 克，莲子肉、首乌藤各 10 克，大枣 2 个，甘草 3 克。

用法用量 把小麦、百合、莲子、首乌藤、大枣、甘草洗净，用冷水浸泡 30 分钟，倒入锅内，加水，用大火烧开后小火煮 30 分钟。滤汁，存入保温壶内，随时饮用。

功能主治 此饮有益气养阴、清热安神的功效，可治神志不宁、心烦易躁、失眠多梦、心悸气短、多汗等症。

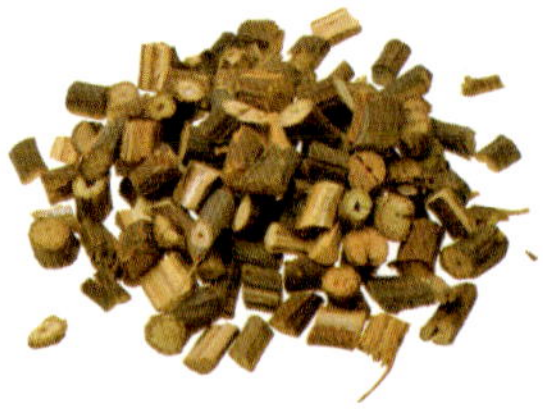

首乌藤

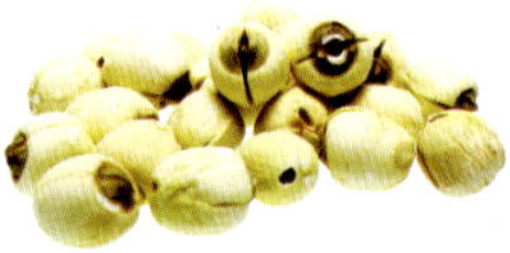

莲子

6. 桂圆芡实粥

组 成 桂圆、芡实各 15 克，糯米 100 克，酸枣仁 10 克，蜂蜜 10 克。

用法用量 把糯米、芡实洗净，加入桂圆，烧开后用小火煮 25 分钟，再加入酸枣仁煮 20 分钟，食前调入蜂蜜即可食用。一日 2 次，早晚食用，效果会比较好。

功能主治 此粥有健脑益智、益肾固精之功用，可治神经衰弱、智力衰退、肝肾虚亏等症。

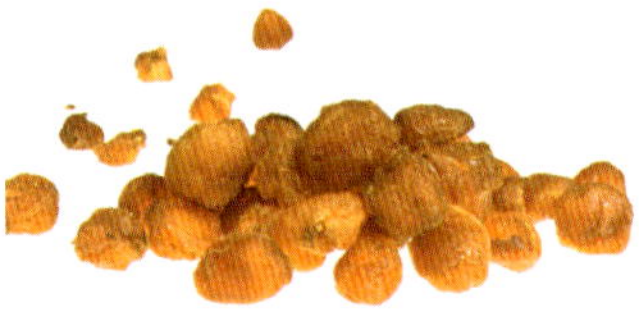

桂圆

7. 柏子仁粥

组 成 柏子仁 10 ～ 15 克，粳米 50 ～ 100 克，蜂蜜适量。

用法用量 先将柏子仁去尽皮、壳、杂质，捣烂，同粳米煮粥，待粥将熟时，兑入蜂蜜，再煮沸即可食用。每天早晚食用，3 天为一个疗程。

功能主治 此粥有润肠通便、养心安神之功效，适用于心悸、失眠健忘等症。

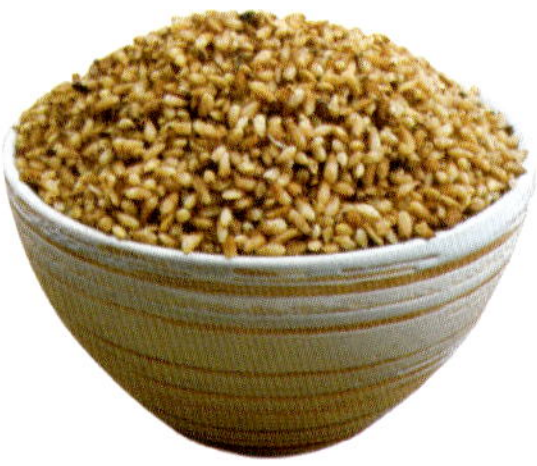

柏子仁

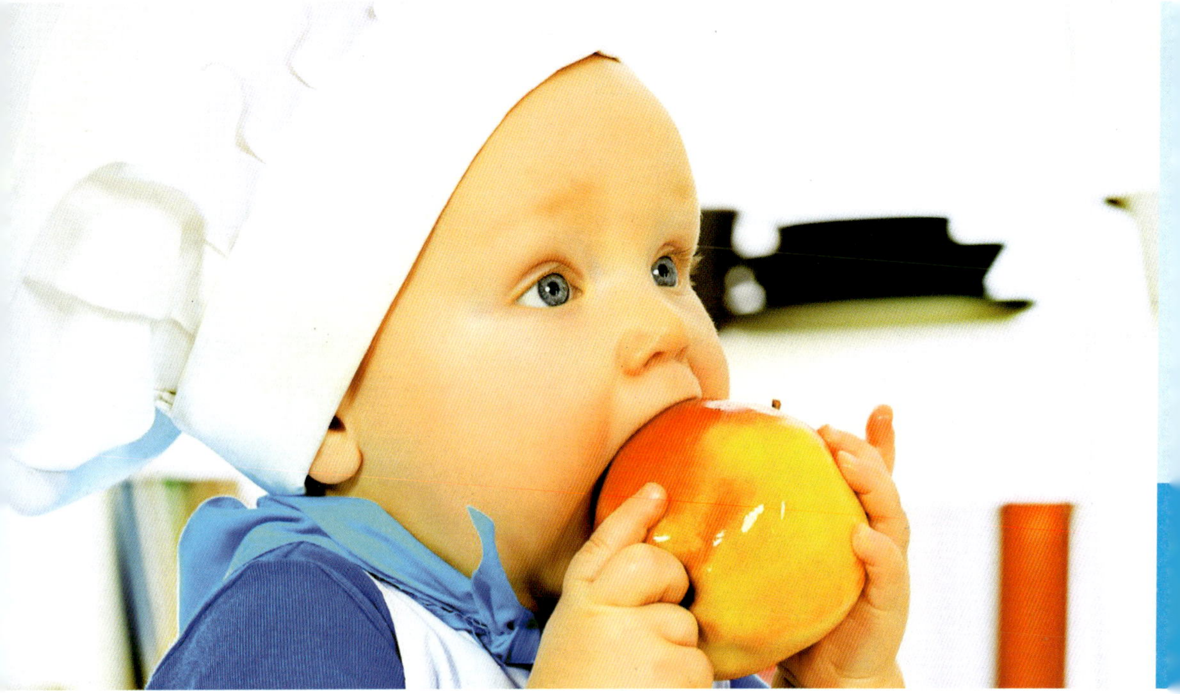

第三章

常用保健食谱介绍

保健食谱是根据小儿特点选择简便易做的食物制作而成，充分考虑了小儿的口感、饮食特点、生理需求等因素。实际中的选用，还需根据小孩的体质特点辨证施食，也可灵活施为，不必拘泥。应以小儿食进后能消化吸收为要。

第一节 健脑益智食谱

中医认为：心主神明，肝木生心火，故健脑益智的食疗重点就在于对心肝二脏的调养上，食物的选择就该充分考虑这几方面。

1.桂圆炖蛋

原料：鸡蛋2个，桂圆肉30克，冰糖适量。

功效：补气血、益心气、安神，尤其适合失眠多梦的女孩子食用。

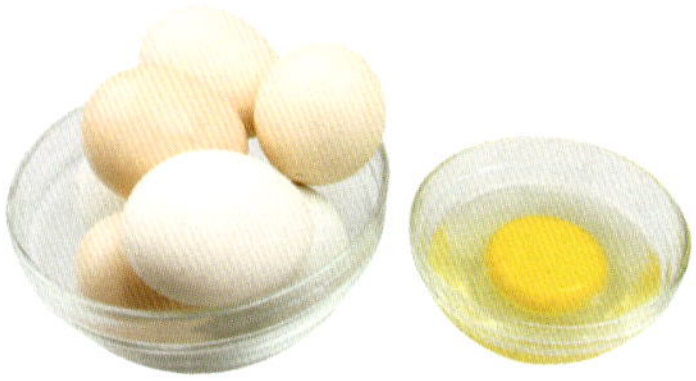

鸡蛋

做法：（1）将桂圆肉用温水洗净。

（2）鸡蛋打散，放入冰糖、桂圆肉，再放入蒸锅中，蒸5～8分钟即可食用，如喜食甜食可多加些冰糖。

2.虾仁鸡腿菇

原料：鸡腿菇250克，虾仁200克，鸡蛋1个，黄瓜50克，盐、淀粉、料酒、米醋、白糖、味精、蒜末、花生油各适量。

功效：营养丰富，益智健脑。

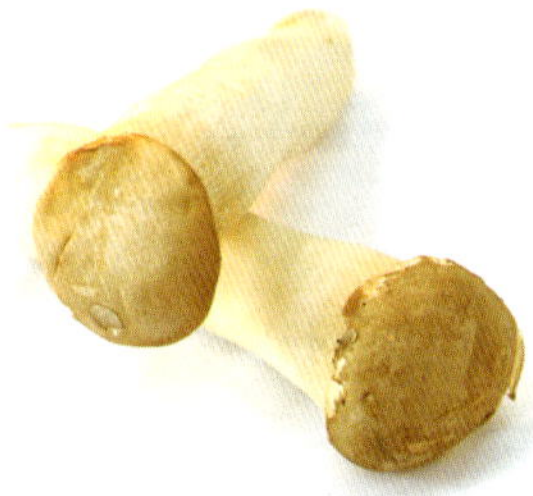

鸡腿菇

做法：（1）将鸡腿菇用清水泡透，洗净杂质，每个切成两半；虾仁去掉虾线，放入碗里，加上鸡蛋白、盐1克和淀粉拌匀；黄瓜洗净，切成小块。

（2）取小碗1个，放入清汤、盐3克、料酒、米醋、白糖、味精和水淀粉调匀兑成芡汁。

（3）净锅置火上，放花生油烧至五成热，放入虾仁滑散至熟，捞出控净油。

（4）原锅留少许底油，复置火上烧热，放入蒜末和黄瓜块爆锅，倒入鸡腿菇和虾仁翻炒几下，烹入兑好的芡汁，迅速翻炒均匀，出锅装盘上桌。

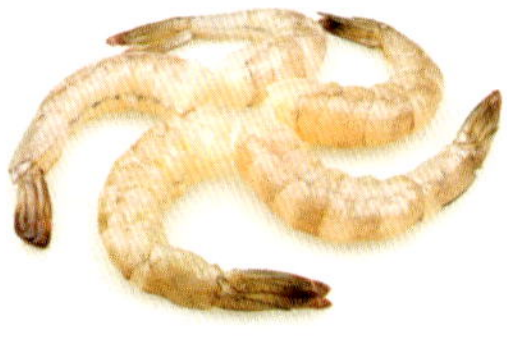

虾仁

3.百合鸡丝

原料：鲜百合500克，鸡脯肉150克，胡萝卜10克，鸡蛋2个，洋葱40克，生姜5克，芹菜150克，鸡汤、盐、料酒、湿淀粉、食用油各适量。

功效：清心除烦，宁心安神，滋补强身。

做法：（1）先将鸡脯肉顺切成薄片，再顺切成细丝，放在碗中加盐、料酒拌匀，加蛋清抓匀，加湿淀粉15克拌匀。

（2）芹菜择洗干净，切成2厘米长的段；胡萝卜切成条。

（3）鲜百合洗净。顺切成丝，洋葱切成丝，生姜切成末。碗内放鸡汤10克，加盐、湿淀粉兑成汁。

（4）把锅烧热，加入食用油烧至九成热时放入鸡丝，用筷子划散，倒入芹菜，稍后倒入漏勺内控油。

（5）另起油锅，加洋葱、姜末，放入百合、鸡丝、芹菜丝炒匀，加入兑好的汁，爆起立即盛盘而成。

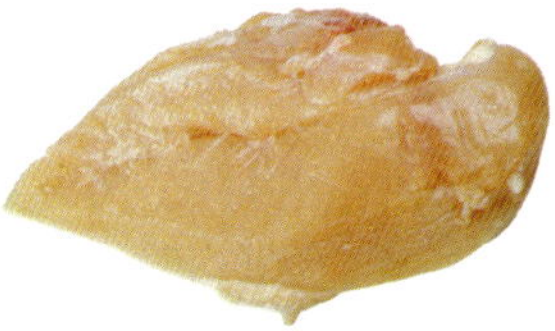
鸡脯肉

4.椰肉鸽汤

原料：鸽肉250克，椰子500克，银耳（干）25克，猪瘦肉50克，红枣10克，枸杞子10克，白糖10克。

功效：此汤具有补益肝肾、强壮筋骨、健脑的作用。

做法：（1）将椰子去黑皮，椰肉切成小块；银耳用清水胀发，洗净，撕成小朵。两者放入开水中煮5分钟；将鸽肉用开水烫过。

（2）锅内加适量开水，放入所有原料，烧开后改用小火煮约2小时。加入适量白糖即可。

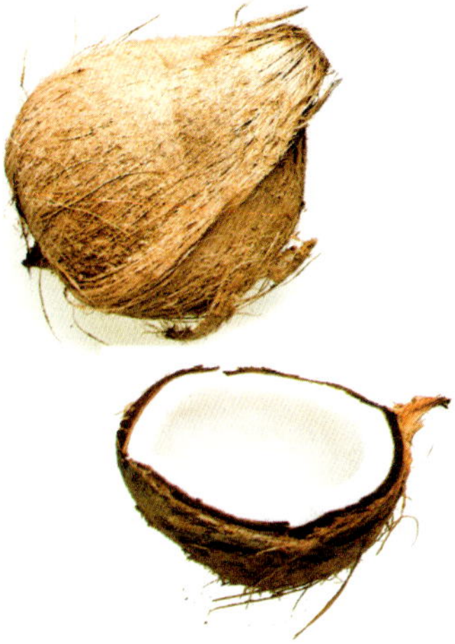
椰子

5.黄花菜炒百合

原料：新鲜黄花菜100克，百合15克，辣椒1个，食用油、盐各适量。

功效：增强大脑机能，提高记忆力。

做法：（1）新鲜黄花菜洗净，放入滚水中氽烫一下，捞出沥干；辣椒洗净，斜切片。待用。

（2）百合一瓣瓣剥下，洗净，沥干。

（3）起油锅，放入辣椒片炒香，再加入黄花菜拌炒片刻，最后加入百合炒至透明时调味拌匀即可。

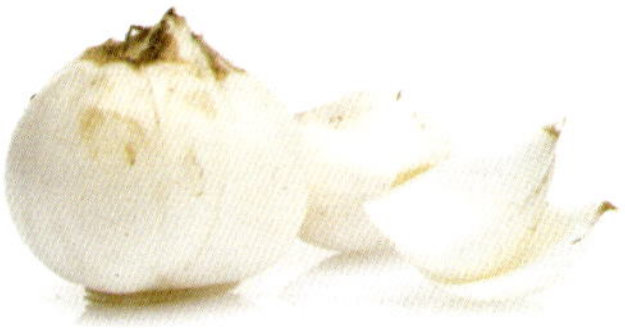
百合

6.清蒸乌鸡

原料：乌鸡1只（约1000克），香菇6朵，火腿3片、海米30克，葱段、姜片、盐、胡椒粉、鸡粉或鲜汤各适量。

功效：强筋健骨，缓解疲劳。

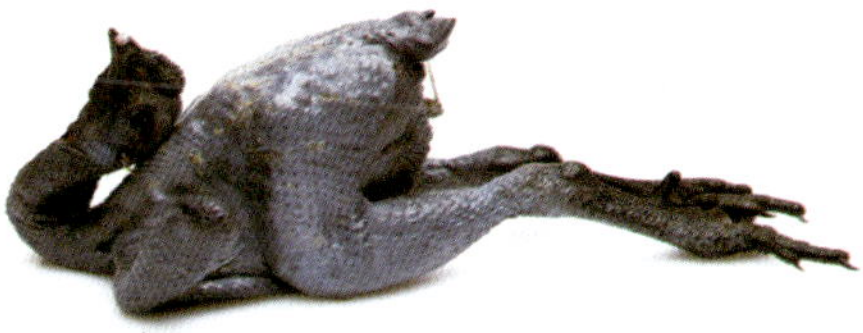
乌鸡

做法：（1）把乌鸡洗净，斩成适当大小的块，在沸水锅中焯去血沫后放入碗内；香菇用沸水泡软，去蒂后洗净；海米用沸水泡软，去杂质，洗净待用。

（2）鸡块碗中加入香菇、海米、火腿、胡椒粉、姜片、葱段。

（3）加入适量清水，旺火蒸制1小时后调味即可。

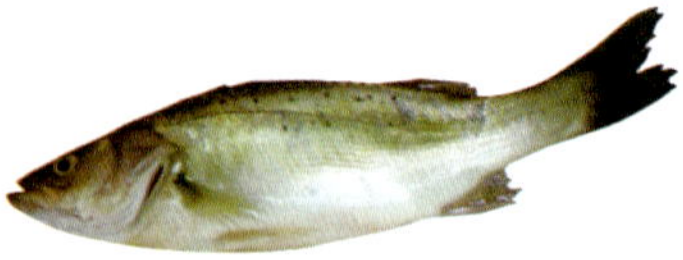

● 鲈鱼

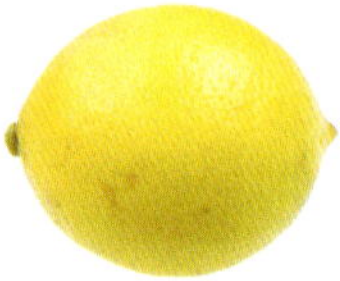

● 柠檬

7.柠檬鱼

原料：鲈鱼200 克，柠檬30克，大葱10克，姜5克，大蒜5克，辣椒酱10克，鱼露10毫升，白酒5毫升，香菜10克。

功效：益智安神，缓解疲劳，增强记忆。

做法：（1）鲈鱼洗净，身上划两刀，放在盘中；柠檬榨汁，用刀刮些柠檬皮屑备用。

（2）姜洗净，蒜头去皮洗净，均剁碎；香菜择洗干净，切成末。

（3）将碎的葱姜蒜放在鱼身上，并加入辣椒酱、酒、鱼露和柠檬汁，大火蒸8分钟。

（4）在蒸好的鱼上撒上柠檬皮屑、香菜末即可。

第二节 健骨增高食谱

中医认为，肾主骨，肺金生肾水，所以，小儿的健骨增高当在于对肺肾二脏的调养上。

1.羊骨粥

原料：羊骨2根，糯米100克，葱2根，生姜5片，盐少许。

功效：强健筋骨，补充钙。

做法：（1）取新鲜羊骨，洗净切段，加水煎汤约1小时。

（2）取汤代水，下米煮粥。

（3）待粥熟，加入葱白、生姜、盐后煮5分钟即可。

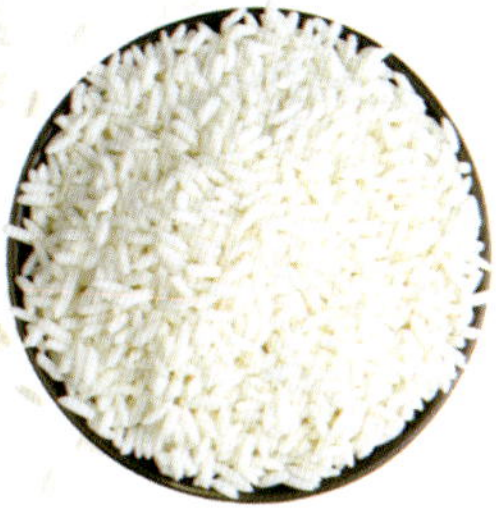

● 糯米

2.鸡肝红枣羹

原料：鸡肝50克，红枣20克，盐6克，葱15克，生姜5克，味精2克，生豆粉20克。

功效：补气血、长筋骨。

做法：将鸡肝洗净切成小粒状，与红枣一起加入水适量同煲，开后15分钟，放进盐、葱、生姜，文火再煮30分钟后调入味精、生粉，搅匀5分钟后即成。

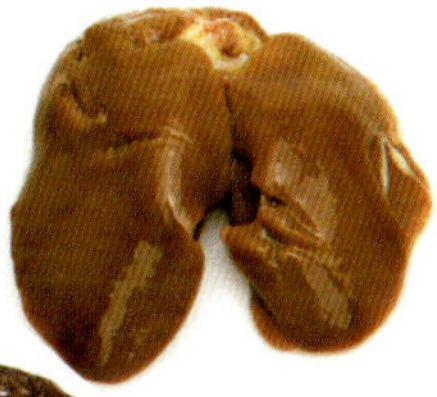

● 鸡肝

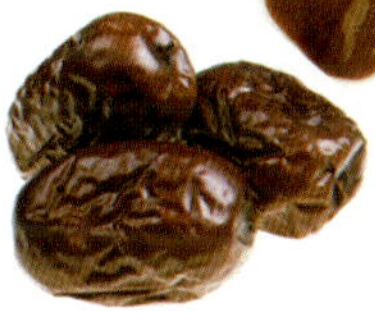

● 红枣

3.海米熘白菜

原料：嫩白菜300克，水发海米2克，辣椒50克，食用油10毫升，香油10毫升，醋、味精、盐、姜丝、蒜片各适量。

功效：口味酸、甜、咸，寓有清香味，可补充儿童所需的多种维生素。

做法：（1）白菜切小块，辣椒切小丁。

（2）锅内放食用油，烧至五成热时放入白菜块，再放入姜丝、蒜片、海米炒几下，加醋、味精、盐，加盖焖1分钟后去盖，白菜八分熟时加辣椒丁，翻炒几下，调味、点香油出锅装盘。

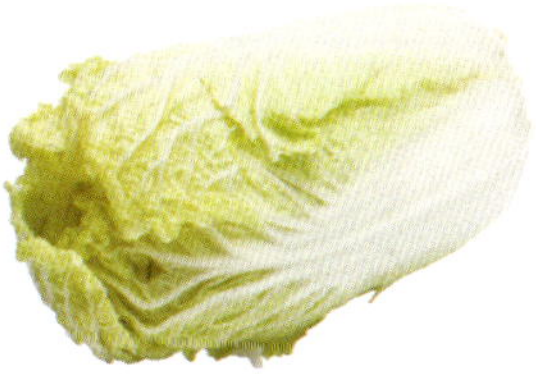

● 白菜

4.砂仁煲排骨

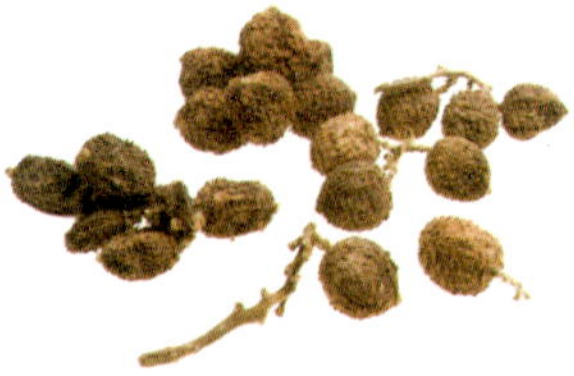

砂仁

原料：猪排骨250克，砂仁10克，胡椒5粒，盐2克，味精1克。

功效：强筋骨、健脾胃。

做法：将猪排骨用清水煮过去血沫，再加入清水1000毫升煮开后，放入打碎的砂仁、胡椒文火同煲，1小时后即可食用。

5.金针菇炒蛋

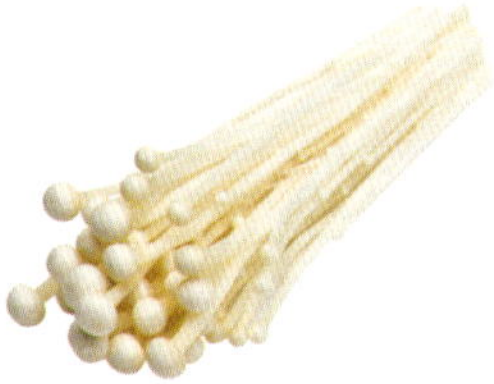

金针菇

原料：金针菇50克，鸡蛋100克，食用油10毫升，大蒜3克，盐3克，酱油2毫升。

功效：益智健脑，促进儿童成长发育。

做法：（1）大蒜去衣，拍扁剁碎；金针菇切去老根，洗净，沥干水；鸡蛋打入碗里，加1克盐，用筷子搅匀。

（2）烧热锅，加食用油烧热，放入打好的蛋液，用小火慢煎至蛋液底部凝固；然后翻面再煎15秒，便可将蛋饼捞起。

（3）加入食用油，加蒜蓉爆香，倒入金针菇炒几下；加入煎好的鸡蛋，快速翻炒，打散蛋饼。

（4）炒至金针菇变软后，加酱油和盐即可上桌。

6.紫菜虾皮汤

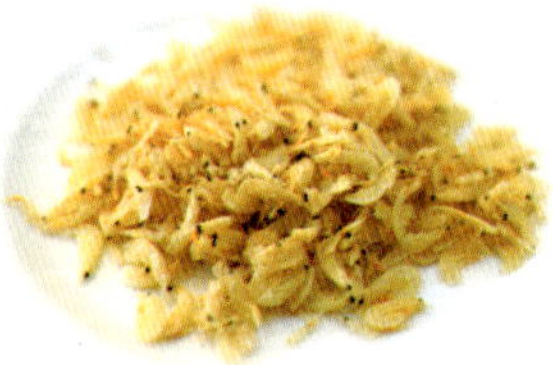

虾皮

原料：紫菜（干）10克，虾皮10克，鸡蛋60克，食用油5毫升，料酒5毫升，醋5毫升，酱油5毫升，味精3克，香油5毫升。

功效：营养丰富，健脾开胃。

做法：（1）将紫菜洗净，撕开备用。

（2）鸡蛋打开，在碗里搅匀。

（3）虾皮洗净，加料酒浸泡10分钟。

（4）旺火将食用油烧热，倒入酱油炝锅，立即加水1碗，放入紫菜、虾皮煮10分钟，再放入蛋液、醋略加搅动，蛋熟起锅，加入味精、香油即成。

7.佛手黑豆乌鸡汤

原料：乌鸡1只，黑豆100克，佛手30克，盐2克，大葱10克。

功效：固肾强筋、养胃补虚。

做法：将乌鸡去毛及内脏，洗净后切块，与黑豆、佛手一起放置砂锅内，加清水1500毫升文火煲约1小时后至乌鸡、黑豆熟烂，加入葱、盐调味即可。

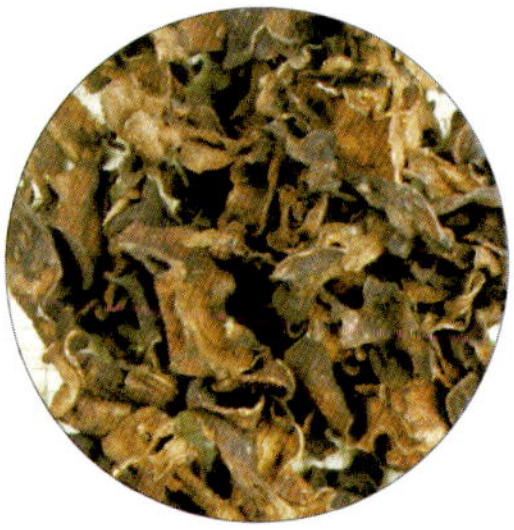

● 佛手

8.西兰花蘑菇木耳汤

原料：腐竹100克，西兰花150克，蘑菇（干）30克，木耳（干）30克，胡萝卜100克，食用油8毫升，姜3克，盐3克，白糖4克。

功效：清肺润燥，轻身耐饥。

做法：（1）胡萝卜去皮，洗净，切厚片，开水中煮5分钟捞起；姜去皮，切片；蘑菇洗净，抹干，每个切开边；腐竹剪成小块。

（2）西兰花洗净，摘成小朵，滚煮片刻，捞起浸冷后取起沥干水。

（3）木耳浸1小时，洗净撕成小块并开水中煮5分钟，然后洗净沥干水。

（4）爆姜片及煲开水，将胡萝卜、蘑菇、木耳、西兰花先煲30分钟，然后放入腐竹再煲，至各料熟透，调味即可。

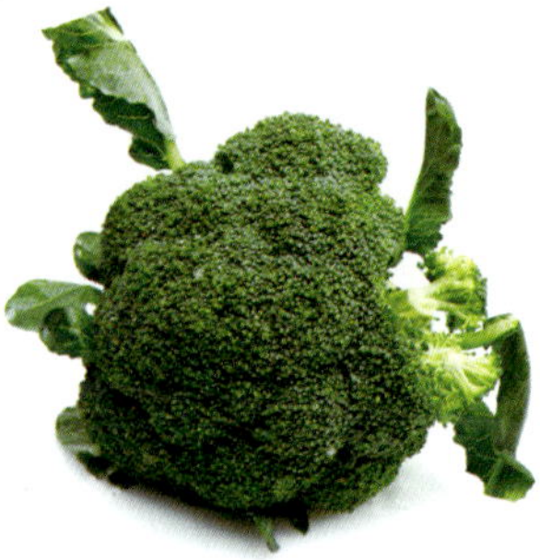

● 西兰花

第三节 清热解毒食谱

（婴幼儿及脾胃虚寒明显者慎用）

家长在选用此类食疗方的时候应充分考虑小孩的体质，若明显脾虚体质者，当慎用。

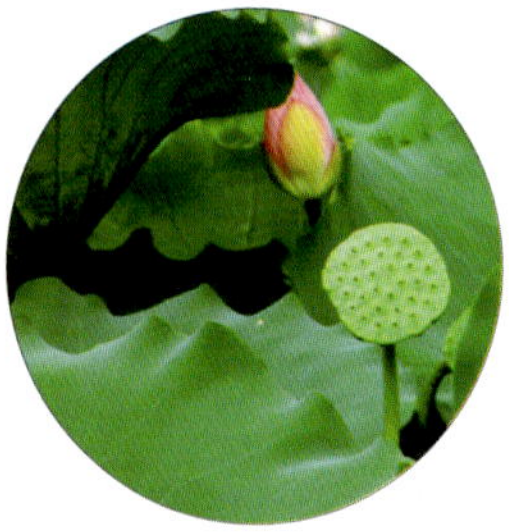

● 荷叶

1.荷叶茯苓粥

原料：荷叶1张（鲜、干均可），茯苓50克，粳米（或小米）100克，白糖适量。

功效：清热解暑，宁心安神，止泻止痢，对心血管疾病、神经衰弱者有效。

做法：先将荷叶煎汤去渣，把茯苓、洗净的粳米（或小米）加入药汤中，同煮为粥，调入白糖后食用。

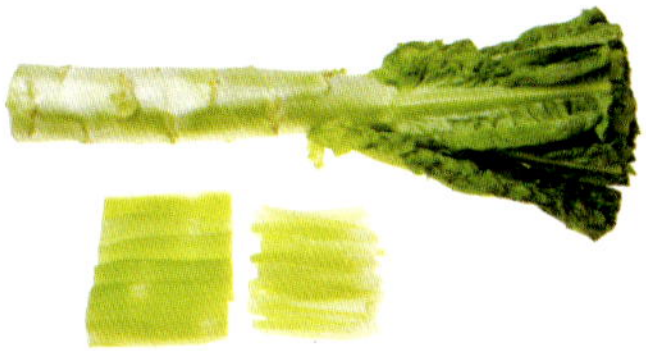

● 莴笋

2.凉拌莴笋

原料：鲜莴笋350克，香油、味精、盐、白糖各适量。

功效：清利五脏，通经脉。

做法：将莴笋洗净去皮，切成丝，盛入盘内，加精盐腌片刻，沥去水分，加入味精、白糖、香油拌匀即可。

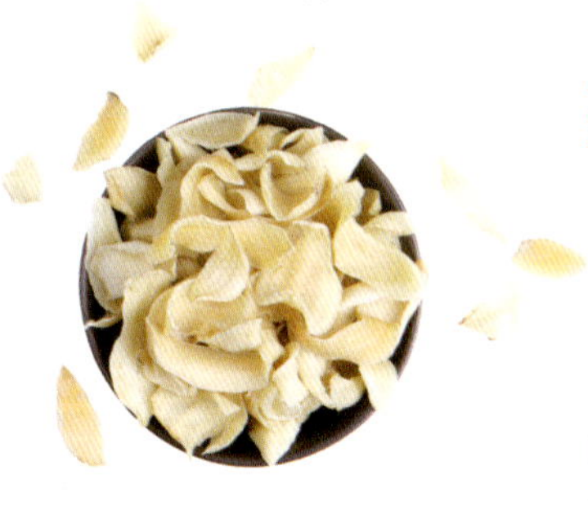

● 百合

3.百合绿豆汤

原料：鲜百合100克，绿豆250克，冰糖适量。

功效：清热解暑。用于暑日心烦、口干、出汗者。也可用于防治感暑。

做法：将绿豆洗净，百合掰开去皮，同放入砂锅内，加水适量，武火煮沸，改用文火煲至绿豆开花、百合熟烂，加入冰糖即可食用。

4.荷叶冬瓜汤

原料：冬瓜500克，鲜荷叶1张，龙骨300克，猪肉150克，莲子50克，老姜、盐、鸡粉各5克。

功效：清热解毒，利尿除湿，生津止渴。适用于暑热天口渴心烦、肺热咳嗽、小便短赤、痰多黄稠、口舌生疮等症。

做法：（1）龙骨、猪肉斩件、洗净，冬瓜去籽后连皮切件，荷叶洗净，姜去皮。

（2）龙骨、猪肉用热水滚去表面血渍，倒出洗净。

（3）水煲滚，放龙骨、猪肉、冬瓜、荷叶、老姜、莲子煲2小时，调入盐、鸡粉即可。

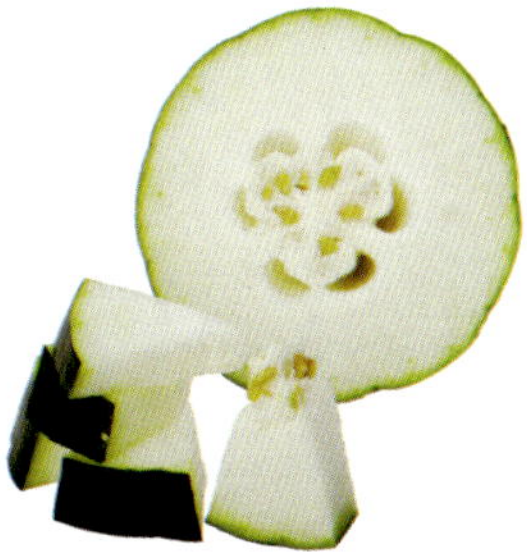

冬瓜

5.薄荷银花绿豆汤

原料：金银花10克，薏米50克，绿豆100克，薄荷30克，盐适量。

功效：清热解暑，除烦止渴，祛热毒，消肿胀，利小便，可治小儿疮疖、中暑。

做法：（1）金银花洗净，放纱布袋扎紧；薄荷剪短，加入适量清水煎沸取汁；绿豆、薏米洗净。

（2）薏米、绿豆放入锅内，再加入薄荷水，并加入适量清水，煮至薏米、绿豆糯烂。

（3）放入纱布袋再煮5分钟，取出布袋，汤好后加盐即可。

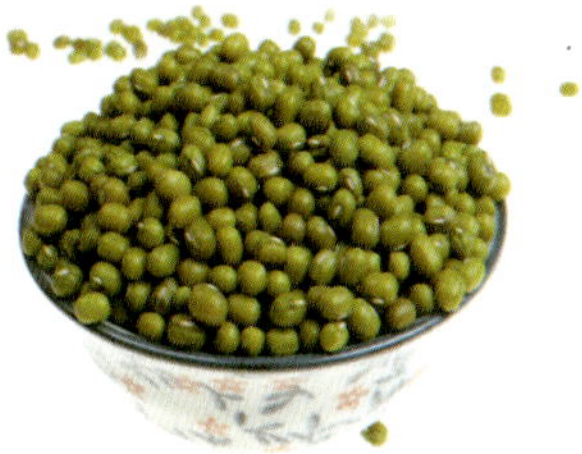

绿豆

6.竹蔗胡萝卜猪骨汤

原料：胡萝卜500克，猪排骨500克，竹蔗300克，陈皮2克，盐3克。

功效：胡萝卜宽中行气，健胃助消化；竹蔗清热泻火、润燥解毒；排骨补益骨髓，有滋润调燥之功。此汤有清心润肺，健脾筋、强骨之功。

做法：（1）将陈皮用清水浸软，刮去瓤洗净；竹蔗去皮或留皮均可，切短洗净，每段切开4条；胡萝卜削去皮，洗净，切数小块。

（2）排骨斩块，放入滚水中煮5分钟，捞起洗净。

（3）先将陈皮放入煲内煲滚，然后放入排骨、胡萝卜、竹蔗煲滚，慢火煲3小时，下盐调味。

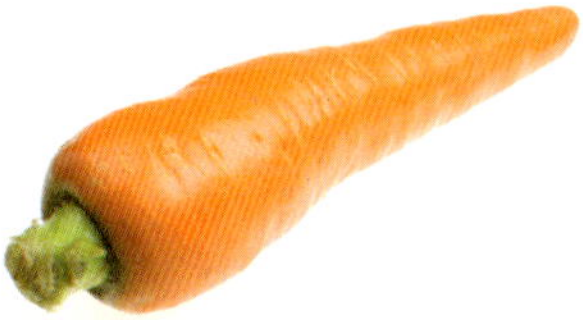

胡萝卜

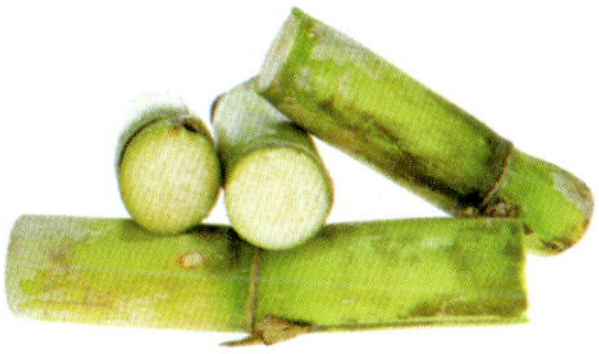

竹蔗

7.草菇烧丝瓜

原料：草菇100克，丝瓜120克，胡萝卜20克，花生油10毫升，盐5克，蚝油少许，水淀粉适量。

功效：润燥滑肠，利水祛肿，凉血解毒 。

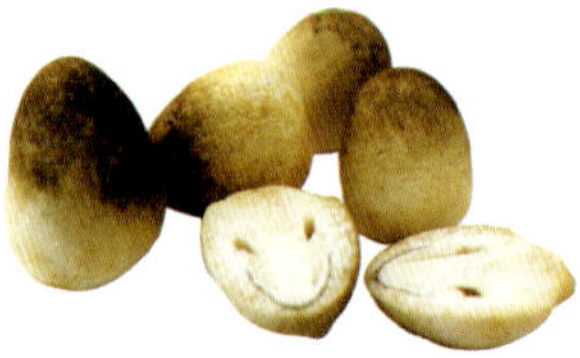

草菇

做法：（1）草菇去头，洗净；丝瓜去皮、籽切成小块；胡萝卜去皮，切成小块。

（2）草菇、胡萝卜以中火煮尽青味，倒出。

（3）草菇、丝瓜、胡萝卜以中火炒至断生，注入清汤，调盐、蚝油烧透入味，然后用水淀粉推匀，出锅盛入碟内即可食用。

8.凉瓜排骨汤

原料：排骨 500克，苦瓜1条，蚝豉 3 只（约100克），鲜黄豆 200 克，蜜枣 2粒，蒜头、盐、鸡粉各适量。

功效：清热解毒，消暑祛湿，防治热痱、湿疹。

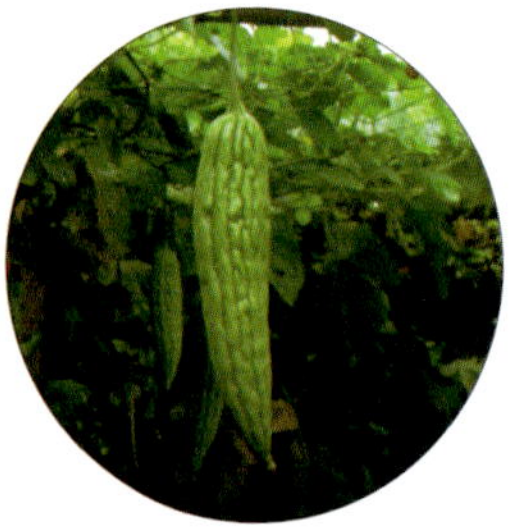

凉瓜

做法：（1）将排骨斩块，煮去血污后清洗干净，蒜头拍扁， 苦瓜开边去瓤切大块。

（2）瓦煲内放半煲水，水滚后放入所有材料，再滚后用慢火煲 1.5～2 小时，放盐再煲15分钟即可。

9.芹菜薏米汤

原料：芹菜250克，薏米25克。

功效：清热利湿。

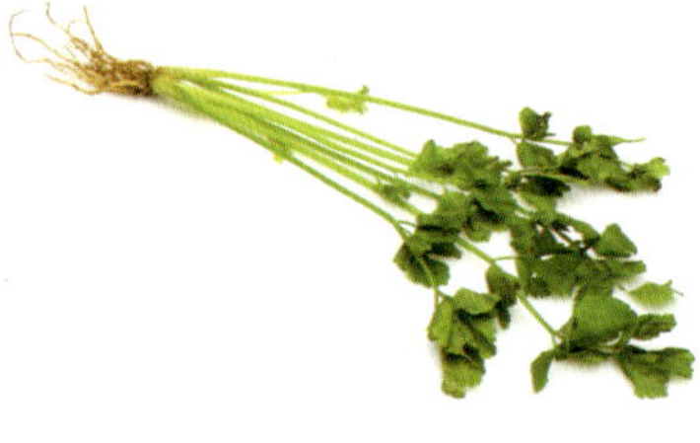

芹菜

做法：（1）薏米洗净；芹菜洗净，切段。

（2）芹菜放入榨汁机，榨汁、取汁。

（3）薏米放入煲内，煲至熟透，再加入芹菜汁一齐煮沸，即可饮用。

第四节 预防佝偻病食谱

佝偻病与中医“痱证”、“五迟”、“五软”相似。中医认为，是因先天禀赋不足、后天调养失宜、脾肾不足、骨质柔软所致，治宜调理脾胃。预防佝偻病，饮食要营养全面，多补充富含钙、磷、维生素D等营养物质。

1.盐炒核桃

原料：核桃仁、粗盐各适量。

功效：补肺肾，强筋骨，润肠通便。主治佝偻病、驼背、鸡胸、发育迟缓、大便秘结。

做法：将粗盐放入锅内，用武火炒热。倒入核桃仁，不断翻炒至熟，起锅后筛去盐粒，装瓶备用。每次取5～10克食用，每日1～2次。

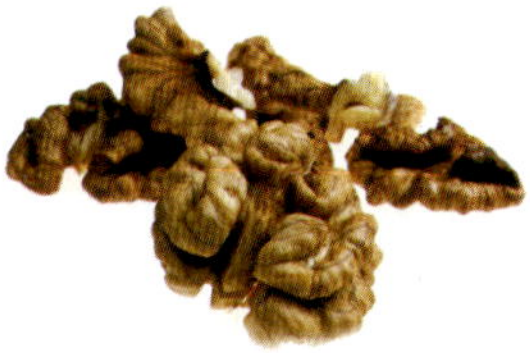

核桃仁

2.香菇烧鸡

原料：鸡肉块100克，香菇60克，云南小瓜20克，食用油、姜、蒜、盐、酱油、调料各适量。

功效：补精填髓。对生长发育迟缓，出现立迟、行迟、齿迟、语迟，倦怠乏力等症状有改善作用。

做法：（1）锅入底油，加入鸡块、姜、蒜及盐、酱油翻炒。

（2）待鸡半熟后，放料酒和水少许，放入香菇、云南小瓜焖制即可。

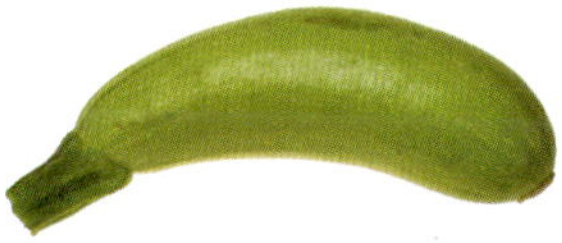

云南小瓜

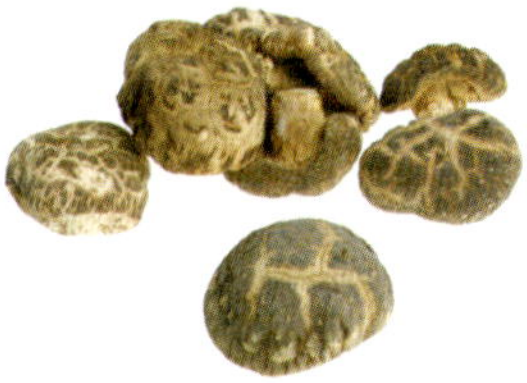

香菇

3.猪脊骨菠菜汤

原料：猪脊骨200克，菠菜200克，盐适量。

功效：养血，强壮筋骨。

做法：将菠菜洗净，切段备用。猪脊骨斩件，煮去腥味后洗净，加适量清水煲1个小时，然后放入菠菜煮熟，调味。少量多次服用。

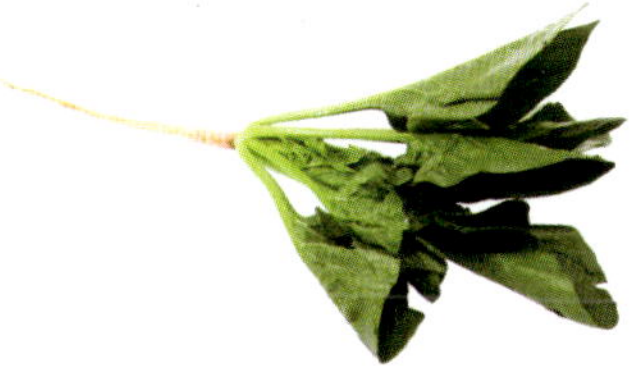

菠菜

4.栗子饼

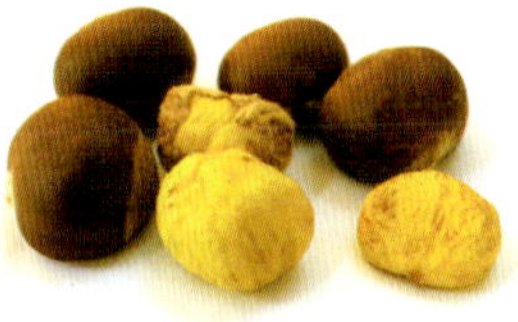

● 板栗

原料：板栗1000克，白糖500克。

功效：补肾填精，强健筋骨。主治小儿筋骨不强，发育迟缓，出牙、坐立、行走皆迟。

做法：将板栗加水煮30分钟，待凉后剥去外壳，放入碗内蒸40分钟，趁热将板栗压碎研成泥，加入白糖调匀，把栗子泥做成饼状，待凉后即可食用。可作为点心经常食用。

5.枸杞杜仲鸽肉汤

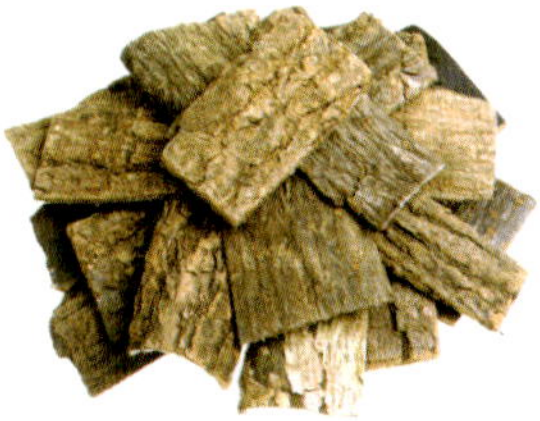

● 杜仲

原料：鸽子1只，枸杞子30克，杜仲15克。

功效：益肝肾，强筋骨，补气血。主治佝偻病，多汗夜惊，骨骼畸形，形体消瘦。

做法：将鸽子去毛及内脏，与枸杞子、杜仲同炖，熟后饮汤食鸽子肉，连食1周。

6.香菇炖豆腐

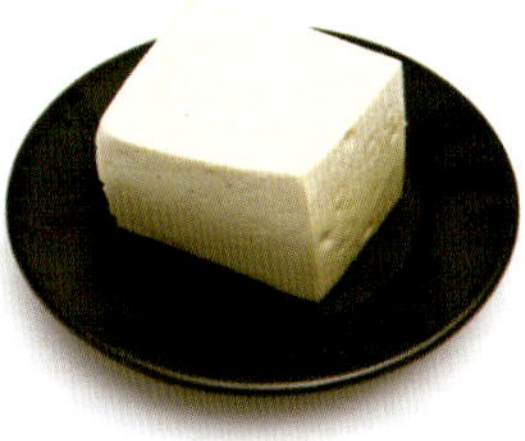

● 豆腐

原料：香菇50克，豆腐25克。

功效：可治贫血、佝偻病等。

做法：常法炖煮。

7.虫杞排骨煨鲍鱼

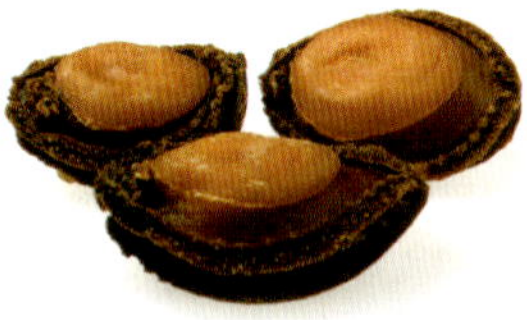

● 鲍鱼

原料：猪排骨250克，冬虫夏草3克，枸杞子10克，鲍鱼200克，鸡汤、料酒、葱、姜、盐各适量。

功效：补虚弱，壮腰膝，强筋骨，益气力，可促进骨骼发育，防止小儿软骨病发生。

做法：（1）将鲍鱼清洗干净，煮软；猪排骨洗净，切成小块，在开水中焯一下，捞出，用凉水冲干净，去血水。

（2）将排骨、鲍鱼、鸡汤放入砂锅内，用文火炖煮2小时，加入料酒、葱、姜、盐及虫草、枸杞，继续煮30分钟即成。

8.虾皮鸡蛋羹

原料：虾皮20克，鸡蛋2个，盐适量。

功效：补中壮筋骨，补充钙、磷、维生素D，预防小儿佝偻病。

做法：将鸡蛋打散，加入洗净的虾皮及少量温开水、食盐，拌匀，隔水蒸熟后食用。

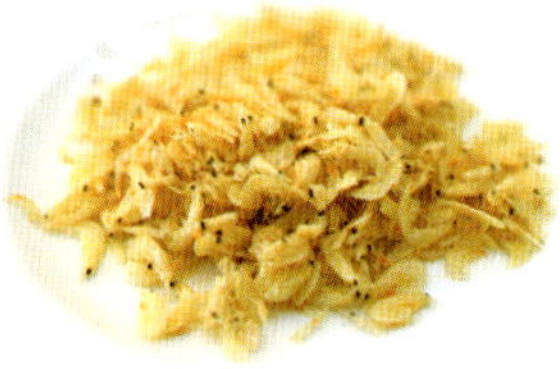

虾皮

9.胡萝卜猪肝排骨汤面

原料：猪排250克，猪肝、胡萝卜各25克，卷心菜50克，面条50克，精盐、味精适量。

功效：补肾养血。主治小儿佝偻病及形体瘦弱无力、夜惊多汗、午后身热者。

做法：（1）猪肝洗净，剁成泥，胡萝卜、卷心菜洗净，切成丁。

（2）将排骨洗净切块，下锅，加清水适量，煮沸后撇去浮沫，小火上煮约1小时，然后取出。

（3）将胡萝卜、卷心菜丁和猪肝泥入油锅，炒至变色，加入适量排骨汤烧开，放入面条煮熟，加精盐、味精调味。

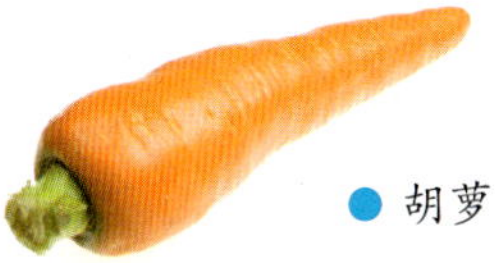

胡萝卜

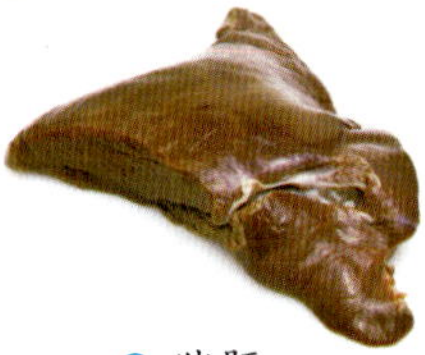

猪肝

第五节 预防龋齿食谱

牙齿为骨之余，由肾所主，故儿童的牙齿保健、食疗主要在于口腔的卫生以及肾系的调理上。

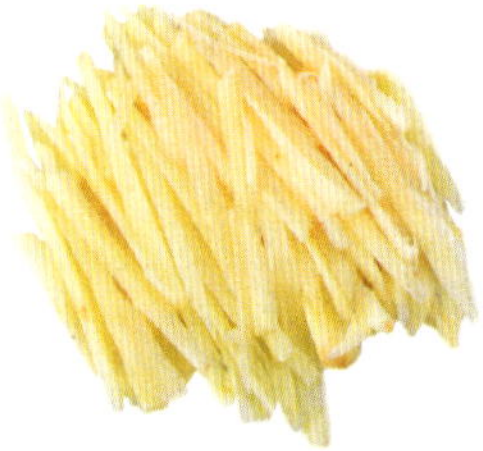
● 土豆丝

1.素炒三丝

原料：胡萝卜、芹菜、土豆各100克，盐、葱末、姜末、淀粉、植物油适量。

做法：（1）将土豆、胡萝卜分别去皮，切丝；芹菜洗净，切段。

（2）炒锅加油烧热，爆香葱末、姜末，放入土豆丝、胡萝卜丝、芹菜丝，用大火翻炒，炒至菜熟时加入盐，勾芡即可。

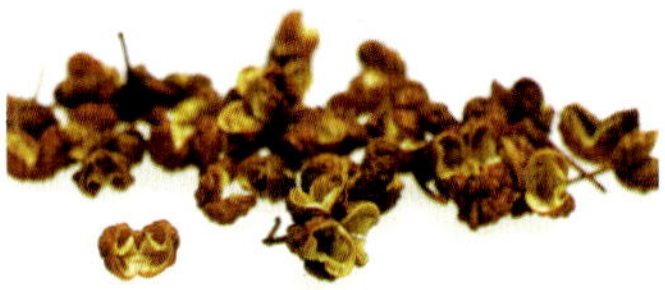
● 花椒

2.花椒粥

原料：花椒5克，粳米50克。

功效：温通散寒止痛。适用于龋齿疼痛、怕冷恶风、牙痛连及半侧头痛者。

做法：将花椒加水煎10分钟，取汁备用。粳米煮粥，粥将熟时加入花椒汁，略煮即可。空腹趁热服用。

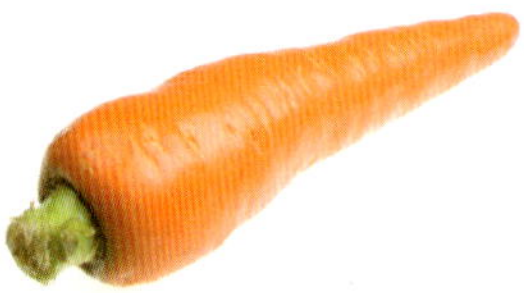
● 胡萝卜

3.胡萝卜炒鸡丝

原料：胡萝卜200克，鸡肉350克，蒜、姜、盐、植物油、味精适量。

功效：胡萝卜含维生素A、氟元素，鸡肉也含氟元素，氟元素能补充身体营养，起抗龋作用。

做法：（1）将鸡肉、胡萝卜、姜、蒜分别切成细丝状备用。

（2）炒锅置火上，烧热后加入植物油，待油烧至六分热时加入姜、蒜，把鸡丝倒入锅中翻炒。

（3）待鸡丝炒至六分熟时，把胡萝卜丝也倒入锅中加盐翻炒至熟，起锅时撒上少量味精炒匀即可。

第六节 预防儿童视力减退食谱

中医认为“肝开窍于目”，故本节食疗的重点就在于护肝养肝，而肝在中医五行学说中属木，为水所生，水为肾，故肾为肝之母，因此，视力问题还需从肾调养。

1.菊花猪肝汤

原料：猪肝100克，鲜菊花12克，料酒、精盐、油各适量。

功效：菊花具有散风清热、平肝明目、调理血脉的作用。菊花与猪肝相配成汤菜，有滋养肝血、养颜明目的功效。

做法：（1）猪肝洗净，去筋膜，切成薄片，用油和料酒腌10分钟。鲜菊花洗净，取花瓣。

（2）锅上火，加适量清水，放入菊花瓣煮片刻，再放入猪肝煮20分钟，用精盐调味即可。

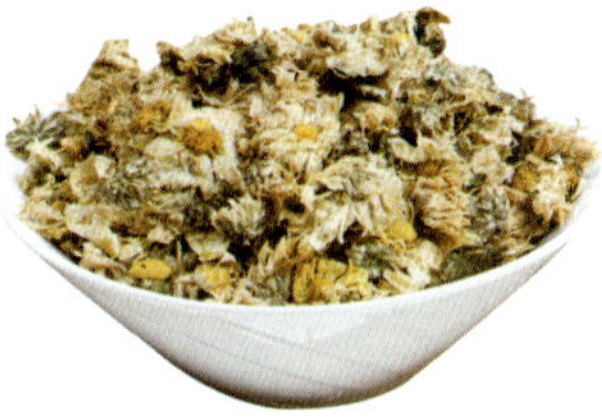

菊花

2.菠菜拌藕片

原料：菠菜、鲜藕各200克，盐、麻油、味精各适量。

功效：清肝明目，适用于肝血不足所致的视物不清、头昏肢颤等病症。

做法：将菠菜择洗干净，切段，入沸水中稍焯；鲜藕去皮切片，入开水汆至断生。将两种菜混合，加入盐、麻油、味精拌匀即可。

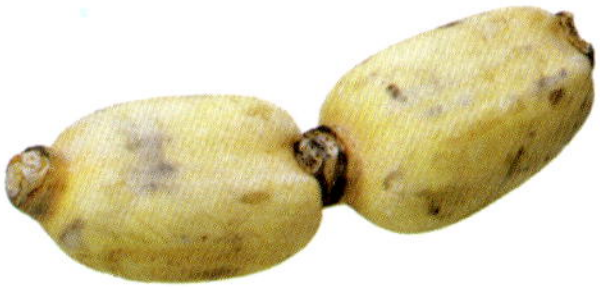

莲藕

3.菠菜羊肝汤

原料：鲜菠菜、羊肝各100克，盐、麻油、味精各适量。

功效：养肝明目，适用于视力模糊、两目干涩等病症。

做法：将菠菜洗净，切段，入开水焯一下；羊肝切片，锅内加水约750毫升，烧沸后放入羊肝，稍滚，放入菠菜，加适量盐、麻油、味精即可。吃羊肝、菠菜并喝汤。

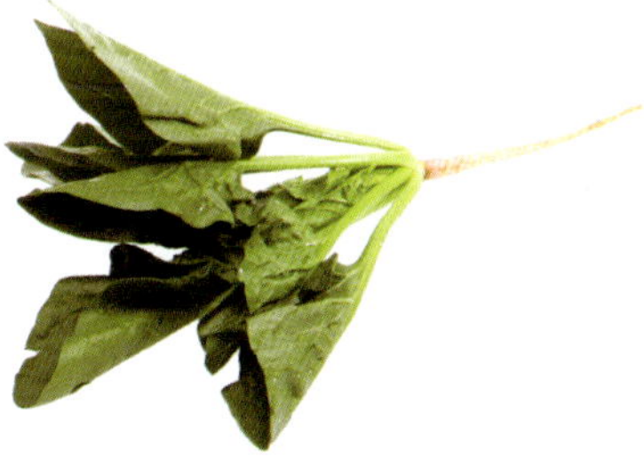

菠菜

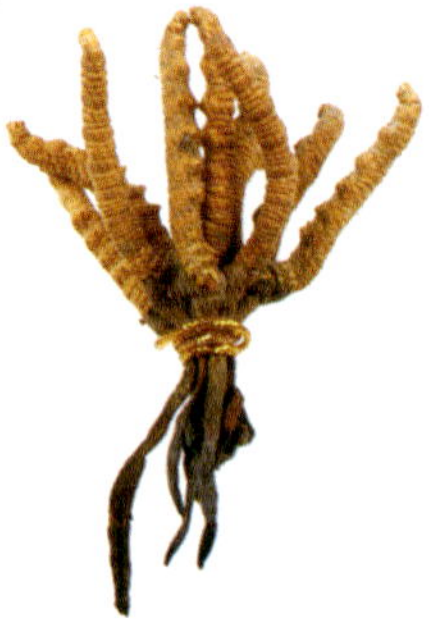

● 冬虫夏草

4.冬虫夏草炖鸡

原料：冬虫夏草4条，鸡肉150克，盐少许。

功效：补气血、益肺肾，适用于各类视力减退者服食。

做法：虫草、鸡肉加水适量，隔水炖熟，用盐调味，吃肉饮汤。

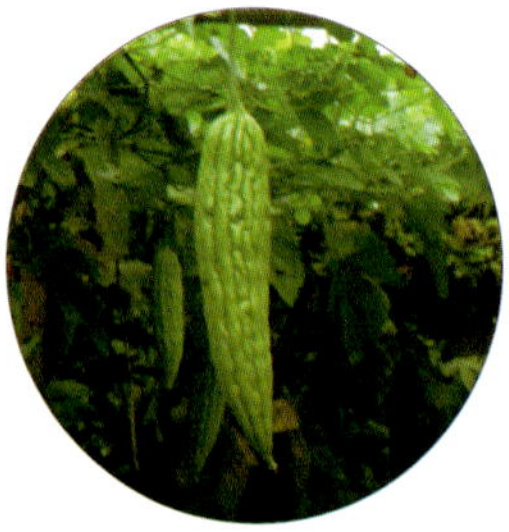

● 苦瓜

5.苦瓜炒蛋

原料：苦瓜200克，鸡蛋2个，精盐、味精、植物油各适量。

功效：苦瓜含奎宁、蛋白质、糖类及丰富的维生素C、维生素B_1、维生素B_2、钙、磷、铁等。《本草纲目》说，苦瓜“除邪热，解劳乏，清心明目”。鸡蛋营养丰富，富含维生素A、维生素B_1等。苦瓜与鸡蛋相配成菜，对保护眼睛有利，可减少眼疾的发生。

做法：（1）将苦瓜去瓤洗净，切成薄片。鸡蛋磕入碗内，放入精盐，搅打均匀。

（2）锅上火，放入植物油烧热，下入苦瓜片炒熟。

（3）原锅中加油烧热，倒入鸡蛋液、苦瓜片，用勺推匀，炒至蛋熟，调味即可。

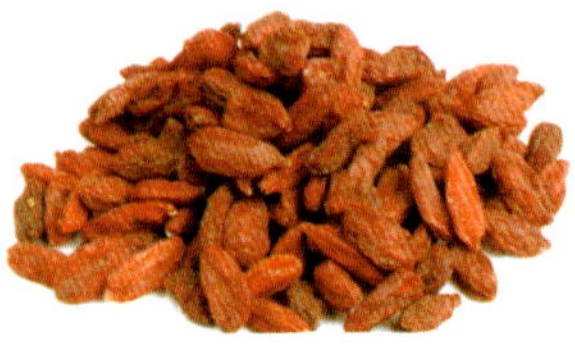

● 枸杞

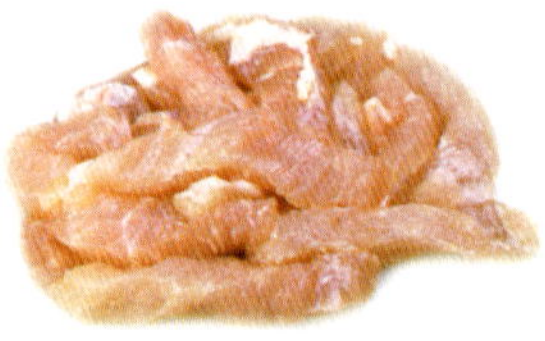

● 肉丝

6.枸杞肉丝

原料：枸杞100克，猪瘦肉300克，鲜笋10克，油及各种佐料适量。

功效：枸杞可滋补肝肾、润肺明目，猪肉富含蛋白质，两者共食，可使气血旺盛，营养眼内各组织。

做法：（1）将猪瘦肉洗净，切成细丝，鲜笋切丝，枸杞子洗净。

（2）锅内下油，待油七成热时下入肉丝、笋丝煸炒至肉丝变色。

（3）加入料酒、酱油、食盐、味精，放入枸杞，翻炒几下，淋入麻油即可。

7.牡蛎蘑菇紫菜汤

原料：鲜牡蛎肉250克，蘑菇200克，紫菜30克，生姜、麻油、盐、味精各适量。

功效：滋肾养肝，补血明目，适宜近视、视物昏花或久病体虚、头昏目眩者。

做法：先将蘑菇、姜煮沸15分钟，再入牡蛎、紫菜略煮，调入佐料，连汤吃下。

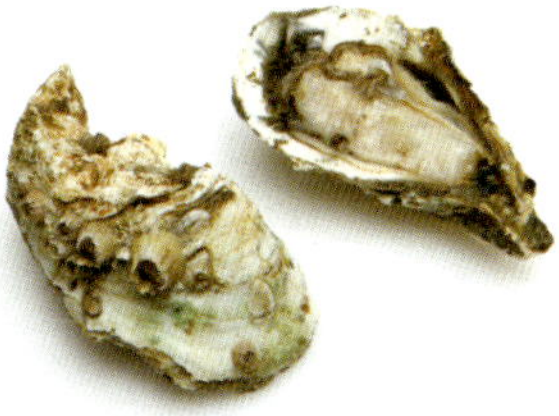

牡蛎肉

8.桑叶黄豆煲猪排骨

原料：鲜桑叶50克，黄豆100克，猪瘦肉300克，生姜3片，盐适量。

功效：桑叶性寒味苦、甘，能疏散风热、清肝明目，以鲜桑叶配补益宽中的黄豆煲猪排骨汤，气味清润可口，有疏风解热、固表益气、清肝明目的作用。

做法：各物分别洗净。黄豆浸泡2小时左右，猪瘦肉切块。将黄豆、猪瘦肉和姜放入瓦煲，加水2500毫升，武火滚沸后改文火煲1个半小时，下鲜桑叶稍滚至刚熟便可，调入少许盐后食用。

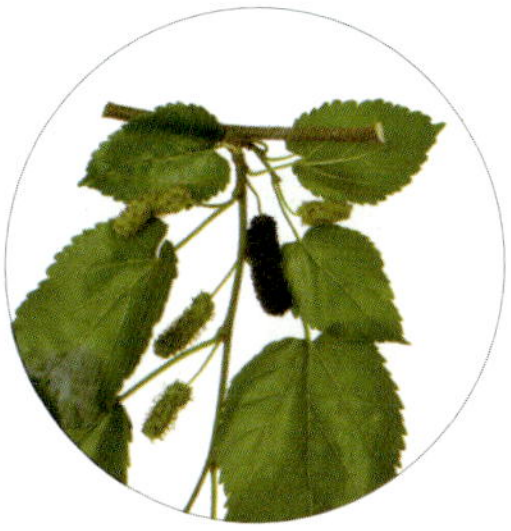

桑叶

9.枸杞菊花粥

原料：枸杞子15克，白菊花4克，糯米150克。

功效：养阴清热，补肝明目。

做法：将枸杞子、白菊花切碎，与糯米一同加水浸泡30分钟，用文火煮成粥。早晚分食。

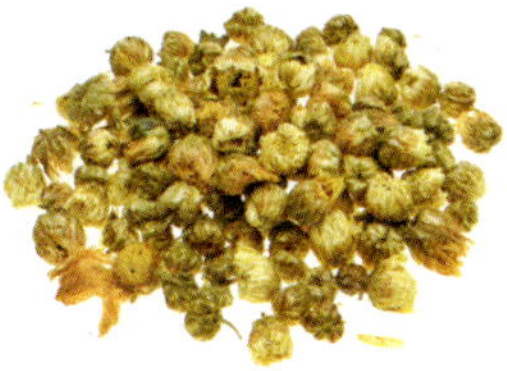

白菊

10.西洋菜猪肝汤

原料：西洋菜500克，猪肝200克，生姜5片，油、盐各适量。

功效：清热润肺，清肝明目。

做法：（1）将西洋菜洗净，切段，猪肝漂洗干净，切薄片，以生粉、生油、生抽各1汤匙拌腌片刻。

（2）锅中加入约5碗清水，下入姜片，武火烧开后下入西洋菜和猪肝，煮至肝熟，下少许油和盐便可。

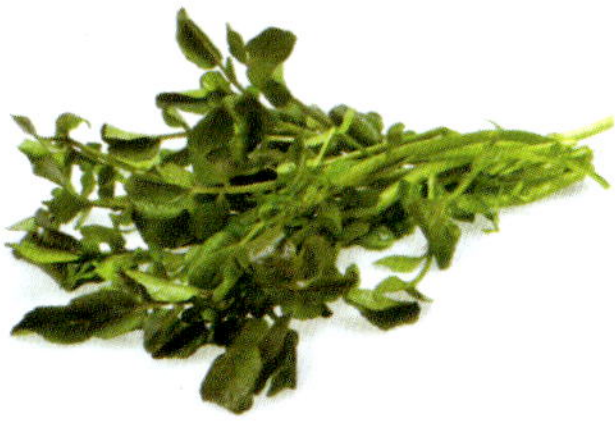

西洋菜

第七节　预防铅中毒食谱

铅中毒多由于长时间吸入或者食进含铅的物质，如吸入汽车尾气、口咬铅笔、铅污染食品及添加剂等，所以，预防铅中毒的食疗最主要就在于食物的合理选择及食品的清洗烹调上，更要注意对胃肠功能的调护。

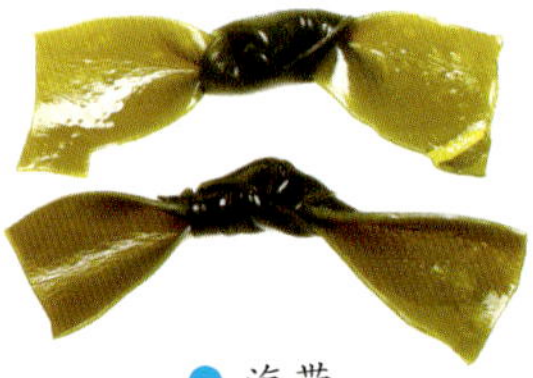
海带

1.蒜泥海带粥

原料：大米50克，海带15克，大蒜2瓣。

做法：海带切碎，大蒜捣烂。将大米、海带加适量水先煮，待成粥后加入蒜泥和调味料，稍煮片刻即成，可分数次食用。

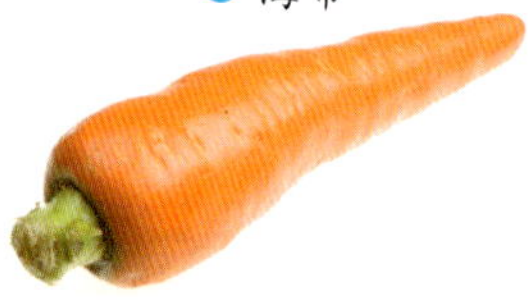
胡萝卜

2.胡萝卜牛奶

原料：胡萝卜50克，牛奶200毫升。

做法：将胡萝卜煮熟后取出，压烂，调入牛奶中服食。

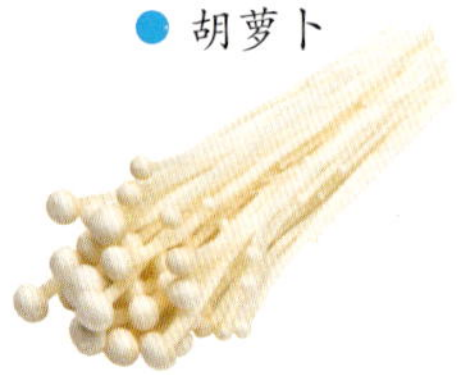
金针菇

3.金针菇虾肉饺

原料：金针菇100克，虾皮50克，瘦肉200克。

做法：将金针菇煮熟去汤，虾皮用温水略洗，与瘦肉共剁成泥，加调味品制成馅，包成饺子（或馄饨）煮食，可分数次食用。

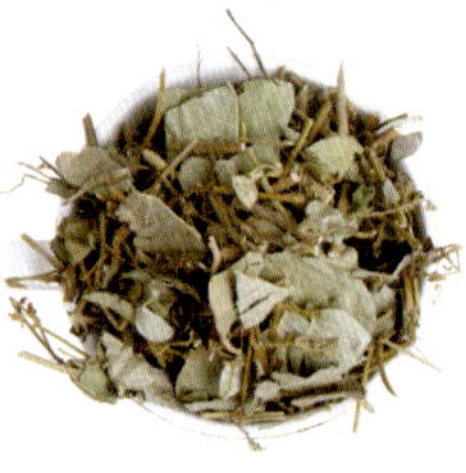
金钱草

4.金梅饮

原料：金钱草10克，乌梅10克，甘草5克，精盐适量。

做法：将上3味煎汤去渣，取约150毫升药汁，分3次饮服。

5.甘草绿豆茯苓汤

原料：甘草5克，绿豆60克，土茯苓15克。

做法：将甘草、土茯苓煎汁，取汁，将绿豆煮烂。上下午分食，连服15日。或共煮汤，使绿豆酥烂。不加糖，喝汤及吃绿豆。

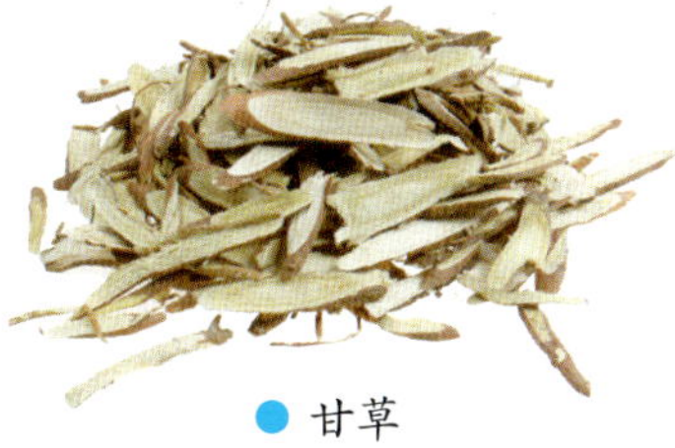
甘草

6.金土鸡块汤

原料：金钱草10克，土茯苓12克，鸡块150克。

做法：将金钱草、土茯苓加适量水煎汁，取汁300毫升，去渣，加入鸡块煮汤，调味后吃汤及鸡块。

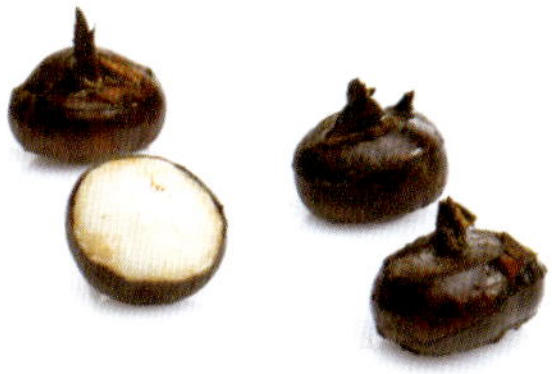
马蹄

7.海蜇马蹄汤

原料：海蜇50克，马蹄50克。

做法：将马蹄洗净去皮切片，与洗净的海蜇共煮，随意服食。

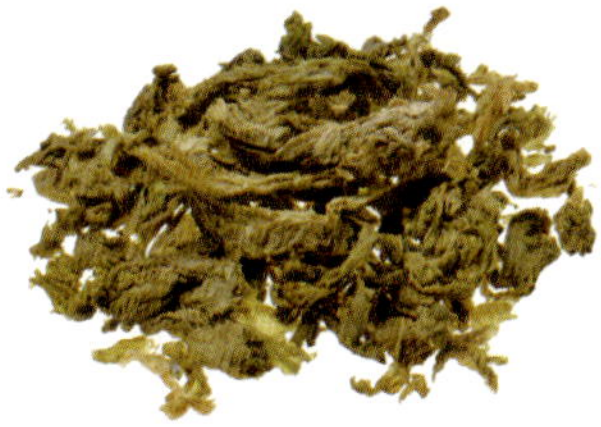
昆布

8.昆布海藻汤

原料：昆布、海藻各20克，红糖适量。

做法：将昆布、海藻加适量清水煎汤，调入红糖饮用。每天1剂，每个疗程连服6天停1天。共服4个疗程。

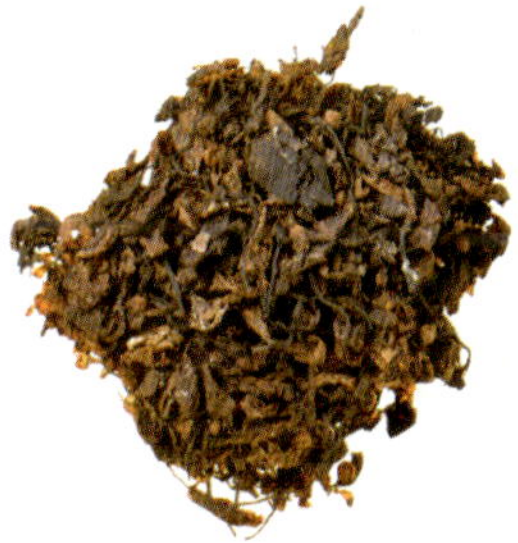
海藻

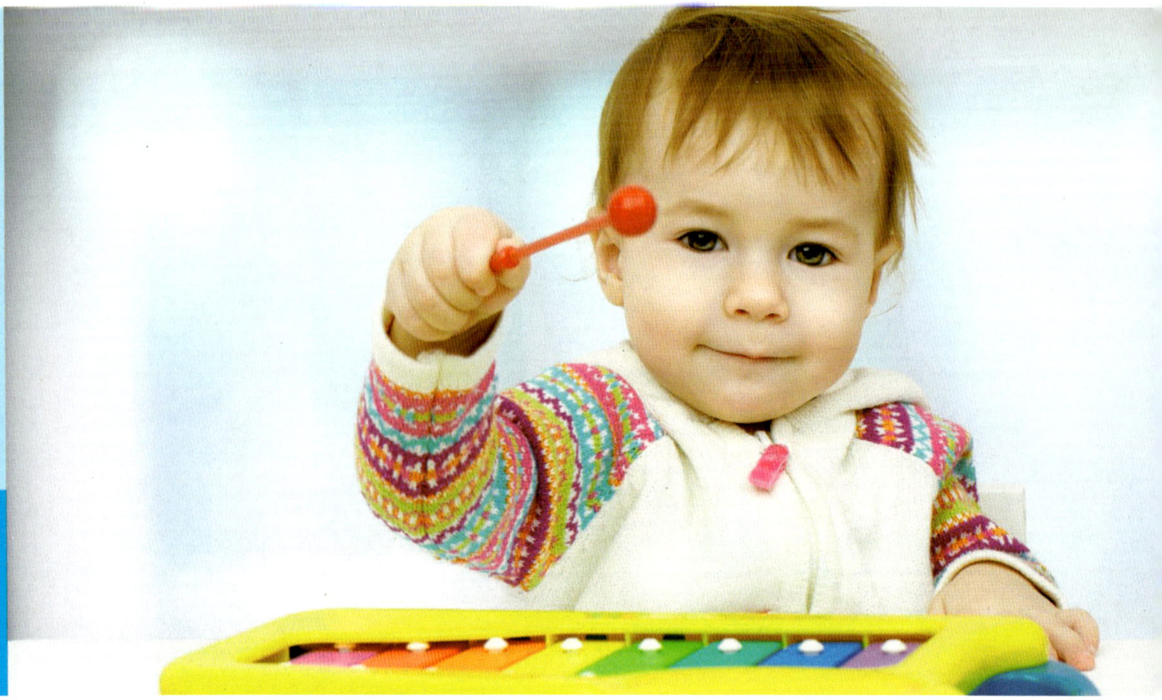

第四章

补充微量元素的食物及食谱

微量元素在小儿的生长发育以及疾病的发生、诊治过程中起了极为重要的作用。家长只有正确认识微量元素的功能作用，合理地应用才能对孩子的健康有用。日常生活的饮食食物中，均富含人体所需的微量元素，我们只要通过合理的选用、科学的食疗，就能增强孩子体质，提高孩子的抗病能力。

第一节 补 钙

富含钙元素的食物

1. 牛奶

牛奶中的钙含量达 12%，还含有多种氨基酸、乳酸、矿物质及维生素，这些物质可促进钙的消化和吸收。牛奶中的钙质人体更易吸取，因此，牛奶应该作为日常补钙的主要食品。其他奶类制品如酸奶、奶酪、奶片，也都是良好的钙来源。健康提示：夏季牛奶饮用也需要有选择，一般以水牛奶为宜。

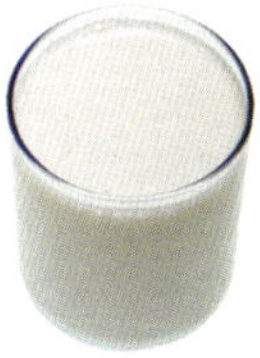

● 牛奶

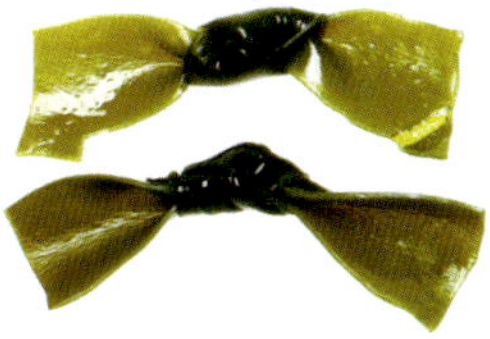

● 海带

2. 海带和虾皮

海带和虾皮是高钙海产品，并且它们还能够降低血脂、预防动脉硬化。海带与肉类同煮或是煮熟后凉拌，都是不错的美食。虾皮中含钙量更高，25 克虾皮就含有 500 毫克的钙，所以，用虾皮做汤或做馅都是日常补钙的不错选择。

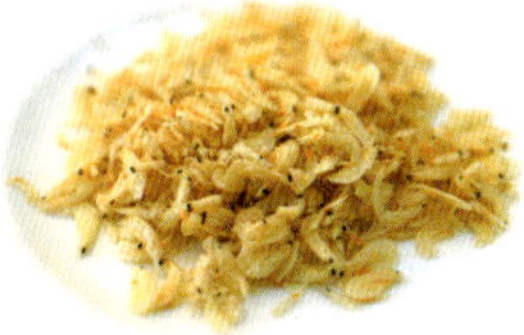

● 虾皮

3. 豆制品

大豆是高蛋白食物，含钙量也很高。每 150 克豆腐含钙量高达 500 毫克，其他豆制品也是补钙的良品。

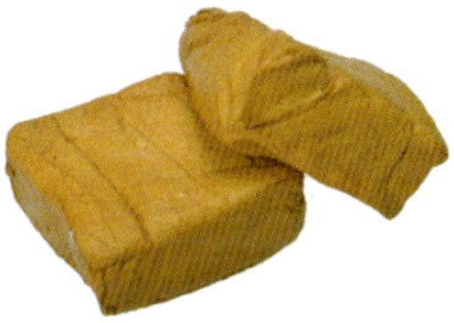

● 豆干

4. 动物骨头

动物骨头里 80% 以上都是钙，但是不溶于水，难以被人体吸收，因此在制作成食物时可以事先敲碎它，加醋后用文火慢煮。吃时去掉浮油，放些青菜即可做成一道美味鲜汤。

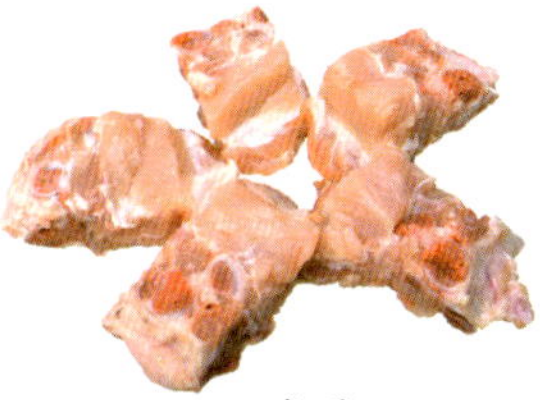

● 脊骨

5. 蔬菜

蔬菜中也有许多高钙的品种。每 100 克雪里蕻含钙 230 毫克；小白菜、油菜、茴香、芫荽、芹菜等每 100 克中钙含量也在 150 毫克左右。

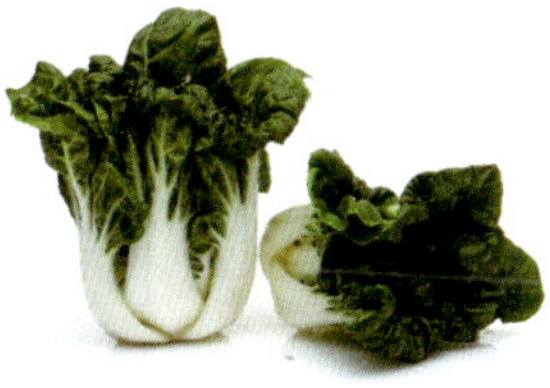

● 白菜

常用补钙菜谱

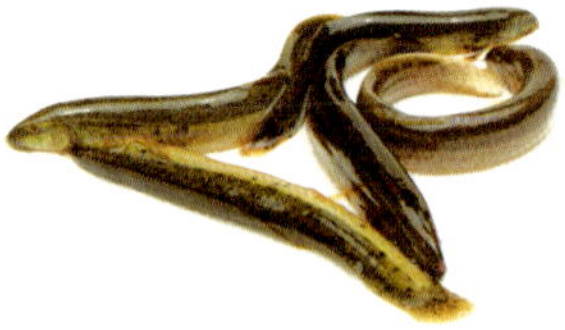

泥鳅

1.香芋煮泥鳅

原料：活泥鳅100克，香芋80克，枸杞子3克，生姜10克，丝瓜20克，绍酒、食用油、盐、味精、胡椒粉、麻油各适量。

功效：泥鳅的钙含量比鲫鱼、黄鱼、虾要高3~4倍，被誉为水中人参，对因缺钙而引起的小儿盗汗等有明显功效。

做法：（1）在养活泥鳅时，应多换几次水，以使它吐净泥沙；香芋去皮，切块；枸杞子泡洗干净；生姜去皮，切丝；丝瓜去皮去籽，切块（用清水泡上）。

（2）烧锅下油，放入生姜丝、泥鳅，调入绍酒，注入清汤，再下入香芋，用中火煮至汤汁白。

（3）下入丝瓜块、枸杞子，调入盐、味精、胡椒粉煮透，淋入麻油即成。

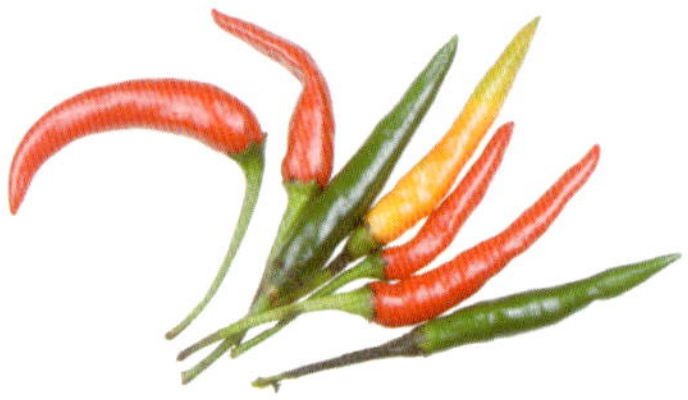

辣椒

2.清蒸桂花鱼

原料：桂花鱼1条（约重750克），辣椒1个，盐2.5克，绍酒25毫升，熟鸡油10毫升，姜丝10克，葱丝10克。

功效：桂花鱼性味甘平，蛋白质含量18.5%，脂肪3.5%，还含有钙、磷、铁及维生素B_2、烟酸等，营养价值极高。

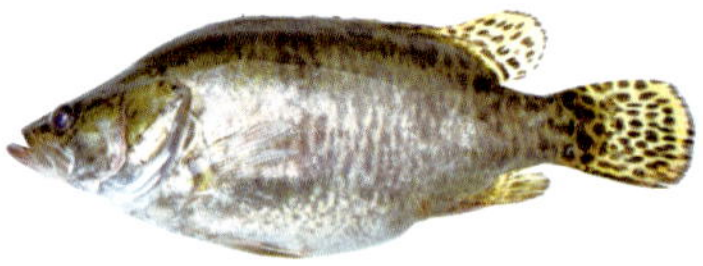

桂花鱼

做法：（1）将鱼剖洗净，平放在砧板上，用刀从头至尾剖开，然后在鱼背部每隔25厘米斜片一刀，刀深至骨。

（2）取大腰盘，放入鳜鱼，加入绍酒、姜丝、葱丝、辣椒丝，上笼蒸15分钟。

（3）出笼后将原汁滗入小碗内。

（4）把原汁倒入炒锅，加清汤、盐和熟鸡油煮沸，浇在鱼身上即成。

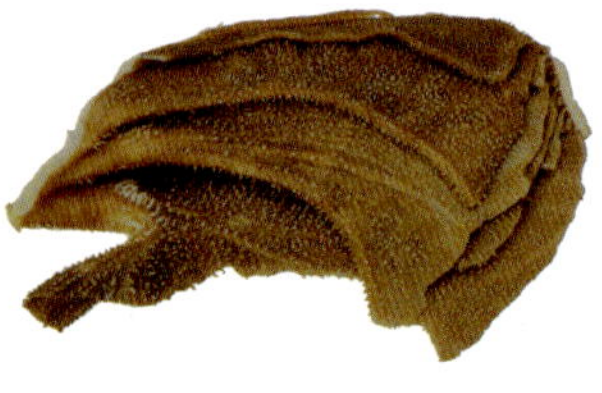

牛百叶

3.熘炒三丝

原料：牛百叶80克，韭菜50克，红椒1克，蒜2克，花生油10毫升，盐5克，味精2克，白糖1克，湿生粉适量。

功效：此菜钙含量尤为丰富，且含维生素B_1、维生素B_2、维生素B_5等营养成分，对因缺钙引起的儿童体虚、厌食有显著的疗效。

做法：（1）水发牛百叶切丝，韭菜切段，红椒去籽切丝，蒜切末。

（2）烧锅加水，待水开时下入牛百叶，快速烫熟，捞起，抹干水分待用。

（3）另烧锅下花生油，放入蒜末炝香锅，下红椒、韭菜段翻炒数次，加入牛百叶，调入盐、味精、白糖，用中火炒至入味，然后用湿生粉勾芡即可。

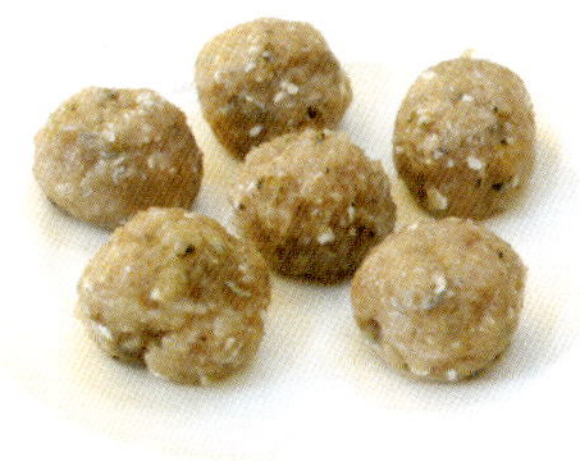

鱼丸

4.补钙鱼丸子

原料：鲮鱼胶30克，糯米100克，胡萝卜15克，韭菜花5克，生姜5克，油、盐、味精、湿生粉、黑芝麻、白糖、麻油各适量。

功效：黑芝麻含钙丰富，且含丰富的矿物质，对儿童消瘦、易出汗及手足搐搦症有很好的治疗作用。

做法：（1）糯米泡透、洗净；胡萝卜去皮，切粒；韭菜花切成粒；生姜去皮，切粒。

（2）在碗中加入鲮鱼胶，调入部分盐、味精、湿生粉拌匀，打散起胶，做成9个丸子，逐个沾上糯米、黑芝麻，摆入碟内。

（3）蒸笼烧开水，放入摆好的丸子，用旺火蒸10分钟，拿出；另烧锅下油，加入清汤、胡萝卜粒、韭菜花粒。调入盐、味精、白糖烧开，用湿生粉勾芡、淋入麻油，浇在蒸好的肉丸上即成。

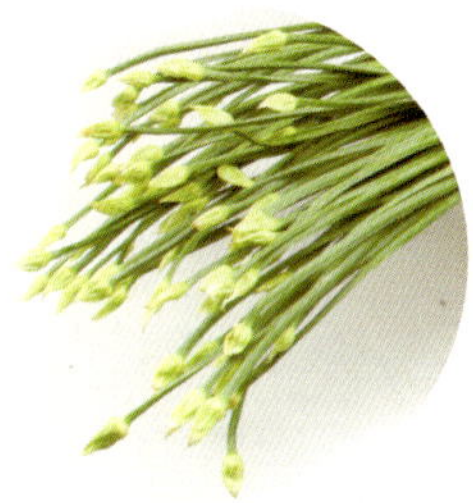

韭菜花

5.萝卜炒韭菜

原料：嫩白萝卜200克，韭菜100克，火腿10克，蒜10克，花生油10毫升，盐6克，白糖1克，湿生粉适量。

功效：韭菜和胡萝卜钙含量丰富，对儿童通筋活血、增强体内钙质能起到有效的作用，是极好的补钙食品。

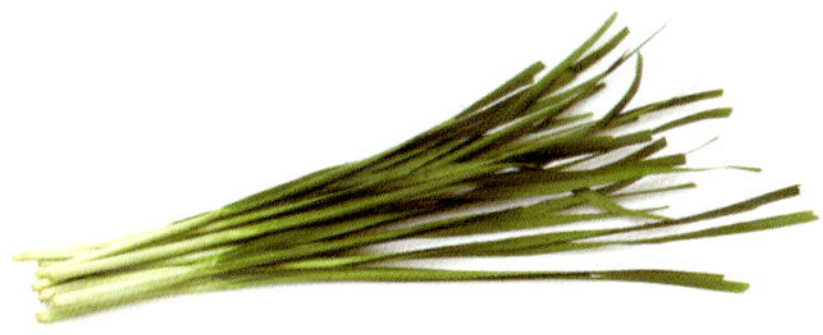

韭菜

做法：（1）嫩白萝卜去皮，切丝；韭菜洗净，切段；火腿切丝；蒜子切成粒。

（2）烧锅下水，待水开时投入白萝卜丝，用中火煮去其中苦味，倒出待用。

（3）另烧锅下花生油，放入蒜、韭菜、火腿炒片刻，加入白萝卜丝，调入盐、白糖，用中火炒匀，下湿生粉勾芡即成。

白萝卜

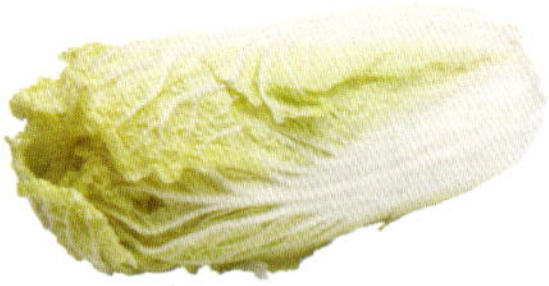
大白菜

6.白菜淋香肠

原料：大白菜100克，香肠30克，鸡胸肉15克，香芹10克，生姜5克，花生油10毫升，盐8克，白糖1克，熟鸡油2克，鸡汤适量。

功效：白菜钙含量比苹果高5倍，能促进肠壁蠕动，增进儿童食欲，且对缺钙儿童有营养保健作用。

做法：（1）大白菜去老叶，切长片；香肠切片；鸡胸肉切片；香芹切成段，洗净；生姜去皮，切片。

（2）烧锅加水，待水开时加盐少许，下大白菜，用中火煮熟，捞起摆入深碟内。

（3）另烧锅下花生油，放入姜片，注入鸡汤，用中火烧开。投入鸡片、香肠片、香芹，调入盐、白糖煮透，淋入熟鸡油，浇到大白菜上即成。

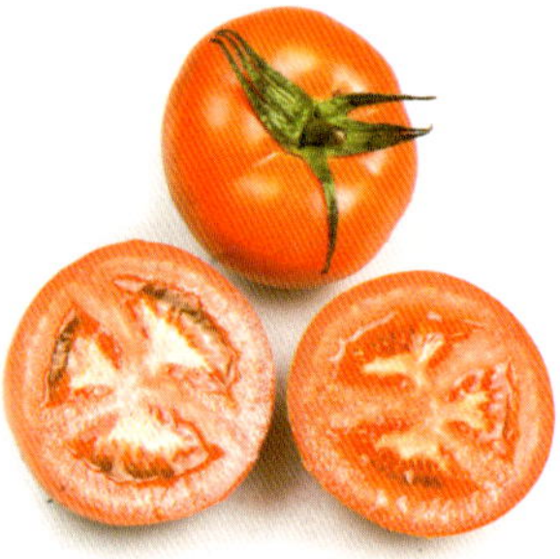
番茄

7.番茄豆腐鱼丸汤

原料：鱼滑150克，番茄200克，豆腐1块，菜心30克，生姜5克，葱5克，盐5克，酱油3毫升。

功效：清热解毒，健脾消滞。豆腐富含钙质，常吃对儿童身体有益。

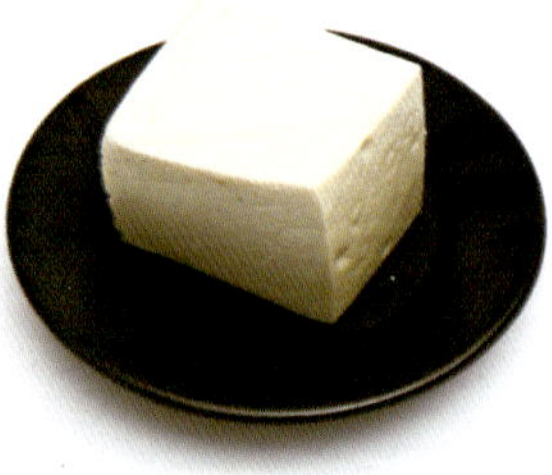
豆腐

做法：（1）将鱼滑搅打至起胶，然后挤成丸状；番茄洗净，切块；菜心改切成6厘米的长度；豆腐切片；生姜切片；葱切花。

（2）锅内加水烧开，放入鱼丸煮熟，捞出待用。

（3）将番茄、姜片、豆腐、菜心同煮片刻，下入熟鱼丸，调入盐、酱油，最后撒上葱花即可。

8.蒜蓉开片虾

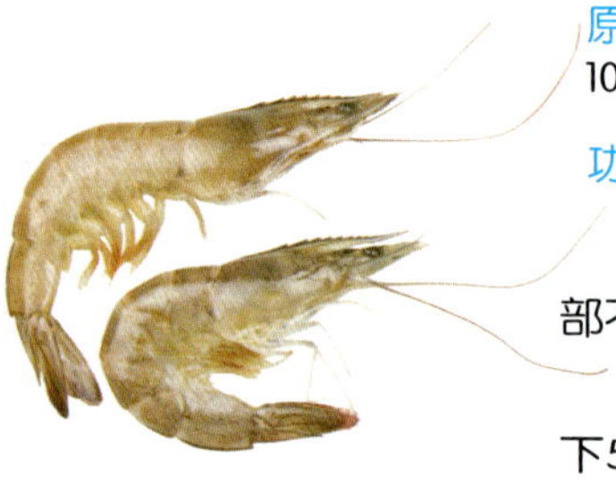
鲜虾

原料：虾500克，蒜蓉100克，盐2.5克，鸡油15克，食用油100毫升。

功效：虾肉鲜嫩，蒜香味浓，是儿童成长期的补钙佳品。

做法：（1）将鲜活虾用刀从头到尾一分为二，尾部不能断，再整齐放入腰盘内。

（2）取蒜蓉50克放入油锅内炸至呈淡黄色，与余下50克没有炸过的蒜蓉放在一起拌匀后，投入盐、鸡油调匀。

（3）将调好的蒜蓉均匀地浇在虾上，然后上笼蒸4分钟即成。

第二节 补铁、补血

缺铁的儿童除了易贫血、常哭闹、易激惹，还会表现为注意力不集中、记忆与思维能力下降、行为异常。以下食物含铁量较高：新鲜连根菠菜、猪肝、糯米、花椒、瘦肉、动物血、蛋黄、红枣等。

1.菠菜猪血汤

原料：菠菜500克，猪血250克，香菇20克，食用油、生姜、葱、盐、鸡精各适量。

功效：猪血富含维生素B_2、维生素C、蛋白质、铁、磷、钙、烟酸等营养成分，有解毒清肠、补血美容的功效。

做法：（1）菠菜洗净切段，猪血切丁，香菇切片，生姜切片，葱切花。

（2）烧锅下食用油，下姜片爆香，放入猪血、香菇、清水稍煮片刻，待用。

（3）再放入菠菜滚至刚熟，调入盐、鸡精，放入姜片，撒入葱花即成。

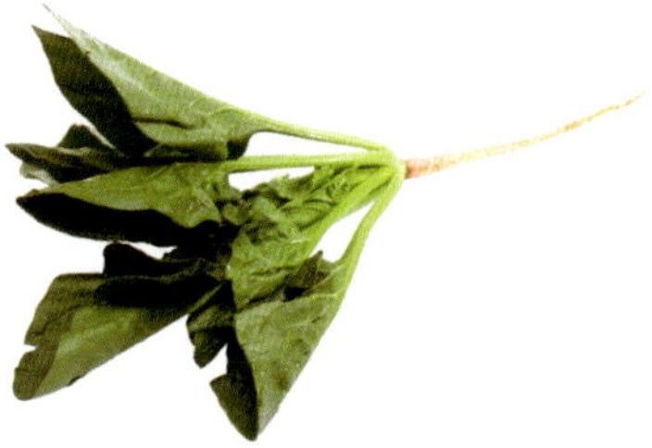

菠菜

2.黄瓜炒猪肝

原料：黄瓜100克，猪肝70克，生姜5克，草菇10克，食用油10毫升，鸡精2克，白糖1克，胡椒粉少许，湿淀粉适量，绍酒1毫升，盐少许。

功效：猪肝补肝，养血，明目。可治疗血虚萎黄、夜盲、目赤、浮肿、脚气。

做法：（1）黄瓜去籽切片，猪肝切片，生姜去皮切片，草菇洗净切片。

（2）猪肝加绍酒、湿淀粉腌片刻，再将炒锅烧热，下食用油少许，投入猪肝，用大火快速炒至八成熟倒出。

（3）另烧锅下食用油，放入姜片、黄瓜、草菇，炒至断生，下入猪肝，调入盐、鸡精、白糖、胡椒粉，用中火炒匀，再用湿淀粉勾芡即可。

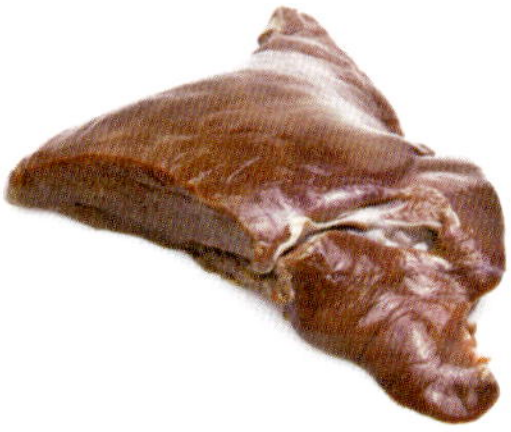

猪肝

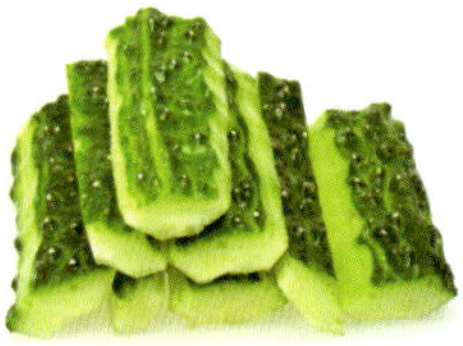

黄瓜

3.菠菜炒木耳

原料：菠菜250克，水发木耳200克，调味料适量。

功效：菠菜可以补铁；常吃木耳对人的身体也是很有好处的。

做法：（1）菠菜和木耳洗净，切段。

（2）将切好的菠菜和木耳放进锅内，炒到七成熟时稍加水，再炒两三分钟，调味即可。

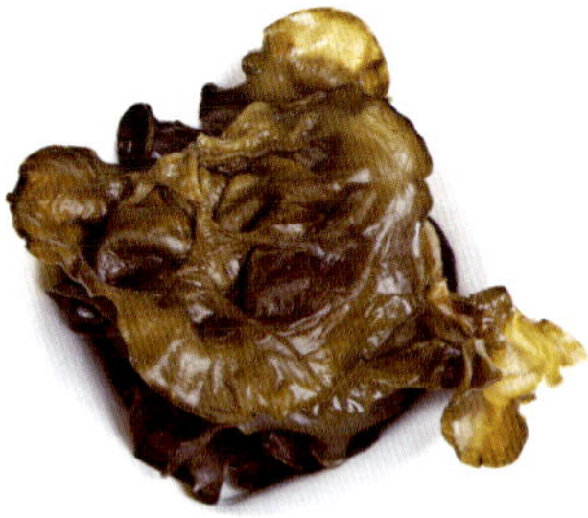

● 木耳

4.芹菜炒肉丝

原料：芹菜100克，瘦肉50克，红辣椒1个，蒜5克，食用油10毫升，盐5克，鸡精3克，湿淀粉少许。

功效：芹菜甘凉清胃，清热祛风，利口齿、咽喉，能明目和养精益气、补血健脾、止咳利尿、降压镇静。

做法：（1）芹菜去根、叶，洗净切段；瘦肉切成中丝；红辣椒切中丝；蒜拍碎。

（2）瘦肉丝加少许盐、鸡精、湿淀粉腌至滑嫩，在锅内下食用油，炒至八成熟倒出。

（3）另烧锅下食用油，待油热时，放入蒜爆香，加入芹菜爆炒，调入剩下的盐、鸡精炒入味，然后合入肉炒匀，用湿淀粉勾芡，出锅入碟即成。

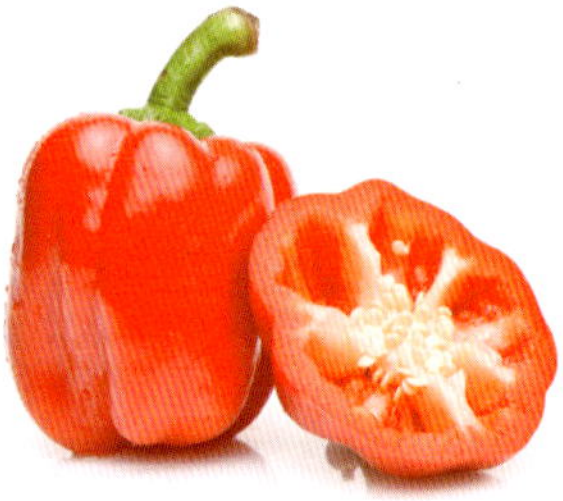

● 红辣椒

5.鸡腐蛋卷

原料：鸡肉50克，白豆腐50克，鸡蛋2个，胡萝卜10克，青菜叶10克，花生油10毫升，盐5克，鸡精粉2克，湿生粉适量，麻油1毫升。

功效：此菜含多种矿物质及营养成分，具有清热利湿、促进肠壁蠕动的功效，对儿童脑部神经有营养保健作用。

做法：（1）鸡肉剁成泥，白豆腐抓成泥，胡萝卜切成粒，青菜叶切成细丝。

（2）把鸡肉泥、白豆腐泥、胡萝卜、青菜丝装入碗内，加入盐、鸡精粉、麻油、湿生粉，调成馅。

（3）在平锅内加入花生油并烧热，把鸡蛋打散，倒入平锅内，用小火烫成蛋皮，再把调成的馅用蛋皮卷成卷，入蒸锅蒸5分钟至熟，拿出切件入碟即可。

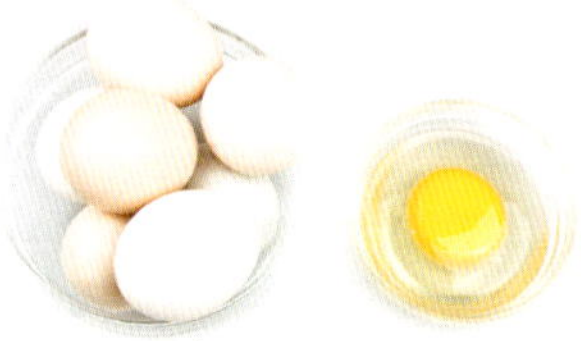

● 鸡蛋

6.泥鳅红枣汤

原料：泥鳅150克，红枣10枚，生姜10克，葱、盐、鸡精、生抽、食用油各适量。

功效：泥鳅的铁质、钙质及蛋白质的含量比一般肉类、鱼类都要高；红枣含丰富的维生素，有很好的补铁、补血功效。

做法：（1）将泥鳅宰洗净，红枣洗净去核，生姜切片，葱切段。

（2）烧锅下食用油，放入泥鳅、姜片煎至金黄。

（3）锅中加水烧开，放入泥鳅、红枣、姜片、葱段煮30分钟，最后调入盐、鸡精、生抽即可。

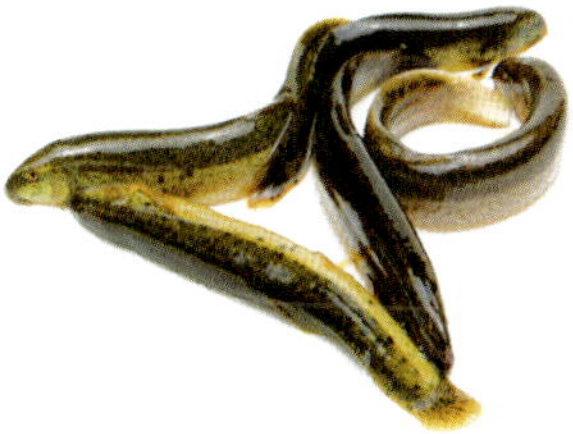

泥鳅

7.丝瓜炒鸡肝

原料：丝瓜80克，鸡肝50克，大红辣椒1只，姜、花生油、盐、麻油、绍酒、湿生粉各适量。

功效：鸡肝性味甘苦、微温、咸，无毒，归肝、入肾经；可补肝益肾、安胎、止血补血。

做法：（1）丝瓜去皮去籽切菱形片，鸡肝切薄片，大红辣椒切片，姜去皮切片。

（2）鸡肝用盐、绍酒、湿生粉腌5分钟，放入开水中烫至八成熟，捞出沥干水待用。

（3）先将姜片、丝瓜片、大红辣椒片用花生油炒片刻，然后加鸡肝炒透，用湿生粉勾芡，淋入麻油即可。

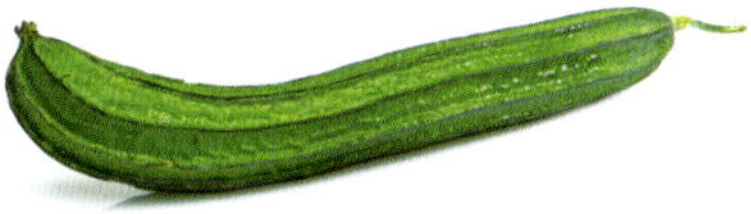

丝瓜

8.鸡肉木耳粥

原料：鸡腿肉150克，木耳50克，白粥1小碗，盐适量。

功效：补充铁质，预防贫血，均衡营养。

做法：（1）鸡肉去皮切小丁，木耳泡发洗净。

（2）白粥煮开，加入鸡肉、木耳，用中火煮熟，放少量盐调匀即可。

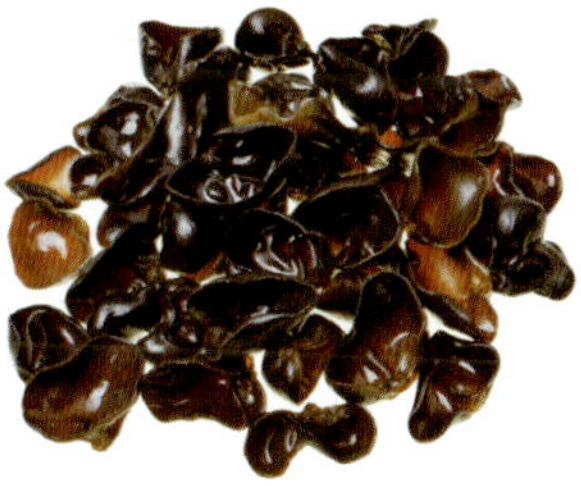

木耳

第三节 补 锌

缺锌大多出现在小孩子中，大人也会缺，但表现不明显。锌主要是通过饮食来补充，食物中含锌量多的食物有牡蛎、麦芽，其次是猪瘦肉、牛瘦肉、羊瘦肉、鱼肉、南瓜、茄子、牛奶、核桃、花生、芝麻、紫菜、动物肝脏等。只要平时多吃一点这类食物，人体就不会发生缺锌现象，即使已经缺锌，也会很快得到补充。

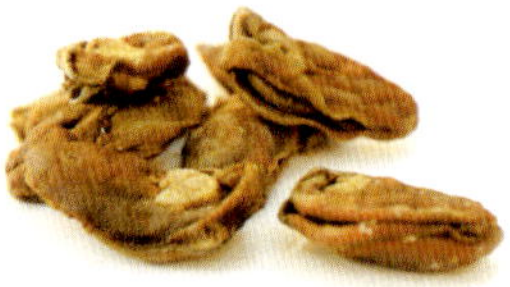

● 蚝豉

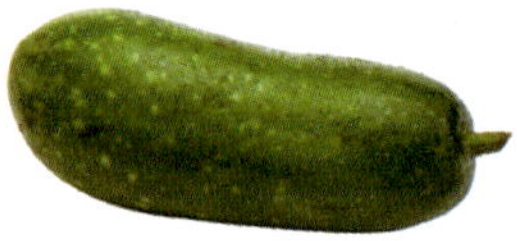

● 节瓜

1.节瓜蚝豉瘦肉汤

原料：节瓜500克，蚝豉50克，瘦肉500克，生姜10克，脊骨400克，盐6克，鸡粉5克。

功效：蚝肉含锌丰富，对少年儿童有很大的补益作用。

做法：（1）将蚝豉浸水2小时后洗净，节瓜切件，瘦肉切件，生姜去皮，脊骨斩件。

（2）砂煲烧水，待水沸时煲净脊骨、瘦肉的血水。

（3）取干净砂煲一个，放入脊骨、节瓜、瘦肉、生姜、蚝豉，注入清水，煲2小时后调入盐、鸡粉即可食用。

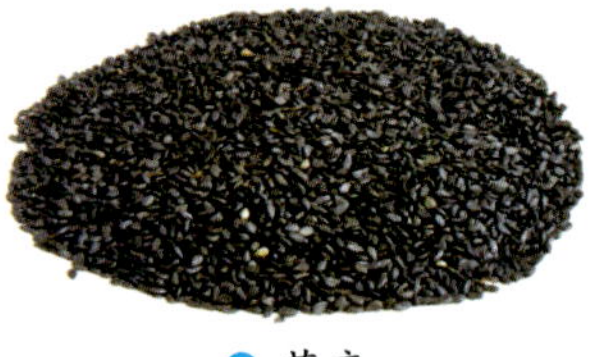

● 芝麻

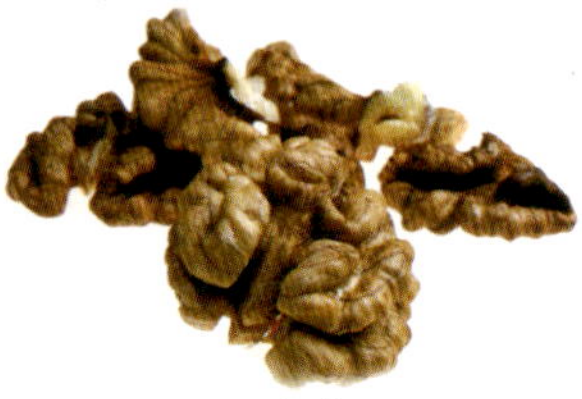

● 核桃

2.芝麻核桃煎豆腐

原料：白芝麻30克，核桃仁20克，豆腐300克，鸡蛋1个，食用油30毫升，盐5克，白糖1克。

功效：核桃中所含的微量元素锌和锰是脑垂体的重要成分。常食有益于脑的营养补充，有健脑益智作用。

做法：（1）白芝麻洗净，核桃仁切碎，分别用锅炒熟；豆腐切成厚片；鸡蛋打成蛋糊，放入盐、白糖调匀。

（2）豆腐片裹上鸡蛋液。撒上白芝麻、核桃仁，待用。

（3）取平底锅一个，加油烧热，逐片下入豆腐片，用中火煎至两面金黄，铲起入碟即可。

3.虾仁煮大白菜

原料：虾仁15克，大白菜150克，胡萝卜10克，生姜5克，花生油5毫升，盐8克，白糖1克。

功效：大白菜的含锌量为苹果的5倍，此道菜含锌11.88毫克，并含较多的粗纤维和磷脂，对缺锌儿童的大脑神经系统有营养保健作用。

做法：（1）虾仁洗净，从背部切一刀；大白菜洗净，切长条；胡萝卜去皮，切小片；生姜去皮，切小片。

（2）烧锅加水，待水开时，下入大白菜，用中火煮透。捞起整齐摆入碟内。

（3）另烧锅下食用油，放入姜片，注入清汤，下入虾仁、胡萝卜，调入盐、白糖烧开，淋在大白菜上即成。

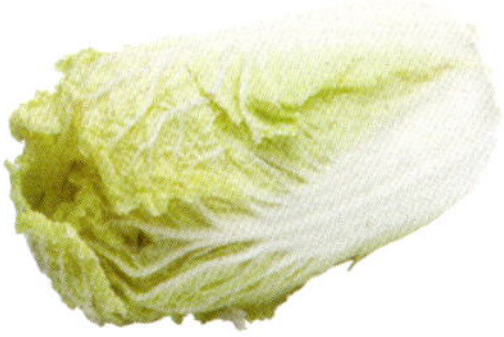

● 大白菜

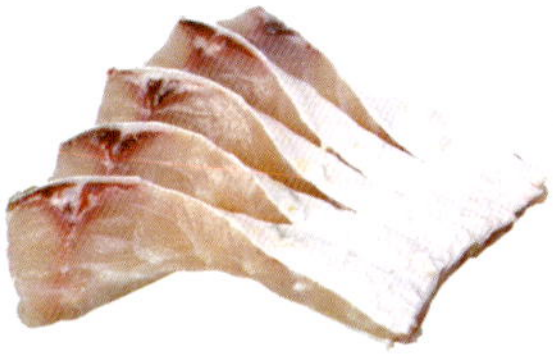

● 鲩鱼肉

4.豆芽炒鱼丝

原料：绿豆芽100克，鲩鱼肉50克，红椒1只，韭菜10克，盐、湿生粉、麻油、花生油、生姜、白糖各适量。

功效：绿豆芽含丰富的蛋白质等，是儿童益智健脑的优质食品，此菜含锌量达10.39毫克。

做法：（1）绿豆芽去根部，洗净；鲩鱼肉去皮，切中丝；韭菜洗净，切段；生姜去皮，切丝；红椒切丝。

（2）鱼肉丝加少许盐、湿生粉腌好，再将烧锅下入花生油，待油八成热时，下入鱼丝，九成熟时倒出待用。

（3）锅内留油，放入姜丝、豆芽、红椒丝、盐，炒至断生，加入鱼丝、韭菜，调入白糖炒透，再用湿生粉勾芡，淋入麻油，轻轻翻炒几下即可。

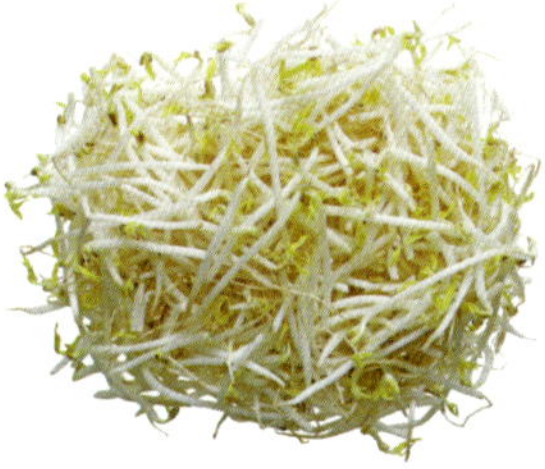

● 绿豆芽

5.脆炸带鱼

原料：带鱼250克，脆炸粉、花生油各适量，七味盐少许。

功效：此菜一次不宜吃多，患有疥疮、湿疹等皮肤病及皮肤过敏者慎食。

做法：（1）将带鱼切段。

（2）将脆炸粉加适量清水，调匀。

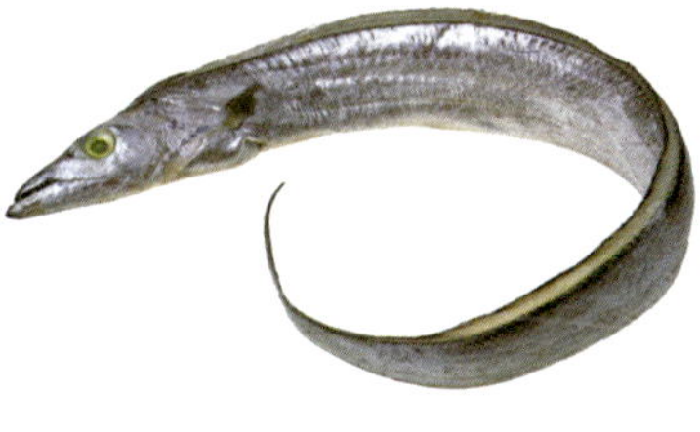

● 带鱼

（3）将花生油烧至三成热，把带鱼蘸上脆炸粉浆，放入油中炸至金黄，沥净油上碟，撒上七味盐即可。

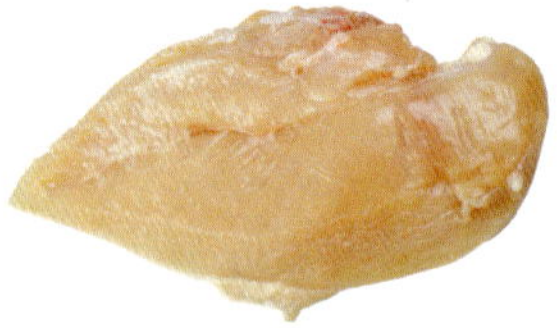

● 鸡胸肉

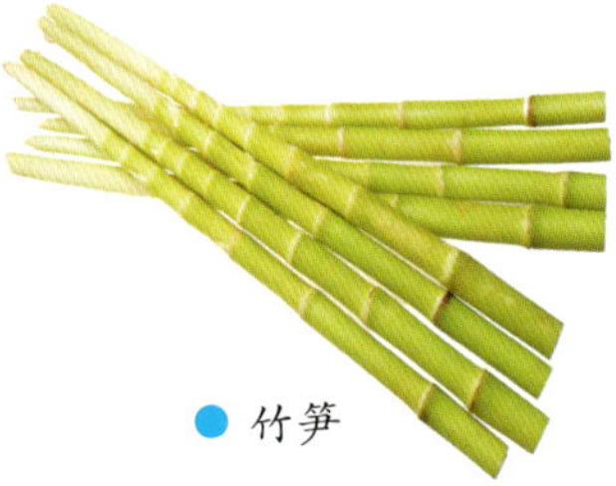

● 竹笋

6.竹笋炒鸡条

原料：小竹笋80克，鸡胸肉50克，红椒1只，生姜5克，葱5克，花生油110毫升，盐、湿生粉、麻油各适量。

功效：鸡肉是理想的含锌量较高的高蛋白食品，有补益养血、养精填髓的功效，是缺锌儿童增智健体、预防软骨病的较好食品。

做法：（1）小竹笋切成条，鸡胸肉切条，红椒去籽切条，生姜去皮切丝，葱切段。

（2）鸡肉加少许盐、湿生粉腌好；烧锅下油，待油九成热时；倒入鸡肉，炒至滑嫩倒出。

（3）锅内留油，放入姜丝、小竹笋、红椒，加入盐炒至断生，投入鸡肉、葱段炒透，再用湿生粉勾芡，淋入麻油即可。

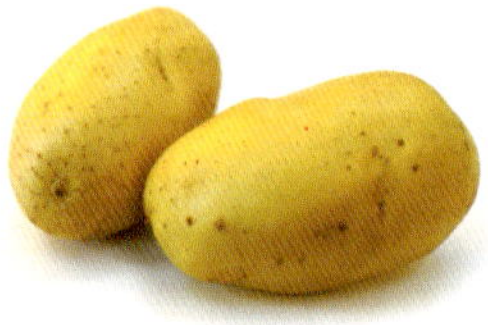

● 土豆

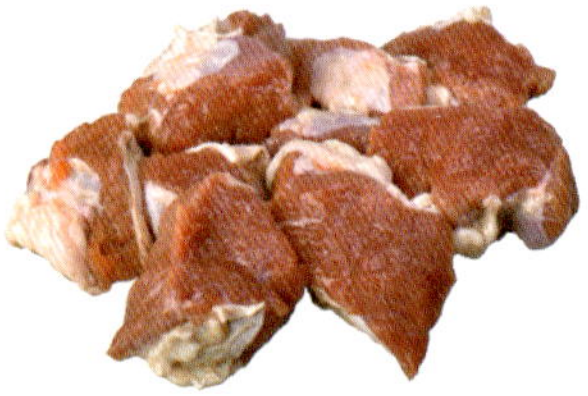

● 牛腩

7.土豆焖牛腩

原料：土豆100克，牛腩80克，红椒1只，生姜5克，葱5克，花生油300毫升，盐、蚝油、湿生粉、麻油、绍酒、清汤各适量。

功效：土豆属碱性食品，所含维生素C和矿物质远远高于大米；牛肉能补虚益气。

做法：（1）土豆去皮切块，用清水洗去其淀粉；牛腩切成块；红椒切圈；生姜去皮切片；葱切段。

（2）烧锅下花生油，待油热时，下入土豆块，用中火炸至内熟外黄捞起；牛腩开水煮去其中血水。

（3）另烧锅下油，放入姜片、牛腩，倒入绍酒，用旺火炒香，注入清汤，加入炸好的土豆、红椒、葱段，调入盐、蚝油，用小火烧透。然后用湿生粉勾芡，淋入麻油即可。

8.芙蓉干贝

原料：水发干贝100克，绍酒7.5毫升，鸡蛋8个，盐4克，葱8克，姜3片，上汤250毫升，鲜牛奶200毫升。

功效：此菜中锌能够大量释放，有助于儿童的吸收。

做法：（1）将水发干贝盛入盆里，加入葱、姜、绍酒、清水，入锅用旺火蒸30分钟取出，倒去蒸汁，拣去葱、姜；将干贝切成丁。

（2）鸡蛋清放在碗里，顺一定方向打散，加盐、牛奶调匀，倒入汤盘，入锅用中火蒸5分钟取出，撒上干贝丁，再入锅蒸5分钟取出。

（3）锅置旺火上，下高汤烧沸，加入少许盐、绍酒调匀，淋于干贝上即成。

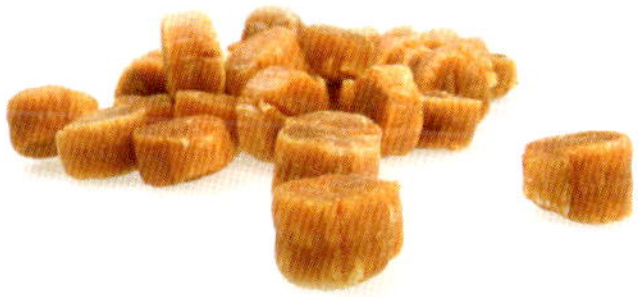

● 干贝

9.牡蛎粥

原料：鲜牡蛎肉100克，糯米100克，蒜末50克，猪五花肉50克，料酒10毫升，葱头末5克，胡椒粉1.5克，盐2克，熟猪油2.5克。

功效：这是一款儿童补锌餐，有助于发育期儿童的早期智力开发。

做法：（1）将糯米淘洗干净备用，鲜牡蛎肉清洗干净，猪五花肉切成细丝。

（2）将糯米下锅，加清水烧开，待米稍煮至开花时加入猪肉、牡蛎肉、料酒、盐、熟猪油，一同煮成粥，然后加入蒜末、葱头末、胡椒粉调匀，即可食用。

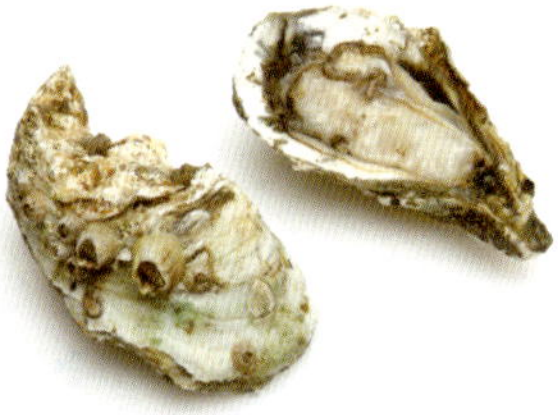

● 牡蛎肉

第四节 补 硒

硒元素不仅可防治肝病，降低肝癌、胃癌、肺癌、前列腺癌和直肠癌的发病率，预防动脉硬化和冠心病的出现，而且还可维持心血管系统正常的结构与功能，调节免疫细胞的杀伤和保护作用，有效提高机体免疫力。所以，在日常生活中，我们应多食用些含硒元素丰富的食物，从而保证机体硒元素的充足。硒元素含量较高的食品包括：海产品，如大虾、金枪鱼、沙丁鱼、牡蛎、鲍鱼、海参等；动物内脏，如肝、肾等；还有蘑菇、芝麻、菠菜、大蒜、芦笋、洋葱、花生、黄芪、人参、蛋黄等。动物内脏中硒含量高，但有害元素铅、砷、汞的含量也较高，值得注意，不可长期食用。

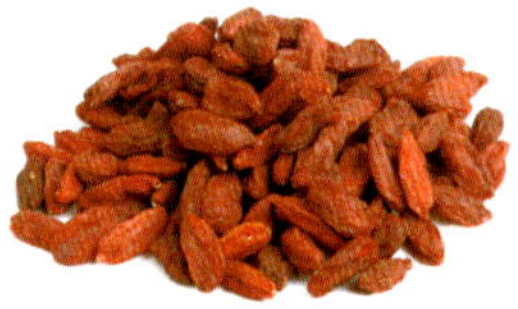
枸杞

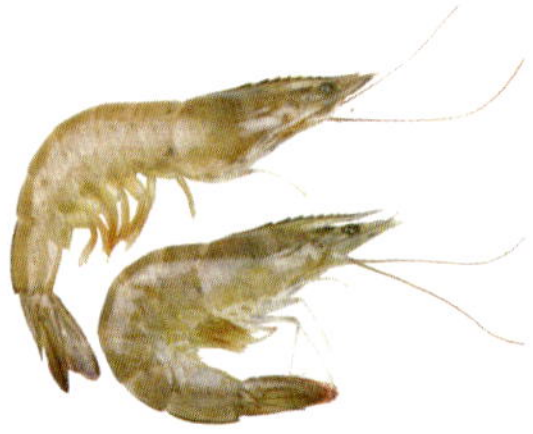
虾

1.枸杞烹大虾

原料：净大虾500克，枸杞子30克，葱段、姜丝、蒜瓣、麻油、湿淀粉、盐、料酒、米醋各适量。

功效：虾仁富含大量蛋白质，脂肪含量少，含丰富的硒。因此，此菜不仅营养丰富，而且有提高免疫力的作用。

做法：（1）将15克枸杞子用水煮取浓缩汁，其余蒸熟。

（2）大虾洗净切三段，用盐、料酒稍腌，用湿淀粉挂上浆，葱、姜丝、蒜片、枸杞汁加调味料调汁。

（3）虾段、葱段炸至金黄色，去油，留底油烧热，倒入炸好的虾段，烹入兑好的汁及熟枸杞子，炒片刻，淋入麻油、米醋即成。

2.蒜蓉蒸生蚝

原料：生蚝5只，蒜蓉50克，盐、胡椒粉、花生油各适量。

功效：生蚝中所含的多种维生素与矿物质，特别是硒含量高，可以调节神经，稳定情绪。

做法：（1）蒜蓉加入调料，拌匀，待用。

（2）将生蚝肉取出。把壳和肉分别洗净。

（3）把肉放回壳内，把调好味的蒜蓉舀到生蚝肉上，猛火蒸5分钟即可。

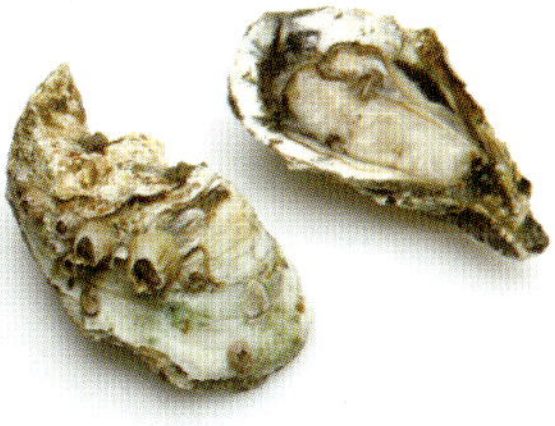

生蚝

3.虾米海参

原料：水发海参250克，虾米、香菇、姜各10克，葱、盐各5克，花生油、胡椒粉、蚝油、麻油、绍酒、清汤、味精、水淀粉各适量。

功效：海参含有丰富的硒，能抑制癌细胞及血管瘤的生长，有抗癌作用。

做法：（1）水发海参洗净切片，香菇切片，姜去皮切粒，葱切花。

（2）海参片用中火煮几遍，捞起冲透。

（3）下花生油，放姜粒、香菇片、海参片，入绍酒、清汤烧开，加入盐、味精、胡椒粉、虾米、蚝油烧透，勾芡，淋上麻油即成。

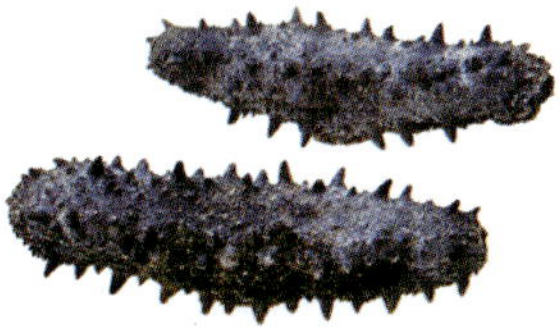

海参

4.三色炒芦笋

原料：鲜芦笋150克，胡萝卜、白萝卜、鸡肉各30克，姜、蒜、盐、湿生粉、白糖、熟鸡油各适量。

功效：芦笋富含多种氨基酸、蛋白质和维生素，其含量均高于一般水果和蔬菜，特别是芦笋中的天冬酰胺和微量元素硒、钼、铬、锰等，具有调节机体代谢、提高身体免疫力的功效。

做法：（1）鲜芦笋切段洗净。胡萝卜、白萝卜去皮切条，鸡肉切条，姜、蒜切片。

（2）鸡肉条加盐、湿生粉腌好，待油八成热时下入，炒至八成熟时倒出；芦笋烫透。

（3）用姜片、蒜片炝香锅，入胡萝卜、白萝卜条炒至快断生，入芦笋段、鸡肉条、盐、白糖炒入味，勾芡，淋熟鸡油即可。

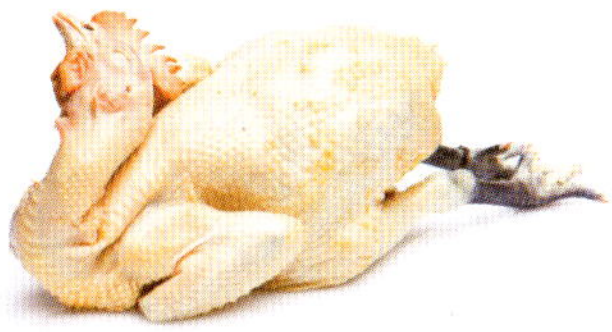

鸡肉

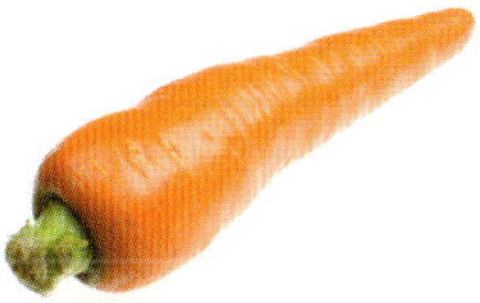

胡萝卜

5.白菜墨鱼卷

原料：白菜150克，干墨鱼50克，红辣椒1只，生姜10克，花生油20毫升，盐5克，胡椒粉少许，湿生粉适量，麻油1毫升。

功效：墨鱼含蛋白质、碳水化合物、多种维生素和硒、钙、磷、铁等矿物质，具有提高身体免疫力的功效。

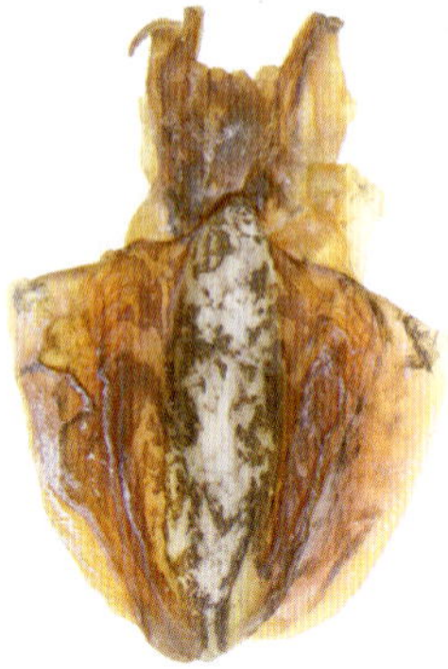

● 干墨鱼

做法：（1）白菜切成片，干墨鱼发透切成卷，红辣椒去籽切成片，姜去皮切片。

（2）墨鱼卷泡至身软时，倒出待用。

（3）烧锅下花生油，下姜片、红辣椒片、白菜片炒至快断生，加墨鱼、盐、胡椒粉，用中火炒透，勾芡，炒匀，淋入麻油，出锅入碟即成。

6.虾仁烩豆腐

原料：鲜虾仁50克，豆腐250克，鸡蛋1个，生姜8克，香芹15克，食用油1 8毫升，盐5克，湿生粉适量，麻油1毫升，鸡汤适量。

功效：虾营养丰富，所含蛋白质是鱼、蛋、奶的几倍到几十倍，还含有丰富的硒、钾、碘、镁、磷等矿物质及维生素A、氨茶碱等成分，且其肉质松软，易消化，对身体虚弱以及病后需要调养的人是极好的食物。

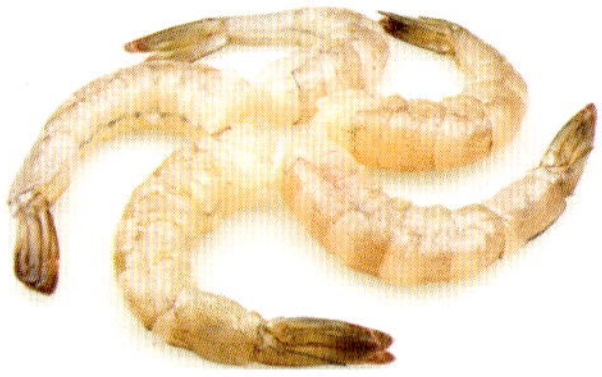

● 虾仁

做法：（1）将虾仁洗净，豆腐切成小块，鸡蛋留白打散，姜切末，香芹切粒。

（2）烧锅下油，将姜末、虾仁炒至硬身，注入鸡汤，加入豆腐，调入盐，用小火煮透。

（3）入香芹、蛋白、湿生粉，推匀，淋入麻油。

第五节 补 碘

海带、紫菜、苔条、海鱼等均是高碘食物，长期过量摄入会导致甲亢。临床试验医学跟踪表明，甲亢发病率上升的一个原因就是过度食入海产品导致碘过量。尤其是在沿海城市生活的人，应避免过多吃海鲜，特别是高碘食物。在冬季，要少吃海鲜火锅。一些心脏病的治疗药物和保健品中碘含量过高，也应引起重视。甲亢患者即使是在发病中后期，也应该少吃含碘药物和食物，并慎用碘酒、含碘喉片、含碘造影剂等。中国营养学会制定的《中国居民膳食营养素参考摄入量》里，碘营养素的最高摄入量为每天800毫克，摄入量在这一数字以下都是安全的，但小孩补碘最好在医师指导下进行。

1.海带排骨汤

原料：排骨300克，海带100克，葱1棵，姜5克，盐2克。

功效：海带中的碘被人体吸收后，能促进有害物质、病变物和炎症渗出物的排出。

做法：（1）将海带洗干净，蒸约30分钟，取出再用清水浸泡，沥干水分，切成长方块。

（2）排骨洗净，斩成小块后飞水。

（3）排骨、海带、葱、姜一起放入砂煲，加清水煲1小时，加盐调味即可。

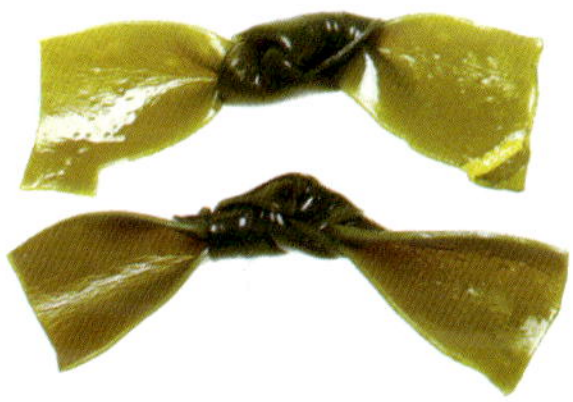

海带

2.紫菜煎蛋饼

原料：紫菜（干品）15克，鸡蛋2个，生姜3克，韭菜20克，食用油20毫升，盐4克，胡椒粉少许。

功效：紫菜的碘含量相当丰富，远远超过其他食物，是补碘佳品。

做法：（1）将紫菜用清水泡透，捞起沥干水；鸡蛋打散；生姜切成米；韭菜洗净，切成粒。

（2）取深碗1个，加入鸡蛋、紫菜、生姜、韭菜，调入盐、胡椒粉拌匀。

（3）锅内烧食用油，下入调好的鸡蛋液，用小火煎成饼形，铲入碟内即可食用。

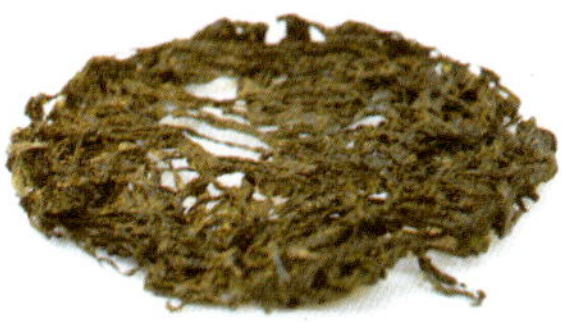

紫菜

3.海参蛋汤

原料：海参150克，红枣10克，鹌鹑蛋6个，花生油3毫升，葱2克，生姜3克，盐少许。

功效：此菜富含碘，碘是甲状腺素的基本元素，对人体的生长发育及新陈代谢非常重要。

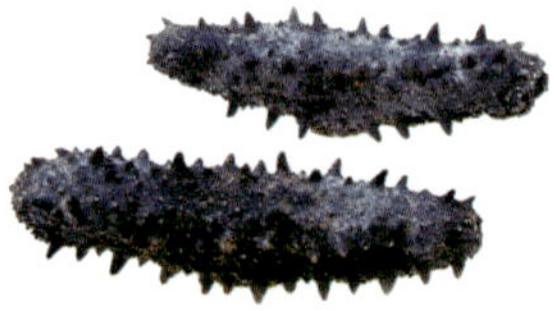

海参

做法：（1）将海参发透，去内脏、内壁膜，洗净。

（2）鹌鹑蛋先放入锅中，加清水煮熟，捞出，再放冷水内浸一下，剥去壳；红枣用清水洗干净，去核，备用。

（3）所有材料放入瓦煲中，加适量清水，中火煲2小时，加入少许盐调味即可。

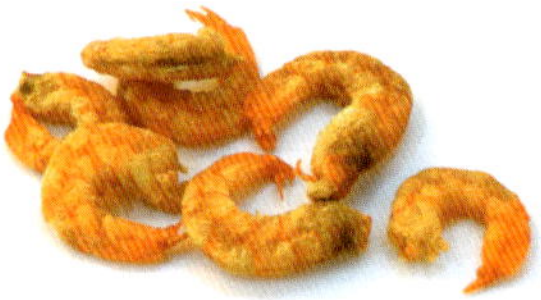

海米

4.海米炒洋葱

原料：水发海米30克，洋葱150克，生姜5克，香芹20克，色拉油10毫升，料酒5毫升，盐5克，鸡粉3克，香油少许。

功效：海米营养丰富，所含蛋白质是鱼、蛋、奶的几倍到几十倍，还含有丰富的钾、碘、镁、磷等矿物质及维生素A、氨茶碱等成分。

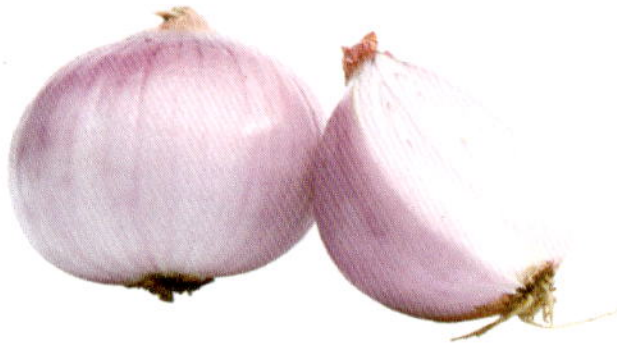

洋葱

做法：（1）将海米加入料酒蒸约10分钟，洋葱洗净切成丝，姜切成丝，香芹切成段。

（2）锅内下色拉油，待热时，投入姜丝、洋葱丝、香芹，用中火炒至断生。

（3）再放入海米，调入盐、鸡粉、香油炒透即可。

5.海带瘦肉煮黄豆

原料：水发海带150克，瘦肉、水发黄豆各20克，姜、葱、色拉油、盐、枸杞子、胡椒粉、鸡粉、熟鸡油各适量。

功效：海带中的碘被人体吸收后，能促进有害物质、病变物和炎症渗出物的排出。

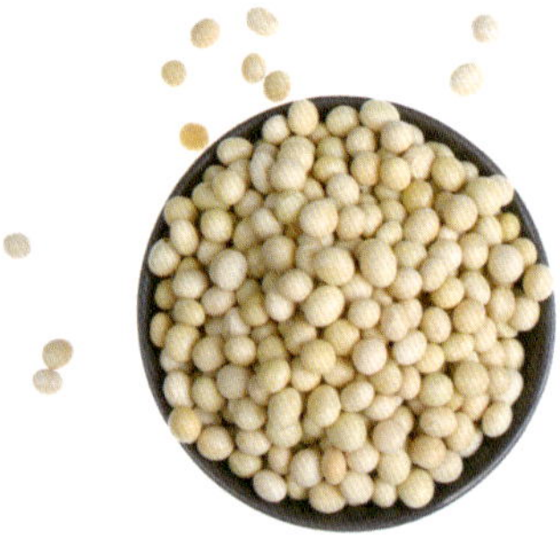

黄豆

做法：（1）将海带洗净切段，瘦肉切丝，姜去皮切丝，葱切花，枸杞子泡透。

（2）将海带丝、黄豆煮去异味，倒出冲净。

（3）将姜丝、瘦肉丝煸炒片刻，注入清汤，加入海带丝、黄豆、枸杞子煮开，调入盐、胡椒粉、鸡粉煮透，淋入熟鸡油，撒上葱花即可。

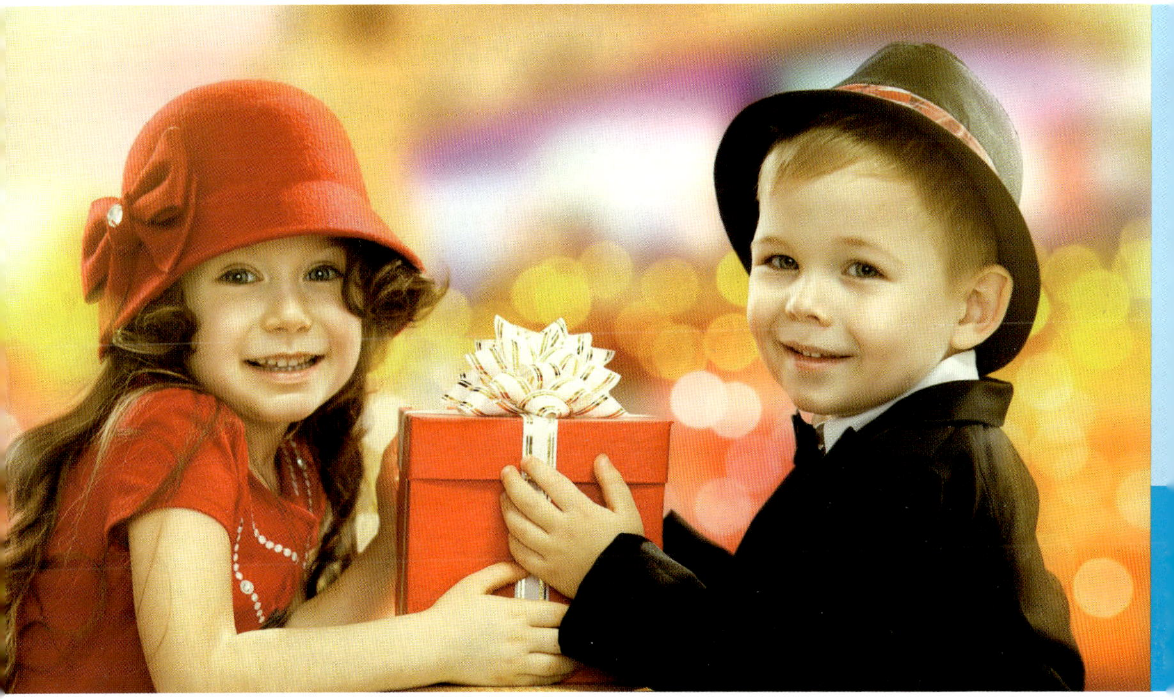

第五章

案例实放

一、孩子厌食妈妈烦心

特别提醒

孩子生积几个特征

1. 厌食，饭入口后久含不吞，吃一顿饭要很长时间。

2. 消化功能不好，容易腹胀、大便硬结或腹泻。

3. 免疫力低，经常感冒、咳嗽，甚至反复患肺炎。

4. 烦躁易哭，难以入睡或睡不安宁，动则大汗淋漓或入睡汗多。

5. 生长不良，面黄瘦弱，口气较重，小便短黄或清长，大便酸臭或溏薄。

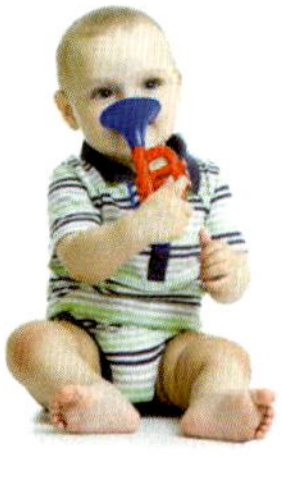

喂孩子吃饭现在成了晓梅最烦心的事情。每到吃饭时间，3 岁的女儿就会愁眉苦脸甚至哭哭啼啼，晓梅哄来哄去，女儿才勉强吃几口。为此，每当别的妈妈推荐开胃的保健品或药品，晓梅都会第一时间买来给女儿吃，但也不见效。女儿出生时有 3500 克之多，是个大胖娃娃，可现在，和同龄孩子一比显得又矮又瘦。晓梅为此十分焦虑。

医生把脉：填鸭式喂养，孩子易“生积”

孩子总是不想吃饭大多是患了中医所说的疳积（广州人俗称“生积”）。疳积是小儿时期，尤其是 1 ~ 5 岁儿童的一种常见病症，在炎热的夏季更易出现。导致小儿生积的原因很多，小儿脾胃消化功能未发育健全、家长喂养不当、滥用抗生素等都是致病因素。很多家长总是怕孩子吃不饱、不够营养，每顿都会像填鸭一样喂养饮食尚不能自控的孩子。结果，反而加重孩子脾胃的负荷，损伤脾胃，导致孩子消化不良，久则成疳积。面对厌食的孩子，很多家长寄望于各种开胃药物或保健品。他们没有意识到，如果不改变填鸭式的喂养方式，再多的开胃药也无济于事。

此外，当发现孩子胃口差、口气重、大便不通、睡眠不安时，很多妈妈都认为孩子“上火”了，于是又凭经验经常让孩子喝凉茶。殊不知，常食寒凉之物更加损伤孩子稚嫩的肠胃，加重疳积之症。

医生处方：给孩子消“积”有三招

对于孩子生积，如不予以重视任其发展，则容易引起孩子贫血、营养不良，导致孩子生长发育迟缓。

那么，孩子疳积应如何进行干预呢？

第 1 招 纠正喂养方式

很多妈妈常常要求开些开胃药，她们总是希望几副中药就能调整好孩子的肠胃。其实，改变不良的喂养方法才是防治孩子疳积的最重要的环节。孩子胃口不好时，千万不要硬塞东西给他吃，否则会令他更厌恶进食，损伤肠胃功能。此时正确的方法是少吃，让孩子的肠胃得以休息调整。

另外，饭前不要给孩子吃零食，可以对孩子说："饭后可以吃一点。"孩子半岁到 1 岁期间，须改变临睡前喂食（如喝一大瓶牛奶）或半夜喂食的习惯。

第 2 招 推拿按摩

捏脊：让孩子趴在床上，夏日可脱去上衣，露出背部，沿孩子脊椎两旁二指处，用两手拇指、食指和中指从尾骶骨开始，将皮肤轻轻捏起，慢慢地向前捏拿，一直推到颈部大椎穴，由下而上连续捏五六次为一组，捏第 3 次时，每捏 3 下须将皮肤向上方提起。此法最好坚持每日早晚各做一组。

推脾土：脾土穴在大拇指的螺纹面，妈妈可用拇指沿顺时针方向旋转按摩，每天 1 次，每次 200 下。

揉板门：板门在大鱼际隆起处，妈咪可用拇指顺时针给孩子揉推，每天 1 次，每次 50 下。

摩腹：妈妈先搓热手掌，然后顺时针给孩子慢慢按摩腹部 30 下左右。

第 3 招 饮食疗法

1. 喝健脾汤水。妈妈可经常选用以下有助健脾的食材和药材煲汤或煲粥给孩子食用：白术、土茯苓、云苓、芡实、山药（干品）、太子参、元肉、红枣、虫草花、五指毛桃。

注意：以上药材、食材的使用分量均为 10 克、每次选用 1 ～ 2 种，加上鱼或鸡、猪骨、鹌鹑煲汤或煲粥均可。在高温多雨的天气里，孩子容易暑湿夹杂，则可多选用炒扁豆煲汤。

2. 每周用谷芽、麦芽各 10 克，山楂 5 克煲水给孩子喝 1 次。

注意：孩子在喝山楂水的那一两天，尽量少吃肉类。

特别提醒

夏日少喝冷饮

大多数孩子夏日都喜欢冷饮、冷食，然而，冷饮、冷食最伤孩子的脾胃，容易造成脾胃虚寒、脾胃不和。喜欢冷食、冷饮的孩子，大多食欲不振、消化不良，时间长了，日见消瘦，可造成发育迟缓。

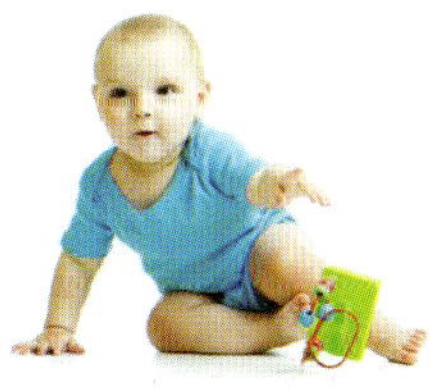

二、家有过敏儿情绪莫过激

家有过敏体质的孩子，除了要注意让孩子避开过敏原，还要适度“管理”孩子的情绪，别让过敏体质的孩子太兴奋。儿科专家指出，大喊大叫、过度兴奋都可能诱使过敏体质的孩子发病或导致病情加重。

孩子烦躁，过敏症状会加重

体质过敏的孩子往往会平白无故地咳嗽、鼻塞、打喷嚏、眼睛发痒，有时还会出湿疹、哮喘，且反反复复，很难痊愈。过敏体质绝大多数得于先天，但发病或加重却与孩子的生活规律、饮食习惯、居住环境、情绪、是否规范诊疗等因素密切相关。过敏体质的孩子若情绪起伏剧烈，可影响到内分泌、神经递质的分泌，从而导致病情变化。

例如，哮喘会在孩子情绪剧烈波动时突然发病；过敏性皮炎发作后，如果孩子情绪烦躁不安，身体更易出汗，刺激皮肤愈发痒，从而导致皮炎难以痊愈。临床还显示，过敏体质的孩子受到惊吓，病情也会加重。

对“过敏体质”的孩子，家长应注意采取劳逸结合的管理办法，不能让孩子整天不动，但又不能让孩子过度兴奋，尤其不要长时间翻滚跳跃、长时间歌唱、大声叫喊等。

过敏患儿饮食勿过凉、过补

家长如何做好对过敏体质孩子的家居护理？首先要从生活起居、饮食方法、药物治疗以及心理辅导等方面多管齐下。孩子的房间应通风、透气、向阳；衣着应根据气温变化灵活添减。

容易过敏的孩子，由于阳气不足、抵抗力差，睡眠质量和消化功能也不太好。有的孩子晚上睡觉前爱吃零食，因食滞影响睡眠，第二天精神不振，免疫力也随之下降，不利于病情缓解。因此，饮食上切记不可过饱、过饥、过凉、过补，且睡前最好不要进食。

不少广州家长以为孩子消化不良是“热气”，因此一遇到食滞就让孩子喝凉茶。祛湿热的凉茶伤肠胃，解决不了食滞，反而对肠胃是双重伤害。我们经常看到孩子因为脾虚而面色难看、眼圈发青。过敏患儿的家长应让孩子少吃鱼肉等高蛋白食物，可以用麦芽 10 克、谷芽 10 克、山楂 5 克以 2 碗水文火煎成半碗水给孩子喝，有助消化。

5 岁以下不宜打脱敏疫苗

病情反复令孩子身心受损，全家不堪其扰。为免病情干扰学业，家长往往在孩子读小学前就开始四处求医，希望彻底治愈。本文作者指出，对于过敏体质的孩子，特别是年纪小的孩子，一方面要注重从生活上规避过敏原，减少发病机会，另一方面应坚持全方位的规范化诊疗，从根本上进行诊治。

治疗前，先要明确过敏原，可以抽血检查，也可以做皮肤点刺试验。家长要注意，过敏原可能是一种，也可能是多种。过敏也有逐渐加深的过程。像蟑螂、牛奶、鸡蛋等绝大多数的过敏原只要在平常生活中稍加注意，都能避开。

在所有过敏原中，最难躲开的就是螨虫。临床上过敏体质的孩子有60%～70%对螨虫过敏。螨虫可以说在我们的生活环境中无处不在、无孔不入。对于主要过敏原是螨虫的孩子，应尽量采取治本方法，摆脱对螨虫的过敏反应。

目前，最理想的治本方法就是进行标准化脱敏。整个疗程通常持续2～3年，要打30多针，累计花费15000元左右。头4个月内每周打1次，之后每4～6周打1次。不过，不主张5岁以下的孩子打脱敏疫苗，因为5岁以下的孩子免疫功能还不稳定，而疫苗有时反而成为过敏原。有哮喘症状的孩子，必须在病情缓解期，即肺功能恢复到正常水平的70%才适合打疫苗。

对于免疫力较差的孩子，标准化脱敏治疗时配合中医中药升阳益肾活血。通过扶正、驱邪，可以较大程度降低脱敏疫苗的副反应，对于减少感冒、出虚汗、增强消化能力和睡眠质量有帮助。

三、孩子老生病，脾胃调理是关键

要想孩子少生病，合理饮食、调理脾胃是关键。只有在脾胃调理好、身体健康的状态下进补才适合，脾胃差时进补反而更损伤脾胃，会导致病情不轻反重。

天气多变，不少孩子反复生病，可把家长急坏了。是不是小孩本身体质弱，有必要补一补呢？对此，儿科专家提出警告：小孩免疫力低下并非补得不够，反倒多半是给孩子吃得太多，导致脾胃失调。

中医说“脾土生肺金”，现在儿科门诊90%都是呼吸系统疾病，就是因为作为基础的“脾”出了问题，肺也跟着受影响。

要想调理好孩子的脾胃，以下禁忌要注意：

一忌：硬塞给孩子吃

家庭经济条件好了，家长对孩子的喂养标准也在提高。“不光要吃饱，还要吃好”，在这一原则指导下，不单燕窝、虫草上了孩子的食谱，各种营养品也是源源不断，目的是让孩子长得更聪明、更强壮。

家长认为孩子多吃点才有营养，却忽略了小孩的承受能力。就好比举重要分等级，小孩能吃多少也是有一定量的。超过这个量，身体不能承受，不但营养过剩，造成虚胖，还会损伤脾胃的收纳、运化功能。脾胃不好了，营养吸收也会受影响，若是再不让它休息恢复，长期脾胃失调，孩子的抵抗力就会大大减弱。

所以，孩子吃饭最好是七分饱。具体来说，每顿的量比育儿书上说的量减少 1/4 较合适，尤其是刚接触的新食物，如果孩子不想吃，千万不要硬塞。孩子饿了，自然会吃得又多又好。

二忌：给孩子喝凉茶

有的父母看到孩子便秘、口气重，就以为是“上火”，喜欢给小孩喝凉茶。其实，7 岁以内的小孩发生便秘，大多数是因为脾胃功能没发育好，平时又不节制饮食，从而造成“食滞”，并不是真正的“上火”。正确的治疗方法应该是消食导滞；如果喝凉茶清热，只会越喝越伤脾胃。

舌苔厚、晚上睡觉不安稳、大便不定时、口气大均提示孩子“食滞”，这时应以健脾理气、助消化为主，一方面要多喝水，另一方面可服用保济丸、健胃消食片、藿香正气丸等助消化的药物，用药时尽量吃素食。

此外，孩子越小，寒凉的食物越要少吃。雪梨、香蕉、西瓜、火龙果、山竹、奇异果、草莓、西红柿、胡萝卜、白萝卜、马蹄、白菜、生菜、油麦菜、菠菜、螃蟹等食物，吃多了对脾胃有损伤。最好改成平性食物，如苹果、橙、榴梿、龙眼、荔枝、水蜜桃、樱桃、葡萄、杨梅、西梅、红枣、青枣、花椰菜、芥蓝、洋葱、大蒜、白瓜、节瓜、南瓜等，猪肉、牛肉、鱼、虾也比较合适。

三忌：晚上吃东西

半岁以前的婴儿，一天睡眠时间要十几到二十个小时。为了保证营养，什么时候醒来就什么时候吃，深更半夜喂奶很正常。可到了半岁以后，孩子白天清醒、活动的时间越来越多，生活作息也越来越正常，如果晚上还给他们吃东西，脾胃就得不到休息，也会导致脾胃虚弱。

不少孩子因为偏食、挑食或者吃东西的习惯不好，家长总要在晚上给他们加餐，睡前还得喝牛奶，这种做法在 1 岁以后是很不恰当的。白天只要孩子是清醒或在运动状态，就可以少吃多餐，但一顿饭不要吃吃停停，拉得时间太长会影响消化。晚饭后则要少吃或不吃，即使晚上要加餐，也要提早在睡前 1 小时吃完。

四忌：生病赶紧补营养

俗话有“虚不受补”。其实，虚应该受得了补，之所以“虚不受补”是因为补得不是时候。所以，孩子在脾胃调理好、身体健康的状态下进补才适合，脾胃差时进补反而更损伤脾胃、病情不轻反重。如果孩子生病导致身体很虚弱，应先咨询医生，辨证治疗。等到身体康复了，再用芡实、干山药、白术、核桃、板栗、虫草花、五指毛桃、冬虫草、龙眼肉、红枣等煲瘦肉、鸡或鱼汤。让孩子适当喝一些汤水，吃点汤渣，可以起到调理脾胃、恢复体力、增强体质的作用。

四、她的过敏体质明显改善了

晴晴今年7岁多了，刚上小学一年级，可她却是医院的老病号了，因为她是过敏体质，所以从小多病，三天两头跑医院，广州市的多家大医院她都是常客。

据她妈妈讲：晴晴婴儿时皮肤就容易长湿疹，尤其是皮肤一旦被蚊虫叮咬后留下的疤痕很久才能消失。因此，从小就要上医院。家长自觉对晴晴的护理已经很小心了，可谓是无微不至，但还老是生病，究竟是为什么呢？记得第一次最可怕的咳喘是发生在1岁半的时候，呼吸浅促，上气接不了下气，口唇发紫，虽然经过医生的积极治疗很快病情就得到了控制，但以后咳喘时有发生，结合既往的情况，医生确诊晴晴是过敏体质，咳喘是因为有哮喘的病根所致，从此，晴晴因为体质过敏问题及哮喘发作，常跑医院，中西医的很多方法都尝试过了，病情虽有所好转，哮喘的发作机会减少了，但咳嗽不断，尤其是4岁左右开始，还经常揉眼睛、挖鼻子、清嗓子，因此每月上医院3～6次，按她爸爸说的：晴晴上医院还多过去公园。确是苦恼！是啊！像这样的时间付出、经济负担、家长精神压力、孩子的身心损伤等等因素，怎么不叫家长苦恼呢？！

那是不是晴晴的病就没办法诊治了？答案是否定的！

我第一次接诊了晴晴以后，仔细地询问病史、家族史、既往史，了解到晴晴是过敏体质，做了有关检查，知道了她除了个别食物过敏之外，最严重的是螨虫过敏，这时候，我耐心向家长分析了过敏体质的由来以及危害性，再三叮嘱家长除了药物的治疗之外，平时的生活饮食起居都需要讲究，尤其是要高度重视孩子的消化状况，只要消化好了，孩子才不会那么容易出现过敏反应、不会生病。经过较合理的中西医结合治疗以后，晴晴的体质有了明显的改善，哮喘几乎没再发作，咳嗽也减少了，生活质量明显提高，但是，揉眼睛、挖鼻子的症状改善不太明显。这时候，我想到了晴晴主要的过敏原是螨虫，螨虫这种致病原无处不在，只要有灰尘阴湿的地方它就存在，防不胜防，所以，我让晴晴在原有治疗基础上，加上脱敏疗法。开始，晴晴家长基于脱敏需要的时间长（起码 3 年）及治疗药物的费用较高（大约3年的费用为1.5万元）等原因拒绝了，继续按照原有的方法：西药吸入、中药汤剂、食疗等中西医结合综合治疗了一段时间，病情虽有了进一步的改善，但清嗓子、鼻塞等现象常在。大概在 6 岁的时候，家长抱着试一试的心态，接受了脱敏疗法，我们给她选择了由世界卫生组织推荐的唯一一种疫苗进行标准化特异性免疫治疗（这是脱敏疗法的一种），治疗了 2 个多月就明显出现了疗效，清嗓子、鼻塞挖鼻子、揉眼睛的现象明显减少了，晴晴也开心了，脸色也渐红润，生活质量明显得到了提高，上医院的次数明显减少，家长脸上才有了笑容。

晴晴中医药配合脱敏治疗到现在已经一年多，吸入的药物已经停用，也不用吃那么多的药了，仅需一个月左右开几副中药调理即可。她可以像其他小朋友那样正常生活、学习了。值得一提的是，由于是中医药配合脱敏，所以，脱敏注射疫苗后的副反应少、起效时间快、显效率高、安全系数好，值得广泛推广使用。

五、让你的孩子尽早摆脱过敏性疾病的纠缠吧

我第一次接触“琪琪”的时候，她只是一个不到 4 岁的小孩，她长得天真活泼，喜欢唱歌跳舞，一点都不怕生人，但时隔几年后最近见到她，她原先白里透红的脸色变得苍黄无华，话也少了，脾气也坏了很多，是什么原因呢？一了解，她父母讲，“琪琪”的老毛病——早晨起床打喷嚏，睡觉时鼻塞的症状越来越厉害了，搞得孩子晚上都睡不好觉，近一年还常常清嗓子，说咽痒，常揉眼睛，说眼睛不舒服，我仔细看了看“琪琪”，她的颈部及双肘关节的前面皮肤可以见到像牛皮癣样的皮疹，“琪琪”说很痒，经常搔痒至出血。作为一名儿科专科大夫，我一看就知道“琪琪”患的是什么病症了。所以我问“琪琪”父母：怎么不带“琪琪”去看病？家长说看过好多次了，医生说是感冒，说她的眼睛是结膜炎、角膜眼，皮肤是湿疹，开了感冒药、眼药水、达克宁霜等药治疗后，症状都好些，但很难好彻底，反反复复的，把孩子的身体、脾气、

性格都搞坏了，觉得很烦很烦，也很担心！

“琪琪”得的究竟是什么病症呢？

其实，“琪琪”患的就是目前儿科很常见的疾病——小儿过敏性疾病。过敏性疾病常包括过敏性哮喘（包括咳嗽变异性哮喘）、过敏性鼻炎（鼻窦炎）、过敏性咽炎、过敏性眼结膜炎、异位性皮炎等，“琪琪”目前就患有上述除了过敏性哮喘以外的其他疾病。

那为什么“琪琪”的病看了那么多次的医生，都看不好呢？原因是没有得到规范合理的诊治。什么才是规范合理的诊治呢？

1. 首先，家长应该对这类疾病有个详细的了解，认识到这些疾病与小孩的体质过敏有密切关系，不是一朝一夕就能彻底痊愈，须要长时间的规范化诊疗才行。

2. 其次，找儿科专科医生进行规范化诊治。

3. 目前为止可能是最好的诊疗方法——“五位一体”的“治根”方法。

面对过敏性疾病的日益威胁，致力推动公众关注过敏性疾病的世界卫生组织（WHO）以及世界过敏组织（WAO）特意将每年7月8日定为世界过敏日，并极力推崇“四位一体”的综合治疗方法，这是一种“治根”的方法，其中包括：①正确诊断及避免接触过敏原；②采用标准化特异性免疫治疗（脱敏治疗）；③良好的患者教育；④适当使用对症药物。而标准化脱敏治疗已被WHO确认为是现今唯一可以影响过敏性疾病发病机制的对因治疗手段。结合我国特点，我们提出了中西医结合的治疗方法——“五位一体”，就是在西医的“四位一体”基础上，配合我们的传统医学手段——中医药的辨证论治（包括内服、外用、食疗等）。从实践中证明，“五位一体”的方法可以提升疗效、缩短疗程以及减少毒副反应，还可以增强患儿的抗病能力。

六、帮你解决孩子睡觉张口呼吸、打鼻鼾的难题

每年的7月8日，是世界过敏日，7月也就是防治过敏性疾病的宣传月。以下分析一种与过敏有很大相关性的现象——儿童睡觉张口呼吸、打鼻鼾。

笔者从临床观察到很多孩子在睡眠时常有张口呼吸、打鼻鼾的问题，很多家长也因此而苦恼，四处求医，尝试了多种治疗方法，但都难以收到理想的效果，这究竟是为什么呢？我们应该从导致孩子出现张口呼吸、打鼻鼾的原因入手，了解此现象的来龙去脉，所谓治病求因，才能把握治病的有效手段，及早帮助孩子们摆脱痛苦。

要知道，有这种现象的孩子，绝大多数为过敏体质，如婴幼儿常有湿疹病史，大孩子常有疮疖病史（或一被蚊虫叮咬就容易留下难愈的瘢痕），多数都有慢性扁桃体炎、过敏性鼻炎、鼻窦炎、腺样体肥大等病症，甚至还会有更难诊治的过敏性疾病，如过敏性的眼结膜炎、咽炎、哮喘等。对这些疾病的诊治，目前中西医虽均有较完整的诊疗方案，但或多或少均存在着不尽如人意的治疗盲区：如怎样才能控制或减少这类疾病的反复发作，甚至根治这些疾病，都是困扰着医护人员的难题。其中令孩子睡觉张口呼吸、打鼻鼾绝大多数就是由于鼻窦炎、腺样体肥大所造成的鼻腔的堵塞。如何解决这个问题，西医学有不少的专科医生均认为需要做肥大腺样体的切除术，可一听到手术，就给家长造成很大的压力和负担。据笔者临床体会，对这样的病人，进行手术治疗，并非良策，手术还需要麻醉，更不是一劳永逸的治疗手段，从中医角度来讲，对幼小的孩子正气将是一个较大的损伤，我们采用中西医结合方法，如中医从整体对孩子进行衣食住行的调护，这类疾病的孩子体质多数偏虚寒，所以衣食住行相应采取针对虚寒的防治措施，辨证施治，标本兼顾，配合西医学规范的“四位一体”防治，尤其是高度重视对因治疗，如针对过敏原，实施特异性免疫治疗，将能在较短的时间内明显减少患儿睡眠张口呼吸以及打鼻鼾的现象，全面提升孩子的生活质量，乃至最后根治疾患。虽然需要更长的治疗时间，但这才是更为科学合理的诊疗方法。

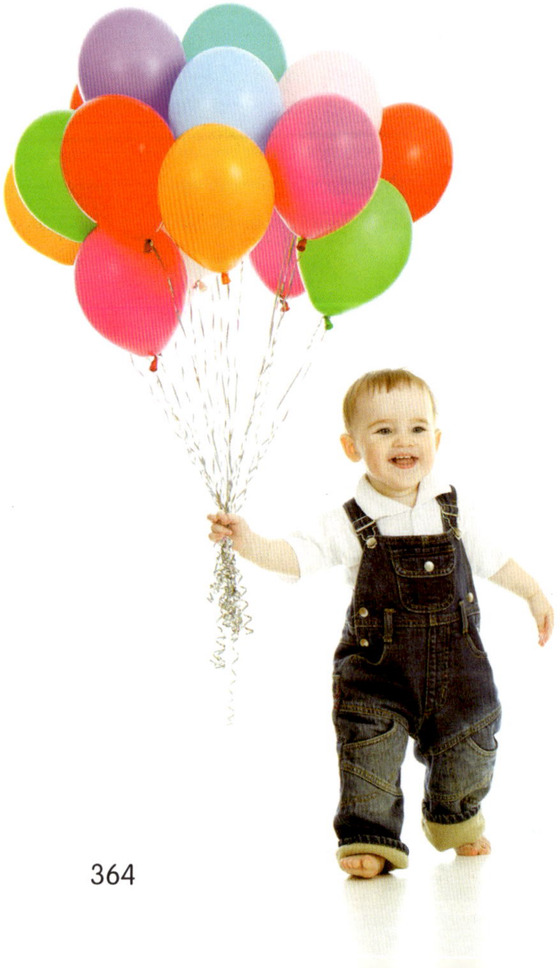

附表：常用于食疗的食物性味表

	食物名称	性	味	食物名称	性	味	食物名称	性	味	食物名称	性	味
中药类食物	太子参	平	甘苦	党参	微温	甘	西洋参	凉	甘苦	白术	温	甘苦
	白芍	微寒	苦酸	山药	平	甘	当归	温	甘	黄芪	微温	甘
	茯苓	平	甘淡	土茯苓	平	甘淡	山楂	微温	酸甘	薏米	凉	甘淡
	芡实	微温	甘	扁豆	平	甘淡	苦杏仁	微温	苦	麦芽	平	甘
	谷芽	平	甘	鸡内金	平	甘	川贝母	微寒	苦甘	麦冬	微寒	甘苦
	石斛	微寒	甘酸	南沙参	微寒	甘	玉竹	微寒	甘	百合	微凉	甘
	葛根	凉	甘辛	杜仲	温	甘	桑寄生	微温	甘	冬虫夏草	温	甘
	海马	微温	甘	灵芝	平	甘	丹参	微寒	苦	佛手	微温	甘
	生地	寒	甘苦	益母草	微寒	苦辛	夏枯草	寒	苦辛	芦根	寒	甘
	白果	平	甘苦涩	枸杞子	平	甘	三七	温	甘苦			
五谷杂粮类食物	粳米	平	甘	糯米	温	甘	粟米	凉	甘咸	高粱	温	甘涩
	荞麦	凉	甘	大麦	凉	甘咸	小麦	凉	甘	燕麦	平	甘
	番薯	平	甘	马铃薯	平	甘	芝麻	平	甘	西谷米	平	甘
	青稞	温	甘	黄豆	平	甘	赤小豆	微凉	甘酸	绿豆	微寒	甘
	黑豆	平	甘	刀豆	温	甘	蚕豆	平	甘	豌豆	平	甘
水果/干果类食物	菠萝	平	甘酸	梅子	平	甘酸	林檎	平	甘酸	葡萄	平	甘酸
	橄榄	平	甘酸涩	椰子	平	甘	榛子	平	甘	菱角	平	甘
	莲子	平	甘涩	波罗蜜	温	甘	金橘	温	辛甘酸	山楂	温	酸甘
	龙眼	温	甘	荔枝	温	甘酸	樱桃	温	甘酸	大枣	温	甘
	杏子	温	酸甘	桃子	温	甘酸	杨梅	温	甘酸	芒果	温	甘酸
	槟榔	温	苦辛	无花果	温	甘	栗子	温	甘咸	核桃	温	甘
	松子	温	甘	花生	温	甘	苹果	凉	甘酸	梨	凉	甘酸
	油柑子	凉	甘苦涩	番木瓜	凉	甘	橘子	凉	甘酸	甜橙	凉	甘酸
	草莓	凉	甘酸	枇杷	凉	甘酸	李子	凉	甘酸	阳桃	凉	甘酸
	罗汉果	凉	甘	番茄	凉	甘酸	柚	凉	甘酸	香蕉	凉	甘
	白甘蔗	寒	甘	柠檬	微寒	酸	荸荠	微寒	甘	猕猴桃	寒	甘酸
	桑葚	寒	甘酸	柿子	寒	甘涩	西瓜	寒	甘			
蔬菜类食物	韭菜	温	辛甘	大蒜	温	辛甘	葱	温	辛	南瓜	温	甘
	大芥菜	温	辛	芫荽	温	辛	洋葱	温	甘辛	薤白	温	辛甘
	辣椒	温	辛	苋菜	平	甘	香菇	平	甘	大头菜	平	辛甘苦
	枸杞叶	平	苦甘	油菜	平	甘辛	茼蒿	平	辛甘	猴头菇	平	甘
	莲藕	平	甘	木耳	平	甘	银耳	平	甘	芹菜	平	辛甘
	芋头	平	甘辛	胡萝卜	平	甘	白菜	微寒	甘	菠菜	凉	甘
	慈姑	凉	甘	莴笋	凉	甘苦	白萝卜	凉	辛甘	西洋菜	寒	甘酸
	鱼腥草	微寒	辛	马齿苋	寒	甘酸	竹笋	寒	甘苦	茭白	凉	甘淡
	百合	微寒	微甘	紫菜	凉	甘咸	茄子	微寒	甘	冬瓜	寒	甘淡
	黄瓜	微寒	微甘	丝瓜	凉	甘	苦瓜	寒	苦	蘑菇	微寒	甘
	草菇	凉	甘									
禽畜类/药用动物食物	鸡肉	温	甘	羊肉	温	甘	猪肚	温	甘	牛肉	温	甘
	蛤蚧	温	甘咸	蝗虫	温	甘辛	鹅蛋	温	甘	鸡蛋	平	甘
	乌骨鸡	平	甘	鸽肉	平	甘咸	鹌鹑	平	甘	蚕蛹	平	甘咸
	鹅肉	平	甘	鹅血	平	咸	猪肉	平	甘	猪肝	平	甘
	猪腰	平	甘咸	猪脾	平	甘	鸭肉	凉	甘咸	鸭血	凉	咸
	鸭蛋	凉	甘	猪皮	凉	甘	猪蹄	凉	甘咸	兔肉	凉	甘
水产类食物	黄鳝	温	甘	鲩鱼	温	甘	鲫鱼	温	甘	带鱼	温	甘
	海参	温	甘咸	河虾	温	甘	海虾	温	甘咸	鲤鱼	平	甘
	桂花鱼	平	甘	鲳鱼	平	甘	章鱼	平	甘咸	鲈鱼	平	甘
	银鱼	平	甘	白鳝	平	甘	泥鳅	平	甘	塘虱鱼	平	甘
	龟肉	平	甘	海蜇	平	甘咸	墨鱼	平	甘咸	鲍鱼	平	甘咸
	田螺	凉	甘咸	海螺	凉	甘	螃蟹	凉	咸	蚬肉	凉	甘咸
	蛤蜊	凉	甘咸									